수영의 과학

당신의 수영을 완성하는 해부학과 생리학의 원리

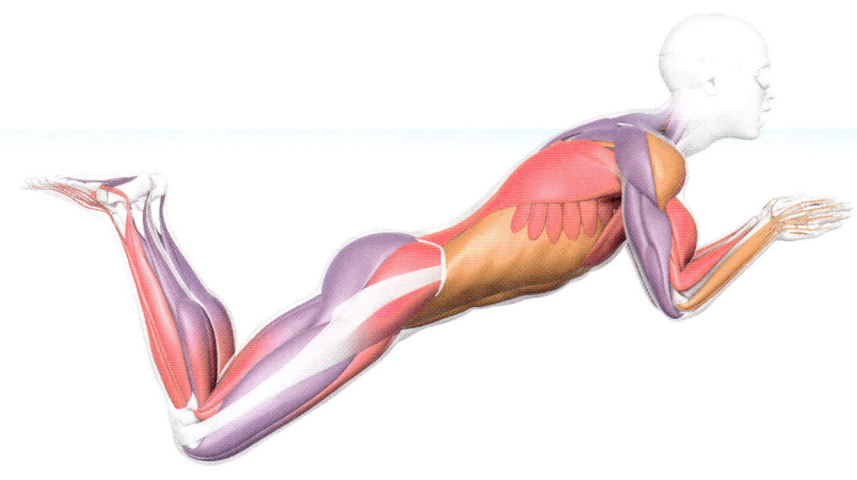

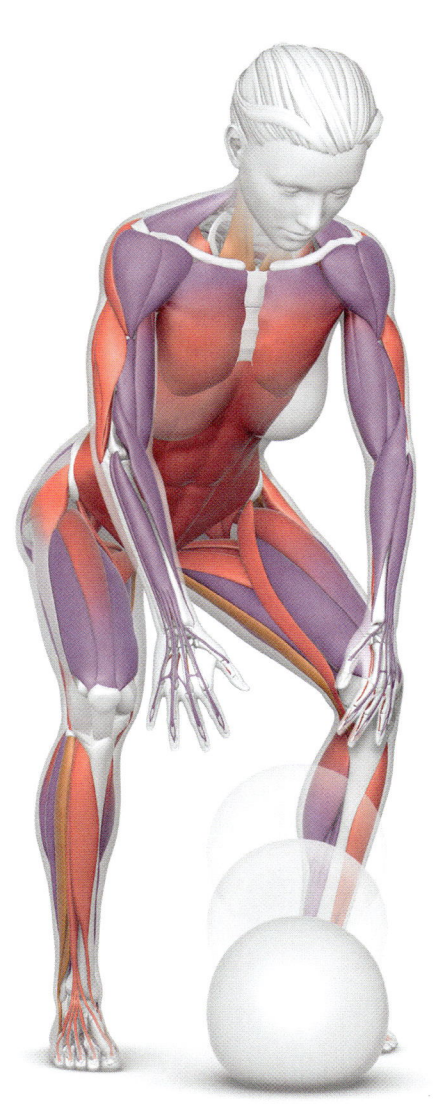

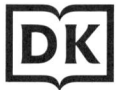

수영의 과학

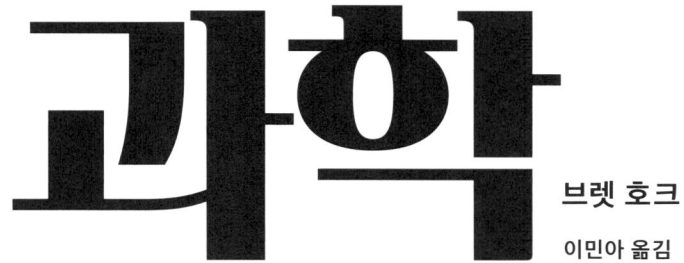

당신의 수영을 완성하는 해부학과 생리학의 원리

브렛 호크

이민아 옮김

SCIENCE of SWIMMING

사이언스북스
SCIENCE BOOKS

차례

머리말

수영 선수에서 코치로, 현재는 팟캐스트 운영자로 수십 년에 걸쳐 이어진 나의 여정은 노력과 배움의 놀라운 진화 과정이었다. 올림픽에서 경쟁하던 젊은 시절부터 최고의 선수들의 코치로 활동하던 시절까지 언제나 내 삶의 중심은 수영이었다.

경험 종합하기

팟캐스트를 시작하며 수영계의 훌륭한 전문가들과 교류하면서 새로운 세계에 눈뜨게 되었다. 이 경험을 통해서 가치를 따질 수 없는 통찰과 관점을 얻었고, 그 모든 것을 『수영의 과학』에 담고자 했다. 이 책은 어떻게 하면 나 한 사람의 개인적인 여정뿐만 아니라 수영계 전체에 축적된 경험과 지혜를 한데 모아 모든 사람이 쉽게 이해하고 유익하게 활용할 수 있을까 하는 고민의 결과물이다.

수영의 좋은 점

수영은 여러 가지 이유에서 특별한 운동이다. 수영은 모든 근육군을 사용하는 종합 운동이다. 여타 운동들과는 달리 관절에 충격을 주지 않으면서 근력과 지구력에 유연성까지 키울 수 있어 어린아이부터 노인까지 모든 연령대에 적합한 운동이 된다. 물이 가하는 자연적인 저항력으로 인해 우리 몸은 더 힘들여 운동하게 되며 물이 주는 놀라운 안정감은 스트레스를 줄이고 정신 건강 증진에 도움이 되는 명상 효과를 발휘한다. 건강을 지키고 싶은 사람, 체력을 향상시키고자 하는 사람이라면 높은 칼로리 소모와 탁월한 심장혈관 강화 등 다양한 효과를 얻을 수 있는 동시에 몸에 무리를 주지 않는 수영이야말로 비할 수 없이 좋은 운동이 될 것이다.

이 책은 누구를 위한 책인가?

『수영의 과학』은 다양한 독자층의 요구에 부합하기 위해 설계된 책이다. 우선 수영을 여가로 즐기면서 체력 수준을 향상시키고 물에서 보내는 시간을 최대한 즐기고 싶은 사람에게 이상적인 책이 될 것이다. 그러면서도 수영에 대한 이해를 심화하고 더 나은 훈련법을 모색하는 코치에게도 매우 유용한 자료가 될 것이다. 이 책에 담긴 풍부한 정보와 지식을 바탕으로 훈련 프로그램을 개발하면 지도하는 선수의 성장과 발전에 큰 도움을 줄 수 있을 것이다. 아울러, 높은 성적을 목표로 대회에 출전하는 학교 대표 선수, 클럽 대항전 우승을 목표로 하는 선수, 나아가 프로 무대 진출을 꿈꾸는 선수 등 모든 것을 걸고 수영하는 열정적인 독자에게도 꼭 필요한 책이 될 것이다. 이 책은 현재 수준과 관계없이 개인 최고 기록 달성이라는 목표를 이루기 위한 통찰과 전략을 제시할 것이다.

내가 성취하고자 하는 것

나는 이 책이 수영에 대한 깊은 이해와 더불어, 하나의 운동 종목으로만이 아니라 건강과 행복을 증진하는 평생 활동으로서 수영의 가치를 다시 보는 계기가 되기를 희망한다. 대회에 출전하는 사람에게는 이 책이 기술 완성과 효과적인 훈련 계획, 대회 목표 달성에 도움이 되는 종합 가이드가 되기를 희망한다. 하지만 무엇보다도 기술적 요령 이상의, 수영을 진심으로 좋아하는 마음을 갖게 되기를 희망한다.

여러분이 물속에서 시간을 보내며 즐거움과 충만함을 느끼고 물이 주는 평화를 경험하며 실력이 늘고 새로운 목표를 달성하는 성취의 기쁨을 누릴 수 있기를 바란다. 수영은 내 인생의 큰 선물이었다. 이 책을 통해서 그 열정을 나누고, 내가 경험한 기쁨과 보람을 독자 여러분도 발견하고 누릴 수 있도록 힘을 보태고 싶다.

> ❝ ❞
> 이 책은 취미로든 본업으로든 수영을 즐기는 모든 사람 안에 잠재된 가능성을 열고 훈련 방법을 뒤엎어 최고의 기량에 도달하는 길잡이가 될 것이다.

통념 깨기

누가 수영을 해야 하는지부터 어떻게 수영해야 하는지까지, 세상에는 수영의 진실에 대한
오해와 잘못된 정보가 흘러넘친다. 몇 가지를 짚어 보자.

오해 → 사실

수영은 체중 감량에 좋은 운동이 아니다. → **수영은** 칼로리를 소모하고 심장혈관 건강을 증진하는 데 효과적인 **훌륭한 전신 운동**으로, 균형 잡힌 식단과 병행하면 체중 감량에 도움이 된다.

식사 후에는 1시간 기다렸다가 수영해야 경련을 피할 수 있다. → **포만한 상태로 수영하는 것이 불편할 수는 있지만,** 이것이 익사에 이를 수도 있는 심한 경련을 일으킨다는 생각은 근거를 찾기 어렵다. 몸의 상태에 주의를 기울여 편안하게 임할 수 있는 리듬을 찾는 것이 중요하다.

수영장의 염소는 모든 해로운 세균을 그 즉시 다 죽인다. → **염소가 많은 종류의 세균을 죽이는 데 효과적인 성분이긴 하지만,** 어떤 세균은 적정 농도의 염소에도 몇 분에서 며칠까지 생존한다. 공용 수영 시설을 이용할 때는 위생을 잘 유지하고 공중 보건 지침을 준수하는 것이 중요하다.

수영은 근력 단련에 도움이 되지 않는다. → **수영은 여러 근육군을 사용하는 훌륭한 저항 운동**으로, 근력과 지구력을 키우는 데 도움이 될 수 있다. 수영은 몸에 가하는 충격이 적어 근력 운동 루틴을 보완하는 활동으로 좋은 대안이다.

물을 자주 접하지 않으면 수영을 배울 필요가 없다. → **수영은 안전을 도모할 수 있는 중요한 생명 기술**일 뿐만 아니라 여가 활동의 범위를 확장시킨다. 수영은 언제 배워도 늦지 않으며, 배울 마음만 있으면 정보는 얼마든지 구할 수 있다.

수영의 생리학

수영은 어떻게 하는가? 수영의 생리적 작용을 이해해야 기량을 향상시키고 부상을 방지할 수 있다. 물의 종류, 즉 수영장 풀이냐 해수냐 담수냐에 따라 몸을 움직이는 방법이 다르다는 점을 인지해야 하며, 우리 몸은 각각의 방식에 적응해야 한다. 여기에는 여러 근육의 협응, 효율적인 에너지 배분, 효과적인 호흡법이 포함된다. 이 장에서는 심장혈관계통, 호흡계통, 근육계통이 어떻게 함께 작용해 수영을 가능하게 하는지 탐구한다. 이 생리적 과정을 이해함으로써 훈련 효율을 극대화하고 영법 효율성과 속도를 향상시킬 수 있다.

수영의 근본 원리

물에서 수영하는 우아하고 힘찬 움직임은 인체가 자연 공학의 증거임을 보여 준다. 모든 팔 동작, 발 동작, 호흡이 우리 몸의 다양한 기관이 조화롭게 작동하는 복잡한 조율 능력을 보여 준다.

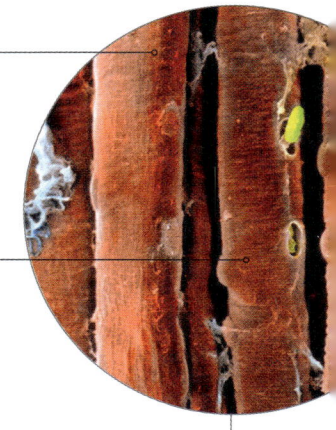

나란히 정렬되어 있는 근육원섬유 (근원섬유)를 확대한 이미지

줄무늬 구조가 선명하게 보이는 근육단백질 (근단백질)의 배열

신체 기관의 교향악

뇌가 근육에 수축 명령 신호를 보내는 순간부터 수영의 모든 동작이 우리 몸의 경이로운 생리적 작용을 보여 준다. 이번 장에서는 우리가 물속으로 뛰어들 때 작용하는 주요 체내 기관과 외부 요인을 살펴본다.

수영은 뇌에 복잡한 조율 활동을 일으킨다. 뇌가 근육에 복잡한 신호를 보내면 근육이 힘차게 수축하고, 심장혈관계통이 산소가 풍부한 혈액을 펌프질해 근육에 힘을 지원하고, 한편 호흡계통은 산소와 이산화탄소를 효율적으로 교환한다. 신경계통은 뇌와 근육 사이의 신호 전달을 통해 이러한 활동을 정밀하게 조율해 부드럽고 효율적인 동작을 만들어 낸다. 외부 요인으로는 몸을 띄우는 부력(16쪽), 움직임을 방해하는 물의 저항력(12쪽), 체온 유지에 영향을 미치는 수온(18쪽)이 경기력에 중대한 역할을 수행한다. 이러한 여러 가지 체내외적 요인의 복잡한 상호 작용이 우리가 우아하고 효율적으로 물살을 헤치고 나아갈 수 있게 해 준다.

근육계통

근육은 수영의 모든 동작을 추진한다. 뇌에서 보내는 신호에 맞춰 수축하고 이완하면서 앞으로 나아가는 데 필요한 정확한 동작을 만들어 낸다. 근육의 이러한 수축 및 이완 작용은 효율성과 힘을 최대한 발휘하도록 정밀하게 조율되어 영자가 물속에서 효율적으로 움직일 수 있게 해 준다. 근육과 신경 신호의 매끄러운 상호 작용은 최고의 속도, 효율성, 지구력 등 최고의 기량을 펼치기 위한 기본 요소다.

외부 요인

항력, 중력, 부력, 추진력은 수영에서 중요한 외부 요인으로, 수영 선수의 경기력은 물론 일반 영자의 수영 실력 향상에도 지대한 영향을 미친다.

항력

몸이 물속에서 앞으로 나아갈 때 발생하는 항력은 수영 속도를 늦춘다. 이를 극복하기 위해서는 효율적인 기술이 필요하다. 부력은 몸이 물에 뜨는 정도를 결정하는 힘으로, 중력을 상쇄한다. 부력을 최적화하면 항력을 줄이고 에너지를 아낄 수 있다. 추진력은 팔 젓기와 발차기 동작에서 발생하는 힘이다. 영자는 추진력을 통해 항력을 극복하고 부력을 적절하게 유지할 수 있다. 이러한 외부 요인을 효과적으로 이용하기 위해서는 팔다리 동작의 역학을 개선해 항력을 줄이고, 부력을 효율적으로 유지하고, 강력한 추진력을 만들어 내야 한다. 수영 속도와 효율성을 최고치로 높이기 위해서는 이 요인들을 이해하고 최적화하는 것이 필수다.

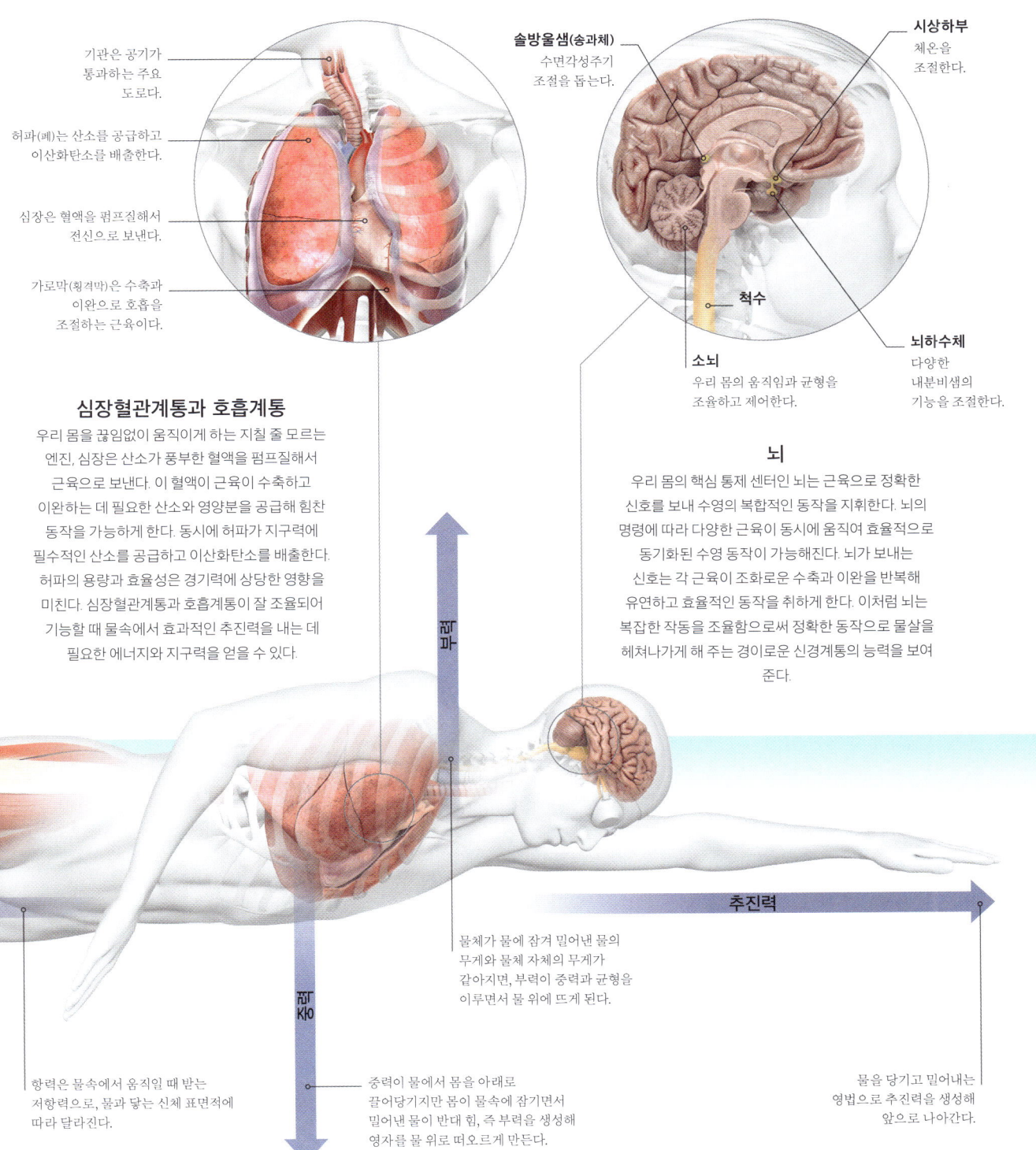

기관은 공기가 통과하는 주요 도로다.

허파(폐)는 산소를 공급하고 이산화탄소를 배출한다.

심장은 혈액을 펌프질해서 전신으로 보낸다.

가로막(횡격막)은 수축과 이완으로 호흡을 조절하는 근육이다.

솔방울샘(송과체) 수면각성주기 조절을 돕는다.

시상하부 체온을 조절한다.

척수

소뇌 우리 몸의 움직임과 균형을 조율하고 제어한다.

뇌하수체 다양한 내분비샘의 기능을 조절한다.

심장혈관계통과 호흡계통

우리 몸을 끊임없이 움직이게 하는 지칠 줄 모르는 엔진, 심장은 산소가 풍부한 혈액을 펌프질해서 근육으로 보낸다. 이 혈액이 근육이 수축하고 이완하는 데 필요한 산소와 영양분을 공급해 힘찬 동작을 가능하게 한다. 동시에 허파가 지구력에 필수적인 산소를 공급하고 이산화탄소를 배출한다. 허파의 용량과 효율성은 경기력에 상당한 영향을 미친다. 심장혈관계통과 호흡계통이 잘 조율되어 기능할 때 물속에서 효과적인 추진력을 내는 데 필요한 에너지와 지구력을 얻을 수 있다.

뇌

우리 몸의 핵심 통제 센터인 뇌는 근육으로 정확한 신호를 보내 수영의 복합적인 동작을 지휘한다. 뇌의 명령에 따라 다양한 근육이 동시에 움직여 효율적으로 동기화된 수영 동작이 가능해진다. 뇌가 보내는 신호는 각 근육이 조화로운 수축과 이완을 반복해 유연하고 효율적인 동작을 취하게 한다. 이처럼 뇌는 복잡한 작동을 조율함으로써 정확한 동작으로 물살을 헤쳐나가게 해 주는 경이로운 신경계통의 능력을 보여 준다.

호흡

추진력

물체가 물에 잠겨 밀어낸 물의 무게와 물체 자체의 무게가 같아지면, 부력이 중력과 균형을 이루면서 물 위에 뜨게 된다.

심장혈관

항력은 물속에서 움직일 때 받는 저항력으로, 물과 닿는 신체 표면적에 따라 달라진다.

중력이 물에서 몸을 아래로 끌어당기지만 몸이 물속에 잠기면서 밀어낸 물이 반대 힘, 즉 부력을 생성해 영자를 물 위로 떠오르게 만든다.

물을 당기고 밀어내는 영법으로 추진력을 생성해 앞으로 나아간다.

물속에서 움직이기

수영에서 최적의 기량을 펼치기 위해서는 유체 역학, 항력, 추진력 개념에 대한 이해가 필요하다. 유선형 신체 정렬은 물속에서 항력을 최소화한다. 효율적인 팔다리 동작은 추진력을 높인다. 근육량과 지방 분포는 부력에 영향을 주며, 근육 활성화는 추진력과 올바른 수영 자세에 매우 중요하다.

물의 저항

물속에서 발생하는 항력은 물을 밀어내면서 앞으로 나아가는 움직임을 방해하는 중요한 요소로, 경기력에 큰 영향을 미친다. 수영 속도를 떨어뜨리는 항력을 극복하기 위해서는 에너지가 필요하다.

항력을 줄이기 위해서는 유선형 신체 정렬을 유지해야 한다. 이 신체 자세는 우리 몸의 횡단면을 최소화해 물을 더욱 효율적으로 밀어낼 수 있다. 머리를 척추와 일렬로 유지하고 턱을 뜨지 않게 붙이고

몸을 곧게 펴는 등의 기술은 유선형 신체 정렬을 유지하는 데 도움이 된다. 아울러, 안정적으로 제어된 부드러운 움직임으로 스트로크 효율성을 향상시키면 난류를 최소화해 물의 저항을 더욱 줄일 수 있다.

수영하는 동안 속도를 극대화하고 에너지를 보존하기 위해서는 이러한 원리를 이해하는 것이 우선이다.

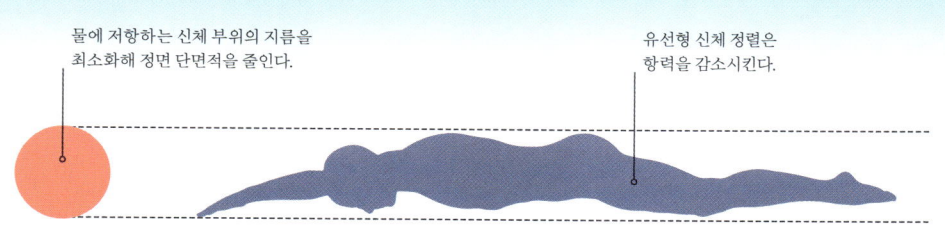

물에 저항하는 신체 부위의 지름을 최소화해 정면 단면적을 줄인다.

유선형 신체 정렬은 항력을 감소시킨다.

최적의 자세
유선형 신체 정렬을 유지해 정면 면적을 줄임으로써 항력과 난류를 최소화하고 적은 에너지 소모로 수영의 효율성을 높인다.

정면 면적 감소

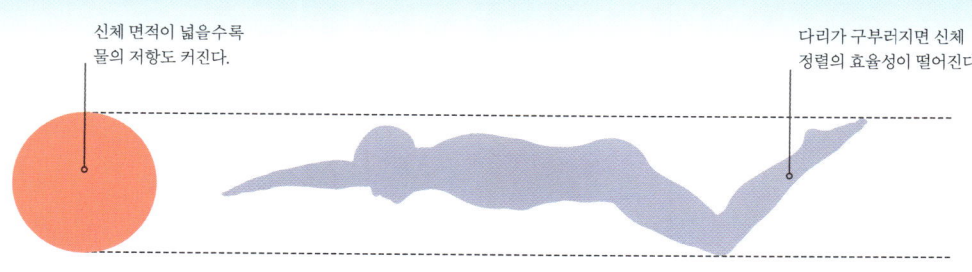

신체 면적이 넓을수록 물의 저항도 커진다.

다리가 구부러지면 신체 정렬의 효율성이 떨어진다.

굽은 자세
유선형 신체 정렬이 흐트러져서 정면 단면적이 넓어지면 항력, 난류, 에너지 소모가 증가해 수영 효율성이 떨어지고 속도가 둔화된다.

넓어진 정면 면적

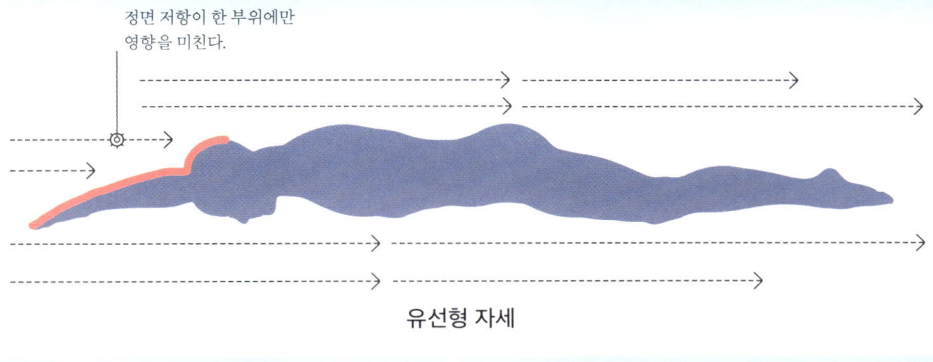

정면 저항이 한 부위에만 영향을 미친다.

유선형 자세

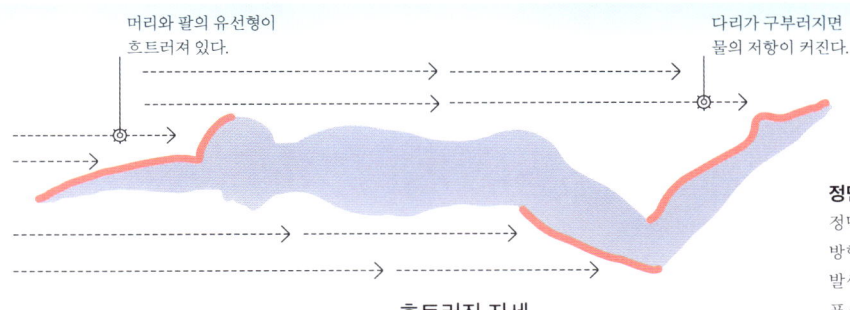

머리와 팔의 유선형이 흐트러져 있다.

다리가 구부러지면 물의 저항이 커진다.

흐트러진 자세

정면 저항

정면 저항은 영자의 몸 앞쪽에서 몸이 전진하는 방향과 반대 방향으로 작용하는 물의 힘에 의해 발생하며, 수영 속도를 떨어뜨린다. 주황색으로 표시된 선이 정면 저항이 발생하는 부위다.

정면 저항

이 유형의 저항은 몸의 앞쪽에서 발생하는 저항으로, 수영 속도와 효율성에 큰 영향을 미친다.

물속에서 움직일 때는 우리 몸의 전면이 움직이는 방향과 반대 방향으로 작용하는 큰 힘에 부딪혀 압력 차이가 만들어진다. 이 저항이 움직임의 속도를 떨어뜨리고, 이 저항을 이기기 위해 더 큰 에너지를 소모하게 된다.

정면 저항을 최소화한다는 것은 물과 부딪히는 우리 몸의 횡단면을 최소화한다는 뜻이다. 잘 제어된 부드러운 움직임을 위해서는 전반적인 기술 연마도 중요하다. 난류와 항력을 줄이기 위해서다.

효과적인 훈련이 되려면 신체 정렬과 스트로크 효율성을 향상시켜 정면 저항을 최소화하는 데 중점을 두어야 한다. 이러한 기술에 숙달하면 물속에서 더 효율적으로 움직여 에너지 낭비를 줄이고 수영 실력을 향상시킬 수 있다.

마찰 저항

표면 마찰 항력으로도 부르는 마찰 저항은 2대 항력 유형의 하나다. 이 유형의 항력에는 피부와 수영복의 질감, 수영복 소재와 몸에 맞는 정도, 자세, 영법, 물의 점도(수온이 낮을수록 점도(물이 끈적이는 정도)가 증가하며 마찰 저항이 커진다. — 옮긴이) 등 다양한 요인이 작용한다.

마찰 저항을 최소화할 수 있는 몇 가지 전략을 소개한다.

유선형 신체 자세를 익혀 물에 노출되는 횡단면을 줄임으로써 더욱 효율적으로 물살을 헤쳐나갈 수 있다.

첨단 소재로 제작된 고기능성 수영복은 매끄러운 표면을 제공하며, 물의 흐름을 흐트러뜨리거나 분산시켜 항력을 감소시키는

항력 계수

항력 계수는 영자의 신체 형태(자세)가 물의 저항력에 얼마나 영향을 미치는가를 나타내는 지표다. 값이 낮을수록 유선형에 가까운 형태이며, 이는 저항 감소로 이어진다. 자세와 기술을 개선해 항력을 최소화하는 것이 효율적인 수영의 핵심이다.

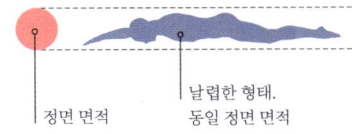

정면 면적

날렵한 형태. 동일 정면 면적

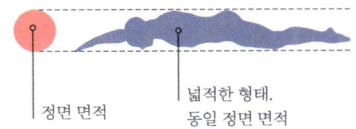

정면 면적

넓적한 형태. 동일 정면 면적

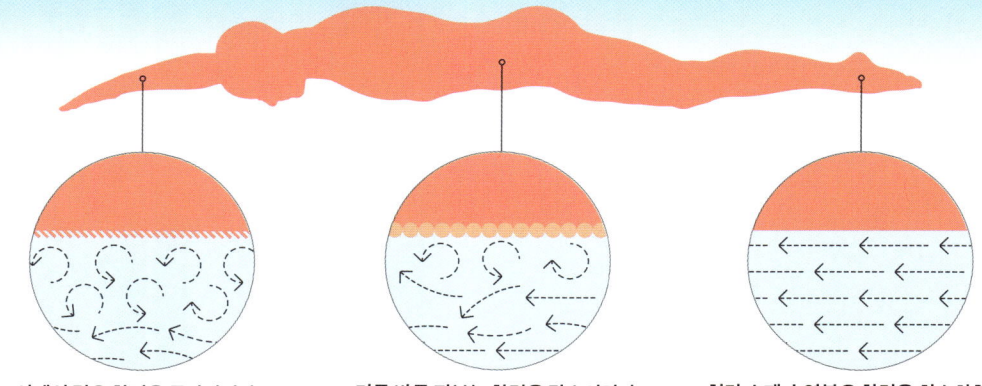

인체의 털은 항력을 증가시킨다.
신체의 털은 피부와 물 사이에 미세한 소용돌이를 만들어 운동 에너지를 흡수하고 마찰을 키운다. 결과적으로 항력이 증가한다.

기름 바른 피부는 항력을 감소시킨다.
피부에 기름을 바르면 물이 미끄러져 피부와 물 사이의 마찰력보다 발수성이 강해진다. 결과적으로 항력이 감소한다.

첨단 소재 수영복은 항력을 최소화한다.
최첨단 수영복은 표면에 마찰력이 작은 얇은 물막이나 공기막을 형성해 이 막이 피부 대신 물과 마찰하게 만든다. 결과적으로 항력이 감소한다.

특수 질감을 적용한 수영복도 있다. 이런 첨단 소재는 몸에 밀착해 더 넓은 신체 부위를 감싸 물의 저항을 최대한 감소시킨다.

영법의 효율성 또한 중요하다. 부드럽게 제어된 동작은 난류를 줄이고 경계층(몸이 물속에서 움직일 때 몸 표면에 형성되어 마찰 저항을 일으키는 얇은 층. — 옮긴이)을 일관되게 유지해 마찰 저항을 감소시킨다. 머리를 척주와 일직선으로 하고 몸을 최대한 길게 뻗은 자세를 유지하는 것이 핵심 기술이다.

현대의 수영에서는 첨단 기술과 생체 역학이 항력 감소에 중대한 요소가 된다. 모션 캡처(몸에 센서를 부착해 신체 움직임을 디지털 형태로 기록하는 기술. — 옮긴이), 유체 역학 시뮬레이션, 수중 영상 분석 등은 영자의 기술과 자세를 정밀하게 파악하고 개선하는 데 활용되는 첨단 기술이다. 기술적 요소들을 잘 이해하고 최적화함으로써 수영 속도와 효율성을 향상시켜 더 나은 경기력을 발휘할 수 있다.

항력

항력은 크게 표면 마찰 항력과 압력 항력, 두 유형으로 이루어진다. 표면 마찰 항력은 물속에서 피부와 물 분자의 마찰이 신체(수영복) 표면에 발생시키는 저항 현상이다. 압력 항력은 신체의 형상과 움직임에 의해 발생하며, 수압 차이로 인해 앞으로 나아가는 데 저항을 받는 현상이다.

항력 최소화는 수영 경기력 향상에 필수 요소다. 영자는 표면 마찰 항력과 압력 항력을 감소시키기 위해 다양한 기술을 사용한다. 유선형 신체 자세는 물에 노출되는 표면적을 최소화함으로써 표면 마찰 항력을 줄일 수 있다.

그러기 위해서는 머리를 척주와 일직선으로 하고 팔을 쭉 뻗어 자세를 최대한 길게 유지해야 한다. 표면 마찰 항력 감소에는 첨단 수영복 기술도 중요한 요소다. 최신 수영복은 마찰을 최소화하며 발수성 있는 매끄러운 소재를 사용한다. 몸에 밀착되도록 디자인된 첨단 소재 수영복은 신체가 물에 노출되는 횡단면을 최소화해 압력 항력을 줄여 준다.

효율적인 영법 역학도 마찬가지로

> **" "**
>
> **물속에서 효율적으로 움직이려면 유선형 자세를 유지하고, 각 스트로크마다 저항을 최소화하는 정확한 기술이 필요하다.**

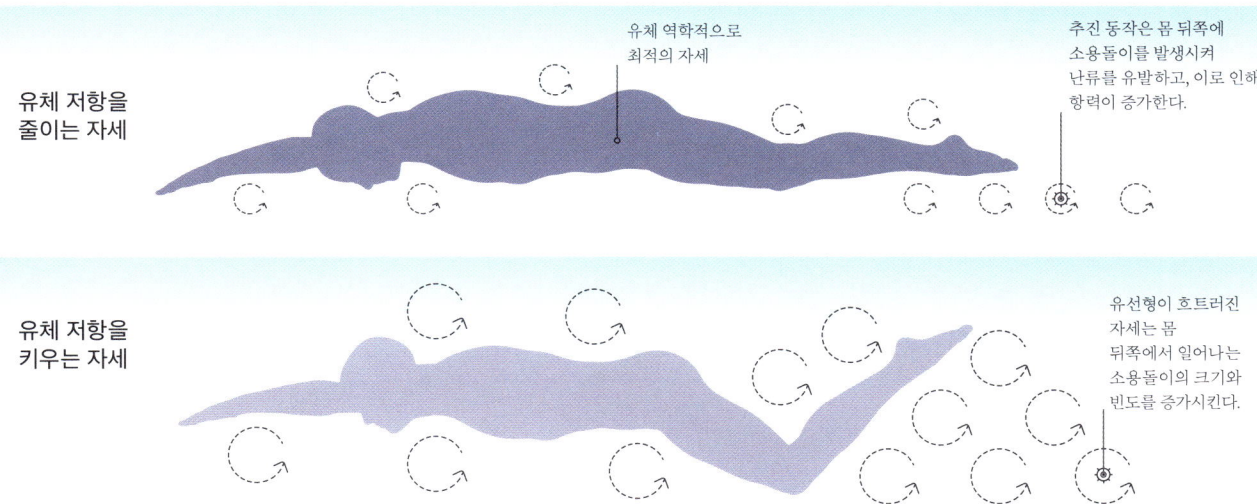

유체 저항을
줄이는 자세

유체 역학적으로
최적의 자세

추진 동작은 몸 뒤쪽에
소용돌이를 발생시켜
난류를 유발하고, 이로 인해
항력이 증가한다.

유체 저항을
키우는 자세

유선형이 흐트러진
자세는 몸
뒤쪽에서 일어나는
소용돌이의 크기와
빈도를 증가시킨다.

중요하다. 부드럽고 제어된 움직임은 난류를 최소화하고 경계층을 일관되게 유지해 항력을 한층 더 줄여 준다. 항력의 과학적 이해와 분석을 통해서 우리는 물속에서 훨씬 더 효율적으로 움직일 수 있다.

항력을 줄이는 기술
결론부터 말하자면, 표면 마찰 항력과 압력 항력, 모두 비슷한 기술을 사용해 최소화할 수 있다.

● 유선형 자세

● 매끄러운 표면(신체, 수영복) 유지

● 최첨단 수영복 착용

● 물의 흐름에 노출되는 면적 최소화

항력
물속에서 움직이는 반대 방향에서 작용하는 힘으로, 마찰과 압력 차이로 인해 발생한다. 속도를 늦추는 이 저항을 뚫고 나아가기 위해서는 더 많은 힘을 써야 한다.

항력이 물체의 형태에 미치는 영향
물체의 형태는 압력과 난류에 의해 발생하는 항력의 크기와 직결된다. 정면 면적이 크고 불규칙할수록 더 큰 저항이 발생한다. 물이 밀려나는 면적이 넓을수록 그 여파로 물체 주위로 일어나는 난류가 더 커지기 때문이다. 이와 반대로, 유선형, 즉 최대한 일직선을 유지하며 길고 좁게 뻗은 형태일수록 발생하는 압력 차이가 작아 항력이 감소한다.

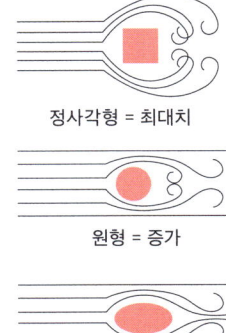

정사각형 = 최대치

원형 = 증가

타원형 = 중간

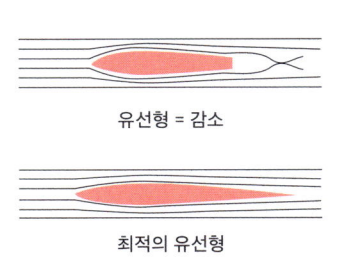

유선형 = 감소

최적의 유선형

현장 수업
물속에서 최적의 유선형 자세를 찾아내고 유지하는 것을 목표로 삼아야 한다.

15

부력

물에 떠 있게 해 주는, 물체를 위로 밀어 올리는 힘을 부력이라고 한다. 부력은 영자가 물에 떠 있기 위해 써야 하는 힘을 아껴 주고 항력을 최소화하므로, 이 힘을 활용하면 수영 효율과 에너지 보존 효과를 높일 수 있다.

부력은 중력에 반대로 작용하는 힘으로, 영자는 이 힘으로 수면에 더 가까운 위치를 유지해 항력을 감소시키는 효과를 얻을 수 있다. 부력을 활용하면 물에 떠 있기 위해서 힘을 많이 쓸 필요가 없어 에너지를 보존할 수 있다. 최적의 부력은 물의 저항을 최소화하면서 유선형 자세를 유지하게 해 주어 더 매끄럽고 빠르게 물살을 뚫고 나아가게 해 준다.

근육량을 늘리고 과도한 체지방을 줄이는 등의 노력으로 체성분을 최적화하면 부력을 향상시킬 수 있다. 수영 기법도 중요한 요소로 작용한다. 예를 들면, 전신을 물과 수평으로 유지하되 머리 위치는 약간 아래로 기울고 다리 위치는 수면에 가깝게 두는 자세는 부력을 가장 효율적으로 활용할 수 있는 기법이다. 아울러 부양력을 높이는 디자인과 첨단 기술이 적용된 수영복도 부력 향상에 기여한다. 기량을 높이고 최고의 경기력을 성취하기 위해서는 부력을 이해하고 그 효과를 최대치로 활용해야 한다.

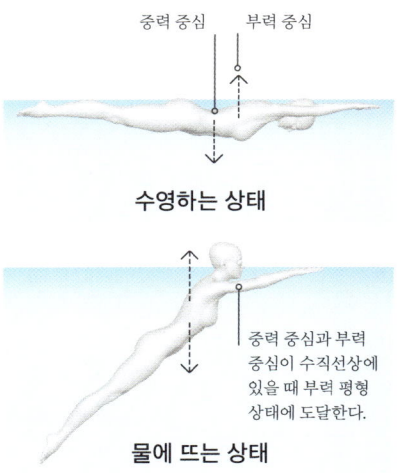

중력 중심 부력 중심

수영하는 상태

중력 중심과 부력 중심이 수직선상에 있을 때 부력 평형 상태에 도달한다.

물에 뜨는 상태

부력과 기술
중력 중심과 부력 중심이 가까울수록 수평 자세에 유리하며, 이는 체성분과 연령의 영향을 받는다. 따라서 체성분 변화나 노화로 다리가 가라앉는 등의 문제가 생기면 수평 자세를 회복하기 위해 기존의 수영 기법을 조정해야 할 수도 있다.

추진력과 수영 효율성

추진력은 몸을 앞으로 밀어내는 힘으로, 효율적인 팔 동작과 발 동작으로 생성된다. 효율적인 추진력은 물에서 속도를 얻고 그 힘을 지속하는 데 필수 요소다.

추진 효율에는 수영 기술, 근력, 자세 등 여러 요인이 작용한다. 효율적인 팔 젓기와 발차기는 최적화된 기술을 통해 저항을 최소화하면서 추진력을 최대한으로 끌어낸다. 예를 들어 자유형에서 팔꿈치를 높이 들면 물을 당기는 힘이 더 강해지며, 자유형과 배영의 강한 발차기 동작(flutter kick, 무릎을 구부리지 않고 다리 전체를 움직이는 발차기)은 몸을 앞으로 더 힘차게 밀어내는 추진력을 만들어 낸다. 그러기 위해서는 근력이 중요하다. 잘 단련된 근육에서 더 큰 힘이 생성되어 더욱 효과적인 추진력을 낼 수 있기 때문이다. 자세 또한 중요하다. 유선형 자세를 유지하면 항력이 감소해 팔 젓기와 발차기에서 발생한 힘이 손실 없이 앞으로

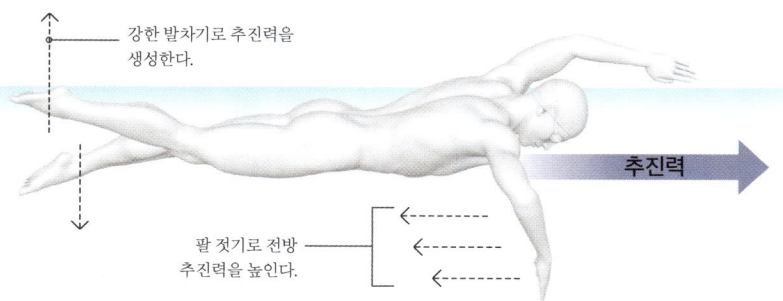

강한 발차기로 추진력을 생성한다.

추진력

팔 젓기로 전방 추진력을 높인다.

추진력
수영의 추진력은 강력한 발차기와 팔 젓기에서 나온다. 이러한 동작은 속도를 최적화하고 그 흐름을 끊기지 않게 유지해 수영 효율을 향상시킨다.

근력

근육이 강할수록 더 큰 힘이 생성되어 전반적인 수영 기량과 경기력을 향상시킨다. 꾸준하고 규칙적인 근력 운동은 지구력을 향상시키며 장시간 수영에 따른 피로를 줄여 준다.

영법

영법의 완성도를 높여 수영 효율과 속도를 높인다. 팔과 다리 동작과 호흡이 부드럽고 조화롭게 연결될 때 항력이 감소하며 추진력이 극대화된다. 올바른 영법은 팔 젓기 동작을 효과적으로 만들며 에너지 소모를 최소화한다.

자세

효율적 신체 정렬은 항력을 줄이고 부력을 높여 수영 효율을 최적화한다. 머리와 척주를 일직선으로 정렬해 수면과 수평으로 유지하는 자세는 항력을 줄이는 데 도움이 된다.

수영복

발수성 원단과 같은 첨단 소재는 항력을 줄이고 부력을 향상시켜 더 빠르고 효율적인 수영의 조력자가 된다. 발수 기능이 있는 섬유는 신체 자세를 유지하고 항력을 줄이는 데 도움이 된다.

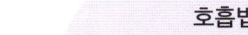

호흡법

효율적인 호흡은 지구력 강화와 리듬감 있는 영법 구사에 도움을 준다. 충분한 산소를 섭취하고, 불필요한 움직임을 줄여 항력을 최소화하는 데 필수적인 기술이다.

나아가는 추진력으로 전환된다. 영자는 전신을 최대한 일직선으로 최대한 길게 뻗는 자세를 유지하면서 힘을 분산시키는 좌우 움직임을 최소화함으로써 최적의 추진력을 얻어야 한다.

정리하면, 이러한 요소들을 정확히 이해하고 개선함으로써 수영 추진 효율을 크게 높일 수 있으며, 이로써 더 높은 경기력과 더 높은 기록을 얻을 수 있다.

수영 효율 높이기

수영 효율을 개선하기 위해서는 몇 가지 핵심 요소를 살펴야 한다. 우선, 영법 기술 연마가 핵심 중의 핵심으로, 팔 움직임 개선, 손 위치 최적화, 전신이 리듬감 있게 유기적으로 움직이는 부드럽고 조화로운 발차기가

기본이다. 팔 젓기 동작은 매회 추진력을 최대화하고 저항을 최소화한다는 의식을 갖고 정확하게 수행해야 한다. 근력 강화와 종합적인 신체 단련 또한 중요하다. 강한 근력을 갖추었을 때 더 강력한 팔 젓기와 발차기가 가능하기 때문이다.

영자는 신체를 수면과 수평으로 해 최대한 길게 쭉 뻗은 자세를 유지하며 좌우 움직임은 최소화해야 한다. 물의 저항을 줄이고 부력을 향상시키도록 디자인된 최첨단 소재의 고기능성 수영복에 투자하는 것을 권장한다. (14~16쪽 참고)

올바른 호흡과 박자 조절에 집중하는 것이 에너지 소모를 줄이고 영법의 흐름을 유지하는 데 매우 중요하다. 효율적인 호흡법은 팔 젓기 동작을 방해하지 않고

수영 효율을 위한 몇 가지 조언

수영 효율 개선에는 영법의 기술적 완성도 높이기, 근력 강화와 종합적인 신체 단련, 유선형 자세 유지, 첨단 수영복 활용, 적절한 호흡과 타이밍에 집중하기 등의 요소가 포함된다.

필요한 산소를 공급한다. (28~29쪽 참고) 동작 박자 조절 역시 중요하다. 팔 젓기와 발차기의 타이밍이 맞아야 물속에서 더욱 부드럽고 효율적인 추진력을 얻을 수 있다.

이 요소들의 완성도를 높임으로써 수영 효율과 경기력을 크게 향상시킬 수 있다.

오픈 워터 수영

오픈 워터 수영(open water swimming)이란 인공 시설이 아닌 바다나 호수, 강 등의 자연수에서 하는 수영을 말한다. 영자는 유속, 파도, 수온 변화 등 예측하기 어려운 다양한 자연 환경에 직면하게 된다. 오픈 워터 수영에서는 방향 판단 및 경로 조정 능력과 지구력이 필수적이며, 이 점이 수영장 수영과 뚜렷하게 구별되는 특징이다.

고려해야 할 사항

안전과 수영 능력 향상을 위해 다양한 요소를 염두에 두어야 한다.

우선, 수온이 중요하다. 수온이 낮으면 저체온증을 유발할 수 있고, 수온이 높으면 고체온이 될 수 있다. 웨트슈트와 같은 적합한 장비를 착용해야 한다.

유속과 파도는 고도의 수영 기술을 필요로 하는 어려운 조건이 될 수 있다. 물의 움직임을 파악해 그에 맞는 기술을 적용할 수 있어야 한다. 오픈 워터에서는 시야 확보가 어려울 수 있으므로, 경로에서 벗어나지 않도록 물에서 고개를 들어 정확하게 목표물을 확인하고 방향을 잡는 사이팅(sighting) 훈련이

필요하다.

수중에서 방향을 판단하고 경로를 조정하는 능력이 무엇보다 중요하다. 표지물의 위치를 인지하거나 부표를 이용해 방향을 유지해야 한다. 해양 생물과 수질 또한 추가적으로 고려해야 할 사항이며, 발생할 수 있는 위험 요소를 염두에 두는 것이 안전에 절대적으로 중요하다.

바람이나 폭우 등 기상 여건이 빠르게 변할 수 있으므로 기상 예보를 확인하면서 언제든 계획을 수정할 수 있도록 대비하는 것이 중요하다. 적절한 수분 공급과 영양 섭취는 지구력과 전반적인 수영 능력을 뒷받침한다.

아셨나요?

자연에서 수영하는 것이 심신의 건강에 이롭다는 사실이 알려지면서 오픈 워터 수영이 갈수록 인기를 얻고 있다.

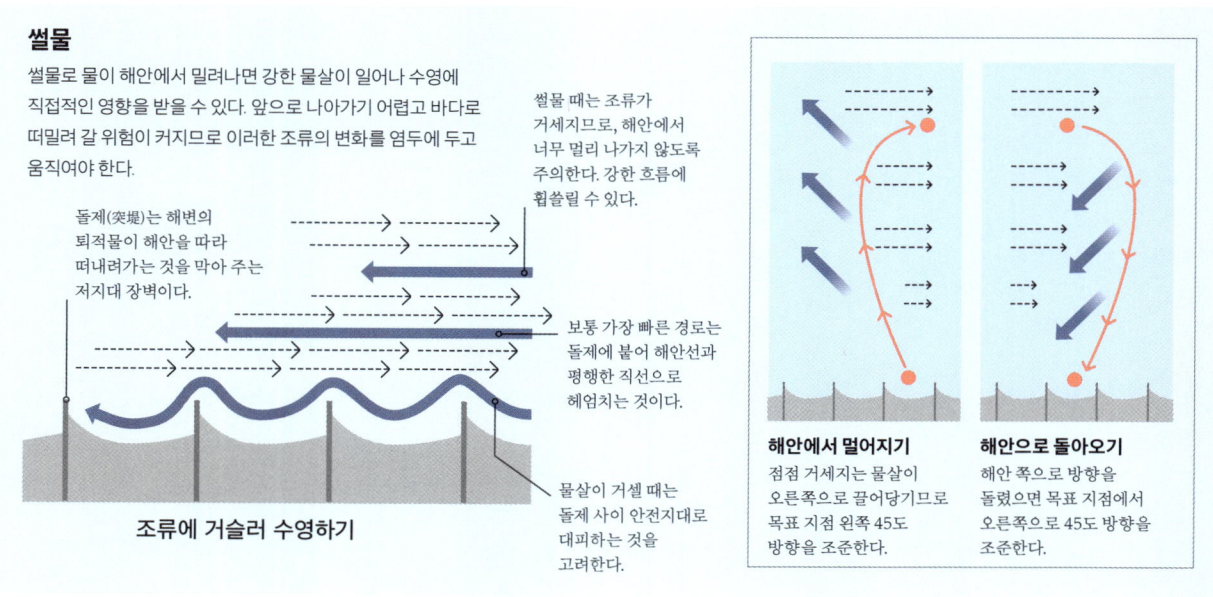

썰물

썰물로 물이 해안에서 밀려나면 강한 물살이 일어나 수영에 직접적인 영향을 받을 수 있다. 앞으로 나아가기 어렵고 바다로 떠밀려 갈 위험이 커지므로 이러한 조류의 변화를 염두에 두고 움직여야 한다.

썰물 때는 조류가 거세지므로, 해안에서 너무 멀리 나가지 않도록 주의한다. 강한 흐름에 휩쓸릴 수 있다.

돌제(突堤)는 해변의 퇴적물이 해안을 따라 떠내려가는 것을 막아 주는 저지대 장벽이다.

보통 가장 빠른 경로는 돌제에 붙어 해안선과 평행한 직선으로 헤엄치는 것이다.

조류에 거슬러 수영하기

물살이 거셀 때는 돌제 사이 안전지대로 대피하는 것을 고려한다.

해안에서 멀어지기
점점 거세지는 물살이 오른쪽으로 끌어당기므로 목표 지점 왼쪽 45도 방향을 조준한다.

해안으로 돌아오기
해안 쪽으로 방향을 돌렸으면 목표 지점에서 오른쪽으로 45도 방향을 조준한다.

조류와 유속

조류와 유속은 오픈 워터 수영에서 중요한 변수로서, 물의 움직임, 영자의 방향과 안전, 수영 능력에 영향을 미친다.

조류는 달과 태양의 인력으로 인해 해수면이 주기적으로 오르내리는 조수 현상에 의해 발생하는 바닷물의 흐름이다. 이와 같은 조수의 수직 운동은 물의 수평적 흐름인 조류를 발생시키며, 조류는 지형 특성과 기상 변화에 따라 다양한 강도와 방향으로 바뀐다.

오픈 워터 수영에서는 조수 변화에 대한 이해가 필수다. 조수가 수영의 타이밍과 조건을 결정하기 때문이다. 만조에는 수심이 깊어져 수중의 위험 요소에 노출되는 일이 적다. 하지만 간조에는 바위와 같은 장애물이 드러날 수 있다. 조수 변화로 일어나는 강한 조류는 앞으로 나아가는 데 도움이 될 수도 있고 방해가 될 수도 있다.

조수, 바람, 지구 자전 등의 영향을 받는 조류는 변화를 예측하기가 어려우며,

수역에 따라서 조류가 매우 강하게 형성될 수 있다. 조류에 휩쓸려 경로를 벗어나거나 체력적으로 지치지 않기 위해서는 이러한 환경 조건을 인지하고 있어야 한다. 해당 수역의 조류를 파악하고 그에 맞춰 경로를 계획하면 수영 효율을 크게 향상시킬 수 있다.

예를 들어 이안류에 휩쓸렸을 때는 해안선과 평행한 방향으로 수영하면 거센 물살에서 훨씬 효과적으로 벗어날 수 있다. (오른쪽 그림 참고) 바다로 향해 수영할 때 조류의 방향을 파악하고 움직이면 직선 경로를 유지해 불필요한 에너지 소모를 줄일 수 있다. 조류와 유속을 이해하고 숙지하면 오픈 워터에서 더욱 안전하고 효율적으로 길을 찾을 수 있어 수영이 더욱 안전하고 즐거운 경험이 될 것이다.

이안류(離岸流, rip current)

이안류는 해안에서 바다로 향하는 좁은 표면 해류다. 해변 가까운 곳에서 수심이 갑자기 깊어지는 지점에서도 발생할 수 있으며, 눈에 띄지 않는 경우가 많다. 이안류에 휩쓸린 경우 흐름을 거슬러 헤엄치면 체력이 급격하게 소모되어 더 위험해질 수 있다. 일단 물살에서 벗어난 다음 해안으로 돌아가야 한다. 안전한 오픈 워터 수영을 위해서는 이안류의 특성과 대처법을 숙지하는 것이 중요하다.

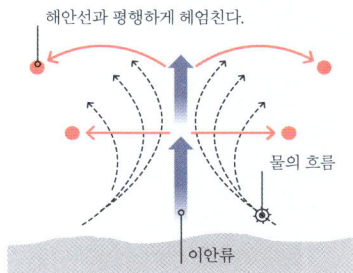

이안류 피하기

물의 흐름을 가로질러, 즉 해안선과 평행하게 헤엄쳐 이안류에서 벗어난 후, 도움을 요청하고 물에 떠 있거나 해안으로 돌아간다.

밀물

조류에 거슬러 수영하기 위해서는 체력과 기술, 타이밍이 중요하다. 해안과 가까운 거리를 유지하면서 강하고 안정적인 영법으로 조류와 반대 방향으로 서서히 나아간다. 안전하고 효율적인 오픈 워터 수영을 위해서는 조류의 방향과 강도를 파악하는 것이 필수다.

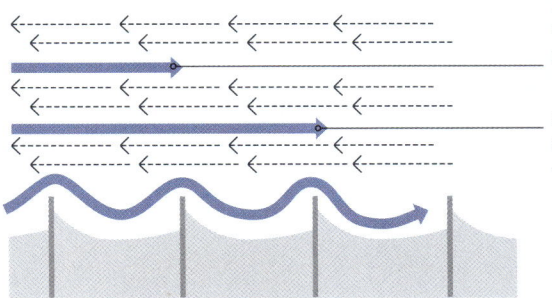

조류에 거슬러 수영하기

안정적인 페이스를 유지하며 체력을 일정하게 안배해 조류 저항을 헤쳐나간다.

물살이 약한 편인 해안 가까운 위치에서 수영한다.

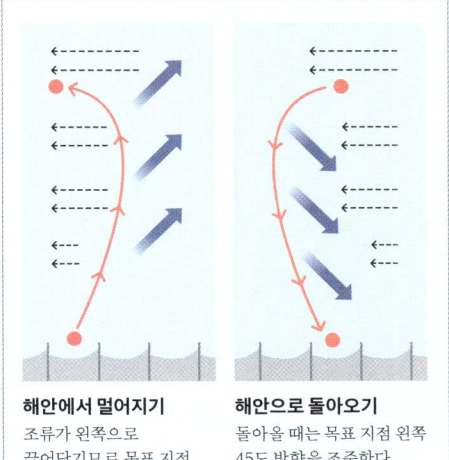

해안에서 멀어지기

조류가 왼쪽으로 끌어당기므로 목표 지점 오른쪽 45도 방향을 조준한다.

해안으로 돌아오기

돌아올 때는 목표 지점 왼쪽 45도 방향을 조준한다. 그래도 오른쪽으로 크게 치우치는 경우가 많다.

수영 근육 해부학

이 장에서는 다양한 영법에 사용되는 근육의 해부도를 살펴본다. 추진 동작, 협응 동작, 자세와 동작의 안정성에서 어떤 근육이 어떤 기능을 담당하며 어떻게 중요한가를 설명할 것이다.

근육 해부학은 수영 기술, 지구력, 전체적인 수영 능력을 향상시킬 수 있다. 근육을 강화하는 맞춤형 훈련 계획으로 기술을 향상시키고 회복 시간을 단축시킬 수 있다. 아울러

근육 해부학 지식을 활용해 부상을 예방함으로써 최적의 신체 건강을 유지하면서 수영을 장기간 즐길 수 있다.

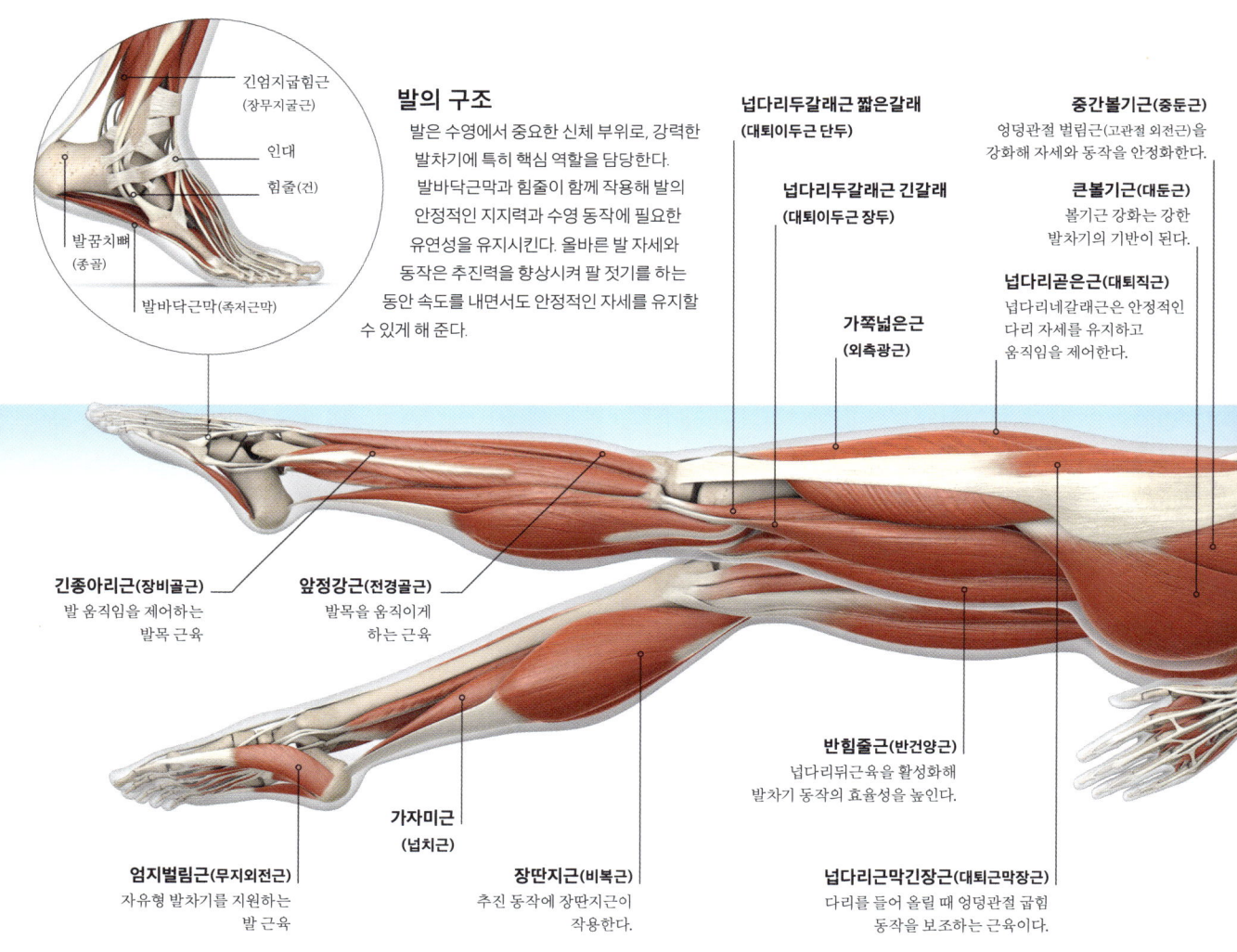

긴엄지굽힘근
(장무지굴근)

인대

힘줄 (건)

발꿈치뼈
(종골)

발바닥근막(족저근막)

발의 구조

발은 수영에서 중요한 신체 부위로, 강력한 발차기에 특히 핵심 역할을 담당한다. 발바닥근막과 힘줄이 함께 작용해 발의 안정적인 지지력과 수영 동작에 필요한 유연성을 유지시킨다. 올바른 발 자세와 동작은 추진력을 향상시켜 팔 젓기를 하는 동안 속도를 내면서도 안정적인 자세를 유지할 수 있게 해 준다.

넙다리두갈래근 짧은갈래
(대퇴이두근 단두)

넙다리두갈래근 긴갈래
(대퇴이두근 장두)

가쪽넓은근
(외측광근)

중간볼기근(중둔근)
엉덩관절 벌림근(고관절 외전근)을 강화해 자세와 동작을 안정화한다.

큰볼기근(대둔근)
볼기근 강화는 강한 발차기의 기반이 된다.

넙다리곧은근(대퇴직근)
넙다리네갈래근은 안정적인 다리 자세를 유지하고 움직임을 제어한다.

긴종아리근(장비골근)
발 움직임을 제어하는 발목 근육

앞정강근(전경골근)
발목을 움직이게 하는 근육

반힘줄근(반건양근)
넙다리뒤근육을 활성화해 발차기 동작의 효율성을 높인다.

가자미근
(넙치근)

엄지벌림근(무지외전근)
자유형 발차기를 지원하는 발 근육

장딴지근(비복근)
추진 동작에 장딴지근이 작용한다.

넙다리근막긴장근(대퇴근막장근)
다리를 들어 올릴 때 엉덩관절 굽힘 동작을 보조하는 근육이다.

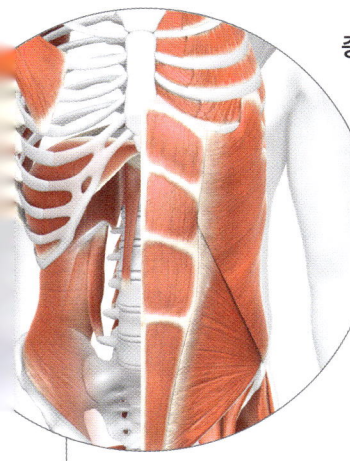

중심근육(코어근육)

중심근육은 수영 자세와 동작을 안정적으로 유지시키고 추진력을 생성한다. 배 근육(복근), 배빗근(복사근), 허리근(요근)이 유선형 자세 유지, 항력 감소, 효율적인 턴 동작에 작용한다. (14~15쪽 참고) 튼튼한 중심근육은 또한 정확한 호흡법과 더불어 장시간 수영을 지속할 수 있는 지구력을 뒷받침한다.

40~90%

수영 부상이 어깨에서 발생한다.

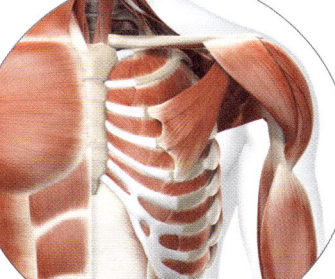

가슴과 어깨 근육

가슴과 어깨 근육은 수영의 팔 젓기 동작에 중대한 역할을 한다. 큰가슴근과 작은가슴근(소흉근), 어깨세모근, 등세모근은 추진력의 필수 요소인 강력한 팔 동작에 기여한다. 이 근육군을 강화함으로써 영법 효율을 높이고, 어깨를 안정적으로 지지하며, 부상 위험을 감소시킬 수 있다.

배곧은근(복직근)
중심근육의 정렬을 유지한다.

큰가슴근(대흉근)
큰가슴근은 윗몸(상체) 안정화에 기여한다.

위팔두갈래근(상완이두근)
팔꿈치 굽히는 동작에 위팔두갈래근을 사용한다.

목빗근(흉쇄유돌근)
목 근육은 머리의 수평 자세를 안정화시킨다.

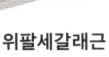

위팔세갈래근 (상완삼두근)
위팔세갈래근을 단련해 팔꿈치 펴는 힘을 높인다.

넓은등근(광배근)
팔로 물을 밀어 전진할 때 넓은등근이 추진력을 낸다.

배바깥빗근(외복사근)
빗근(바깥빗근과 안쪽빗근)은 몸통 회전 동작에 작용한다.

등세모근(승모근) 상부 섬유
등 윗부분 근육은 수평 자세 유지에 중요하다.

등세모근 중부 섬유
등세모근은 어깨뼈(견갑골)를 등쪽으로 당기는 작용을 한다.

어깨세모근(삼각근)
효율적이고 강력한 풀 동작(팔로 물을 밀어 전진하는 동작)을 위해서는 어깨와 넓은등근의 힘이 중요하다. 어깨세모근은 팔 들어 올리는 동작을 안정화시킨다.

수중 자세
물속에서는 그림과 같은 유선형 자세를 유지하는 것이 중요하다. 해당 근육을 올바르게 사용할 때 최적의 수영 능력 혹은 경기력을 성취할 수 있다. (12~17쪽 참고)

수영에 사용되는 후방 근육군

이 섹션은 다리 근육, 엉덩이와 아랫몸, 등과 목의 근육 구성 요소를 다룬다. 수영 능력을 최대치로 끌어 올리는 데 필수인 올바른 자세와 효과적인 근육 활용법을 배울 것이다.

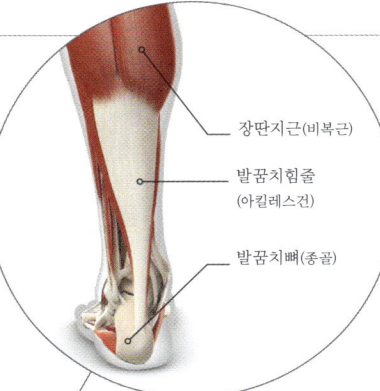

종아리(하퇴)

종아리근(비골근)은 수영에서 중추적인 역할을 하는 근육으로 발목 유연성과 추진력을 보조한다. 효과적인 발차기에 필요한 이 근육은 신체의 유선형 유지와 추진력을 높여 준다. 강한 종아리근육은 벽에서 몸을 밀어낼 때 더 큰 힘을 부여하며 전반적인 수영 효율을 향상시킨다.

장딴지근(비복근)

발꿈치힘줄 (아킬레스건)

발꿈치뼈(종골)

넙다리두갈래근 긴갈래(대퇴이두근 장두)
넙다리뒤근육 중 가장 가쪽에 위치하며, 엉덩관절 폄, 무릎관절 굽힘, 무릎이 굽혀진 상태에서 다리 바깥쪽 돌림 동작에 작용한다.

두덩정강근(박근)
허벅지 표피 가까운 층에 위치한 길고 가는 근육으로, 엉덩관절과 무릎의 굽힘과 모음 동작을 돕는다.

반막모양근(반막양근)
넙다리뒤근육을 구성하는 한 근육

반힘줄근(반건양근)
넙다리뒤근육을 구성하는 한 근육

장딴지근(비복근)
종아리에서 가장 큰 부분을 차지한다. 두 갈래로 이루어지며, 까치발처럼 발바닥을 아래로 기울이는 동작(발바닥쪽굽힘)과 무릎관절을 굽히는 동작(슬관절 굽힘)을 돕는다.

엄지벌림근(무지외전근)

새끼벌림근(소지외전근)

가자미근(넙치근)
장딴지근 아래쪽의 크고 넓적한 근육. 모양이 가자미를 닮았다고 해서 붙은 명칭(라틴 어 *soleus*)이다.

가쪽넓은근(외측광근)

큰모음근(대내전근)
엉덩관절 모음근으로도 불리며, 강력한 엉덩관절 폄근으로도 작용한다.

큰볼기근(대둔근)
인체에서 가장 큰 근육의 하나로, 엉덩관절 폄 동작과 다리 바깥쪽 돌림 동작에 작용한다.

중간볼기근(중둔근)
엉덩관절 옆쪽에 위치하는 부채꼴 근육으로, 엉덩관절 벌림 동작과 다리 안쪽 돌림 동작에 작용한다.

다리

넙다리네갈래근(대퇴사두근), 넙다리뒤근육(햄스트링), 종아리근으로 이루어지며, 추진 동작을 담당한다. 다리 근육군은 물에서 몸을 앞으로 밀어내고 신체 정렬을 유지하는 데 필요한 힘을 만들어 낸다. 강한 다리 근육은 벽에서 몸을 더 힘차게 밀어내며 매회 팔 젓기 동작에 힘을 싣는다.

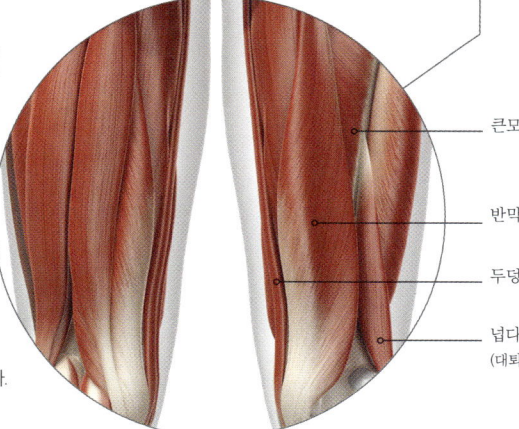

큰모음근(대내전근)

반막모양근

두덩정강근

넙다리두갈래근 짧은갈래 (대퇴이두근 단두)

등과 목

수영에서 올바른 신체 정렬을 유지하고 항력을 줄이는 데 중요한 역할을 한다. 강한 등 근육은 자유형과 배영과 같은 영법의 핵심인 팔 동작과 몸통 회전을 효과적으로 뒷받침하며 효율성을 높인다. 목 근육은 머리를 안정적으로 지지해 호흡 시 고개를 부드럽게 돌리게 해 준다. 등과 목 근육은 영법 효율과 수영 능력 향상에 기여한다.

배바깥빗근(외복사근)

넓은등근(광배근)
등 부위에서 가장 넓은 면적을 차지하는 근육으로, 위팔뼈의 앞쪽에 붙고 척주의 하부와 허리의 등허리근막(흉요근막)을 연결한다.

척주 폄근
척주근,
등가장긴근(흉최장근),
엉덩갈비근(장늑근)

위뒤톱니근/아래뒤톱니근(상후거근/하후거근)

등세모근(승모근)
좌우 각각은 세모꼴이지만 합쳐서 보면 마름모꼴이다. 머리뼈(두개골), 척주, 빗장뼈(쇄골), 어깨뼈에 붙는다.

가시아래근(극하근)
어깨뼈(견갑골)와 위팔뼈(상완골)에 붙는 삼각형 모양의 근육. 팔을 바깥쪽으로 회전시키며, 어깨를 보호하고 안정적으로 지지하는 역할을 한다.

위팔세갈래근(상완삼두근)
위팔 뒤쪽에 위치하며 세 갈래로 이루어진 근육으로, 위팔뼈와 어깨뼈에서 시작해 자뼈(척골)에 붙는다. 팔꿈치를 펴는 동작에 작용하며, 어깨관절의 폄과 모음 동작을 보조한다.

어깨세모근(삼각근)
세 방향의 주요 근육섬유 다발로 이루어진 삼각형 모양의 근육으로 빗장뼈(쇄골)와 어깨뼈에서 시작해 위팔뼈에 붙는다.

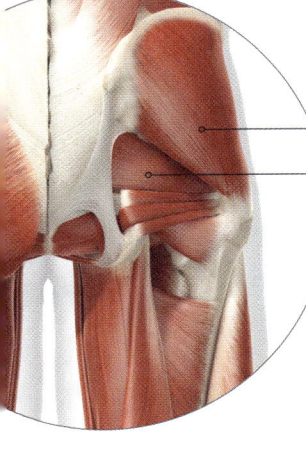

큰볼기근

궁둥구멍근(이상근)

엉덩이와 아랫몸(하체)

엉덩이 부위의 근육군은 수영하는 동안 몸을 안정적으로 지탱하는 데 중요한 역할을 한다. 큰볼기근, 중간볼기근, 작은볼기근으로 이루어지며, 이 근육군이 함께 작용해 강력한 발차기와 효율적인 신체 정렬을 지지한다.

적절한 긴장

적절한 몸의 긴장도를 유지하려면, 중심근육을 견고하면서도 탄력적으로 활성화해 윗몸의 힘을 아랫몸으로 효과적으로 전달해야 한다. 물에서 유선형 신체 정렬을 유지하려면 필요한 부분은 긴장시키고 불필요한 부분은 이완시키는 섬세한 근육 조절 능력을 갖춰야 한다. 긴장도가 과도하면 항력은 키우고 추진력은 떨어뜨릴 수 있으며, 과도하게 이완되면 동작의 효율성을 떨어뜨릴 수 있다. 섬세하게 조절된 긴장 상태는 영법 효율과 부력을 향상시키며, 턴과 전환 동작을 더욱 효율적으로 제어한다. 이러한 조절 능력으로 기록 향상을 도모할 수 있다.

수영의 근육 협응

수영 효율의 극대화에는 동기화된 근육 협응이 핵심이다. 주요 근육은 자세를 안정적으로 유지해 영법에 힘을 실으며 동작을 제어한다. 적절한 근육 활성화는 추진력은 극대화하고 항력은 최소화한다. 강한 중심근육은 몸통 회전 동작의 효율성을 높이고 유선형 자세 유지에 기여해 수영 능력을 향상시킨다. 근육을 효율적으로 사용하면 에너지 소모를 줄여 지구력을 유지하고 피로를 늦춰 장거리에서도 속도와 기술을 유지할 수 있다. 이처럼 근육 협응은 일반 수영인과 수영 선수 모두에게 최적의 결과를 얻는 데 매우 중요하다.

수영에 사용되는
전방 근육군

무릎, 팔, 엉덩관절, 골반, 손의 구조와 역할을 통해서 최적의 수영 실력을 발휘하고 부상을 예방하는 데 올바른 신체 정렬과 해당 근육의 활성화가 어떻게 중요한지 살펴본다.

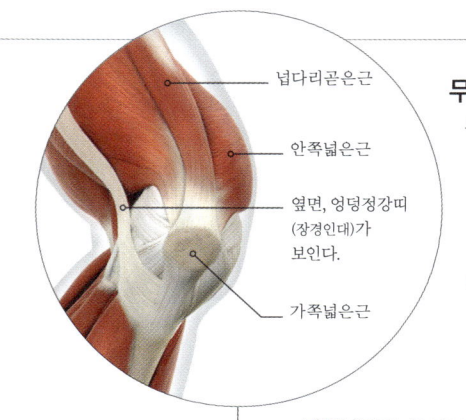

넙다리곧은근

안쪽넓은근

옆면, 엉덩정강띠 (장경인대)가 보인다.

가쪽넓은근

무릎
무릎을 지지하는 주변 근육이 수영 중 무릎관절(슬관절)에 가해지는 스트레스를 감당한다. 이 부위의 힘을 강화하고 올바른 정렬을 유지하는 것이 전신의 안정성과 효율적인 다리 움직임에 중요하다.

두덩정강근(박근)
넙다리빗근(봉공근)
엉덩관절의 굽힘과 폄, 바깥돌림 동작, 무릎의 굽힘 동작에 작용한다.

긴모음근(장내전근)
넓적다리 안쪽에 위치한 부채꼴 모양의 모음근

가쪽넓은근(외측광근)
넙다리곧은근(대퇴직근)
넓적다리 앞쪽 네 갈래 근육의 하나. 엉덩관절 굽히는 동작과 무릎 펴는 동작에 작용한다.

안쪽넓은근(내측광근)

장딴지근(비복근)

긴발가락굽힘근(장지굴근)
검지발가락에서 새끼발가락까지 굽히는 동작에 작용하며, 발목을 아래로 굽히는 동작(발바닥쪽굽힘)을 보조한다.

긴엄지굽힘근(장무지굴근)
엄지발가락을 위로 펴는 동작을 주로 담당하며, 발목을 발등 쪽으로 굽히는 동작(등쪽굽힘)을 보조한다.

가자미근
(넙치근)

앞정강근(전경골근)
발목을 위쪽으로 당겨 굽힌다.

넙다리근막긴장근(대퇴근막장근)
넙다리뼈(대퇴골)와 더불어 엉덩관절과 무릎관절 안정화를 보조하는 근육으로, 종종 약어 TFL(Tensor fasciae latae)로 쓰인다.

엉덩관절(고관절)과 골반
엉덩관절과 골반은 다리와 중심근육 움직임의 기반으로 최대한의 파워와 속도를 필요로 하는 영법에서 중심 역할을 한다. 이 부위 근육을 올바르게 사용할 때 물속에서 전신의 안정성과 올바른 정렬을 유지하며 효과적인 추진력을 낼 수 있다.

큰허리근(대요근)
주요 엉덩관절 굽힘근 (고관절 굽힘근)

엉덩근(장골근)
큰허리근과 연결돼 있으며, 엉덩관절의 굽힘 동작에 기여한다.

긴모음근(장내전근)
엉덩관절 굽힘에 기여하며, 골반의 움직임을 안정적으로 잡아 준다.

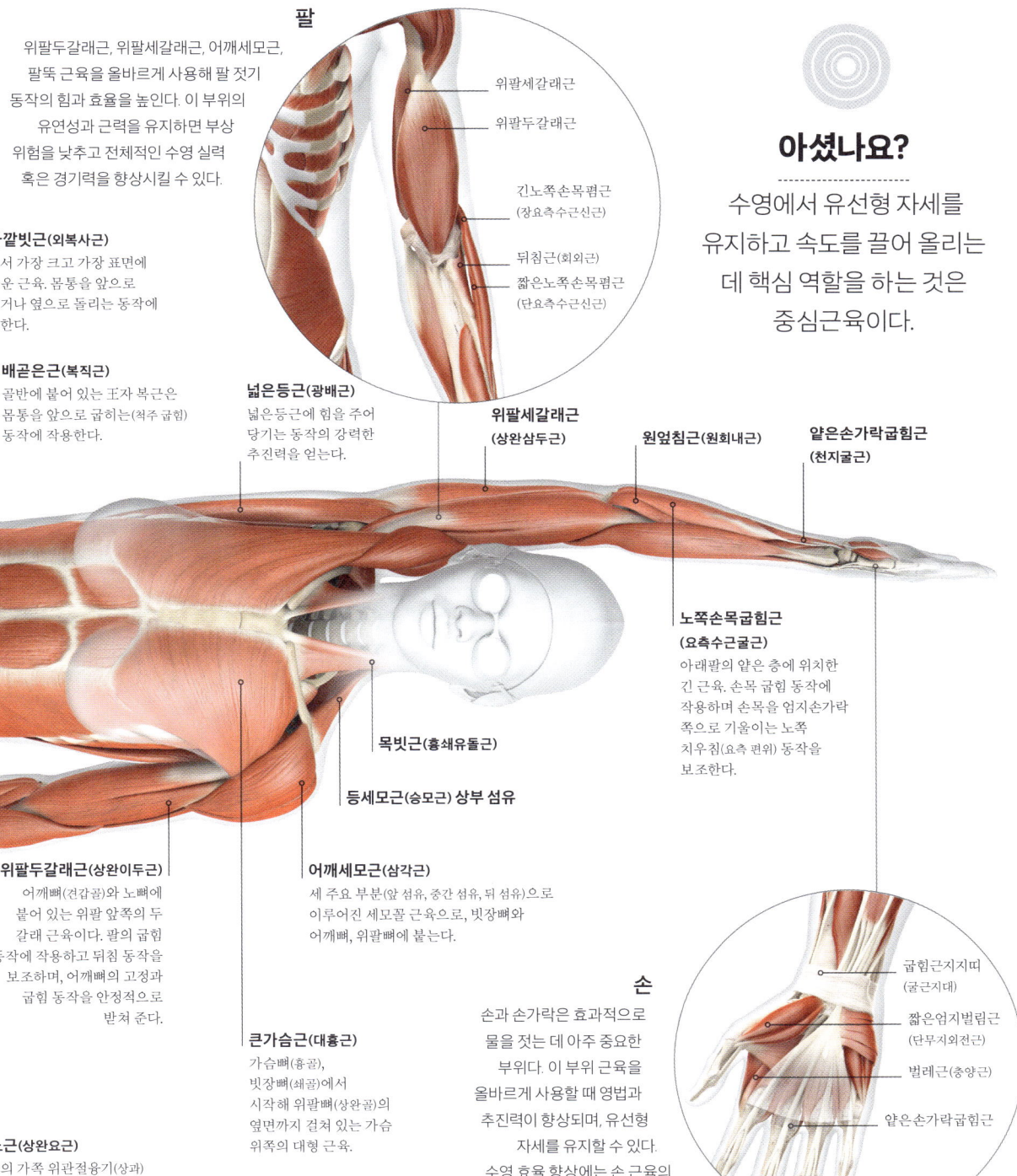

팔

위팔두갈래근, 위팔세갈래근, 어깨세모근, 팔뚝 근육을 올바르게 사용해 팔 젓기 동작의 힘과 효율을 높인다. 이 부위의 유연성과 근력을 유지하면 부상 위험을 낮추고 전체적인 수영 실력 혹은 경기력을 향상시킬 수 있다.

위팔세갈래근

위팔두갈래근

긴노쪽손목폄근
(장요측수근신근)

뒤침근(회외근)

짧은노쪽손목폄근
(단요측수근신근)

아셨나요?

수영에서 유선형 자세를 유지하고 속도를 끌어 올리는 데 핵심 역할을 하는 것은 중심근육이다.

배바깥빗근(외복사근)
배에서 가장 크고 가장 표면에 가까운 근육. 몸통을 앞으로 숙이거나 옆으로 돌리는 동작에 작용한다.

배곧은근(복직근)
골반에 붙어 있는 王자 복근은 몸통을 앞으로 굽히는(척주 굽힘) 동작에 작용한다.

넓은등근(광배근)
넓은등근에 힘을 주어 당기는 동작의 강력한 추진력을 얻는다.

**위팔세갈래근
(상완삼두근)**

원엎침근(원회내근)

**얕은손가락굽힘근
(천지굴근)**

**노쪽손목굽힘근
(요측수근굴근)**
아래팔의 얕은 층에 위치한 긴 근육. 손목 굽힘 동작에 작용하며 손목을 엄지손가락 쪽으로 기울이는 노쪽 치우침(요측 편위) 동작을 보조한다.

목빗근(흉쇄유돌근)

등세모근(승모근) 상부 섬유

위팔두갈래근(상완이두근)
어깨뼈(견갑골)와 노뼈에 붙어 있는 위팔 앞쪽의 두 갈래 근육이다. 팔의 굽힘 동작에 작용하고 뒤침 동작을 보조하며, 어깨뼈의 고정과 굽힘 동작을 안정적으로 받쳐 준다.

어깨세모근(삼각근)
세 주요 부분(앞 섬유, 중간 섬유, 뒤 섬유)으로 이루어진 세모꼴 근육으로, 빗장뼈와 어깨뼈, 위팔뼈에 붙는다.

큰가슴근(대흉근)
가슴뼈(흉골), 빗장뼈(쇄골)에서 시작해 위팔뼈(상완골)의 옆면까지 걸쳐 있는 가슴 위쪽의 대형 근육.

손
손과 손가락은 효과적으로 물을 젓는 데 아주 중요한 부위다. 이 부위 근육을 올바르게 사용할 때 영법과 추진력이 향상되며, 유선형 자세를 유지할 수 있다. 수영 효율 향상에는 손 근육의 단련과 강화가 필수다.

위팔노근(상완요근)
위팔뼈의 가쪽 위관절융기(상과) 능선에서 시작되어 노뼈(요골)에 붙으며, 팔꿈치 굽힘에 작용한다.

굽힘근지지띠
(굴근지대)

짧은엄지벌림근
(단무지외전근)

벌레근(충양근)

얕은손가락굽힘근

근육의 작동 원리

근육의 움직임을 이해하면 수영 기술을 훨씬 효과적으로 향상시킬 수 있다. 각 근육의 수축 작용이 최적화되도록 단련해 신체 여러 근육을 조화롭게 활용하면, 효과적이고 효율적인 스트로크를 구사할 수 있어 수영 실력과 경기력을 향상시키고 부상 위험을 낮출 수 있다.

근육 수축의 유형

단축성 수축(붉은색 표시 부분)은 수축이 일어나는 동안 근육이 짧아지면서 장력을 일으킨다. 신장성 수축(보라색)은 힘을 주는 동안 근육이 길어지는데, 단축성 수축으로 짧아진 근육이 원래 길이로 돌아오는 과정에서 이 수축이 일어나는 경우가 많다. 셋째 유형 등척성 수축(주황색)은 근육이 길이 변화 없이 장력을 일으킨다. 일정 자세를 유지할 때 일어나는 수축이다. 단축성 수축은 물에서 몸을 앞으로 밀어내는 팔 젓기 동작에서 장력을 일으킨다. 신장성 수축은 팔다리의 감속을 제어하며, 몸의 흔들림을 흡수해 움직임을 안정화시킨다.

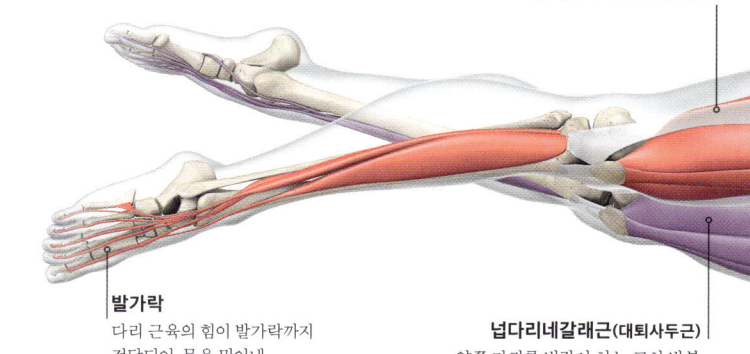

엉덩정강띠(장경인대)
엉덩이에서 정강이까지 다리 바깥쪽을 안정화해 자유형과 배영 발차기의 힘을 높인다.

발가락
다리 근육의 힘이 발가락까지 전달되어, 물을 밀어내 추진력을 만든다.

넙다리네갈래근(대퇴사두근)
양쪽 다리를 번갈아 차는 교차 반복 동작에서 주된 역할을 한다.

발목 굽힘근(굴근)
발목을 펼 때(발끝을 아래로 뻗는 동작) 신장성 수축을 통해 발의 움직임을 제어한다.

엉덩관절(고관절)
중심근육과 협력해 몸의 안정성을 지지한다. 발차기의 힘은 주로 엉덩관절 근육군에서 나온다.

근육 구분
- 🔴 긴장 상태에서 짧아진다. (단축성 수축)
- 🟣 긴장 상태에서 길어진다. (신장성 수축)
- 🔵 긴장 없이 길어진다. (수동적 신장)
- 🟠 움직임도 길이 변화도 없다. (등척성 수축)

단축성 수축 작용
팔을 당겨 전진할 때 위팔두갈래근과 가슴근에서 단축성 수축이 일어난다. 이 두 근육이 당기기 동작의 작용근이다. 동시에 위팔세갈래근과 어깨세모근이 신장성 수축을 일으켜 대항근으로 작용한다.

넙다리네갈래근(대퇴사두근)
자유형 발차기 동작에서 단축성으로 수축하며 전방 추진력 생성에 기여한다.

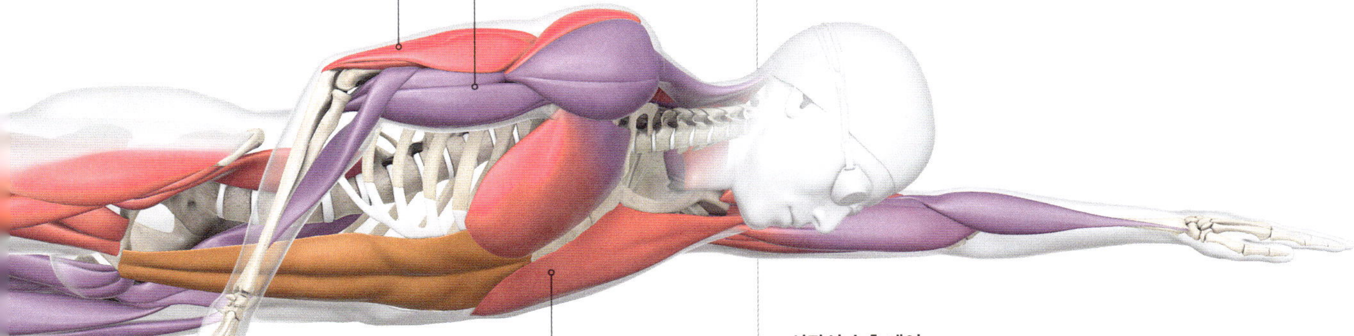

위팔세갈래근(상완삼두근)
팔꿈치를 펴면서 팔을 물 밖으로 들어
올리는 동작에서 작용근(주동근)으로
작용하며, 이때 단축성 수축으로 짧아진다.

위팔두갈래근(상완이두근)
위팔세갈래근의 대항근
(길항근)으로 작용하면서 팔의
움직임을 제어하는 데 기여한다.

좌우 교차 동작
한쪽 팔을 앞으로 뻗어 입수할 때 동시에 반대쪽 팔은 물을
뒤로 밀어 추진력을 만든다. 이러한 교차 반복 동작은 물속에서
지속적으로 전진하고, 높은 수영 효율을 유지할 수 있도록 돕는다.

가슴근(흉근)
팔을 당기기 시작할
때 가슴근이 단축성
수축으로 짧아져 움직임을
이끈다.

신장성 수축 제어
신장성 수축은 팔다리의 감속을 제어하며 움직임을 안정화시킨다.
예를 들어 자유형 영법의 회수 단계(물 밖으로 나온 팔을 시작 위치로
되돌려 다음 팔 젓기를 준비하는 단계)에서 팔을 앞으로 뻗을 때
위팔세갈래근이 신장성 수축을 일으켜 팔의 움직임을 제어하며
다음 팔 젓기 단계를 준비한다.

근육 쌍

근육은 일정 근육군이 길항 관계로 작용하는 경향이
있다. 작용근은 움직임을 생성하는 주요 근육군으로,
수영에서 추진에 필요한 주요 동작을 담당한다.
대항근은 작용근의 움직임에 대항해 부드럽고
정확하며 조화로운 움직임으로 수영할 수 있도록
제어와 균형을 유지함으로써 부상을 예방하는 데
기여한다. 근육 쌍과 단축성 및 신장성 수축 간의
협응 작용은 영법의 효율성과 유연성을 높여 에너지
소모를 최소화하고 추진력을 극대화한다.

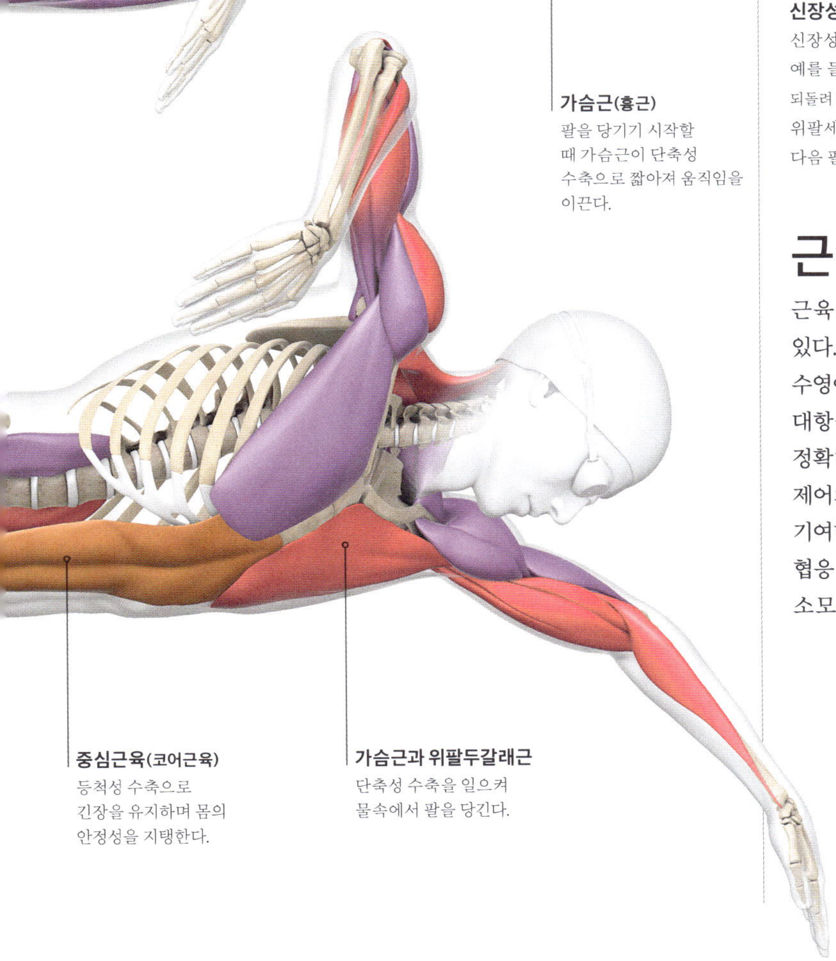

중심근육(코어근육)
등척성 수축으로
긴장을 유지하며 몸의
안정성을 지탱한다.

가슴근과 위팔두갈래근
단축성 수축을 일으켜
물속에서 팔을 당긴다.

근육 작용과 에너지

수영할 때 근육의 조화로운 수축 작용을 위해서는 에너지가 필요하다. 우리 몸은 이 에너지를 만들기 위해 저장된 영양소를 ATP(아데노신3인산, adenosine triphosphate)라는 에너지 운반 분자로 변환한다.

호흡

에너지를 만들어 내는 화학 과정을 과학 용어로 호흡이라고 부른다. 들숨과 날숨을 통해 산소를 흡수하고 이산화탄소를 배출하는 것이 호흡의 핵심이다. 들숨 때 유산소 에너지 변환에 필요한 산소가 체내로 유입되며, 동일한 화학 과정의 주요 노폐물인 이산화탄소가 날숨으로 배출된다. 물속에서 추진력을 만들어 내는 근육 활동을 유지하려면 규칙적인 호흡으로 충분한 산소를 들이마시고 이산화탄소를 원활히 내보내는 것이 중요하다.

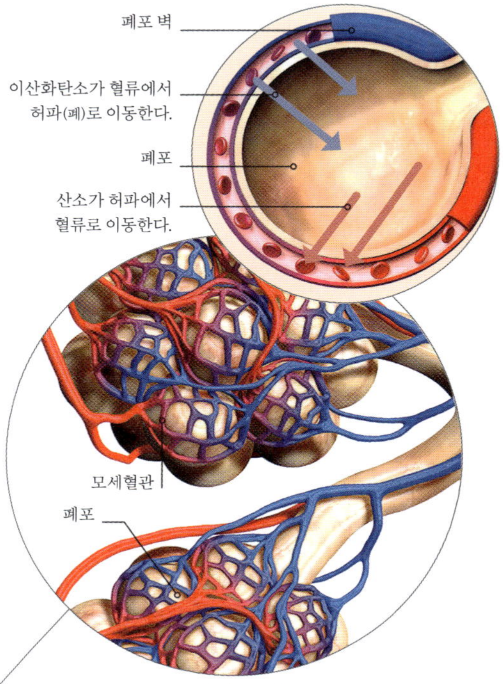

폐포 벽

이산화탄소가 혈류에서 허파(폐)로 이동한다.

폐포

산소가 허파에서 혈류로 이동한다.

모세혈관

폐포

기체 교환

기체 교환은 산소(O_2)가 허파에서 혈류로 흡수되고 이산화탄소(CO_2)가 혈류에서 허파로 방출되는 과정이다. 효율적인 기체 교환은 에너지 생성에 필요한 산소를 근육에 충분히 공급하고, 대사 폐기물인 이산화탄소를 효과적으로 제거하는 데 기여한다. 이러한 산소 공급과 이산화탄소 제거의 균형은 근육의 기능과 장시간 신체 활동을 지속하는 데 필수적이다.

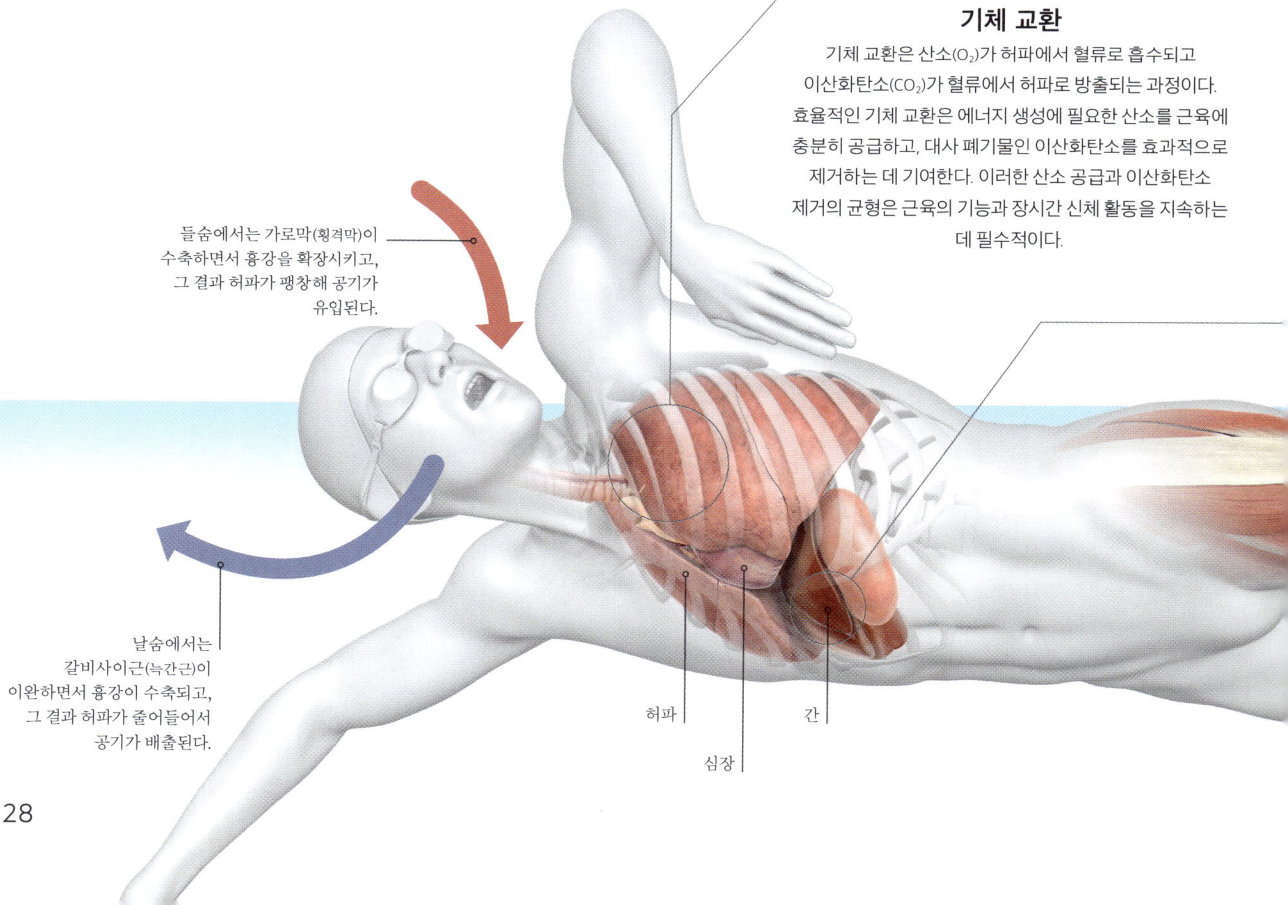

들숨에서는 가로막(횡격막)이 수축하면서 흉강을 확장시키고, 그 결과 허파가 팽창해 공기가 유입된다.

날숨에서는 갈비사이근(늑간근)이 이완하면서 흉강이 수축되고, 그 결과 허파가 줄어들어서 공기가 배출된다.

허파

심장

간

에너지 저장

에너지는 글리코겐과 트리글리세리드의 형태로
근육세포, 간세포, 지방세포 안에 저장되어 근육
수축에 연료로 쓰인다. 글리코겐은 빠르게 포도당으로
분해되며, 이 포도당이 주로 세포 내 '에너지 발전소'인
미토콘드리아에서 즉시 사용 가능한 에너지 통화인 ATP
분자로 변환된다. 트리글리세리드는 지방산으로 분해되어
장시간 지속되는 활동에서 추가 에너지원으로 사용된다.

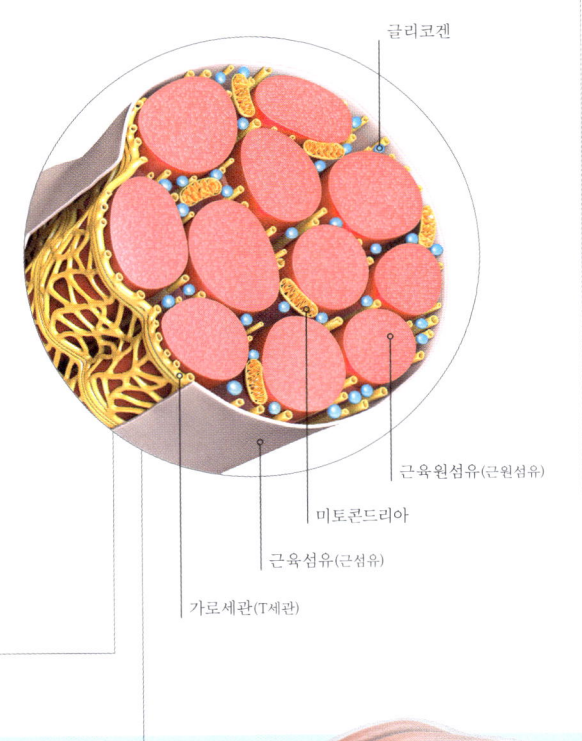

글리코겐
근육원섬유(근원섬유)
미토콘드리아
근육섬유(근섬유)
가로세관(T세관)

유산소 및 무산소 대사

유산소 대사에서는 미토콘드리아 내에서 포도당과 산소가 사용되어
ATP 형태의 에너지를 생성하고, 부산물로 이산화탄소와 물이
만들어진다. 무산소 대사에서는 산소 없이 포도당이 젖산과 소량의
ATP로 전환되는데, 생성되는 에너지의 양은 적지만 산소 공급이
부족한 고강도 운동을 수행하는 동안 근육이 계속 작동할 수 있게
해 준다.

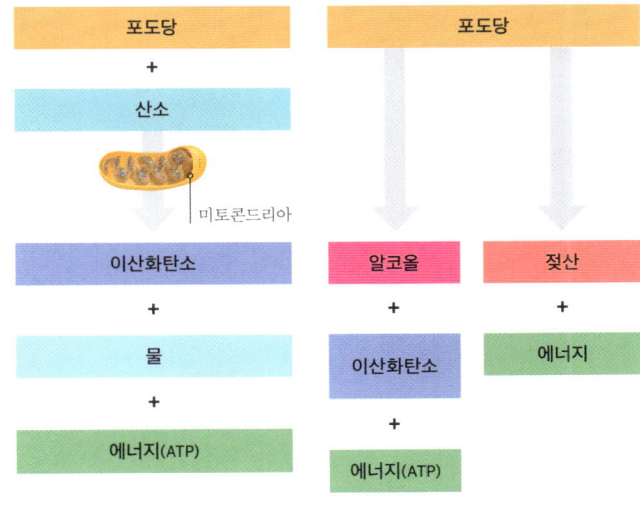

미토콘드리아

유산소 호흡
유산소 호흡은 무산소 호흡보다
훨씬 많은 에너지를 생성한다.
글리코겐 분자 1개에서 ATP 분자가
최대 38개까지 만들어진다. 세포 내
미토콘드리아에서 일어난다.

무산소 호흡
무산소 호흡은 ATP 분자가 단 2개만
생성되며, 이와 함께 근육 피로를 유발하는
젖산도 생성된다. 이 과정은 세포질에서
일어난다.

신체 적응

수영 훈련은 신체에 중요한 신체 적응을 촉진할 수 있다. 신체 적응에는 뼈대근육(골격근)의 힘과 밀도, 에너지 저장 용량을 키우고, 에너지 생성을 위한 산소 공급 능력과 그 결과로 만들어진 노폐물 제거 능력을 증진하며, 대부분의 에너지가 생성되는 세포의 양과 효율성을 향상시키는 등의 요소가 포함된다.

근육 성장

수영은 특히 윗몸, 중심, 아랫몸 근육에 기계적 장력, 즉 물리적 하중에 저항할 때 발생하는 힘을 유도해 근비대(근육량 증가)를 이끌어 낸다.

물의 저항에 맞서 반복적으로 강한 힘을 쓰는 동작은 근육에 장력을 발생시키고 이로 인해 근육섬유(근섬유)에 미세한 파열이 생긴다. 파열된 근육섬유가 회복될 때 더 튼튼하게 재구성되며 강화된다. 이 과정은 전신에 생리적 반응을 유도하며, 세포 내 화학 변화와 단백질 합성 증가로 이어져 근육 성장을 촉진한다. 넓은등근(광배근), 가슴 근육, 넙다리네갈래근(대퇴사두근)과 같은 핵심 근육이 강화되고 발달되면서 추진력과 지구력이 함께 향상된다. 수영 훈련 과정에 근력 강화 운동을 추가하면 이러한 효과가 더욱 극대화된다.

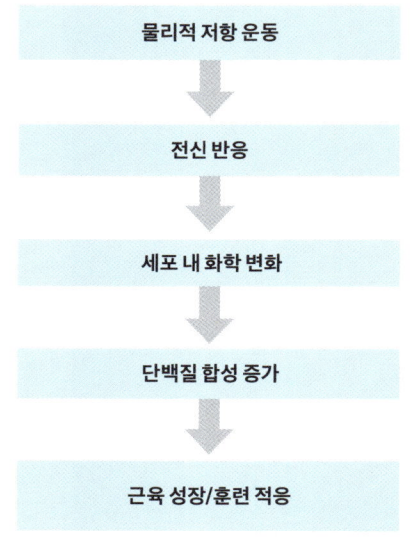

물리적 저항 운동

↓

전신 반응

↓

세포 내 화학 변화

↓

단백질 합성 증가

↓

근육 성장/훈련 적응

운동을 통한 근육 성장
기계적 장력에 작용하는 저항 운동의 물리적 자극은 다양한 화학적 생물학적 반응을 유도해 근육을 더 크고 강하게 만든다.

심폐 건강 향상

수영은 심박수와 폐활량을 증가시켜 심장혈관 건강을 증진한다. 규칙적인 운동은 지구력을 향상시키고 혈압을 낮추며 전반적인 심장 및 호흡 효율을 높인다.

전신 운동인 수영은 지속적이고 리드미컬한 움직임을 통해 심박수를 높이고 혈액 순환을 촉진해 심장근육을 강화한다. 이처럼 수영을 통해 심장은 더 많은 혈액을 전신으로 공급하는 강력한 펌프가 된다. 수영에 요구되는 호흡 조절은 허파의 활동을 촉진해 호흡 효율을 높이므로 꾸준한 수영으로 폐활량을 높일 수 있다.

뿐만 아니라 수영은 혈압을 낮추고, 나쁜 콜레스테롤(LDL)은 줄이면서 좋은 콜레스테롤(HDL)은 늘려 전반적인 심장혈관 건강이 개선되는 효과를 얻을 수 있다. 수영은 관절에 무리가 가지 않는 운동이라는 특성상 노년기까지 계속하면서 심장혈관 건강을 유지하고 호흡 기능을 향상시킬 수 있다.

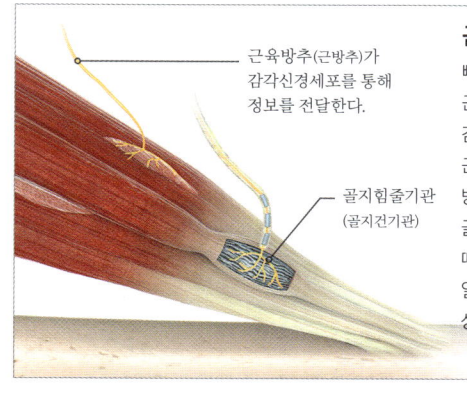

근육방추(근방추)가 감각신경세포를 통해 정보를 전달한다.

골지힘줄기관 (골지건기관)

근육의 감각 수용체

뼈대근육섬유에 있는 감각 수용체인 근육방추가 근육의 길이 변화(신장성 수축)를 감지하면 뻗침반사(신장반사) 반응을 유발해 근육을 즉각 수축시켜 과도한 신장을 방지한다. 힘줄에 있는 감각 수용체인 골지힘줄기관이 근육이 수축(단축성 수축)할 때 발생하는 장력(또는 근육 긴장)을 감지하면, 일련의 세포 내 화학 반응이 일어나 근육 성장이 시작된다.

심장과 순환계

동맥(그림에서 붉은색으로 표시)은 산소가 풍부한 혈액을 심장 밖으로 운반하고, 정맥(파란색)은 산소가 소모된 혈액을 심장으로 운반한다. 이 방향은 심장과 허파를 연결하는 혈관 구간에서 반전된다.

머리와 윗몸(상체)

정맥
산소가 소모된 혈액을 아랫몸에서 심장으로 돌려보낸다.

동맥
산소가 공급된 혈액을 윗몸으로 전달한다.

오른허파

허파동맥
산소가 소모된 혈액을 허파로 운반해 이산화탄소를 배출한다.

심장

왼허파

정맥
산소가 소모된 혈액을 머리와 윗몸에서 심장으로 되돌려 보낸다.

허파정맥
산소가 풍부한 혈액을 허파에서 심장으로 운반해 전신 순환에 공급한다.

간

동맥
산소가 공급된 혈액을 아랫몸으로 전달한다.

위창자길

대동맥

대정맥

허파정맥(폐정맥)

허파동맥(폐동맥)

좌심방

모세혈관
산소가 조직으로 확산되며, 이산화탄스와 교환된다.

아랫몸(하체)

좌심실
산소가 풍부한 혈액을 펌프질해서 전신으로 보낸다.

심장의 역할

심장은 우리 몸이 필요로 하는 산소량에 맞춰 혈액을 순환시키는 기관이다. 수영을 하면 심장근육이 더 빠르고 강하게 수축해 혈액 순환이 극대화되고 산소 소비량도 증가한다. 운동은 좌심실을 확장시켜 심장이 한 번에 더 많은 혈액을 내보낼 수 있게 해 준다.

최대 산소 흡취량(최대 산소 소모량, VO₂ max)

최대 산소 흡취량은 운동 강도를 최대치로 높였을 때 소비할 수 있는 산소량을 측정한 수치다. 최대 산소 흡취량 수치가 높다는 것은 근육세포가 유산소 호흡에 사용할 수 있는 산소의 양이 많다는 뜻이다. 우리 몸이 산소를 근육으로 운반하는 능력은 최대 심박수, 심박출량(심장 박동 한 번에 심장이 펌프질하는 혈액의 양), 혈액 내 헤모글로빈(산소를 운반하는 물질) 양, 심박출량 중 작동하는 근육으로 운반되는 혈액의 비율의 네 요인으로 결정된다. 어떤 요인은 운동으로 향상되지만, 유전적으로 결정되는 요인도 있다.

미토콘드리아 알기

미토콘드리아는 산화적 인산화라고 하는 과정을 통해 에너지를 생성하는 세포의 발전소다. 이곳에서는 영양소가 세포의 다양한 기능을 수행하는 데 필요한 에너지 통화 ATP로 전환된다. 미토콘드리아는 세포 주기 조절, 세포자멸사(apoptosis), 칼슘 이온 농도 유지 등에도 중요한 역할을 한다.

미토콘드리아는 신체 활동에 필요한 유산소 에너지를 생성하는 세포소기관(세포 내에 있는 작은 구조물)이다. 미토콘드리아는 몸에 흡수된 영양분을 사용 가능한 에너지인 ATP 분자로 변환해 근육 수축과 세포 복구는 물론 전반적인 신체 기능에 필요한 다양한 생화학 반응에 필요한 연료를 공급한다.

수영에서는 미토콘드리아의 중요성이 한층 더 부각된다. 수영은 장시간 지속적인 에너지 출력이 요구되는 강렬한 전신 운동이다. 근육세포 안에 분포하는 미토콘드리아의 수와 효율성이 영자의 지구력과 수영 능력에 직접 영향을 미친다.

수영하는 동안 근육에는 근육 수축 활동을 위해서 지속적인 ATP 공급이 필요한데, 고강도 수영이나 장거리 수영에서는 특히 더 많은 양이 소모된다. 원활하게 기능하는 미토콘드리아는 ATP를 안정적으로 공급해 수영 속도와 추진력을 유지하게 해 준다.

아울러 미토콘드리아는 세포 주기 조절과 손상된 세포를 효과적으로 대체하는 세포자멸사에도 관여해 회복 과정에 필수적인 세포 대체가 원활하게 이루어지도록 돕는다. 꾸준한 수영과 지구력 훈련은 근육세포 내 미토콘드리아의 밀도와 효율성을 높여 ATP 생성 능력을 향상시킨다.

미토콘드리아는 지속적인 근육 수축을 가능하게 해 전반적인 수영 수행 능력을 높인다. 따라서 미토콘드리아의 건강은 수영 실력을 좌우하는 핵심 요소다. 유산소 운동은 미토콘드리아 기능을 최적화해 수영에 필요한 지구력과 회복력을 강화한다.

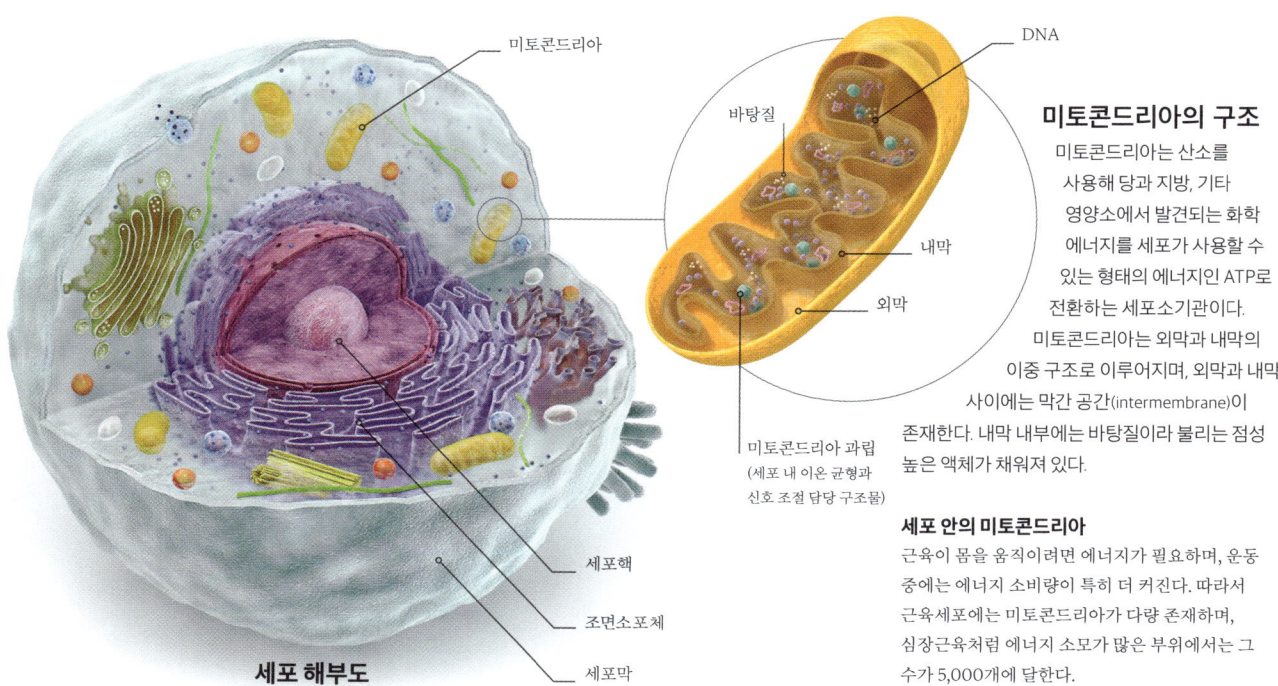

미토콘드리아

바탕질

DNA

내막

외막

미토콘드리아 과립
(세포 내 이온 균형과
신호 조절 담당 구조물)

세포핵

조면소포체

세포막

세포 해부도

미토콘드리아의 구조

미토콘드리아는 산소를 사용해 당과 지방, 기타 영양소에서 발견되는 화학 에너지를 세포가 사용할 수 있는 형태의 에너지인 ATP로 전환하는 세포소기관이다. 미토콘드리아는 외막과 내막의 이중 구조로 이루어지며, 외막과 내막 사이에는 막간 공간(intermembrane)이 존재한다. 내막 내부에는 바탕질이라 불리는 점성 높은 액체가 채워져 있다.

세포 안의 미토콘드리아

근육이 몸을 움직이려면 에너지가 필요하며, 운동 중에는 에너지 소비량이 특히 더 커진다. 따라서 근육세포에는 미토콘드리아가 다량 존재하며, 심장근육처럼 에너지 소모가 많은 부위에서는 그 수가 5,000개에 달한다.

젖산 역치

무산소 에너지 전환은 고강도 운동 중 젖산이라는 화학적 부산물이 생성될 때 일어난다. 이 젖산은 유산소 호흡 등으로 제거되지 않으면 근육통과 피로 등의 증상을 유발할 수 있다. (29쪽 참고) 운동 강도가 젖산 역치를 넘어서면 젖산이 혈액 내에서 제거되는 속도보다 빠르게 축적되는 현상이 발생한다.

젖산 역치는 근육이 젖산에 기하급수적으로 축적되기 직전 우리 몸이 감당할 수 있는 가장 높은 강도의 운동 수준을 의미한다. 이 역치 수준 혹은 이에 근접하는 강도로 운동하면 젖산 제거 효율과 근육 완충 능력, 즉 근육의 산성화 중화 능력이 함께 향상되어 수영을 더 높은 강도로 더 오랜 시간 피로 없이 지속할 수 있다.

일반적인 젖산 역치 훈련은 젖산 축적이 감지되나 제어 가능한 속도로 진행하며, 점차적으로 그 강도를 높여간다. 이를 통해 젖산 역치가 향상되면, 젖산에 의한 둔화 없이 고강도로 수영을 지속할 수 있어, 더 빠르고 오래가는 경기력을 성취할 수 있다.

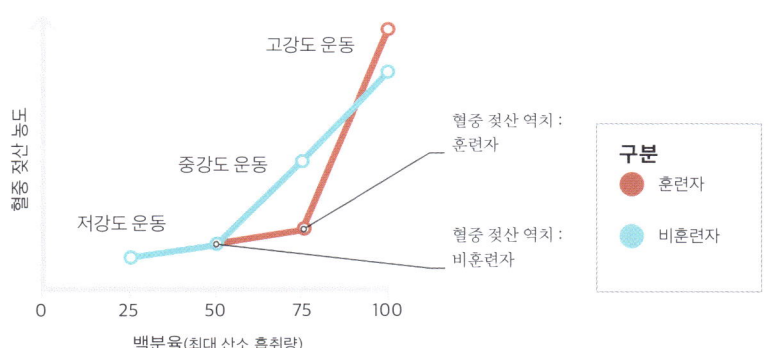

혈중 젖산 농도

훈련된 사람과 그렇지 않은 사람이 다양한 강도로 운동할 때 나타나는 혈중 젖산 농도 차이를 보여 준다. 운동 강도는 최대 산소 흡취량의 백분율로 나타낸다. (31쪽 최대 산소 흡취량 참고) 훈련은 혈중 젖산 축적 경향선(붉은색)을 오른쪽으로 이동시킨다. 훈련된 사람은 젖산이 잘 축적되지 않아 고강도 운동을 더 오래 지속할 수 있다. 자신의 젖산 역치를 알고 있으면 혈중 젖산이 폭발적으로 증가해 생기는 피로를 예방할 수 있다.

지방 대사

지방 대사는 에너지 생성을 위해 지방을 분해하는 과정으로, 장시간 수영에서 지구력을 유지하고 에너지를 효율적으로 활동하는 데 핵심적이다.

수영 중 에너지가 소진되면, 몸에 비축된 지방을 에너지 원료로 활용한다. 지방은 지방산과 글리세롤로 분해되며, 이는 베타 산화 과정을 거쳐 에너지로 전환된다. 이 과정을 통해 안정적이고 지속적인 에너지 공급이 가능해지며, 장시간 수영 시 지구력과 경기력을 유지하는 데 필수적인 역할을 한다.

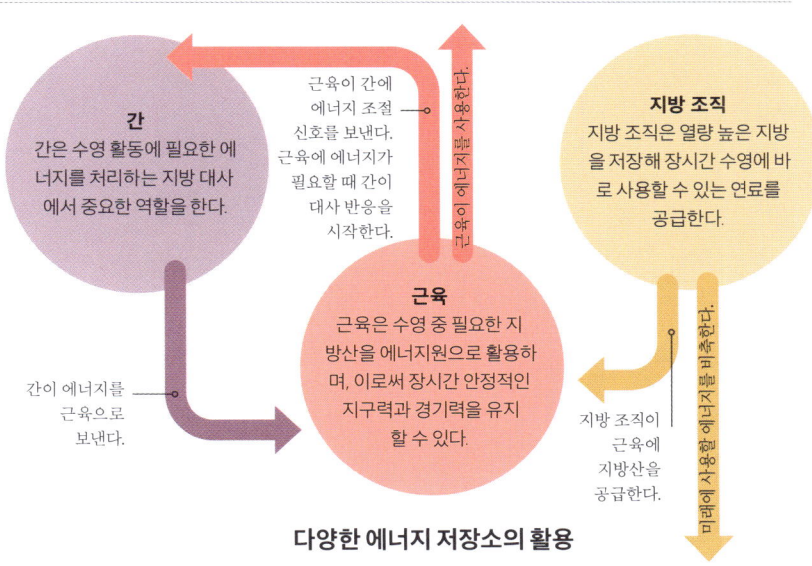

다양한 에너지 저장소의 활용

식단과 수분 공급

영양은 건강과 운동 효율에 필수 요소인 다량영양소(탄수화물, 단백질, 지방)와 미량영양소(비타민과 무기질)로 이루어진다. 이 요소들의 적절한 균형은 에너지 생성과 근육 회복, 그리고 전반적인 건강 상태를 끌어 올려 운동 효율과 회복력을 최적화한다.

영양 요소

탄수화물, 단백질, 지방으로 이루어지는 다량영양소는 수영 활동에 필수적인 영양 성분이다. 탄수화물은 주요 에너지원인 포도당을 제공하고, 단백질은 조직 회복과 신체 기능 유지에 기여한다. 호르몬 생성에 필수 자원인 지방은 에너지 저장에도 관여한다. 이 다량영양소들의 적절한 균형은 에너지 수준과 운동 효율을 최적화한다. 섬유질은 '제4의' 다량영양소로, 소화는 되지 않지만 장내 미생물군의 주요 먹이가 되어 소화, 면역, 정신 건강을 비롯한 다양한 신체 기능에 중요한 영향을 미친다.

미량영양소

비타민과 무기질은 소량으로 면역, 세포 재생, 에너지 생산 등 다양한 체내 기능에서 핵심적인 역할을 하는 필수 영양소다. 보충제보다는 자연식품으로 섭취했을 때 최적의 흡수율과 활용성을 발휘한다.

탄수화물은 하루 음식 섭취량에서 가장 큰 비중으로 구성하는 것을 권장한다. 지속적인 에너지 공급을 위해서 영양 밀도 높은 자연식품을 통해 섭취해야 하며, 통곡물과 채소, 과일을 중심으로 구성하되 과일은 당 함량에 유의한다. 단백질은 일일 섭취량의 20퍼센트가량을 차지하며, 콩이나 견과류 같은 식물성 단백질과 육류와 유제품 같은 동물성 단백질로 구성할 수 있다. 단일불포화지방과 복합불포화지방 같은 건강한 지방은 건강 유지에 필수 영양소이므로 기피해서는 안 되며, 식단에 올리브유, 아보카도, 견과류를 적절히 포함하는 것이 바람직하다. 자연식품을 중심으로 섭취하는 균형 잡힌 다량영양소는 에너지 지속성과 근육 회복력을 최적화하며 전반적인 운동 효율을 향상시킨다. 가지각색의 과일과 채소로 섭취하는 비타민과 무기질 등의 미량영양소는 면역기능과 고강도 훈련 후 회복에 필수적이다.

채식 기본 식단

과일, 채소, 곡물, 견과류, 씨앗류, 콩류로 구성하는 식물성 식단은 좋은 점이 많다. 복합탄수화물, 섬유질, 비타민, 무기질, 항산화 요소가 풍부해 에너지 지속성과 회복력을 향상시키며 전반적인 건강 상태를 증진한다. 포화지방과 콜레스테롤 함량이 낮아 수영에 필수적인 심장혈관 건강을 개선시킨다. 식물성 식단은 항염 및 항산화 특성이 있어 운동으로 인해 발생할 수 있는 염증과 산화 스트레스를 완화하는 데 도움이 될 수 있다. 수영에 필요한 단백질, 철분, 칼슘, 비타민 B$_{12}$, 오메가 지방산과 같은 필수 영양소를 충분히 섭취하려면 수영 특화 식단을 위한 세심한 계획이 필요하다.

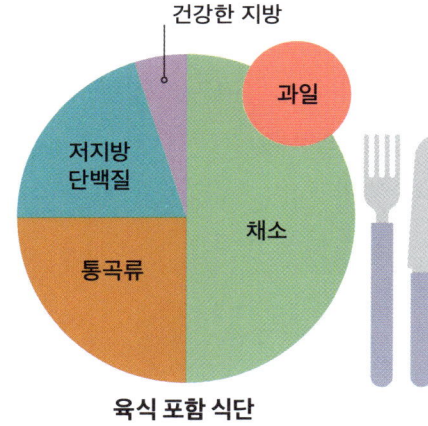

육식 포함 식단

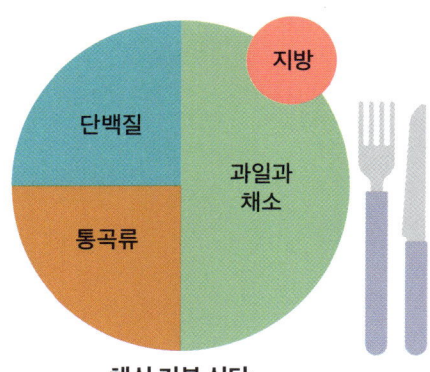

채식 기본 식단

운동 전후 영양 섭취

수영 전에는 열량이 높고 소화가 잘 되는 가벼운 간식을 섭취하는 것이 좋다. 수영 1시간 후 식단으로는, 근육 회복과 에너지 보충을 위해 단백질과 탄수화물을 우선적으로 섭취하는 것이 중요하다.

언제 무엇을 먹을 것인가
수영 전에는 빠른 에너지 공급을 위해 소화가 용이한 탄수화물로 섭취한다. 수영 후 단백질 섭취는 근육 적응에 효과적이며, 복합탄수화물은 고갈된 에너지 저장소를 다시 채우고 체내 에너지 저장량을 늘리는 데 도움이 된다.

운동 전 식사

위장에 부담이 되는 무거운 식사는 피하고, 과일이나 시리얼바처럼 가벼운 간식을 선택하는 것이 좋다. 운동 1~2시간 전에 먹으면 소화할 시간이 확보되어 운동 중 에너지를 안정적으로 유지할 수 있다.

공복 운동

공복 운동은 일반적으로 아침 식사 전, 공복 상태에서 하는 운동을 말한다. 지방 연소와 대사 적응에 도움이 된다는 주장도 있으나, 수영처럼 강도 높은 신체 활동에서는 오히려 수행 능력을 떨어뜨리고 피로를 유발할 수 있다.

운동 후 식사

운동 후 30~60분 이내에는 균형 잡힌 식사나 저지방 단백질(단백질 음료 등)과 통곡류가 포함된 간식이 권장된다. 근육 회복을 돕고, 고갈된 에너지를 빠르게 보충하고 체내 저장량을 다시 채우기 위한 식단이다.

훈련 전	훈련	훈련 후
3시간 2시간 1시간		30분 1시간 2시간

운동 전 1시간 이내
공복 유지 권장

운동 1시간 전후로
균형 잡힌 식사

수분 균형

우리 몸의 60퍼센트를 구성하는 물은 체온을 조절하고 영양분을 운반하며 노폐물을 배출한다. 또한 혈류를 유지해 근육에 산소를 공급하므로 수영 활동에 필수적이다. 운동 후에는 충분한 수분을 섭취해야 하지만, 과도한 수분 섭취는 체내 소듐(나트륨) 농도를 떨어뜨려 위험을 초래할 수 있으므로 주의해야 한다.

50킬로그램	70킬로그램	100킬로그램
하루 1.5~2리터	하루 2.1~2.8리터	하루 3~4리터
6~8잔	8~11잔	12~16잔

하루 물 섭취량
현재 기준 체중에 비례해 1킬로그램당 30~40밀리리터의 물을 마실 것을 권장한다. 하루 권장량은 당 수치, 활동량, 기온과 습도 등의 환경 조건에 따라 달라진다.

움직임 제어

수영하는 동안에 우리의 뇌와 신경계통이 내분비계통과 협력해 자발운동(수의운동)과
비자발운동(불수의운동)을 원활하게 만들고, 이들이 서로 조화롭게 작동하도록
조정한다. 이 두 기관은 신체 평형 유지에도 중요하게 기여한다.

균형과 협응

우리 몸의 균형과 협응은 근육, 신경, 척수,
뇌 사이의 조화로운 상호 작용을 통해서
이루어진다. 근육은 뇌가 척수와 말초신경을
통해 전달하는 신호를 받아 정밀한 수축과
이완을 조절한다. 이러한 협응 체계가
작동함으로써 영자는 안정성과 자세를
유지하며, 효율적인 영법을 수행할 수 있다.
뇌는 수영 중 되돌아오는 감각 신호를 분석해
근육이 물속 환경 변화에 따라 대응하도록
움직임을 조절한다. 이렇게 해서 더욱 부드럽고
조화로운 움직임을 얻음으로써 수영 효율과
수행 능력이 향상된다.

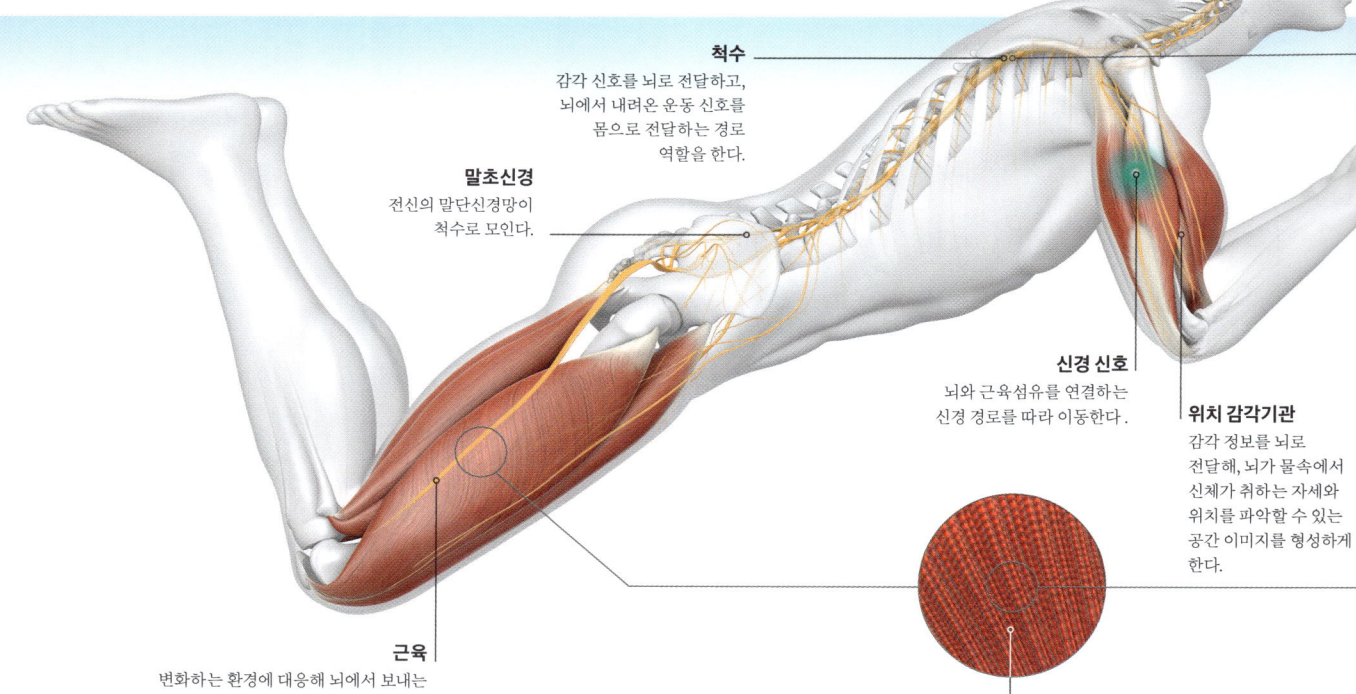

뇌
감각 정보를 처리해
운동 명령을 생성한다.

척수
감각 신호를 뇌로 전달하고,
뇌에서 내려온 운동 신호를
몸으로 전달하는 경로
역할을 한다.

말초신경
전신의 말단신경망이
척수로 모인다.

신경 신호
뇌와 근육섬유를 연결하는
신경 경로를 따라 이동한다.

위치 감각기관
감각 정보를 뇌로
전달해, 뇌가 물속에서
신체가 취하는 자세와
위치를 파악할 수 있는
공간 이미지를 형성하게
한다.

근육
변화하는 환경에 대응해 뇌에서 보내는
운동 신호에 따라 동작을 수행한다.

근육섬유(근섬유)

움직임의 원리

뇌의 전두엽 뒤쪽에 위치한 운동겉질은 주로
수의운동의 근육 작용을 조절한다. 근육은 척수와
말초신경의 운동신경이 전달한 신호에 따라 정확한
타이밍에 수축된다. 운동겉질은 다른 운동과
마찬가지로 수영에서도 동작 단계별로 신경세포를
활성화시켜 특정 부위 근육이 유기적으로
움직이도록 조정한다. 이처럼 정밀하게 조율된 근육
활동을 통해 이루어지는 수영 동작의 효율성과
최적화된 수행 능력은 운동겉질이 수영의 생체
역학에서 핵심적 역할을 맡고 있음을 잘 보여 준다.

감각겉질(감각피질)
촉감, 통증, 기온에 관련한 감각 정보를
받아 처리한다.

운동겉질(운동피질)
자발운동에 대한 명령을 생성한다.

운동겉질과 감각겉질
대뇌피질(38쪽 참고)에 위치한
운동겉질은 자발운동의 계획과
조율, 제어에 관여한다. 그 옆에
위치한 감각겉질은 몸에서
들어오는 다양한 감각 정보를
통합해 감각 경험으로 만들어 낸다.

**중앙 관상면에서 본
대뇌피질(대뇌겉질)**

운동신경세포
신경 신호를 근육섬유로
전달한다.

연합신경세포
척수 내에서 감각신경과 운동신경을
연결하고, 감각 신호를 중계하거나
처리한다.

감각신경세포
말초신경의 자극을 전달한다.

척수
척수에는 세 유형의 신경세포가
있다. 우리 몸의 감각 정보를 뇌로
전달하는 감각신경세포, 뇌의
명령을 뼈대근육 섬유로 전달해
움직임을 제어하는 운동신경세포,
그리고 두 신경세포를
중추신경계통과 매개하는
연합신경세포다.

뇌에서 나오는
운동 신호

뇌로 들어가는
감각 신호

근육방추 섬유
근육의 길이 변화를 감지한다.

감각신경세포
감각 정보를 뇌로 전달한다.

근육세포

근육방추(근방추)
근육 내에 위치한 이 수용체는 근육
길이와 긴장도의 변화를 감지해
중추신경계통으로 정보를 전달한다.
또한 반대 방향으로 강한 수축을
일으키는 반사 작용을 유도해 근육의
과신장을 방지한다.

뼈대근육은 기다란 다핵성
근육섬유로 이루어진다.

근육세포(근세포)의 핵

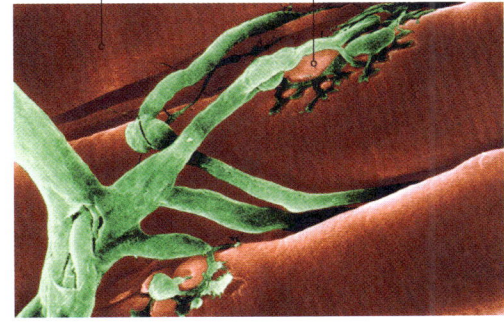

신경근 접합부
하나의 운동신경세포와 그 명령을 받는 근육섬유가
만나는 곳이 신경근 접합부다. 근육섬유는 이 부위에서
신경 자극을 전달받아 근육 수축을 일으킨다. 일반적으로
뼈대근육 섬유 하나에는 신경근 접합부가 하나씩
존재한다.

움직임 감지
우리 몸의 감각기관은 관절 위치, 근육 길이, 힘줄이 받는
부하 등의 정보를 뇌에 전달해, 뇌가 현재 신체 각 부위의
위치와 자세를 감지하게 한다. (고유감각) 이로써 우리 몸은
예기치 않은 변화에도 신속하게 대응할 수 있다.

움직임의 신경학

운동겉질(운동피질)은 척수와 말초신경에서 운동신경세포가 보낸 신호를 통해 근육의 활동을 조율한다.
이 작용으로 정확한 근육 수축을 일으켜 수영 동작의 효율성과 최적화된 수행 능력을 성취할 수 있다.

신경 적응

뇌와 신경계통이 수영과 같은 특정 훈련 또는 자극에 적응해 개선된
반응을 보이는 능력을 가리킨다. 꾸준히 훈련을 반복하면 신경 경로의
효율성이 향상되어 협응력과 근육 회복력이 증진되며 동작 패턴이
개선되는 효과를 얻을 수 있다. 신경 적응을 통해 더 효과적인 효과적인
영법을 구사하고, 에너지 소모를 줄이며, 기술을 정교하게 다듬을 수
있다. 시간이 지남에 따라 신경 적응은 수영 수행 능력과 숙련도 향상에
크게 기여한다.

뇌
운동겉질이 근육으로
동작 신호를 보내며, 감각기관은
근육으로부터 정보를 받는다.

척수
뇌로 가는 신호와
뇌에서 나오는 신호가
전달되는 경로다.

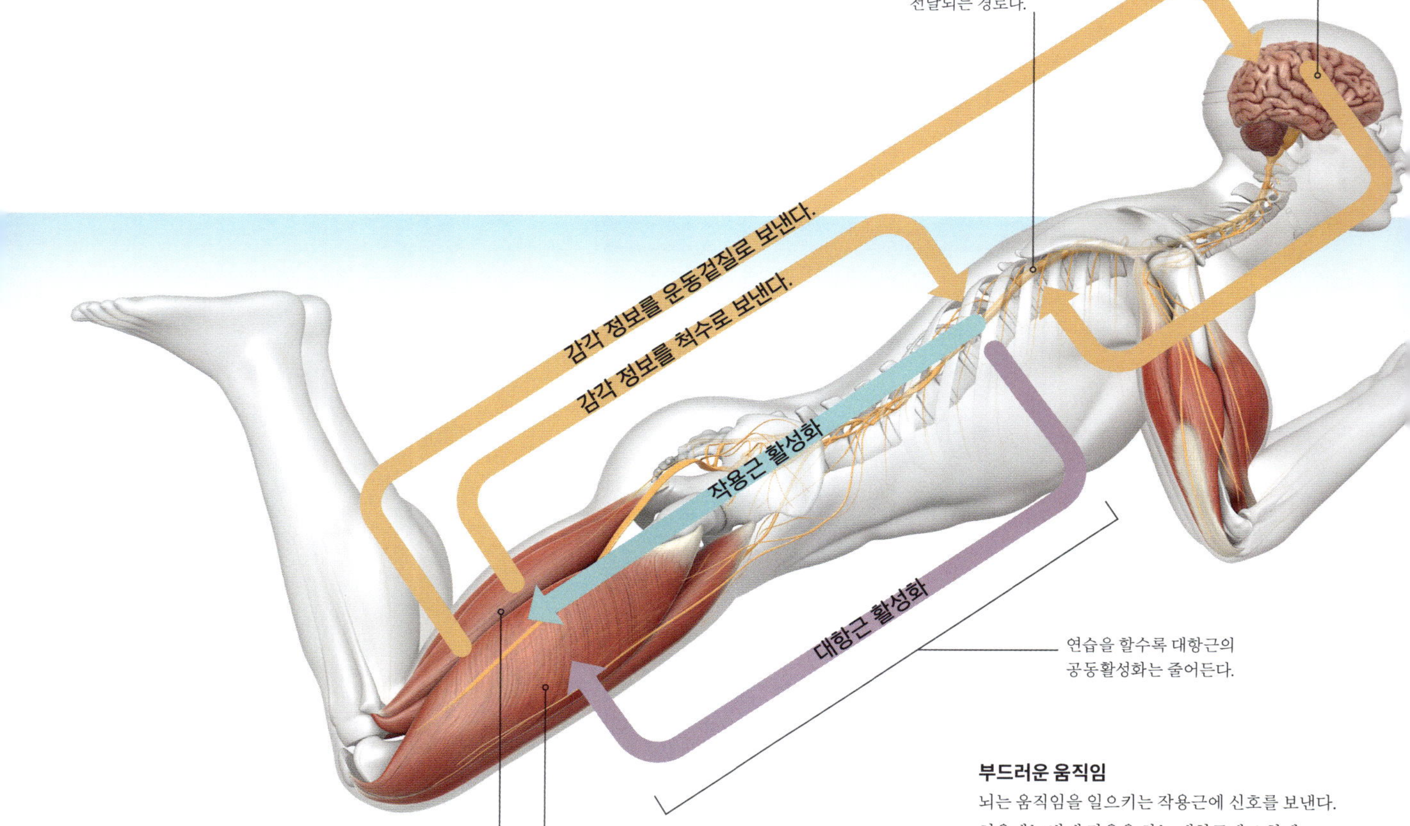

감각 정보를 운동겉질로 보낸다.

감각 정보를 척수로 보낸다.

작용근 활성화

대항근 활성화

연습을 할수록 대항근의
공동활성화는 줄어든다.

작용근(주동근)
근육은 보통 한 쌍으로 작용하며,
작용근이 관절을 움직이는
역할을 한다.

대항근(길항근)
대항근은 관절의 반대쪽에서
작용해 움직임을 억제하거나
조절하는 역할을 한다.

부드러운 움직임
뇌는 움직임을 일으키는 작용근에 신호를 보낸다.
처음에는 반대 작용을 하는 대항근에도 함께
신호를 보낸다. (공동활성화) 반복 훈련을 거치면
불필요한 대항근이 함께 작용하는 공동활성화는
줄고, 기술이 향상된다.

뇌 건강

규칙적인 운동은 뇌에 신경 보호 효과를 가져오며, 이는 신경발생(neurogenesis)과 신경가소성(neuroplasticity)을
촉진함으로써 이루어지는 것으로 밝혀졌다. 뇌로 가는 혈류가 증가하면 신경발생을 뒷받침하는 산소와
영양분이 뇌에 전달될 수 있다. 수영과 같은 운동을 규칙적으로 하면 신경세포(뉴런)의 성장과 생존을 촉진하는
뇌유래신경영양인자(BDNF)의 생성을 증가시키는 것으로 나타났다.

신경발생

운동은 뇌에서 학습과 기억 능력을 담당하는 해마
영역에서 새로운 신경세포의 생성을 촉진한다.
신경발생이라고 하는 이 과정은 신체 활동을 통해
향상되는데, 모든 연령대에 해당하며 알츠하이머병과
같은 신경 질환을 겪는 사람에게도 마찬가지다.
남녀노소를 불문하고 최소한의 운동만으로도 뇌
건강에 긍정적인 효과를 얻을 수 있다.

수영이 뇌 기능에 가져오는 효과

수영은 뇌 기능을 향상시키고, 인지 기능 향상, 스트레스
완화, 기분 개선 등 다양한 긍정적 효과를 가져온다.
꾸준한 수영은 수면의 질을 높이고 기억력을 향상시키며
집중력 유지 등의 효과를 가져와 뇌 건강과 기능에 유익한
활동으로 꼽힌다.

인지 기능 향상: 수영은 뇌로 향하는 혈류를 자극해
또렷한 집중력과 기억력, 인지 능력을 촉진한다.

스트레스 완화: 리듬감 있는 수영 동작은 이완을 유도해
스트레스를 완화하고 정신적 안녕을 증진한다.

기분 개선: 수영은 엔도르핀 분비를 촉진해 기분을
북돋우고, 행복감과 정서적 안정감을 높여 준다.

수면 질 개선: 수영은 스트레스를 덜어 주고 몸을
이완시켜 수면의 질을 높이는 데 도움이 된다. 깊고 안정된
수면 주기는 뇌의 건강과 기능을 지키는 데 중요한 역할을
한다.

신경가소성 향상: 꾸준한 수영은 뇌의 적응력을 자극하고
신경 회로의 연결을 촉진한다. 그 결과 학습 능력, 기억력,
인지적 유연성이 향상될 수 있다.

신경가소성

이는 뇌에서 적응에 따른 구조적, 기능적 변화가 일어나는 과정을 말한다.
수영과 같은 신체 활동은 뇌를 자극해 뇌에서 새로운 신경 회로를 연결하고
기존 신경 회로를 재구성하는 데 도움을 준다. 어렵고 힘들거나 학습이 필요한
동작을 꾸준히 훈련하면 뇌가 새로운 요구에 맞춰 적응하고 재구성되는
신경가소성 향상으로 이어진다.

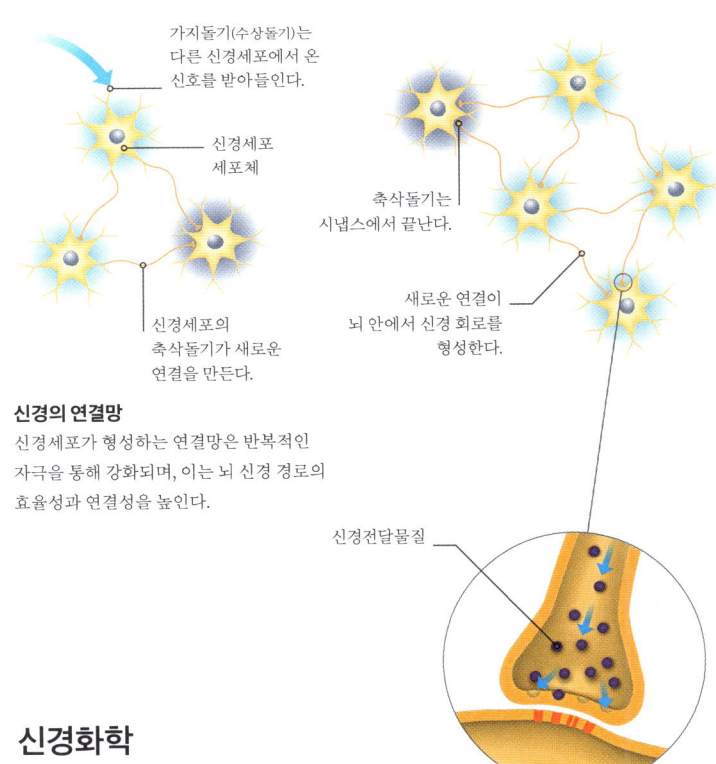

가지돌기(수상돌기)는
다른 신경세포에서 온
신호를 받아들인다.

신경세포
세포체

축삭돌기는
시냅스에서 끝난다.

신경세포의
축삭돌기가 새로운
연결을 만든다.

새로운 연결이
뇌 안에서 신경 회로를
형성한다.

신경의 연결망

신경세포가 형성하는 연결망은 반복적인
자극을 통해 강화되며, 이는 뇌 신경 경로의
효율성과 연결성을 높인다.

신경전달물질

신경화학

시냅스는 두 신경세포의 연결점 혹은
교차점으로, 도파민 같은 신경전달물질을
통해 신호를 주고 받는다. 시냅스를 통한
신호 교환은 뇌가 정보를 처리하고 전달하는
방식으로, 학습, 기억, 운동과 같은 다양한
기능에 핵심적인 메커니즘이다.

시냅스 확대 보기

한 신경세포가 시냅스를 통해
신호, 즉 신경전달물질을 보내면,
그 신호를 받은 신경세포는 그에
따라 반응한다.

회복, 수면, 일주기 리듬

회복, 수면 일주기 리듬은 수영에서 아주 중요한 세 요소다. 수영 후 충분한 회복 활동과 질 좋은 회복성 수면은 근육 회복을 돕고, 안정적인 일주기 리듬은 에너지 수준과 전반적인 건강, 수영 수행 능력을 최적화한다.

회복

회복은 손상된 근육을 회복하고 소모된 에너지를 보충하고 운동 능력을 최적화하는 데 없어서는 안 될 과정이다. 충분한 휴식과 수분 및 영양 보충, 스트레칭과 마사지와 같은 회복 활동 전략은 근육 회복과 부상 예방에서 중요한 역할을 한다.

양질의 수면은 근육 회복과 성장만이 아니라 호르몬 조절, 면역 기능, 인지 기능에도 중요하다. 수분 보충은 훈련 중에 땀으로 빠져나간 체액을 보충하는 데 필수적이며, 근육 회복과 에너지원인 글리코겐 보충에 필요한 다량영양소와 미량영양소를 섭취하기 위해서는 충분한 영양 또한 중요하다.

무리가 가지 않는 스트레칭, 폼 롤러, 저강도 수영 등의 회복 활동은 근육통 완화, 혈류 촉진, 회복 속도를 높이는 데 도움이 된다. 회복 운동에 마사지 요법이나 냉온욕 요법(아래 참고) 같은 회복 요법을 병행하면 근육의 염증 반응을 완화하고 전반적인 회복 효과를 높일 수 있다.

고강도 훈련과 충분한 회복 시간의 균형 있는 안배는 과훈련과 탈진을 방지하는 데 절대적으로 중요하다. 훈련 일정에 규칙적인 휴식일을 포함하고, 몸이 보내는 피로 신호에 귀 기울이면 회복 효과를 높이고 장기적으로 운동 능력과 경기력을 끌어 올릴 수 있다. 훈련의 중요성을 인식하고 훈련과 동등한 비중으로 관리하면 최고의 수영 수행 능력을 유지하면서 부상 위험은 줄일 수 있다.

과훈련 증후군

과훈련 증후군(overtraining syndrome, OTS)은 충분한 휴식과 회복 없이 과도하게 훈련했을 때 나타나는 신체적, 정신적 상태를 말한다. 대표적인 증상으로는 만성 피로, 운동 능력 저하, 만성 통증, 부상 위험 상승 등이 있다. 수면 장애를 일으키고 면역 기능을 저하시키며, 우울감이나 불안감 등 기분 장애도 유발할 수 있다. 이런 증상이 나타나면 훈련량을 줄이고 휴식일을 확보하며, 충분한 수면과 영양 섭취, 스트레스 관리 등 회복 전략에 집중하는 것이 필요하다. 훈련 강도를 적절히 조절하고 몸이 보내는 신호에 귀 기울여 과훈련 증후군을 예방한다.

능동적 회복

가벼운 수영과 스트레칭, 폼 롤링 등 부하가 적은 운동은 피로를 더 보태지 않으면서도 혈류를 개선하고 근육통을 완화해 심신의 회복 효과를 높이는 방법이다.

수동적 회복

강도 높은 훈련이나 대회 후에는 근육 회복과 에너지 보충을 위해 완전한 휴식이나 최소한의 신체 활동으로 몸을 쉬게 하는 것도 효과적인 회복 방법이다.

냉온욕 요법

온탕과 냉탕에 번갈아 몸을 담그는 요법은 근육 염증 반응을 완화하고 혈류를 촉진해 운동 후 회복을 돕는다. 근육 회복을 촉진하고 훈련 후 근육통을 줄이는 데 효과적이다.

수면

수면의 질은 회복과 경기력에 핵심적 요소다. 깊고 충분한 수면은 근육 회복과 에너지 재충전을 도울 뿐만 아니라, 인지 기능과 정서적 안정, 면역 건강 등 최상의 기량을 발휘하는 데 필요한 모든 요소를 끌어 올린다.

수면 부족은 면역계통과 내분비계통을 교란시켜 회복과 훈련 적응을 저해한다. 또한 인지 기능 저하, 통증 민감도 증가, 정서 불안정, 대사 효율 저하 등의 문제를 유발할 수 있다. 장거리 수영(오픈 워터 종목이나 800미터 이상의 실내 수영. — 옮긴이)은 면역기능을 억제할 수 있으므로, 면역계통 회복을 위해서는 수면 건강이 더욱 중요하다. 부족한 수면은 신체의 회복과 기억 응고화(단기 기억이 장기 기억으로 저장되는 과정. — 옮긴이)를 방해하며, 반응 시간 지연으로 인한 부상 위험을 높일 수 있다.

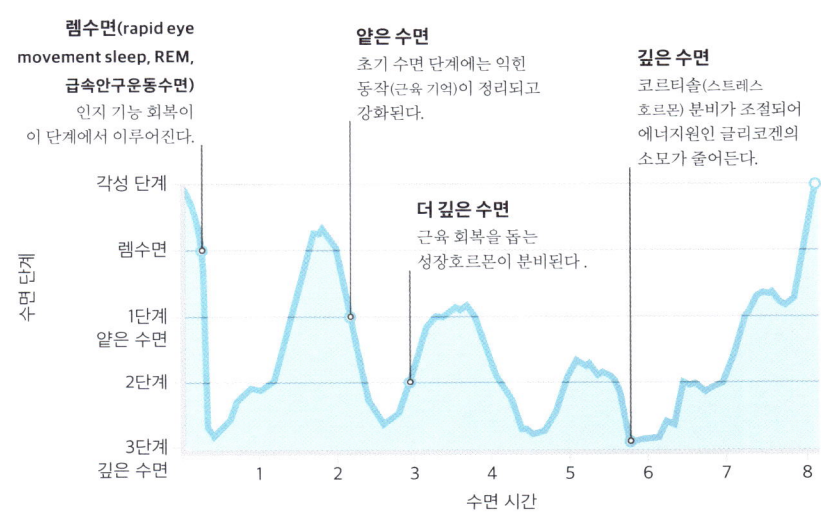

렘수면(rapid eye movement sleep, REM, 급속안구운동수면)
인지 기능 회복이 이 단계에서 이루어진다.

얕은 수면
초기 수면 단계에는 익힌 동작(근육 기억)이 정리되고 강화된다.

더 깊은 수면
근육 회복을 돕는 성장호르몬이 분비된다.

깊은 수면
코르티솔(스트레스 호르몬) 분비가 조절되어 에너지원인 글리코겐의 소모가 줄어든다.

일주기 리듬

멜라토닌 호르몬으로 조절되는 이 리듬은 하루 24시간 동안 우리 몸의 다양한 생리 작용에 영향을 미친다.

수영에서는 일주기 리듬이 훈련 일정과 운동 능력을 최적화하는 데 중요한 역할을 한다. 수영 훈련 시간을 에너지 수준, 호르몬 분비, 체온의 생체 변동 주기에 맞춰 조정하면 운동 효과와 회복력을 높일 수 있다. 심야 훈련이나 여행으로 인한 불규칙한 수면 패턴 등으로 일주기 리듬이 깨지면 전반적인 운동 능력과 경기력, 회복 및 전반적인 심신의 안정 상태에 영향을 끼칠 수 있다. 일정한 수면-각성 주기를 우선시하고, 자신의 일주기 리듬에 맞춰 훈련 일정을 조정하는 것이 중요하다.

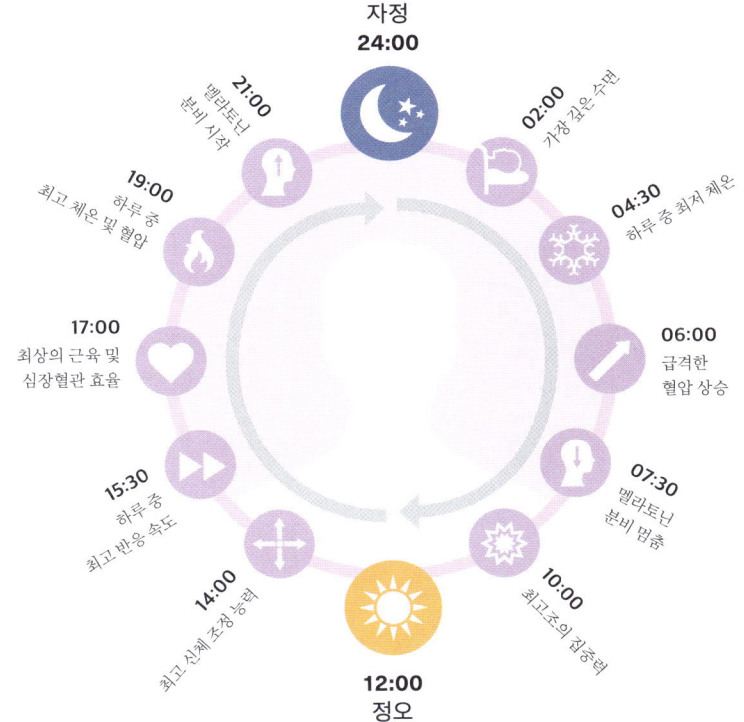

자정 24:00

02:00 가장 깊은 수면

04:30 하루 중 최저 체온

06:00 급격한 혈압 상승

07:30 멜라토닌 분비 멈춤

10:00 최고조의 집중력

12:00 정오

14:00 최고 신체 조정 능력

15:30 하루 중 최고 반응 속도

17:00 최상의 근육 및 심장혈관 효율

19:00 하루 중 최고 체온 및 혈압

21:00 멜라토닌 분비 시작

수영을 위한 마음가짐

넘어져도 다시 일어서는 마음가짐, 도전을 기꺼이 받아들이는 태도, 명확한 목표 설정, 끝까지 밀고 나가는 끈기가 필요하다. 그러기 위해서는 긍정적인 태도, 적응 능력, 실패로부터 배우려는 자세가 있어야 한다. 성장 마인드를 갖추면 우리는 끈기를 기르고 장애물을 성장의 발판으로 삼을 수 있다.

❝ ❞
성공했다고 끝이 아니고, 실패했다고 끝나는 것도 아니다. 중요한 것은 계속 앞으로 나아가는 용기다.
― 윈스턴 처칠

경쟁적 마음가짐의 힘

경쟁적 마음가짐은 꺾이지 않는 결단력과 회복력, 최고를 향한 집념을 북돋운다. 난관을 성장의 발판으로 삼는 이들은 압박 속에서도 역경을 동력으로 바꿀 줄 안다. 아래에 수영 목표를 달성하는 데 힘이 되어 줄 가장 대표적인 마음가짐 이론을 소개한다.

성장 지향적 사고

성장 마인드는 능력이란 노력과 헌신을 통해 계발되는 것이라고 믿는 마음이다. 이러한 사고의 밑바탕에는 역경을 받아들이고 비판에서 배우는 자세, 좌절 앞에서도 끈덕지게 밀고 나가는 정신이 있다. 성장 마인드를 갖춘 사람은 실패를 돌이킬 수 없는 조건이 아닌 성장과 배움의 기회로 여긴다. 그들은 피드백을 긍정적으로 받아들이고, 새로운 전략을 적극적으로 탐색하며, 목표 달성을 위해 끈질기게 노력한다.

근성 이론

심리학자 안젤라 더크워스(Angela Duckworth)가 주창한 근성 이론은 장기적인 목표를 달성할 때 인내와 열정의 중요성을 강조한다. 이 이론은 성공은 재능이나 지능만이 아니라 역경 속에서도 끈기 있게 버틸 수 있는 능력에 달려 있음을 시사한다. 근성 있는 사람은 결단력과 회복 탄력성이 있고, 목표를 향해 흔들림 없이 노력한다. 그들은 실패를 성장으로 나아가는 기회로 여겨 흐트러지지 않고 포부를 향해 정진한다. 근성은 넘어져도 일어나는 힘, 인내심, 꾸준히 성장하고자 하는 의지를 키워 주며, 학업이나 직업, 개인적인 목표 등 다양한

삶의 영역에서 장애물을 극복하고 성공을 이루는 힘이 된다.

성취 동기 이론

성취 동기 이론은 사람들이 성공을 추구하는 동기가 무엇인가를 설명한다. 이 이론은 유능함을 입증하고 어려운 과제를 극복하며 스스로 정한 목표를 이루고자 하는 욕구가 사람에게 동기를 부여한다고 본다. 성취 지향적인 개인은 자신의 능력을 발휘할 기회를 찾아 나서며, 스스로 높은 기준을 설정하고 성공을 향해 노력한다. 이러한 성취 동기는 내면의 동기, 자기효능감, 완성도를 추구하는 태도에 의해 형성된다.

성공하는 사람들을 움직이는 힘은 무엇인가?

높은 성취를 이루는 사람들의 원동력은 내적인 동기와 숙련을 향한 열망, 탁월함에 도달하기 위해 혼신의 힘을 다하는 태도다. 그들은 스스로 도전적인 목표를 세우고, 결단과 열정을 바탕으로 집요하게 추구한다.

성공으로 나아가는 마음가짐

심리적 전략을 활용해 수영 훈련에 임하는 동기를 찾아내고,
장기 목표 달성을 중심에 두고 일상에서 꾸준히 실천할 수 있는
루틴을 습관으로 만든다. 목표는 방향을 제시하는 나침반이며,
꾸준한 일상 습관이 지속적인 성장과 성공을 가능케 하는
토대임을 인식해야 한다.

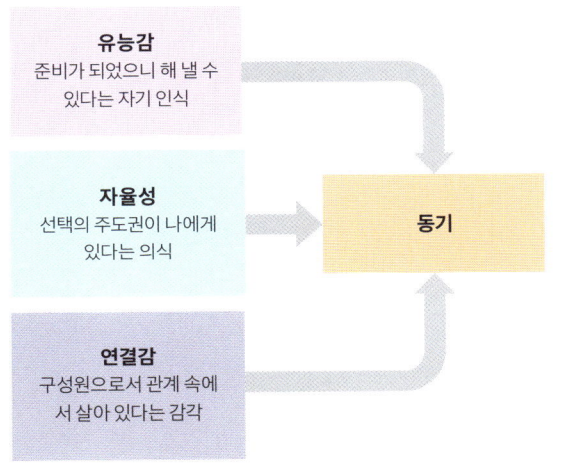

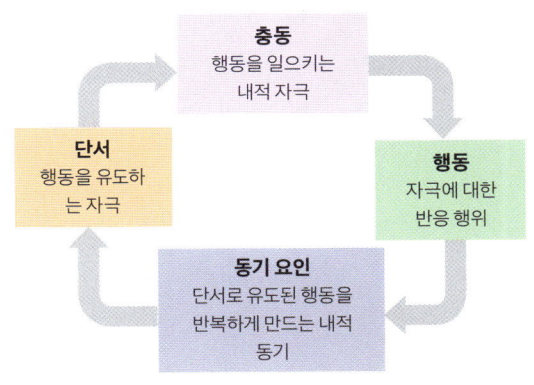

지속 가능한 루틴

장기적으로 실천 가능한 루틴과 습관은 성공의 디딤돌이다. 과제를
수행할 때마다 일일이 고민하지 않아도 되기 때문이다. 루틴을 반복하면
할수록 단서와 행동 간의 연계가 강화되어 습관이 더욱 확고히 자리
잡는다. 시작은 쉽지 않겠지만, 즐겁게 할 수 있는 작은 것부터 시작하는
것이 중요하다는 점을 기억하자.

나의 동기를 이해하기

동기가 목표로 이어지기 위해서는 그 목표를 왜 이루고 싶은지 스스로
납득해야 한다. 동기는 내면에서 나온다. 기본적인 욕구, 성취에서 오는
만족감, 잘하는 일을 할 때의 즐거움 같은 것이다. 또한 타인을 기쁘게 하고자
하는 외적인 동기도 있다. 하지만 연구에 따르면, 목표를 향해 나아가는
과정에서 외적인 동기는 희미해지고 내적인 동기가 그 중심이 된다.

목표는 현실적으로

변화를 이끌어 낼 자기 안의 동기를 파악했다면, 실현 가능한 목표를
어떻게 설정할 것인가를 이해하는 것이 중요하다. 목표 설정은
도달하고자 하는 바를 성취하는 데 긍정적인 역할을 할 뿐만 아니라,
지나친 부담이나 낙담을 줄여 주는 요인이기도 하다. 목표를 설정할 때는
SMART 원칙(아래 참고)을 기억하자.

목표는 SMART!

SMART는 목표를 설정하는 데 도움이 될 중요한
원칙이다. 목표를 세울 때는 다음의 항목을 고려한다.
구체적으로(Specific, 성취하고자 하는 바를 정확히 명시한다.),
측정 가능하게(Measurable, 일정을 설계하고 기록할 사항을
정한다.), 실현 가능하게(Achievable, 서서히 시작해 점차적으로
강도 혹은 집중도를 높여간다.), 현실적으로(Realistic, 일상의
여건에서 수행할 수 있어야 한다.), 기한을 정해 두고(Timely,
목표 도달 시점을 정하고 실행에 옮긴다.).

목표는 딱 맞게

너무 힘들지도 너무 쉽지도 않게 딱 맞는, 골디록스
존(Goldilocks zone)을 조준한다. 끝까지 의욕을 잃지 않을
적정한 난이도로 목표를 정하는 것이 무엇보다 중요하다.

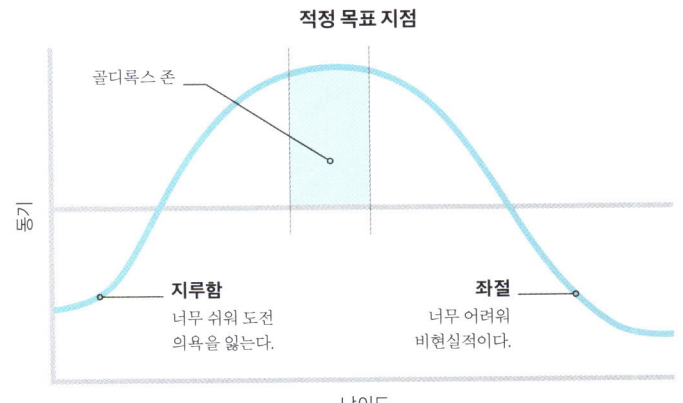

영법의 해부학

수영의 다섯 가지 영법, 즉 횡영, 접영, 배영, 평영, 자유형은 각기 다른 근육군과 기술을 사용한다. 자유형과 배영은 속도와 효율을 강조하고, 평영은 동작의 타이밍 조절과 힘을 쓰지 않고 미끄러지듯 나아가는 글라이드(활주) 구간 활용에 중점을 두며, 접영은 파워 넘치면서도 조화로운 움직임이 중요하고, 횡영은 힘을 절제하고 지구력을 중시하는 영법이다. 모든 영법이 전신을 사용하는 복합적인 운동이다. 이 장에서는 각 영법을 수행하는 단계별 가이드를 제시하며, 호흡법, 자세와 같은 중요한 요소는 별도의 정보 상자로 강조한다.

자유형 FREESTYLE

자유형은 수영 경기에서 가장 빠른 속도 기록을 내는 효율적인
영법으로 알려져 있으며, 오픈 워터 수영이나 철인 3종
경기에서도 주요 영법으로 채택된다.

자유형에서는 호흡 조절이 기술 완성의 일차 관문이다. 얼굴을 물에 담근
상태로 수영하기 때문이다. 들숨 때는 얼굴을 옆으로 돌리면서도 전신의
유선형 자세가 흐트러지지 않도록 해야 한다. 항력을 최소화하고 속도를
극대화하기 위해서는 전신을 수면과 평행으로 유지하는 자세가 필수적이다.
발차기와 팔 젓기의 박자를 맞추는 것이 매우 중요하다. 발차기는 안정적이면서
추진력이 있어야 하며, 힘차게 번갈아 젓는 팔 동작을 보완해야 한다. 자유형은
여러 근육군을 사용하는 전신 운동으로, 심폐지구력, 유연성, 협응력을
향상시키는 데 효과적이다.

발차기는 무릎이나
발끝이 아닌
엉덩관절에서 시작된다.

다리를 가능한 한 곧게
뻗은 자세로 유지한다.

머리가 물속에 잠긴다.

준비 단계(글라이드)
물속에서 몸을 수면과 수평으로 유지하면서 엎드린다.
몸통과 엉덩이를 수면과 평행하게 정렬한 다음, 얼굴을
물에 담가 자세를 완성한다. 자유형과 배영의 플러터
킥(상자 참고)으로 출발하며, 다리와 몸통은 가능한 한
곧게 뻗는다. 출발 동작은 엉덩관절에서 시작된다.

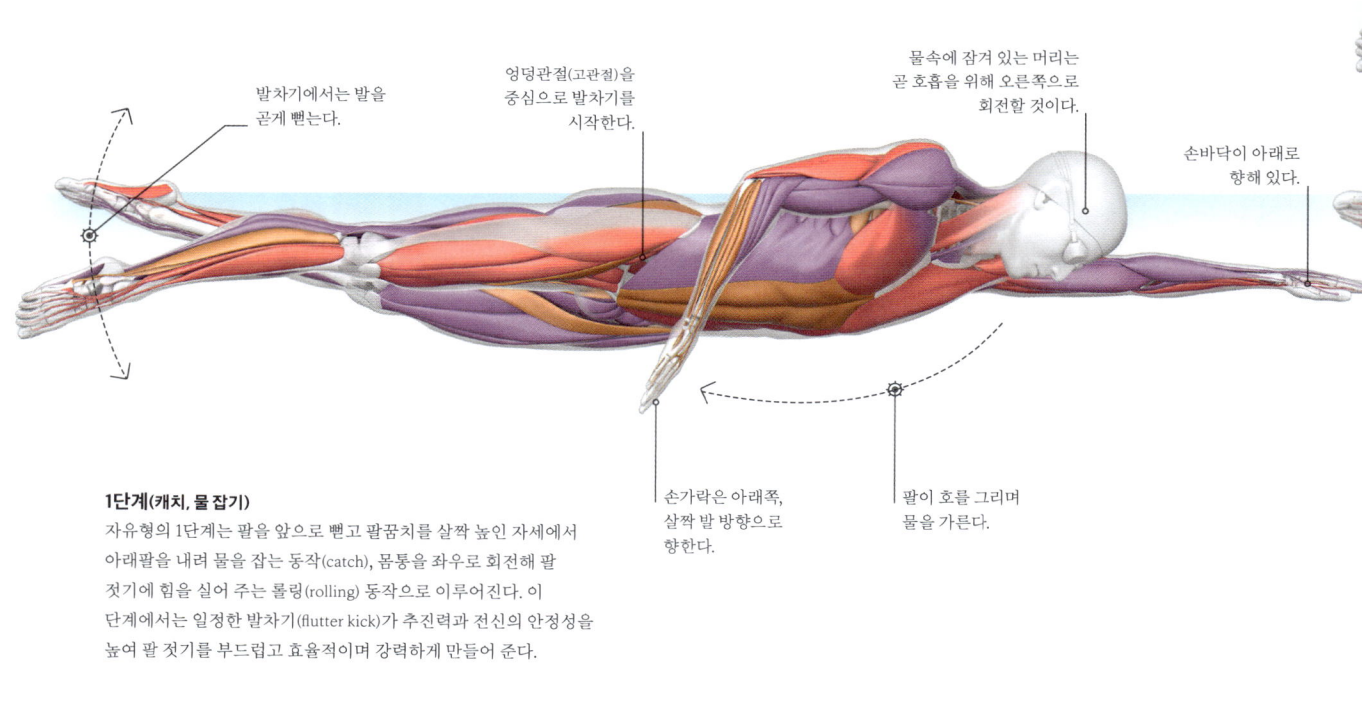

발차기에서는 발을
곧게 뻗는다.

엉덩관절(고관절)을
중심으로 발차기를
시작한다.

물속에 잠겨 있는 머리는
곧 호흡을 위해 오른쪽으로
회전할 것이다.

손바닥이 아래로
향해 있다.

손가락은 아래쪽,
살짝 발 방향으로
향한다.

팔이 호를 그리며
물을 가른다.

1단계(캐치, 물 잡기)
자유형의 1단계는 팔을 앞으로 뻗고 팔꿈치를 살짝 높인 자세에서
아래팔을 내려 물을 잡는 동작(catch), 몸통을 좌우로 회전해 팔
젓기에 힘을 실어 주는 롤링(rolling) 동작으로 이루어진다. 이
단계에서는 일정한 발차기(flutter kick)가 추진력과 전신의 안정성을
높여 팔 젓기를 부드럽고 효율적이며 강력하게 만들어 준다.

| 글라이드 | 물 잡기 | 당기기 | 몸통 회전 | 회수/전환 | 당기기 |

자유형 전체 동작

아랫몸(하체)

발차기를 추진하는 동작에는 허벅지의 넙다리네갈래근
(대퇴사두근)이 활성화된다. 무릎을 곧게 펴는 자세에는
종아리근(비골근)이 활성화 된다. 발차기에서 발목을
탄력 있게 유지하는 데는 발끝을 아래로 밀어 주는
발바닥쪽굽힘근(족저측굴근)과 발끝을 위로 당겨 주는
등쪽굽힘근(배측굴근)이 동시에 작용한다.

2단계(풀, 당기기)

자유형의 팔 젓기는 팔을 앞으로 뻗은 뒤, 팔꿈치를 굽힌
하이엘보(high elbow) 자세에서 아래팔을 내려 물을 잡고,
옆구리를 따라 물을 뒤로 밀어내는(pull, '당기기' 명칭은 팔의
움직임을 몸쪽으로 당기는 데서 유래했지만, 실제로는 물을 밀어내는
추진 동작이 핵심이다. ─ 옮긴이) 동작으로 이루어진다. 물을 뒤로
밀어내는 동작은 몸통 회전에서 나오는 힘으로 추진되며,
등과 어깨 근육이 동원된다. 물을 엉덩이까지 밀어낸 뒤에는
손을 원위치로 회수해(recovery) 다음 팔 젓기를 준비한다. 이
단계에서도 발차기는 팔 젓기 동작과 박자를 맞춰 지속된다.

오른쪽 팔꿈치를 굽혀
물 위로 들어 올린다.

긴종아리근(장비골근)

가자미근(넙치근)

장딴지근(비복근)

배모은근(박근)

큰가슴근(대흉근)

위팔두갈래근(상완이두근)

위팔노근(상완요근)

플러터 킥(자유형 발차기)

팔 젓기 한 사이클당 발차기 횟수는 기술 숙련도나 습관, 선호
스타일, 수영 거리 등에 따라 달라질 수 있다. 널리 사용되는
발차기법은 다음과 같다.

8박 발차기: 최대 추진력이 필요한 단거리에서 일부 선수들이
사용한다. 폭발적인 체력과 근력이 요구된다.
6박 발차기: 추진력을 높이면서도 유선형 자세를 유지할 수 있는,
균형 잡힌 발차기법이다.
4박 발차기: 속도와 지구력을 동시에 살릴 수 있는 발차기법이다.
2박 발차기: 에너지 소모를 최소화하면서 안정적으로 속도를
유지하는 장거리 수영에 적합하다.

윗몸(상체)

물속에서 몸을 앞으로 추진하는 움직임에는
위팔세갈래근(상완삼두근)과 위팔두갈래근이 활성화된다.
큰가슴근은 팔을 당기고 뻗는 팔 젓기 동작을 돕는다.
손목굽힘근(수근굴근)은 물속에서 손의 각도를 유지하며
물속과 물 밖에서 손이 효율적으로 움직이도록 한다.

몸통 회전	회수/전환	당기기	몸통 회전	회수/전환	당기기

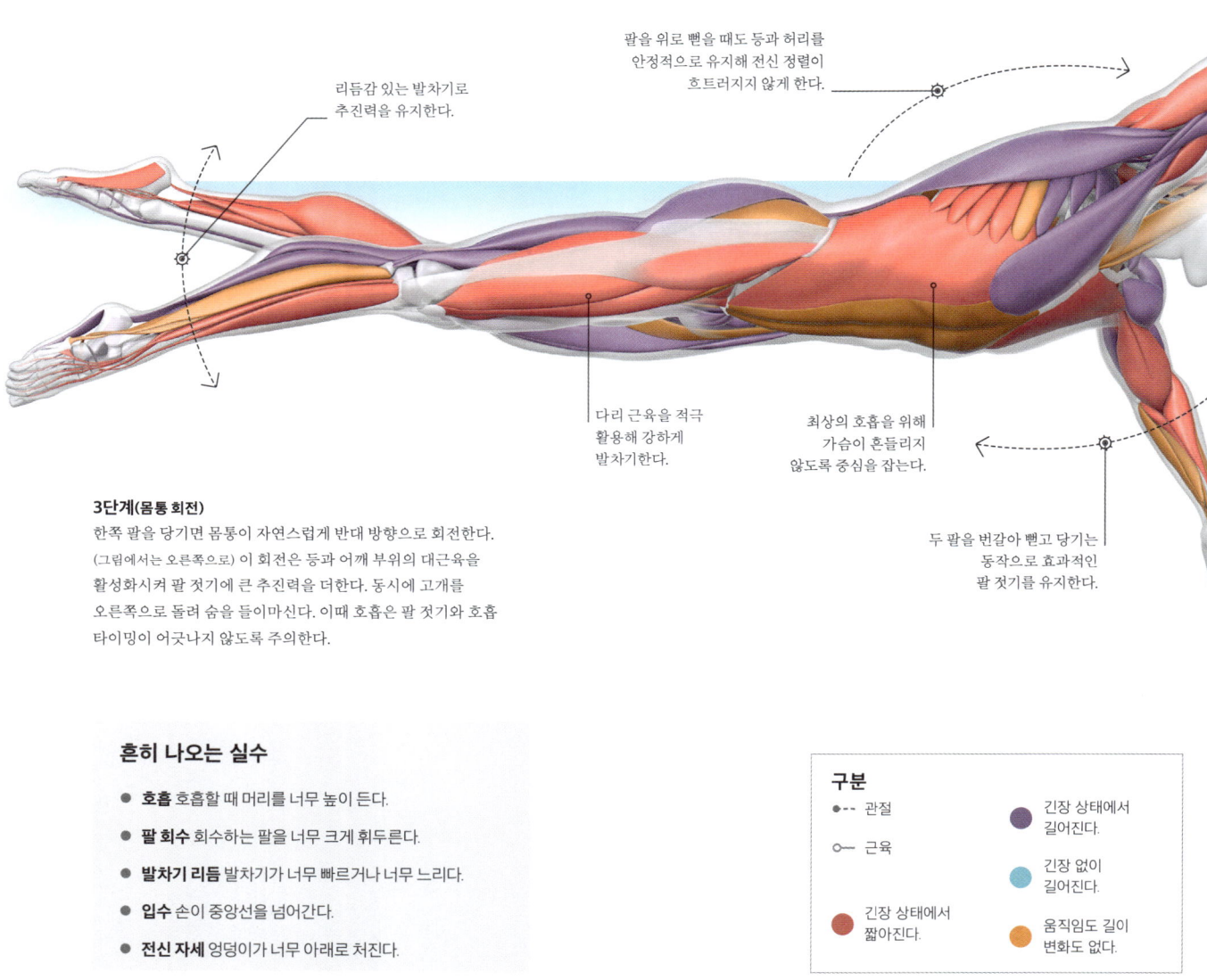

팔을 위로 뻗을 때도 등과 허리를
안정적으로 유지해 전신 정렬이
흐트러지지 않게 한다.

리듬감 있는 발차기로
추진력을 유지한다.

다리 근육을 적극
활용해 강하게
발차기한다.

최상의 호흡을 위해
가슴이 흔들리지
않도록 중심을 잡는다.

두 팔을 번갈아 뻗고 당기는
동작으로 효과적인
팔 젓기를 유지한다.

3단계(몸통 회전)
한쪽 팔을 당기면 몸통이 자연스럽게 반대 방향으로 회전한다.
(그림에서는 오른쪽으로) 이 회전은 등과 어깨 부위의 대근육을
활성화시켜 팔 젓기에 큰 추진력을 더한다. 동시에 고개를
오른쪽으로 돌려 숨을 들이마신다. 이때 호흡은 팔 젓기와 호흡
타이밍이 어긋나지 않도록 주의한다.

흔히 나오는 실수

- **호흡** 호흡할 때 머리를 너무 높이 든다.
- **팔 회수** 회수하는 팔을 너무 크게 휘두른다.
- **발차기 리듬** 발차기가 너무 빠르거나 너무 느리다.
- **입수** 손이 중앙선을 넘어간다.
- **전신 자세** 엉덩이가 너무 아래로 처진다.

구분

- ●--- 관절
- o— 근육
- ● 긴장 상태에서 짧아진다.
- ● 긴장 상태에서 길어진다.
- ● 긴장 없이 길어진다.
- ● 움직임도 길이 변화도 없다.

| 글라이드 | 물 잡기 | 당기기 | 몸통 회전 | 회수/전환 | 당기기 |

자유형 전체 동작

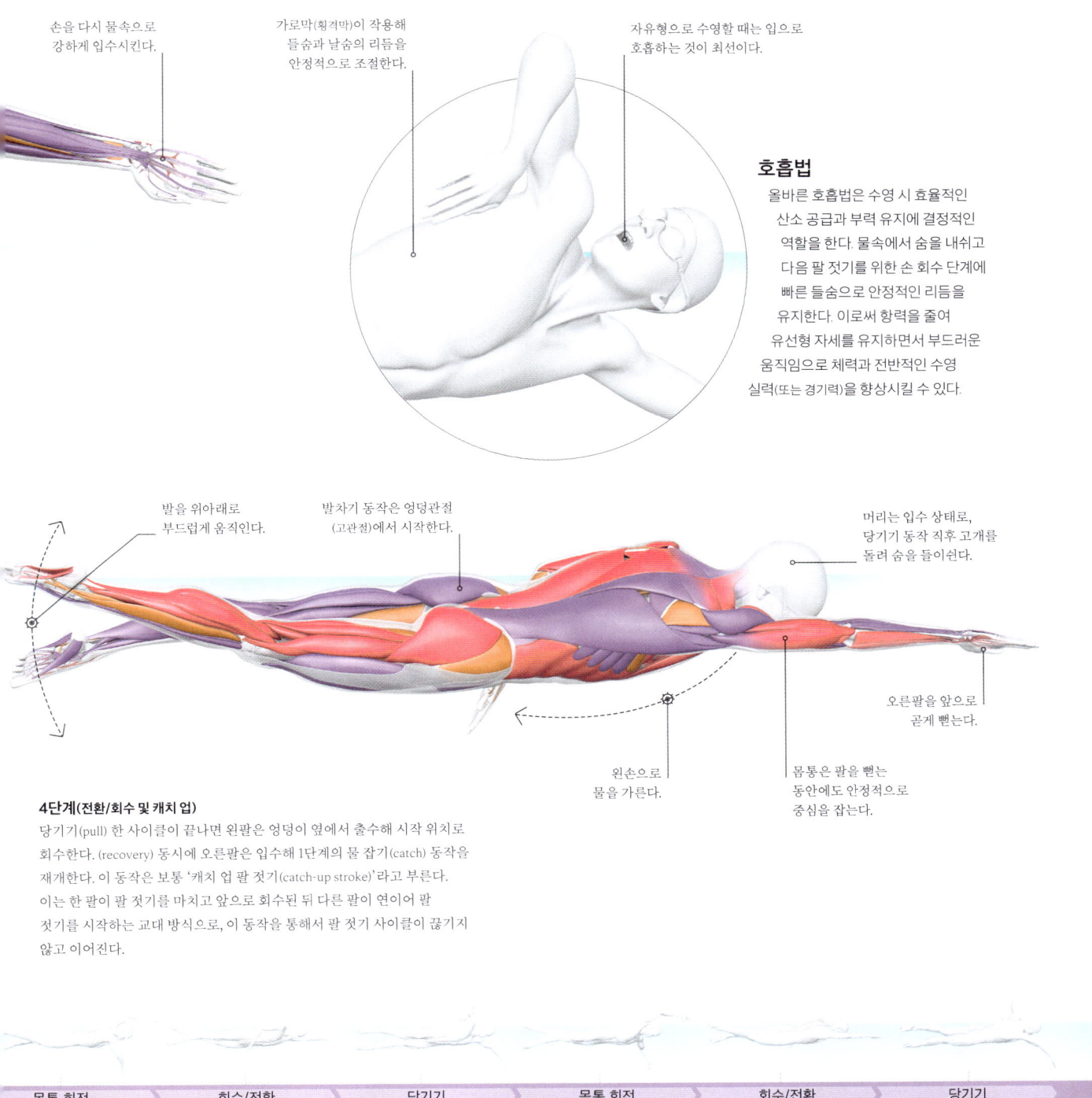

손을 다시 물속으로 강하게 입수시킨다.

가로막(횡격막)이 작용해 들숨과 날숨의 리듬을 안정적으로 조절한다.

자유형으로 수영할 때는 입으로 호흡하는 것이 최선이다.

호흡법

올바른 호흡법은 수영 시 효율적인 산소 공급과 부력 유지에 결정적인 역할을 한다. 물속에서 숨을 내쉬고 다음 팔 젓기를 위한 손 회수 단계에 빠른 들숨으로 안정적인 리듬을 유지한다. 이로써 항력을 줄여 유선형 자세를 유지하면서 부드러운 움직임으로 체력과 전반적인 수영 실력(또는 경기력)을 향상시킬 수 있다.

발을 위아래로 부드럽게 움직인다.

발차기 동작은 엉덩관절 (고관절)에서 시작한다.

머리는 입수 상태로, 당기기 동작 직후 고개를 돌려 숨을 들이쉰다.

오른팔을 앞으로 곧게 뻗는다.

왼손으로 물을 가른다.

몸통은 팔을 뻗는 동안에도 안정적으로 중심을 잡는다.

4단계(전환/회수 및 캐치 업)

당기기(pull) 한 사이클이 끝나면 왼팔은 엉덩이 옆에서 출수해 시작 위치로 회수한다. (recovery) 동시에 오른팔은 입수해 1단계의 물 잡기(catch) 동작을 재개한다. 이 동작은 보통 '캐치 업 팔 젓기(catch-up stroke)'라고 부른다. 이는 한 팔이 팔 젓기를 마치고 앞으로 회수된 뒤 다른 팔이 연이어 팔 젓기를 시작하는 교대 방식으로, 이 동작을 통해서 팔 젓기 사이클이 끊기지 않고 이어진다.

몸통 회전	회수/전환	당기기	몸통 회전	회수/전환	당기기

49

배영 BACKSTROKE

배영에는 몇 가지 독특한 점이 있다. 다른 영법과는 배영은
달리 누운 자세로 수영하기 때문에 호흡을 위해서 고개를
돌리거나 물 밖으로 머리를 내밀 필요가 없다.

물 위에 누워 수행하는 배영에는 장점도 있지만 어려움도 따른다.
얼굴이 물에 잠겨 있는 것이 싫은 사람이라면 얼굴을 물 밖으로 내놓고
천장이나 하늘을 볼 수 있어서 더 즐겁게 느낄 수 있다. 반면에 앞을
볼 수 없는 상태로 수영해야 하므로, 일직선을 유지하기 어려운 점도
있다. 이럴 때는 레인 로프를 길잡이로 삼거나 벽까지 몇 번의 팔 젓기가
필요한지 수영하면서 직접 세어 보며 거리감을 익혀 두면 도움이 된다.

중심근육(코어근육)에
힘을 주어 전신의 정렬을
안정적으로 유지한다.

고개를 살짝 뒤로 젖혀
척추와 정렬을 맞추고,
눈은 위를 바라본다.

발끝을 아래로 뻗어
발을 굽힌다.

팔을 부드럽게
물속으로 뻗는다.

준비 단계(글라이드)
배영의 준비 단계에서는 편안하게
누운 자세로 물에 뜬다. 척주
정렬에 유의하며 중심근육에 힘을
주어 전신의 균형을 유지한다.

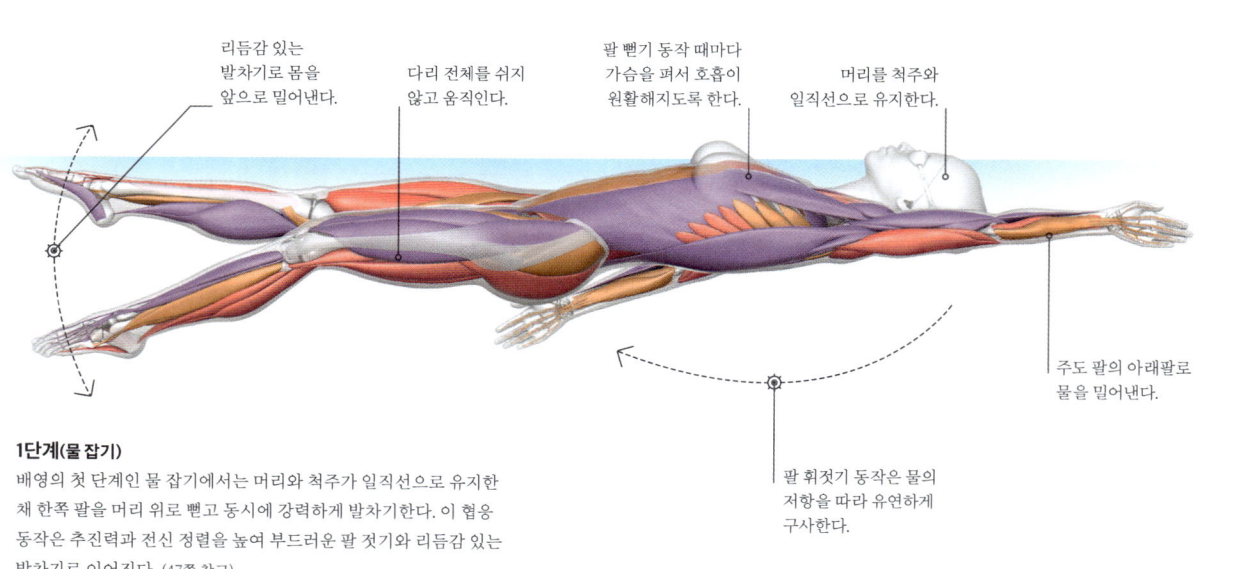

리듬감 있는
발차기로 몸을
앞으로 밀어낸다.

다리 전체를 쉬지
않고 움직인다.

팔 뻗기 동작 때마다
가슴을 펴서 호흡이
원활해지도록 한다.

머리를 척주와
일직선으로 유지한다.

주도 팔의 아래팔로
물을 밀어낸다.

팔 휘젓기 동작은 물의
저항을 따라 유연하게
구사한다.

1단계(물 잡기)
배영의 첫 단계인 물 잡기에서는 머리와 척주가 일직선으로 유지한
채 한쪽 팔을 머리 위로 뻗고 동시에 강력하게 발차기한다. 이 협응
동작은 추진력과 전신 정렬을 높여 부드러운 팔 젓기와 리듬감 있는
발차기로 이어진다. (47쪽 참고)

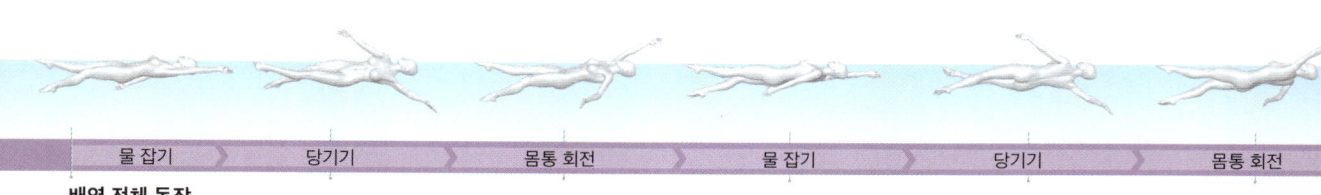

| 물 잡기 | 당기기 | 몸통 회전 | 물 잡기 | 당기기 | 몸통 회전 |

배영 전체 동작

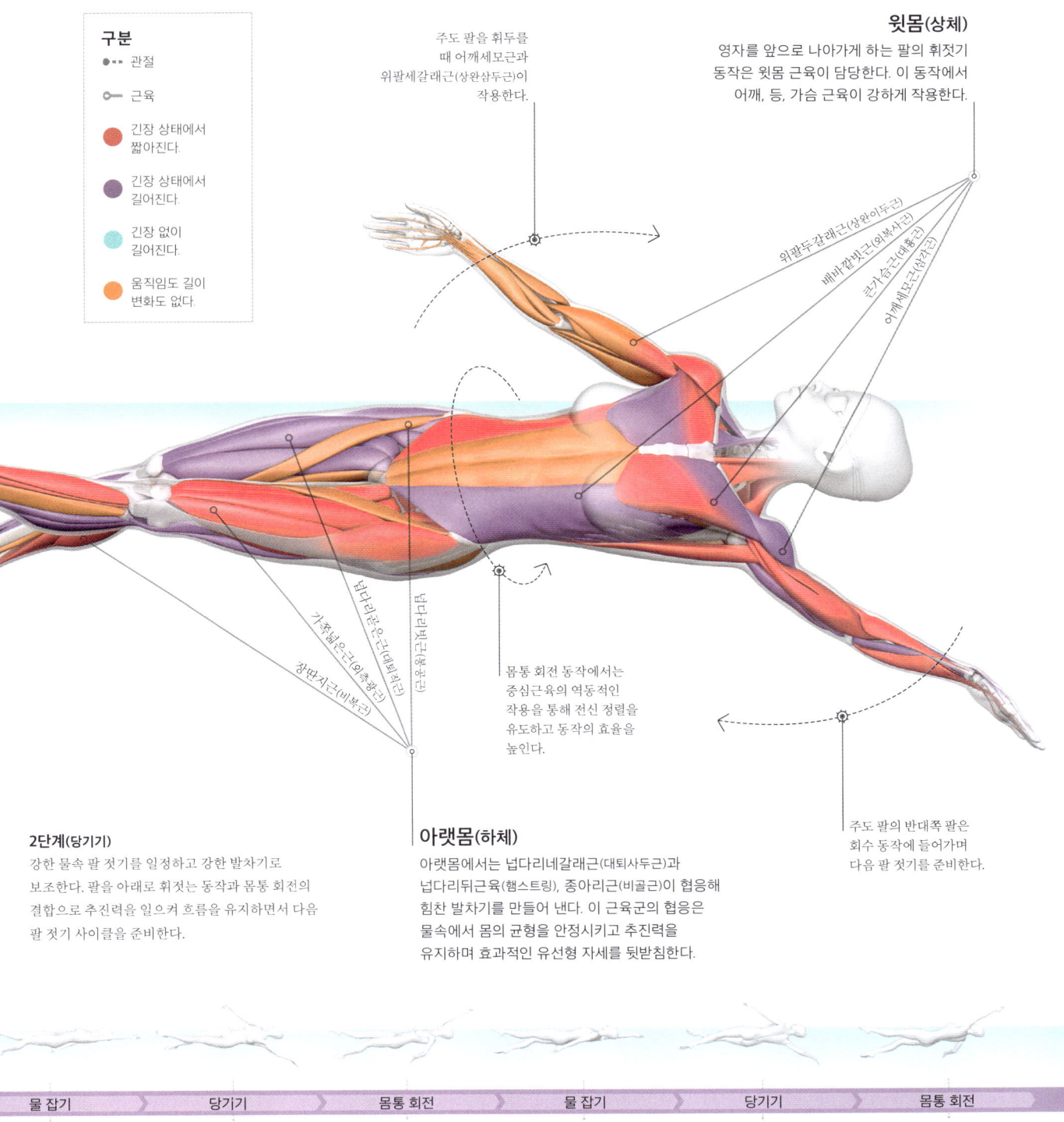

주도 팔을 휘두를 때 어깨세모근과 위팔세갈래근(상완삼두근)이 작용한다.

윗몸(상체)

영자를 앞으로 나아가게 하는 팔의 휘젓기 동작은 윗몸 근육이 담당한다. 이 동작에서 어깨, 등, 가슴 근육이 강하게 작용한다.

위팔두갈래근(상완이두근)
배바깥빗근(외복사근)
큰가슴근육(대흉근)
어깨세모근(삼각근)

몸통 회전 동작에서는 중심근육의 역동적인 작용을 통해 전신 정렬을 유도하고 동작의 효율을 높인다.

가쪽넓은근(외측광근)
넙다리곧은근(대퇴직근)
넙다리빗근(봉공근)
창자근(배복근)

주도 팔의 반대쪽 팔은 회수 동작에 들어가며 다음 팔 젓기를 준비한다.

2단계(당기기)
강한 물속 팔 젓기를 일정하고 강한 발차기로 보조한다. 팔을 아래로 휘젓는 동작과 몸통 회전의 결합으로 추진력을 일으켜 흐름을 유지하면서 다음 팔 젓기 사이클을 준비한다.

아랫몸(하체)

아랫몸에서는 넙다리네갈래근(대퇴사두근)과 넙다리뒤근육(햄스트링), 종아리근(비골근)이 협응해 힘찬 발차기를 만들어 낸다. 이 근육군의 협응은 물속에서 몸의 균형을 안정시키고 추진력을 유지하며 효과적인 유선형 자세를 뒷받침한다.

| 물 잡기 | 당기기 | 몸통 회전 | 물 잡기 | 당기기 | 몸통 회전 |

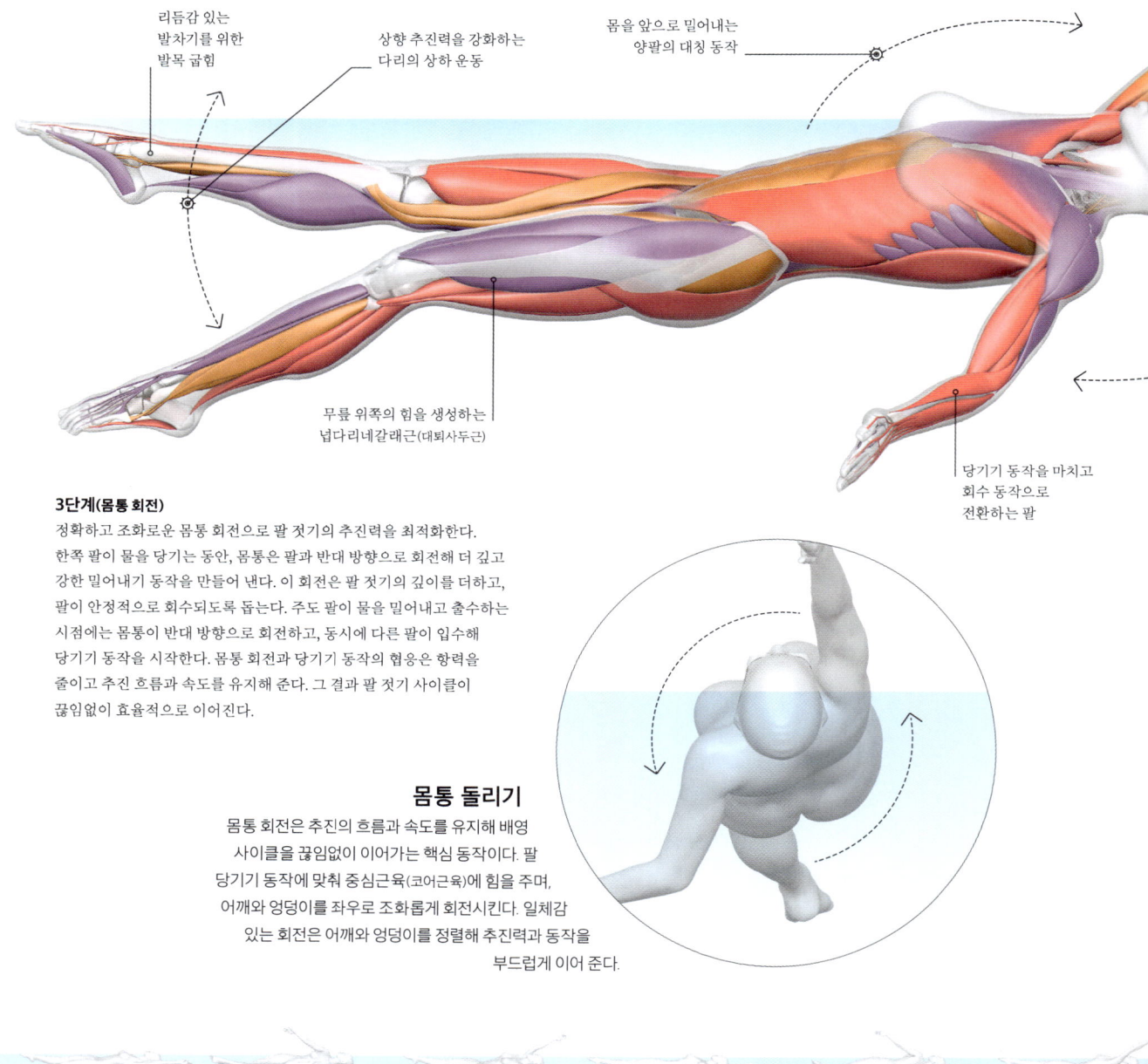

리듬감 있는
발차기를 위한
발목 굽힘

상향 추진력을 강화하는
다리의 상하 운동

몸을 앞으로 밀어내는
양팔의 대칭 동작

무릎 위쪽의 힘을 생성하는
넙다리네갈래근(대퇴사두근)

당기기 동작을 마치고
회수 동작으로
전환하는 팔

3단계(몸통 회전)

정확하고 조화로운 몸통 회전으로 팔 젓기의 추진력을 최적화한다.
한쪽 팔이 물을 당기는 동안, 몸통은 팔과 반대 방향으로 회전해 더 깊고
강한 밀어내기 동작을 만들어 낸다. 이 회전은 팔 젓기의 깊이를 더하고,
팔이 안정적으로 회수되도록 돕는다. 주도 팔이 물을 밀어내고 출수하는
시점에는 몸통이 반대 방향으로 회전하고, 동시에 다른 팔이 입수해
당기기 동작을 시작한다. 몸통 회전과 당기기 동작의 협응은 항력을
줄이고 추진 흐름과 속도를 유지해 준다. 그 결과 팔 젓기 사이클이
끊임없이 효율적으로 이어진다.

몸통 돌리기

몸통 회전은 추진의 흐름과 속도를 유지해 배영
사이클을 끊임없이 이어가는 핵심 동작이다. 팔
당기기 동작에 맞춰 중심근육(코어근육)에 힘을 주며,
어깨와 엉덩이를 좌우로 조화롭게 회전시킨다. 일체감
있는 회전은 어깨와 엉덩이를 정렬해 추진력과 동작을
부드럽게 이어 준다.

| 물 잡기 | 당기기 | 몸통 회전 | 물 잡기 | 당기기 | 몸통 회전 |

배영 전체 동작

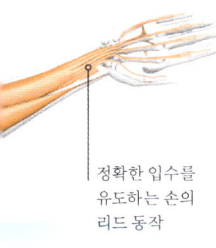

정확한 입수를
유도하는 손의
리드 동작

66 99

힘과 기술이 하나로
어우러진 팔짓에 눈은
하늘을 향하고 몸은
물 흐르듯 뒤로 미끄러져
나아간다.

흔한 실수

- **머리 자세** 머리를 너무 젖히거나 턱을
  너무 당기는 경우
- **신체 정렬** 어깨와 엉덩이의 정렬이
  흐트러지는 경우
- **입수** 손의 입수 지점이 어깨 너머인 경우
- **발차기** 발차기를 너무 물속 깊이 혹은
  다리가 벌어진 상태로 하는 경우
- **몸통 회전** 과도한 몸통 회전은 균형과
  영법 효율을 무너뜨릴 수 있다.

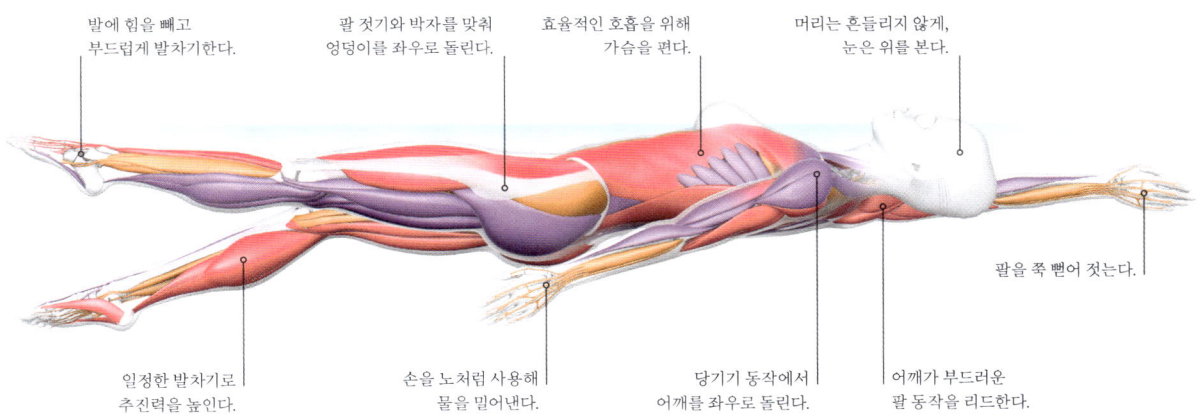

발에 힘을 빼고
부드럽게 발차기한다.

팔 젓기와 박자를 맞춰
엉덩이를 좌우로 돌린다.

효율적인 호흡을 위해
가슴을 편다.

머리는 흔들리지 않게,
눈은 위를 본다.

팔을 쭉 뻗어 젓는다.

일정한 발차기로
추진력을 높인다.

손을 노처럼 사용해
물을 밀어낸다.

당기기 동작에서
어깨를 좌우로 돌린다.

어깨가 부드러운
팔 동작을 리드한다.

4단계(종료)

배영의 마지막 단계에서는 전신을 완전히 편 채로 유선형 자세를
유지한다. 다리는 힘을 제어해 상하 발차기를 지속하고, 두 팔은 균형
잡힌 리듬을 유지하며 팔 젓기를 부드럽게 이어간다. 이 단계에서는
추진력을 극대화하고 물속에서 자세와 균형을 유지하는 것이 중요하다.

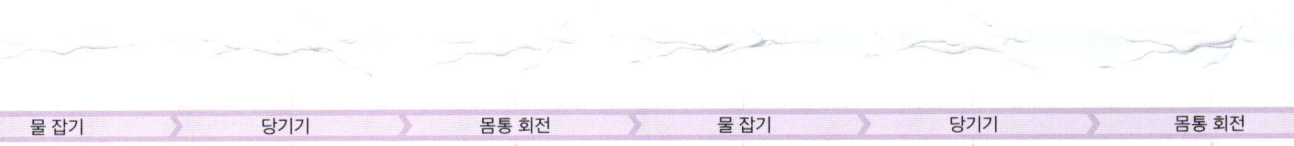

물 잡기 · 당기기 · 몸통 회전 · 물 잡기 · 당기기 · 몸통 회전

평영 BREASTSTROKE

자유형이나 접영처럼 속도가 중요한 영법보다 산소 소모가 적어 장시간 지속할 수 있으며, 이런 이유로 장거리 수영에 적합하다. 또한 리듬이 일정해 페이스 조절이 수월하고 팔다리를 멈추고 미끄러져 나아가는 글라이드 구간이 있어 에너지 보존에 유리해 꾸준한 훈련을 통해 점진적으로 근력과 지구력을 향상시킬 수 있는 영법이다.

평영은 강한 팔 당기기, 개구리 발차기, 유선형 글라이드 등 저항을 이용한 동작을 통해 근력과 지구력을 키운다. 팔과 다리의 움직임을 자연스럽게 동기화하는 기술만 익히고 나면, 다른 고강도 영법들만큼 높은 유산소 능력을 요구하지 않아 느긋하고 편안하게 수영을 즐길 수 있다.

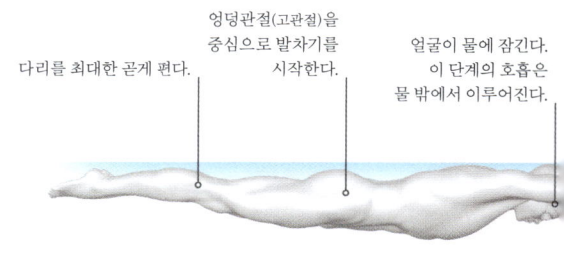

다리를 최대한 곧게 편다.

엉덩관절(고관절)을 중심으로 발차기를 시작한다.

얼굴이 물에 잠긴다. 이 단계의 호흡은 물 밖에서 이루어진다.

준비 단계(글라이드)
팔과 다리를 곧게 뻗고 신체가 물과 평행을 이루는 유선형 자세로 시작한다. 이 단계에서는 부드러운 글라이드 동작으로 항력을 낮춘다.

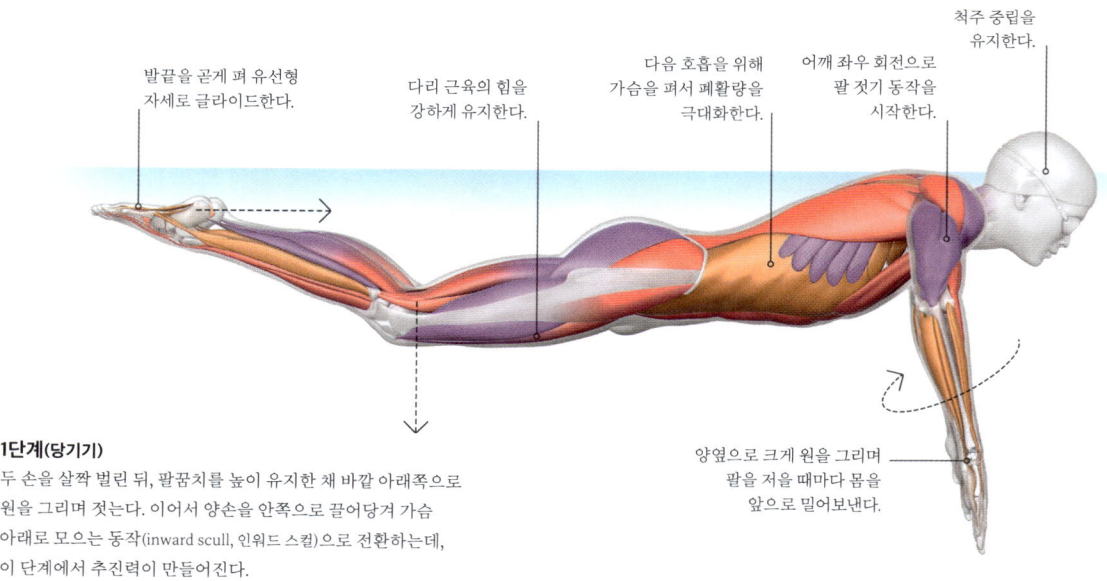

발끝을 곧게 펴 유선형 자세로 글라이드한다.

다리 근육의 힘을 강하게 유지한다.

다음 호흡을 위해 가슴을 펴서 폐활량을 극대화한다.

어깨 좌우 회전으로 팔 젓기 동작을 시작한다.

척주 중립을 유지한다.

양옆으로 크게 원을 그리며 팔을 저을 때마다 몸을 앞으로 밀어보낸다.

1단계(당기기)
두 손을 살짝 벌린 뒤, 팔꿈치를 높이 유지한 채 바깥 아래쪽으로 원을 그리며 젓는다. 이어서 양손을 안쪽으로 끌어당겨 가슴 아래로 모으는 동작(inward scull, 인워드 스컬)으로 전환하는데, 이 단계에서 추진력이 만들어진다.

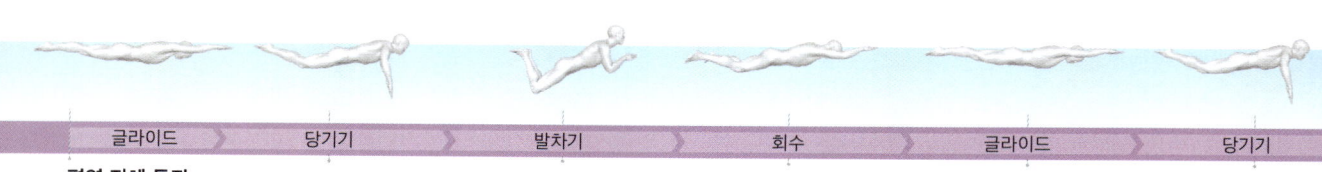

| 글라이드 | 당기기 | 발차기 | 회수 | 글라이드 | 당기기 |

평영 전체 동작

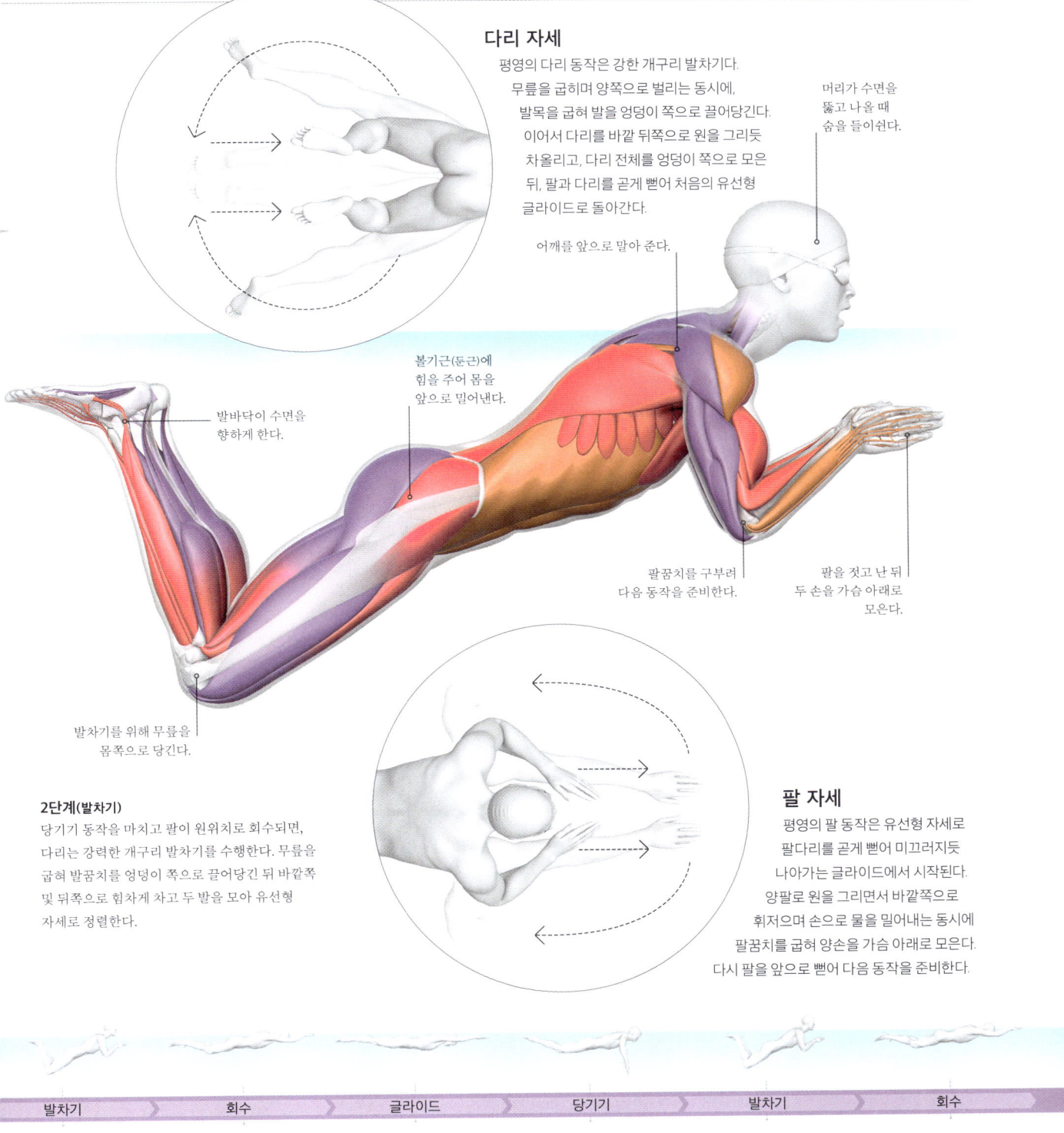

다리 자세

평영의 다리 동작은 강한 개구리 발차기다.
무릎을 굽히며 양쪽으로 벌리는 동시에,
발목을 굽혀 발을 엉덩이 쪽으로 끌어당긴다.
이어서 다리를 바깥 뒤쪽으로 원을 그리듯
차올리고, 다리 전체를 엉덩이 쪽으로 모은
뒤, 팔과 다리를 곧게 뻗어 처음의 유선형
글라이드로 돌아간다.

머리가 수면을
뚫고 나올 때
숨을 들이쉰다.

어깨를 앞으로 말아 준다.

볼기근(둔근)에
힘을 주어 몸을
앞으로 밀어낸다.

발바닥이 수면을
향하게 한다.

팔꿈치를 구부려
다음 동작을 준비한다.

팔을 젓고 난 뒤
두 손을 가슴 아래로
모은다.

발차기를 위해 무릎을
몸쪽으로 당긴다.

2단계(발차기)

당기기 동작을 마치고 팔이 원위치로 회수되면,
다리는 강력한 개구리 발차기를 수행한다. 무릎을
굽혀 발꿈치를 엉덩이 쪽으로 끌어당긴 뒤 바깥쪽
및 뒤쪽으로 힘차게 차고 두 발을 모아 유선형
자세로 정렬한다.

팔 자세

평영의 팔 동작은 유선형 자세로
팔다리를 곧게 뻗어 미끄러지듯
나아가는 글라이드에서 시작된다.
양팔로 원을 그리면서 바깥쪽으로
휘저으며 손으로 물을 밀어내는 동시에
팔꿈치를 굽혀 양손을 가슴 아래로 모은다.
다시 팔을 앞으로 뻗어 다음 동작을 준비한다.

| 발차기 | 회수 | 글라이드 | 당기기 | 발차기 | 회수 |

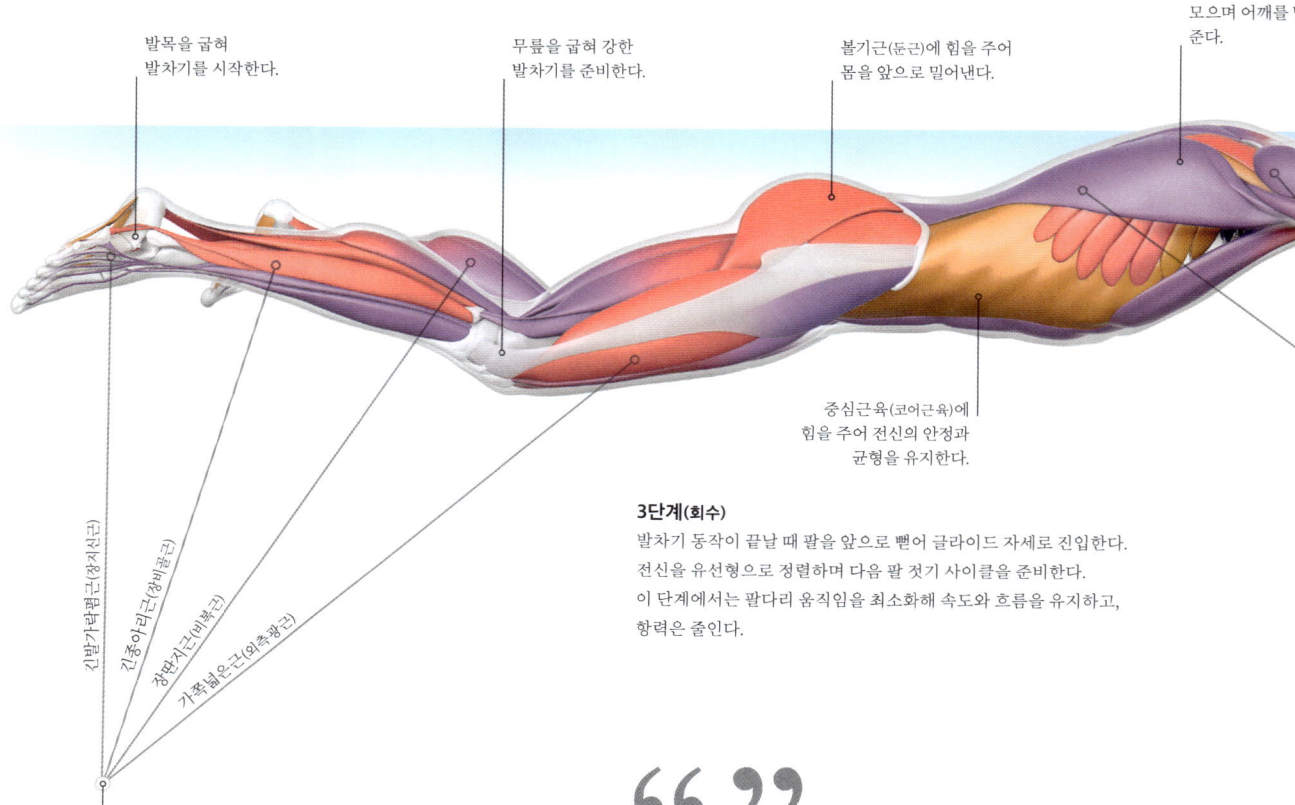

발목을 굽혀 발차기를 시작한다.

무릎을 굽혀 강한 발차기를 준비한다.

볼기근(둔근)에 힘을 주어 몸을 앞으로 밀어낸다.

양손을 가슴 아래 모으며 어깨를 말 준다.

중심근육(코어근육)에 힘을 주어 전신의 안정과 균형을 유지한다.

신발가락폄근(장지신근)

긴종아리근(장비골근)

장딴지근(비복근)

가쪽넓은근(외측광근)

3단계(회수)
발차기 동작이 끝날 때 팔을 앞으로 뻗어 글라이드 자세로 진입한다. 전신을 유선형으로 정렬하며 다음 팔 젓기 사이클을 준비한다. 이 단계에서는 팔다리 움직임을 최소화해 속도와 흐름을 유지하고, 항력은 줄인다.

아랫몸(하체)
평영 발차기의 하나인 **휩킥**(whip kick)은 볼기근과 허벅지 안쪽 근육(내전근)이 협응해 발꿈치를 엉덩이 쪽으로 빠르게 접고 다시 바깥쪽으로 빠르게 뻗는 동작으로 구성된다. 효과적인 전신 추진에 필수적인 이 발차기는 고급 단계나 대회 참가 선수들이 주로 활용한다.

> 66 99
> 머리가 물속에 잠기는 구간에서는 고른 호흡 리듬으로 날숨을 이어가야 산소와 이산화탄소의 효율적인 교환이 일어나고 수영 리듬도 역동적으로 이어갈 수 있다.

글라이드	당기기	발차기	회수	글라이드	당기기

평영 전체 동작

머리를 척추와 일직선으로
정렬해 유선형 자세를
유지한다.

양손을 모은 상태로
입수한다.

흔히 나오는 실수

- 발차기와 팔 젓기의 **타이밍이 맞지 않는** 경우
- 호흡 시 **머리 자세가 잘못되는 경우**
- 발차기 각도가 너무 **크거나** 양쪽 다리가 비대칭이 되는 경우
- **불완전한 팔 회수** 동작

위팔세갈래근(상완삼두근)

위팔근(상완근)

어깨세모근(삼각근)

넓은등근(광배근)

구분

- ●-- 관절
- ○— 근육
- ● 긴장 상태에서 짧아진다.
- ● 긴장 상태에서 길어진다.
- ● 긴장 없이 길어진다.
- ● 움직임도 길이 변화도 없다.

윗몸(상체)

평영의 회수 단계에서는 팔을 들거나 가슴 아래로 모을 때 가슴근(흉근)과 어깨세모근이 활성화된다. 회수 동작에서는 다음 팔 젓기 사이클을 준비하며, 동작을 제어하고 물의 저항을 최소화하는 데 중점을 둔다.

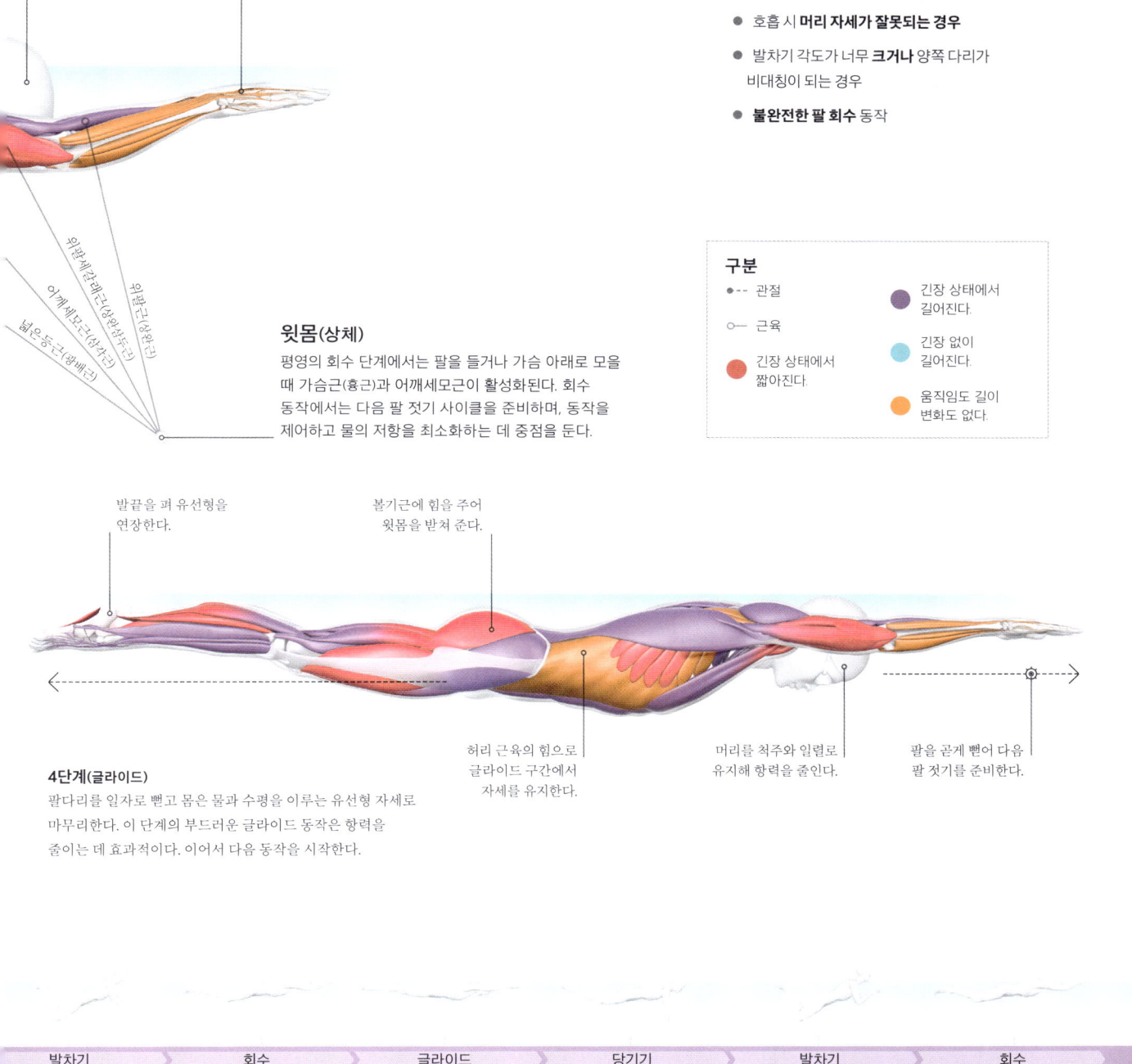

발끝을 펴 유선형을
연장한다.

볼기근에 힘을 주어
윗몸을 받쳐 준다.

허리 근육의 힘으로
글라이드 구간에서
자세를 유지한다.

머리를 척추와 일렬로
유지해 항력을 줄인다.

팔을 곧게 뻗어 다음
팔 젓기를 준비한다.

4단계(글라이드)

팔다리를 일자로 뻗고 몸은 물과 수평을 이루는 유선형 자세로 마무리한다. 이 단계의 부드러운 글라이드 동작은 항력을 줄이는 데 효과적이다. 이어서 다음 동작을 시작한다.

발차기	회수	글라이드	당기기	발차기	회수

접영 BUTTERFLY

접영에는 근력과 협응력, 동작 타이밍 조절 능력이 필요하며, 이러한 기초 능력은 수영 전반의 기술과 기량 향상에 도움이 된다. 접영은 윗몸과 아랫몸 근육을 함께 사용하는 균형 잡힌 전신 운동으로, 폐활량을 키우고 심장혈관 건강을 증진하며 협응력 발달에 효과적이다. 특히 접영 훈련에 요구되는 정밀한 타이밍 조절은 신경계통과 근육계통의 통합 조절 능력을 향상시키는 데 기여한다.

특유의 물결치는 몸 동작과 강력한 2회 연속 돌핀킥(돌고래발차기)으로 친숙한 접영은 경기 수영에서 빠질 수 없는 핵심 영법이다. 개인 혼영 종목(199쪽 참고)에서 첫 번째, 혼계영 종목에서 세 번째 순서로 구성되며, 여러 영법을 구사하는 종목에서 성공하려면 접영 능력이 필수적이다.

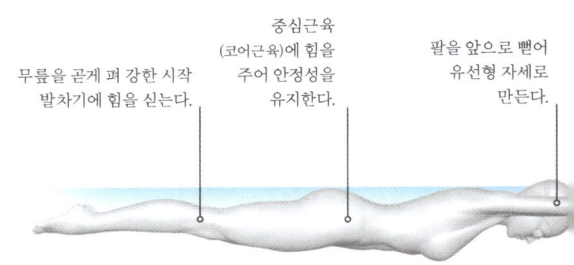

무릎을 곧게 펴 강한 시작 발차기에 힘을 싣는다.

중심근육(코어근육)에 힘을 주어 안정성을 유지한다.

팔을 앞으로 뻗어 유선형 자세로 만든다.

준비 단계(글라이드)

수면과 수평이 되도록 두 팔을 앞으로 뻗고 다리를 모은 자세로 시작한다. 이 유선형 자세를 유지하며 돌핀킥(4단계 참고)으로 몸을 앞으로 밀어낸다. 머리와 척주가 일직선이 되도록 중립 정렬을 유지하고, 발차기는 항상 중심근육(코어근육)의 힘으로 수행한다.

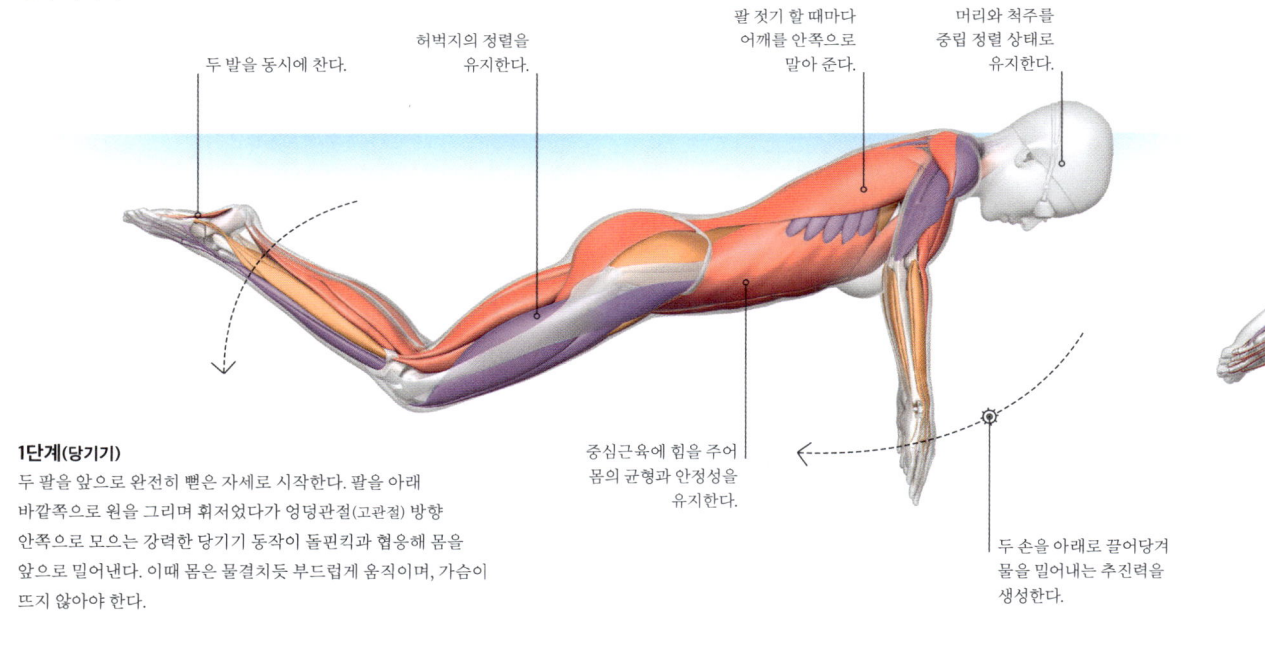

두 발을 동시에 찬다.

허벅지의 정렬을 유지한다.

팔 젓기 할 때마다 어깨를 안쪽으로 말아 준다.

머리와 척주를 중립 정렬 상태로 유지한다.

1단계(당기기)

두 팔을 앞으로 완전히 뻗은 자세로 시작한다. 팔을 아래 바깥쪽으로 원을 그리며 휘저었다가 엉덩관절(고관절) 방향 안쪽으로 모으는 강력한 당기기 동작이 돌핀킥과 협응해 몸을 앞으로 밀어낸다. 이때 몸은 물결치듯 부드럽게 움직이며, 가슴이 뜨지 않아야 한다.

중심근육에 힘을 주어 몸의 균형과 안정성을 유지한다.

두 손을 아래로 끌어당겨 물을 밀어내는 추진력을 생성한다.

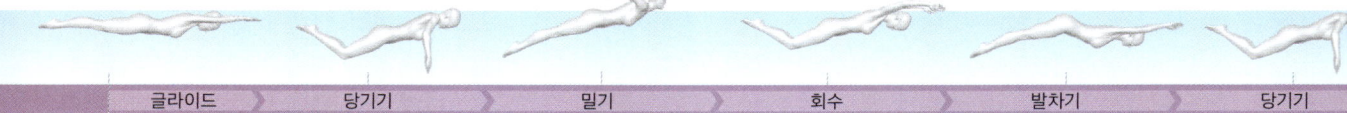

| 글라이드 | 당기기 | 밀기 | 회수 | 발차기 | 당기기 |

접영 전체 동작

윗몸(상체)

접영의 당기기 단계에서는 어깨세모근과 등
상부 근육이 작용근(주동근)으로 작용해 팔
동작을 이끈다. 이 근육들이 만들어 내는
힘이 물속에서 유선형 자세로 몸을 추진하는
원동력이 된다.

구분

- ●-- 관절
- ○ 근육
- ● 긴장 상태에서
  짧아진다.
- ● 긴장 상태에서
  길어진다.
- ● 긴장 없이
  길어진다.
- ● 움직임도 길이
  변화도 없다.

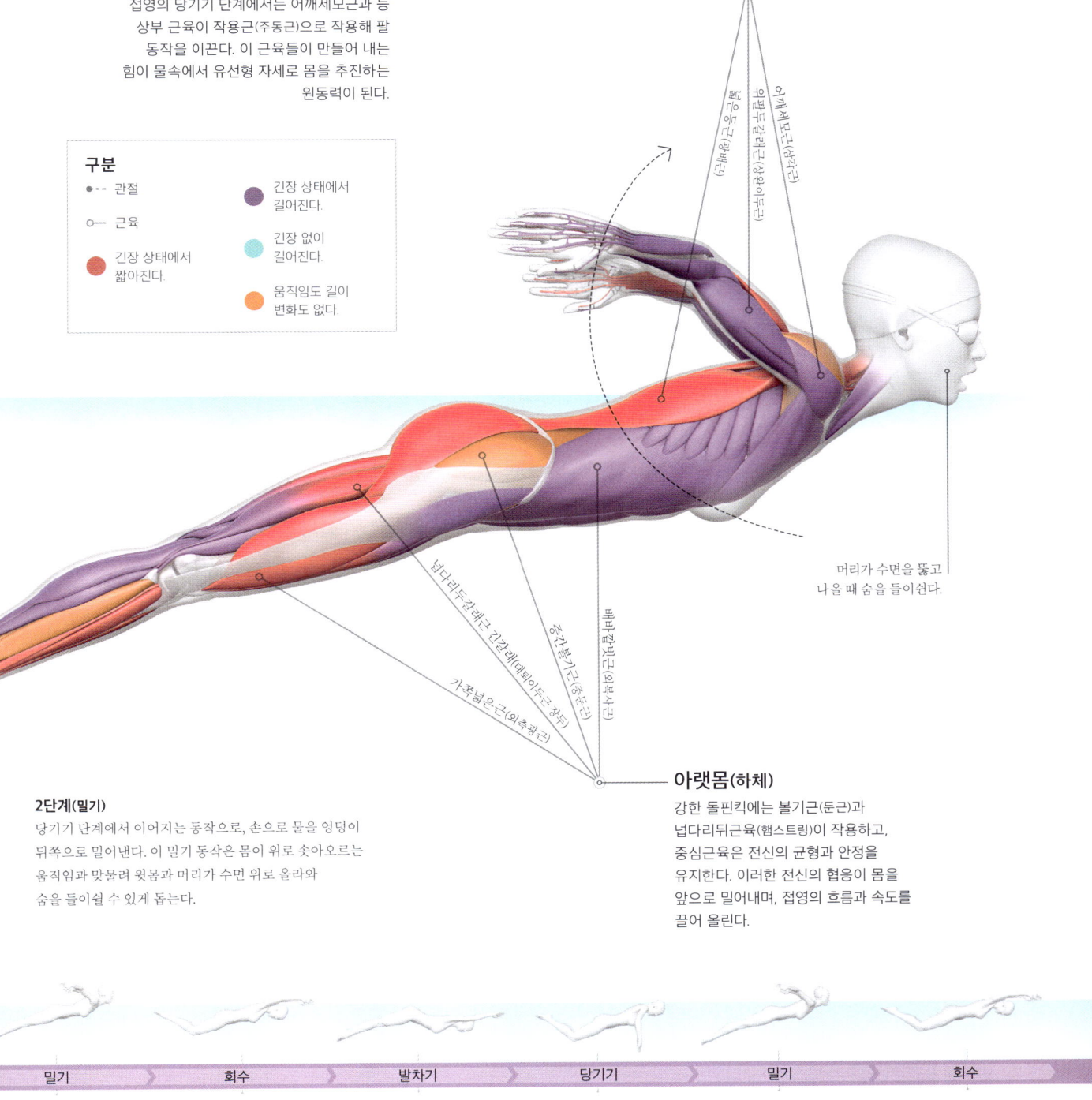

등세모근(승모근)

어깨세모근(삼각근)
위팔두갈래근(상완이두근)

머리가 수면을 뚫고
나올 때 숨을 들이쉰다.

넙다리두갈래근 긴갈래(대퇴이두근 장두)

중간볼기근(중둔근)

배바깥빗근(외복사근)

가쪽넓은근(외측광근)

2단계(밀기)

당기기 단계에서 이어지는 동작으로, 손으로 물을 엉덩이
뒤쪽으로 밀어낸다. 이 밀기 동작은 몸이 위로 솟아오르는
움직임과 맞물려 윗몸과 머리가 수면 위로 올라와
숨을 들이쉴 수 있게 돕는다.

아랫몸(하체)

강한 돌핀킥에는 볼기근(둔근)과
넙다리뒤근육(햄스트링)이 작용하고,
중심근육은 전신의 균형과 안정을
유지한다. 이러한 전신의 협응이 몸을
앞으로 밀어내며, 접영의 흐름과 속도를
끌어 올린다.

| 밀기 | 회수 | 발차기 | 당기기 | 밀기 | 회수 |

팔 동작과 호흡

팔 동작과 호흡 타이밍을 동기화하면 호흡 효율이 높아지고, 수영 사이클 동안 추진력을 극대화하며 항력을 줄일 수 있다. 숨은 당기기 단계에서, 팔을 뒤로 크게 젖혀 수면 위로 올라올 때 들이쉰다.

두 팔을 동시에 입수해 팔 젓기 사이클을 시작한다.

팔꿈치를 굽힌 채로 물을 밀어내면서 숨을 들이쉰다.

양팔을 수면 위로 들어 올려 회수 동작으로 하고, 다음 입수를 준비한다.

무릎을 살짝 굽혀 강력한 발차기를 준비한다.

시작 자세로 돌아오며 숨을 내쉰다.

당기기 단계　　　　**밀기 단계**　　　　**회수 단계**

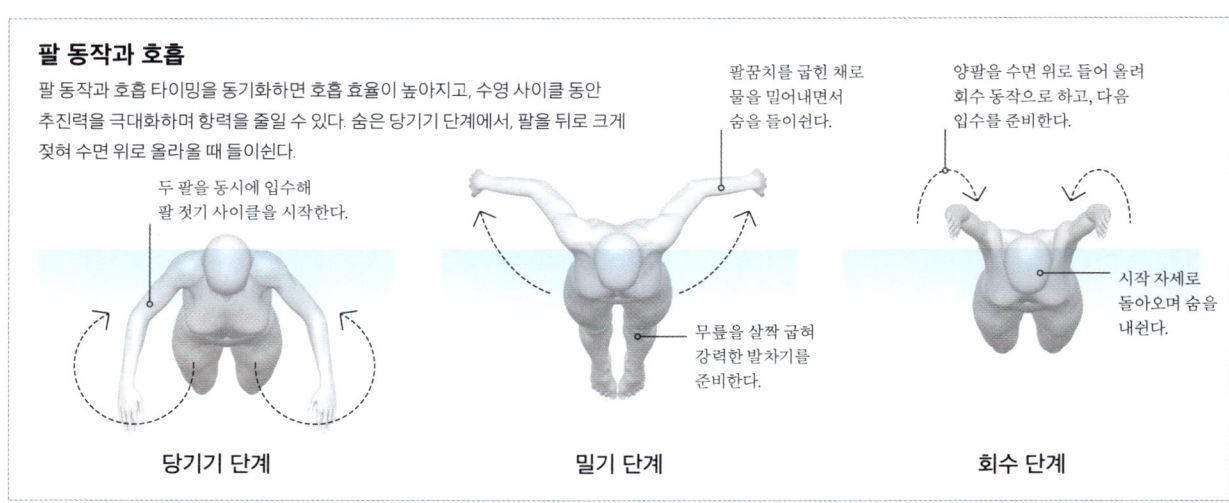

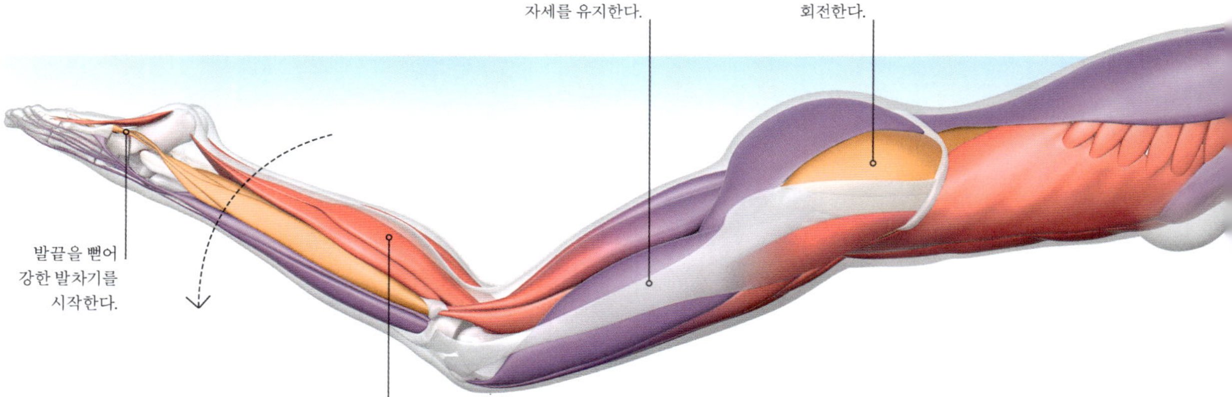

허벅지를 몸통과 일직선으로 정렬해 유선형 자세를 유지한다.

몸이 뜨는 동작(부력 상승)을 보조하도록 엉덩관절(고관절)을 크지 않은 각도로 부드럽게 회전한다.

어깨를 말아 팔을 앞으로 뻗는다.

발끝을 뻗어 강한 발차기를 시작한다.

다리를 아래로 내리는 발차기 단계에서는 장딴지근(비복근)에 힘을 준다.

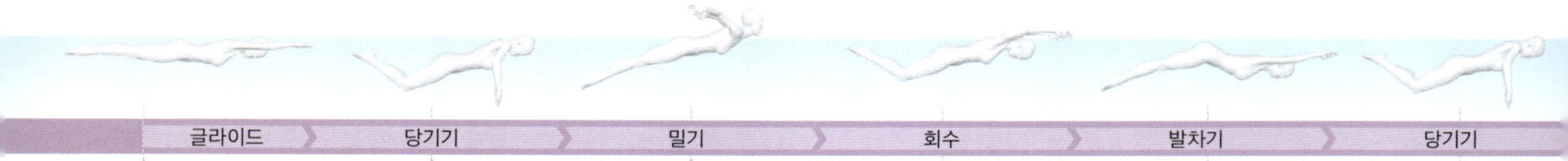

글라이드　　당기기　　밀기　　회수　　발차기　　당기기

접영 전체 동작

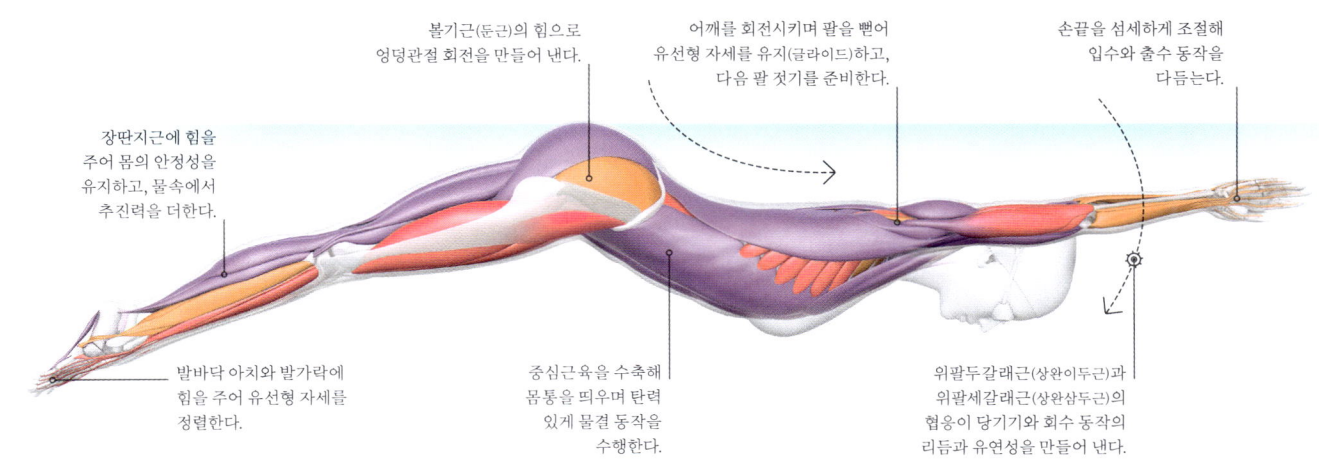

볼기근(둔근)의 힘으로 엉덩관절 회전을 만들어 낸다.

어깨를 회전시키며 팔을 뻗어 유선형 자세를 유지(글라이드)하고, 다음 팔 젓기를 준비한다.

손끝을 섬세하게 조절해 입수와 출수 동작을 다듬는다.

장딴지근에 힘을 주어 몸의 안정성을 유지하고, 물속에서 추진력을 더한다.

발바닥 아치와 발가락에 힘을 주어 유선형 자세를 정렬한다.

중심근육을 수축해 몸통을 띄우며 탄력 있게 물결 동작을 수행한다.

위팔두갈래근(상완이두근)과 위팔세갈래근(상완삼두근)의 협응이 당기기와 회수 동작의 리듬과 유연성을 만들어 낸다.

4단계(발차기)

4단계는 윗몸(상체)과 아랫몸(하체), 호흡이 동기화된 강한 돌핀킥이다. 발차기 동작은 엉덩관절에서 시작된다. 첫 번째 발차기는 당기기 단계에서, 두 번째 발차기는 팔 회수 단계에서 이루어지며, 이때 동작의 리듬과 추진력을 유지한다.

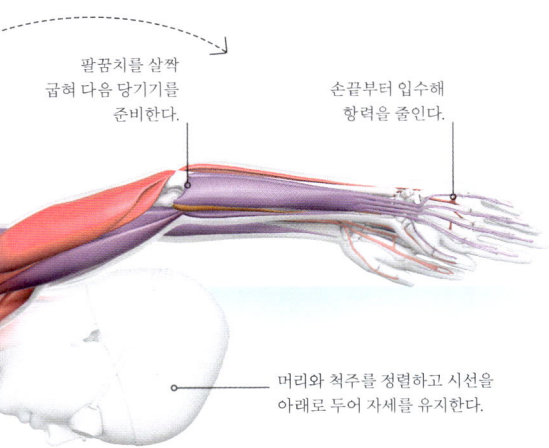

팔꿈치를 살짝 굽혀 다음 당기기를 준비한다.

손끝부터 입수해 항력을 줄인다.

머리와 척주를 정렬하고 시선을 아래로 두어 자세를 유지한다.

흔히 나오는 실수

● 팔과 다리 동작의 **타이밍이 어긋남.**

● 호흡 시 **지나치게 높거나 낮은 머리** 자세

● 몸의 **물결치기가 부족함.**

● 팔 젓기 동작 때 발차기를 강하고 일정하게 **유지하지 못함.**

3단계(회수)

팔이 물에서 나올 때 수면 위에서 원을 그리며 앞으로 쭉 뻗어 시작 자세로 되돌아간다. 이 단계에서는 몸을 최대한 곧게 유지해 항력을 최소화하며, 다리는 리듬감 있게 돌핀킥(돌고래발차기)을 이어간다.

| 밀기 | 회수 | 발차기 | 당기기 | 밀기 | 회수 |

횡영 SIDESTROKE

수상 인명 구조 작업에 주요하게 사용되어 온 횡영에는 여러 가지 장점이 있다. 그중 대표적인 것이 다른 영법에 비해 덜 지치면서 장거리를 헤엄칠 수 있는 에너지 효율성이다. 이런 이유로 멀리 헤엄쳐 나가서 물에 빠진 사람을 해안으로 데려와야 하는 인명 구조에 특히 유용하다.

횡영의 옆으로 누운 자세는 구조자가 한 팔로 조난자를 부축하면서 다른 팔과 강한 가위차기(scissor kick)로 효율적으로 전진할 수 있어 견인 작업의 부담을 덜어 준다. 이 영법에서는 머리를 수면 위로 유지시켜 안정적인 움직임과 편안한 호흡이 가능하다.

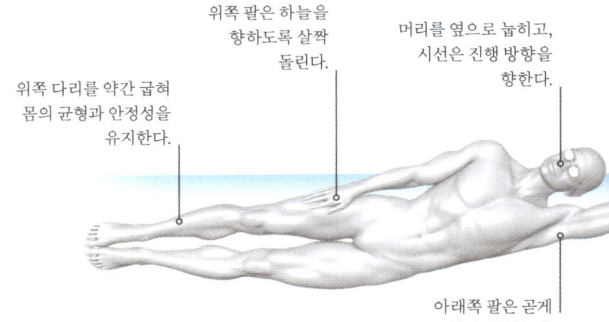

위쪽 팔은 하늘을 향하도록 살짝 돌린다.

머리를 옆으로 눕히고, 시선은 진행 방향을 향한다.

위쪽 다리를 약간 굽혀 몸의 균형과 안정성을 유지한다.

아래쪽 팔은 곧게 앞으로 뻗는다.

준비 단계(글라이드)
먼저, 물에서 옆으로 눕는다. 아래쪽 팔은 머리 아래로 곧게 뻗고 위쪽 팔은 몸통 옆에 둔다. 아래쪽 다리는 곧게 펴고, 위쪽 다리는 약간 굽혀 유선형 자세를 준비한다. 물의 저항을 최소화해 부드럽게 움직일 수 있는 자세다.

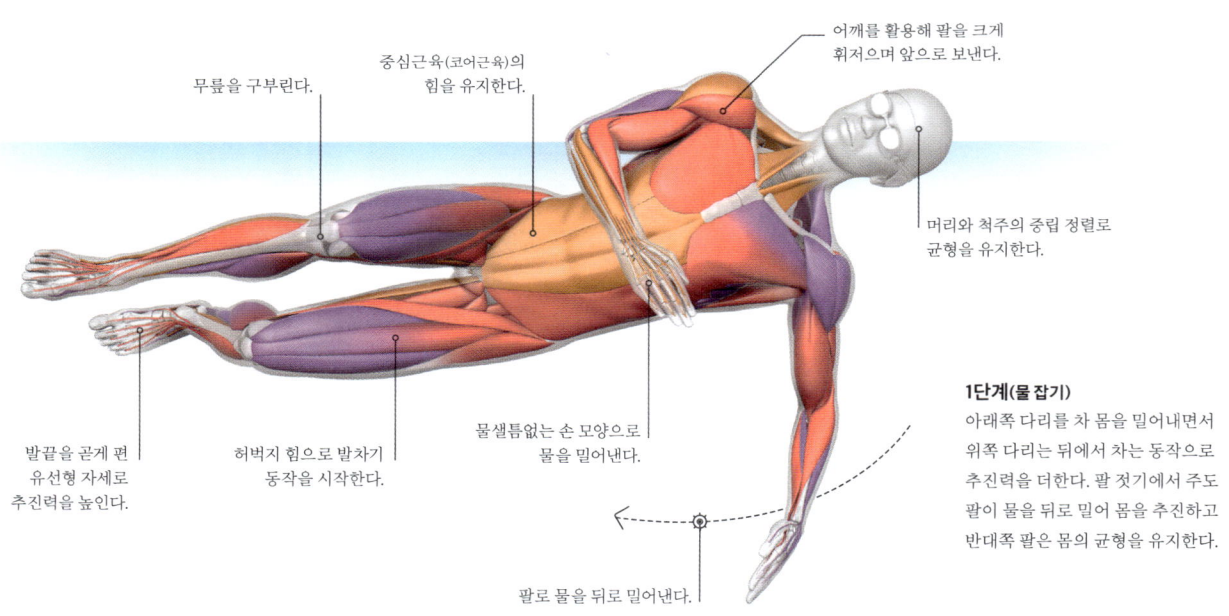

무릎을 구부린다.

중심근육(코어근육)의 힘을 유지한다.

어깨를 활용해 팔을 크게 휘저으며 앞으로 보낸다.

머리와 척주의 중립 정렬로 균형을 유지한다.

발끝을 곧게 편 유선형 자세로 추진력을 높인다.

허벅지 힘으로 발차기 동작을 시작한다.

물샐틈없는 손 모양으로 물을 밀어낸다.

1단계(물 잡기)
아래쪽 다리를 차 몸을 밀어내면서 위쪽 다리는 뒤에서 차는 동작으로 추진력을 더한다. 팔 젓기에서 주도 팔이 물을 뒤로 밀어 몸을 추진하고 반대쪽 팔은 몸의 균형을 유지한다.

팔로 물을 뒤로 밀어낸다.

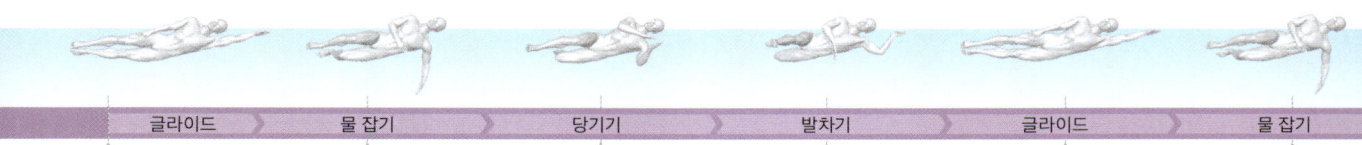

글라이드　　물 잡기　　당기기　　발차기　　글라이드　　물 잡기

횡영 전체 동작

아랫몸(하체)

횡영의 발차기는 볼기근(둔근)과 넙다리뒤근육(햄스트링)에 힘을 주어 강하게 시작해서 넙다리네갈래근(대퇴사두근)과 장딴지근의 힘으로 마무리되는 두 단계로 나뉜다. 물을 밀어내는 마무리 동작이 추진력의 핵심이다.

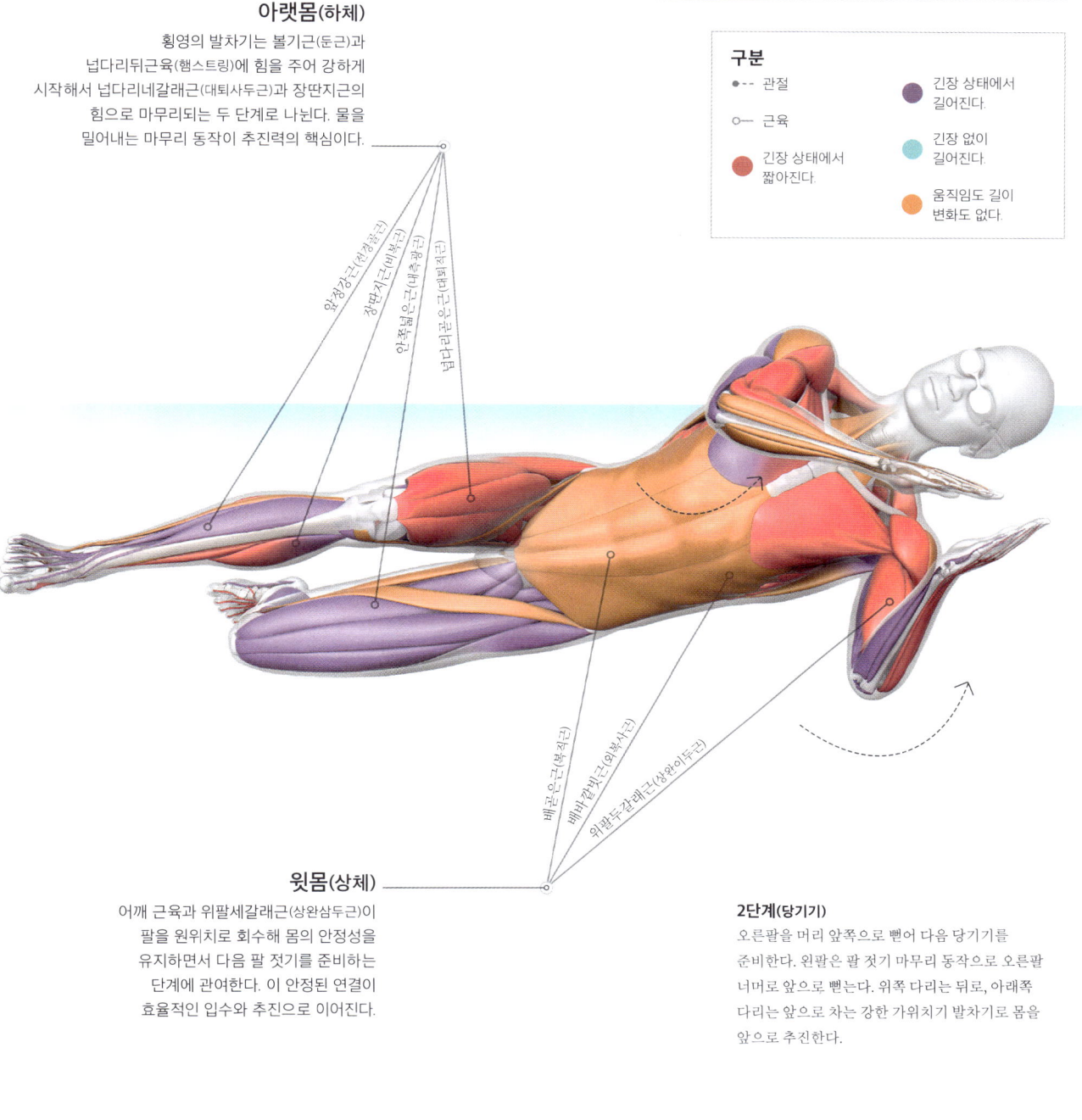

구분

- ●-- 관절
- ○- 근육
- 긴장 상태에서 짧아진다.
- 긴장 상태에서 길어진다.
- 긴장 없이 길어진다.
- 움직임도 길이 변화도 없다.

윗몸(상체)

어깨 근육과 위팔세갈래근(상완삼두근)이 팔을 원위치로 회수해 몸의 안정성을 유지하면서 다음 팔 젓기를 준비하는 단계에 관여한다. 이 안정된 연결이 효율적인 입수와 추진으로 이어진다.

2단계(당기기)

오른팔을 머리 앞쪽으로 뻗어 다음 당기기를 준비한다. 왼팔은 팔 젓기 마무리 동작으로 오른팔 너머로 앞으로 뻗는다. 위쪽 다리는 뒤로, 아래쪽 다리는 앞으로 차는 강한 가위치기 발차기로 몸을 앞으로 추진한다.

당기기 → 발차기 → 글라이드 → 물 잡기 → 당기기 → 발차기

다리 자세

횡영에서는 다리 움직임이 추진력과 항력에 큰 영향을 준다. 움직이지 않는 구간에서는 다리를 발끝까지 곧게 뻗어 유선형 자세를 유지한다. 발차기 구간에서는 엉덩관절(고관절)과 무릎을 굽혀 강한 추력을 만들어 내며, 각 동작 단계에 맞춰 다리 근육을 효과적으로 활용해야 한다.

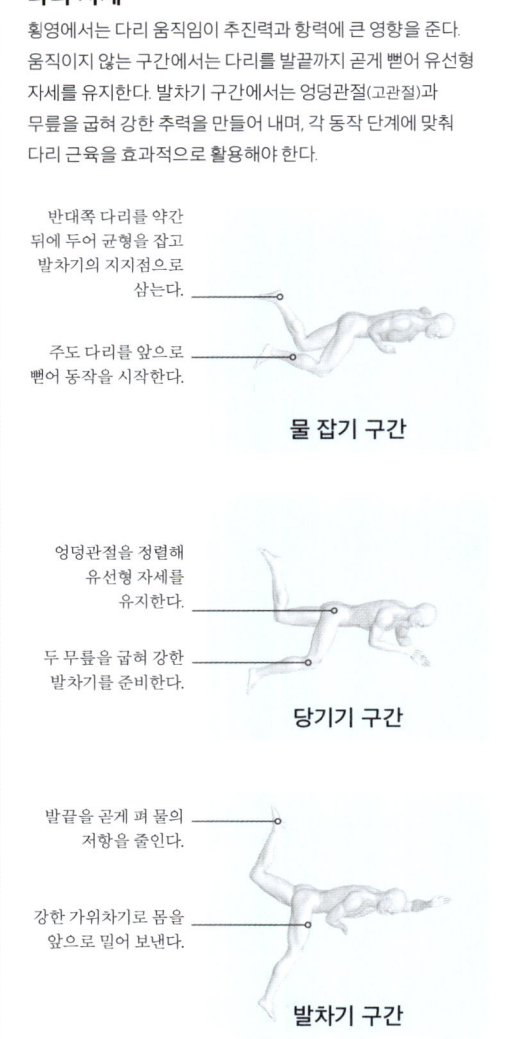

반대쪽 다리를 약간 뒤에 두어 균형을 잡고 발차기의 지지점으로 삼는다.

주도 다리를 앞으로 뻗어 동작을 시작한다.

물 잡기 구간

엉덩관절을 정렬해 유선형 자세를 유지한다.

두 무릎을 굽혀 강한 발차기를 준비한다.

당기기 구간

발끝을 곧게 펴 물의 저항을 줄인다.

강한 가위차기로 몸을 앞으로 밀어 보낸다.

발차기 구간

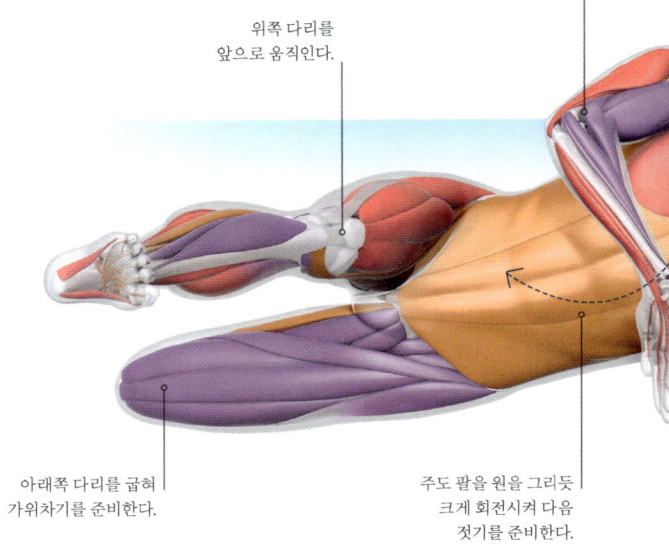

위쪽 다리를 앞으로 움직인다.

팔꿈치를 굽혀 팔을 몸통 가까이 끌어당긴다.

아래쪽 다리를 굽혀 가위차기를 준비한다.

주도 팔을 원을 그리듯 크게 회전시켜 다음 젓기를 준비한다.

3단계(발차기)

오른팔로 물을 밀어내 몸을 앞으로 추진시키며, 왼팔은 앞으로 뻗어 다음 젓기를 준비한다. 동시에 다리로 강한 가위차기를 수행한다. 이때 위쪽 다리는 앞으로, 아래쪽 다리는 뒤로 움직여 글라이드 구간의 효율을 높이며 유선형 신체 정렬을 유지한다.

흔한 오류

- 전신 정렬이 **흐트러져** 항력을 높이는 경우
- 주도 팔을 끝까지 **뻗지 않는** 경우
- **가위차기** 중 양쪽 다리 정렬과 리듬이 흐트러지는 경우
- 호흡 리듬이 **불규칙한** 경우

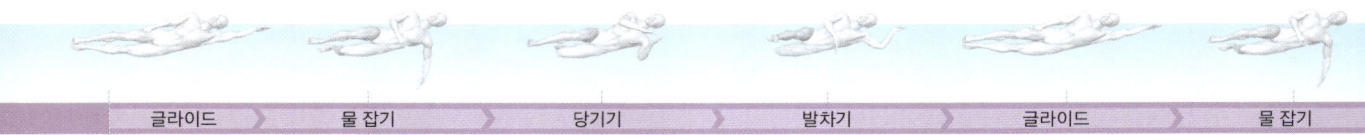

글라이드 ▶ 물 잡기 ▶ 당기기 ▶ 발차기 ▶ 글라이드 ▶ 물 잡기

횡영 전체 동작

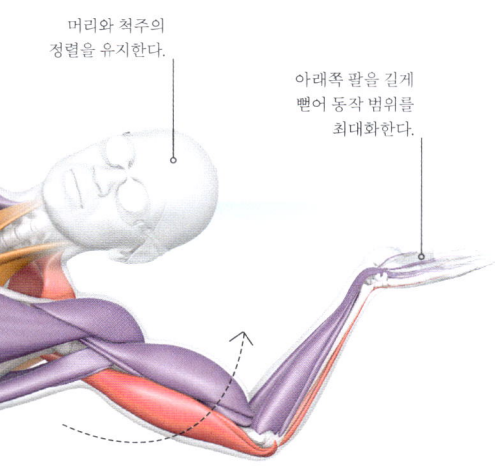

머리와 척주의
정렬을 유지한다.

아래쪽 팔을 길게
뻗어 동작 범위를
최대화한다.

> " "
>
> **횡영은 몸의 움직임을 따라서,
> 글라이드 구간에서 들이쉬고
> 추진 구간에서 내쉬며
> 호흡 리듬을 형성한다.**

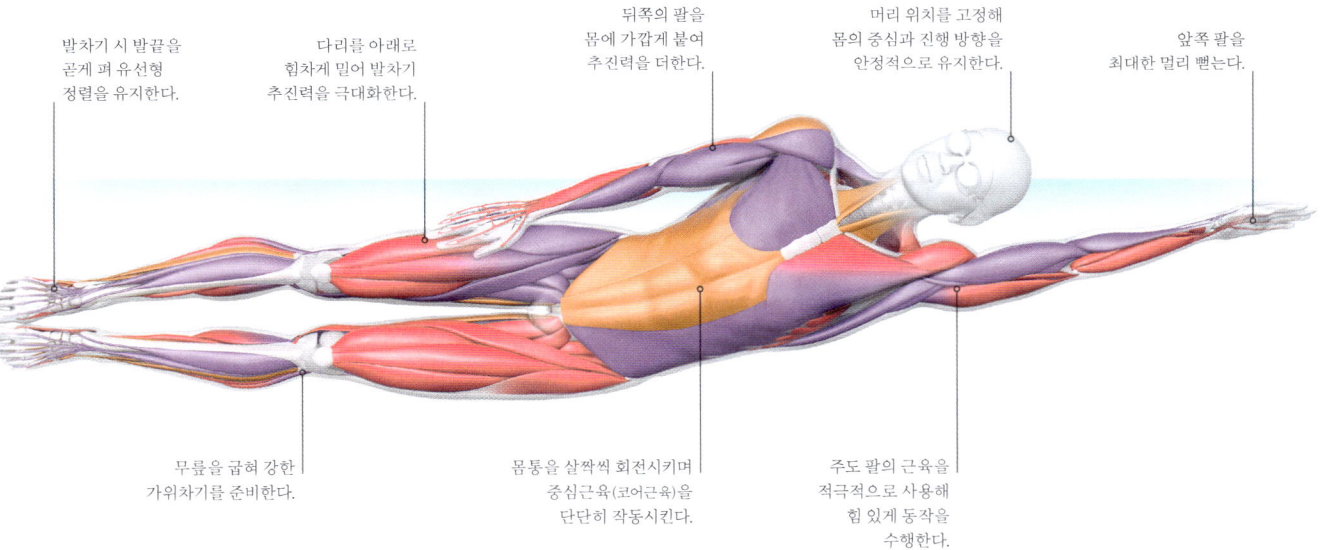

발차기 시 발끝을
곧게 펴 유선형
정렬을 유지한다.

다리를 아래로
힘차게 밀어 발차기
추진력을 극대화한다.

뒤쪽의 팔을
몸에 가깝게 붙여
추진력을 더한다.

머리 위치를 고정해
몸의 중심과 진행 방향을
안정적으로 유지한다.

앞쪽 팔을
최대한 멀리 뻗는다.

무릎을 굽혀 강한
가위차기를 준비한다.

몸통을 살짝씩 회전시키며
중심근육(코어근육)을
단단히 작동시킨다.

주도 팔의 근육을
적극적으로 사용해
힘 있게 동작을
수행한다.

4단계(글라이드)

이 구간에서는 팔을 완전히 뻗어야 하며, 팔과 다리 움직임을 동기화해
글라이드 효율을 높이는 데 중점을 둔다. 팔 젓기의 범위를 최대한
넓히고, 유선형 신체 정렬을 유지해 물의 저항을 줄이며, 팔과 다리의
동작 타이밍 일치를 통한 협응된 움직임으로 부드럽게 나아간다.

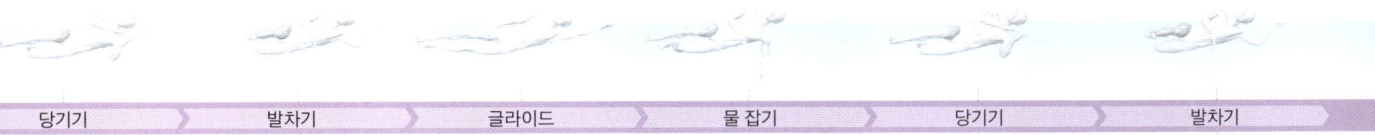

| 당기기 | 발차기 | 글라이드 | 물 잡기 | 당기기 | 발차기 |

근력 운동

근력 단련은 부상 위험을 줄여 줄 뿐만 아니라 수영 실력을 높이는 데도 효과적이다. 이 장에서는 수영에 특히 많이 동원되는 근육을 중심으로, 수영의 반복 동작과 점차 강해지는 훈련 강도를 버텨낼 수 있는 추진력과 지구력을 키우는 데 도움이 되는 운동을 담았다. 운동 루틴을 어떻게 구성하고 각 동작을 어떤 방식으로 수행해야 하는지 단계별로 설명하며 난이도를 조절하거나 강도를 더 높일 수 있는 응용 동작도 함께 제시한다. 초심자부터 숙련자까지 누구나 안전하게 운동할 수 있도록 동작마다 꼭 기억해야 할 포인트는 주의 상자에 담았다.

수영을 위한 근력 운동

근력 운동은 수영에서 추진력과 지구력을 강화하고, 전반적인 기량을 향상시키는 핵심 요소다. 척주와 골반 주변을 지지하는 중심근육의 안정성과 윗몸(상체)의 힘, 아랫몸(하체)의 폭발적 동작 능력에 중점을 둔 훈련으로 동작의 효율성과 속도 향상의 두 목표에 접근할 수 있다. 운동 루틴에 저항 운동, 플라이오메트릭 운동(점프나 폭발적인 동작으로 단시간에 최대 효과를 얻는 고강도 트레이닝. — 옮긴이), 전신 협응을 높이는 기능성 동작 운동을 고루 포함시키는 것이 좋다. 이러한 훈련 방식은 수영에 필요한 체력 요소를 종합적으로 끌어 올리는 데 효과적이다.

기본 동작과 응용 동작

수영을 위한 근력 운동으로는 다양한 근육군을 중점 단련하는 기본 웨이트 동작과 응용 동작이 포함된다. 턱걸이, 벤치 프레스, 스쿼트 같은 기본 운동은 전신의 추진력과 자세 안정성을 강화한다. 싱글암 로(single-arm row), 경사를 이용하는 인클라인 벤치 프레스(incline bench press), 스플릿 스쿼트(split squat)와 같은 응용 동작은 수영 동작에 필요한 기능적 근력을 높이고 근육 불균형을 바로잡는다. 이 두 유형을 함께 구성해 영법 효율과 수영 속도 향상에 필요한 종합적인 근력 발달을 도모한다.

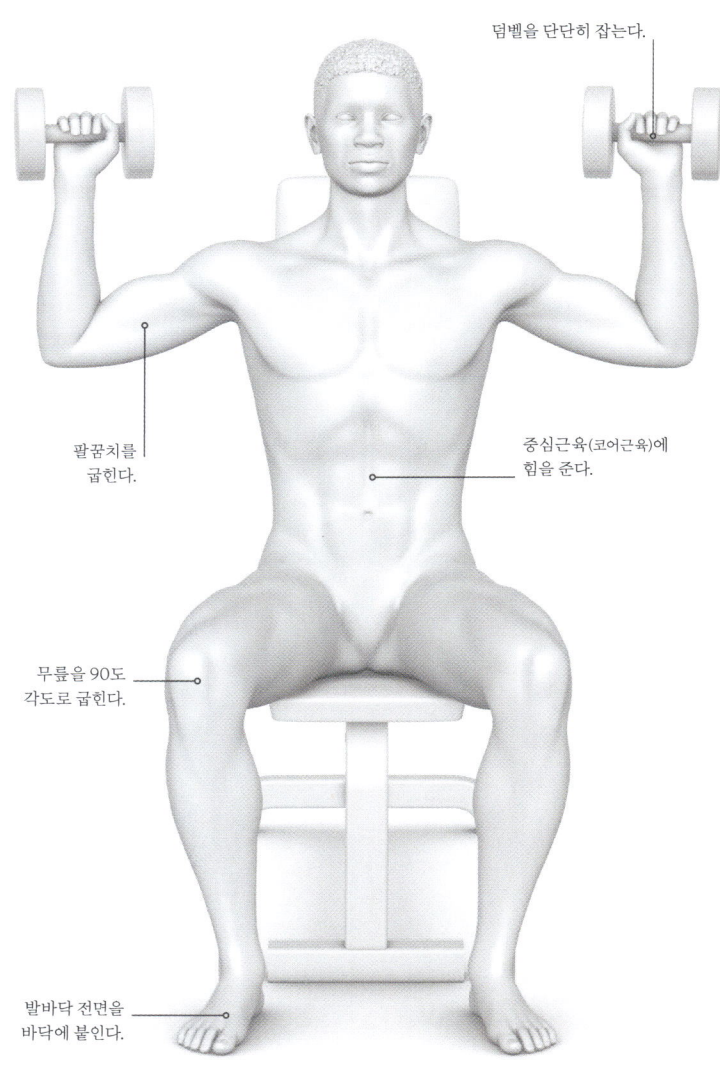

덤벨을 단단히 잡는다.

중심근육(코어근육)에 힘을 준다.

팔꿈치를 굽힌다.

무릎을 90도 각도로 굽힌다.

발바닥 전면을 바닥에 붙인다.

 주의 상자
이 책에서는 주의 상자를 통해 잠재적인 위험 요소를 알린다. 독자가 반드시 인지해야 할 중요한 경고나 지침을 눈에 띄게 제시해 사고나 실수를 예방하도록 돕는 장치다.

올바른 운동 수행
올바른 운동 수행에는 올바른 자세, 동작 제어, 적절한 무게 분산 등의 요소가 포함된다. 올바른 동작 방법과 자세 정렬, 호흡법에 집중해 운동 효과를 극대화하고 부상 위험을 최소화한다.

호흡의 중요성

운동에서 호흡은 근육에 산소를 공급해
에너지 생성을 지원하는 중요한
요소다. 올바른 호흡은 운동 수행
능력과 지구력, 집중력을 높인다. 또한
심박수를 조절하고 피로를 낮추고
어지럼증을 예방하는 데도 도움이 된다.
동작과 동기화된 호흡은 자세 안정성,
동작 제어 능력을 높여 운동 효과를
높이며 부상 위험을 낮춘다.

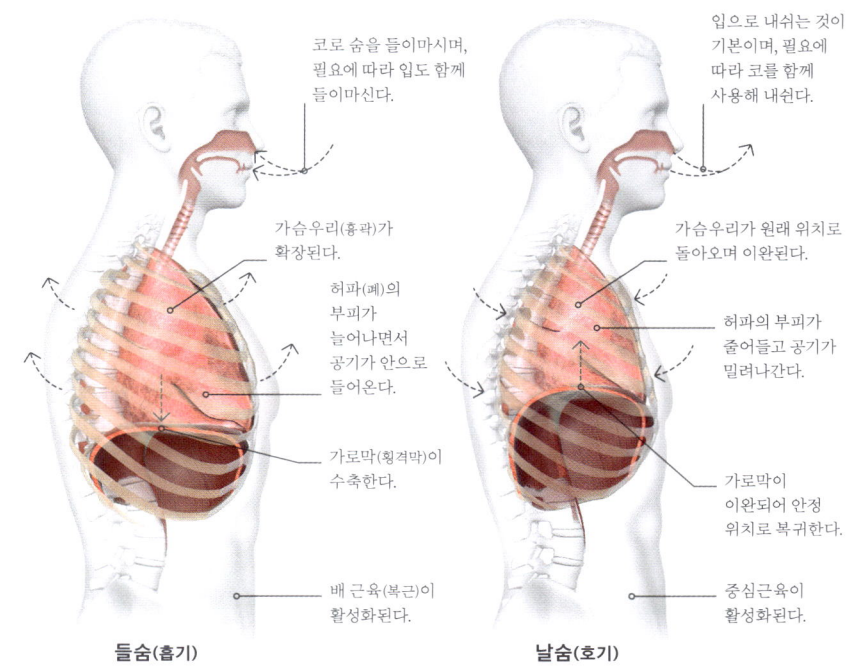

코로 숨을 들이마시며,
필요에 따라 입도 함께
들이마신다.

가슴우리(흉곽)가
확장된다.

허파(폐)의
부피가
늘어나면서
공기가 안으로
들어온다.

가로막(횡격막)이
수축한다.

배 근육(복근)이
활성화된다.

들숨(흡기)

입으로 내쉬는 것이
기본이며, 필요에
따라 코를 함께
사용해 내쉰다.

가슴우리가 원래 위치로
돌아오며 이완된다.

허파의 부피가
줄어들고 공기가
밀려나간다.

가로막이
이완되어 안정
위치로 복귀한다.

중심근육이
활성화된다.

날숨(호기)

장비

합리적인 가격의 다기능 운동 기구가 다양하게 출시되면서 집에서 운동하는 일이 그 어느
때보다 쉬워졌다. 아래 소개하는 모든 기구를 다 갖출 필요는 없지만, 몇 가지만 잘 활용해도
집에서 충분한 운동 루틴을 소화할 수 있다.

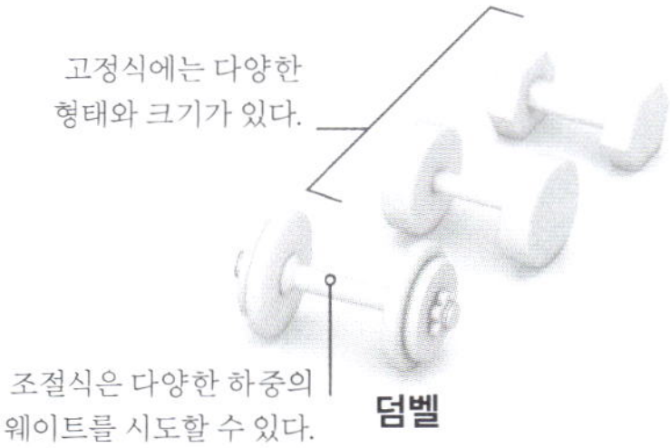

손잡이가 있는
저항 밴드가
사용하기 용이하다.

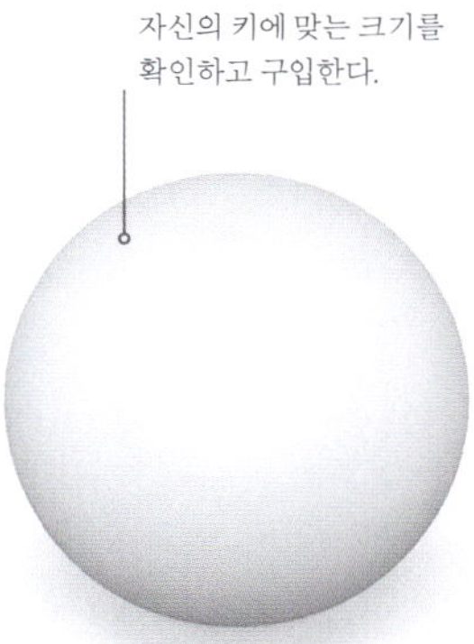

자신의 키에 맞는 크기를
확인하고 구입한다.

고정식에는 다양한
형태와 크기가 있다.

저항 밴드는 다양한
색상으로 저항 수준을
구분하며(어두울수록 무겁다.)
보통 세트로 구성된다.

조절식은 다양한 하중의
웨이트를 시도할 수 있다.

덤벨

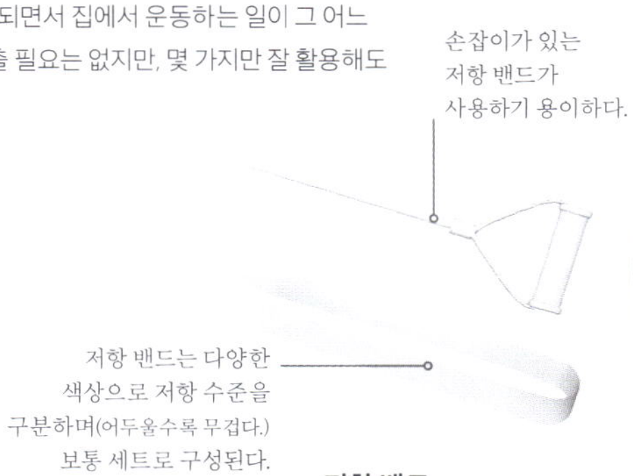

저항 밴드

짐볼(운동용 공)

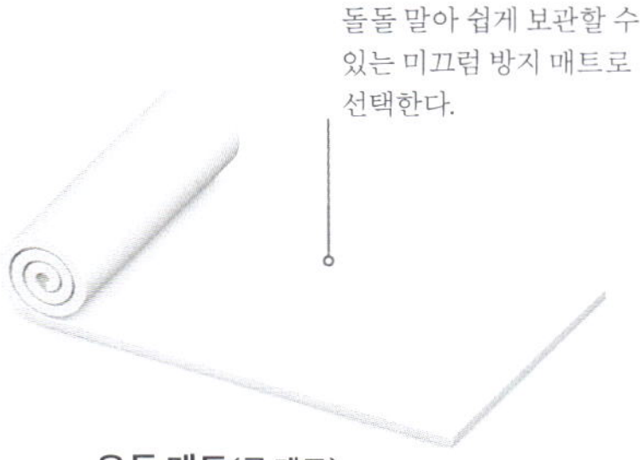

돌돌 말아 쉽게 보관할 수
있는 미끄럼 방지 매트로
선택한다.

인클라인 벤치 프레스를
수행할 수 있는 조절식
벤치도 있다.

벽이나 천장 고정형부터 문틀에
끼우는 길이 조절형까지 다양한
형태가 있다.

운동 매트(롤 매트)

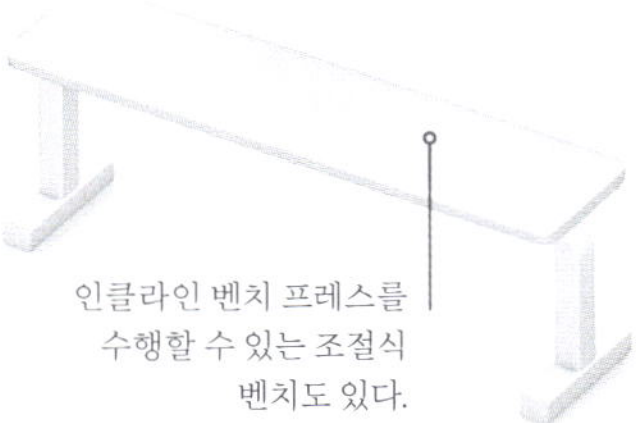

기본 벤치

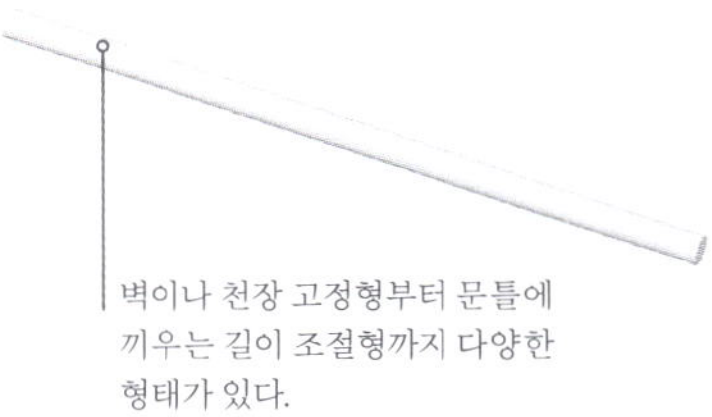

철봉

중량 선택

근력 훈련 프로그램을 처음 시작한다면 안전한 사용법부터 배운다. 운동 효과와 안전을 위해서는 자신의 신체 조건에 맞는 저항 강도를 선택하는 것이 무엇보다 중요하다. 어떤 기구든 처음에는 무리 없이 다룰 수 있는 가벼운 저항으로 시작해 자신의 체력 수준과 반복 가능 횟수를 기준으로 중량을 점차 늘려 간다.

기구

근력 운동 기구는 크게 두 유형으로 나뉜다. 핀을 이용해 중량을 선택하는 '핀 조절식(selectorized)'과 '원판 장착식(plate-loaded)'으로, 바벨에 사용하는 것과 유사한 원판을 기구의 고정 지점에 직접 끼워 사용하는 방식이다. 대근육(아랫몸(하체), 가슴, 등 근육) 단련 기구가 등 소근육(팔, 어깨, 장딴지 근육) 단련 기구에 비해 더 무거운 중량으로 구성된다. 자신에게 적합한 중량을 잘 모르면, 핀 조절식 기구에서 가장 경량에 해당하는 첫 번째 슬롯에 핀을 꽂아 시험 삼아 1회 수행해 보는 방법을 권한다.

프리웨이트

수영을 위한 프리웨이트 근력 운동에는 바벨과 덤벨이 사용된다. 표준 바벨은 중량 20킬로그램, 지름 28.6밀리미터에 길이 2.15미터 규격이지만, 더 짧은 길이도 있다. 바벨을 장착할 때는 원판을 봉에 끼우고 클립이나 고리로 단단히 고정한다. 덤벨에는 중량이 표시되며, 대부분 같은 무게의 한 쌍으로 구성된다. 처음에는 정해진 반복 횟수를 무리 없이 수행할 수 있는 중량으로 시작한다. 바벨을 처음 사용하는 경우, 원판 없이 봉만으로 시작해 2.25~4.5킬로그램씩 천천히 중량을 늘려 간다.

기구 운동

헬스장에서 기구를 사용할 때는 반드시 자신의 몸에 맞춰 조절해야 한다. 기구 사용이 처음이라면 트레이너에게 작동법과 자신에게 적합한 설정법을 배우고 시작하는 것이 좋다. 일반적으로 사용자가 조절해야 하는 것은 좌석 패드, 등받이 패드, 허벅지 패드 등이다. 기구의 회전축과 다리의 정렬이 잘 맞는지 확인하는 것도 중요하다. 첫 동작에서 조금이라도 불편함이 느껴진다면, 그 동작이 무리 없이 안정감 있게 느껴질 때까지 설정을 조정해야 한다.

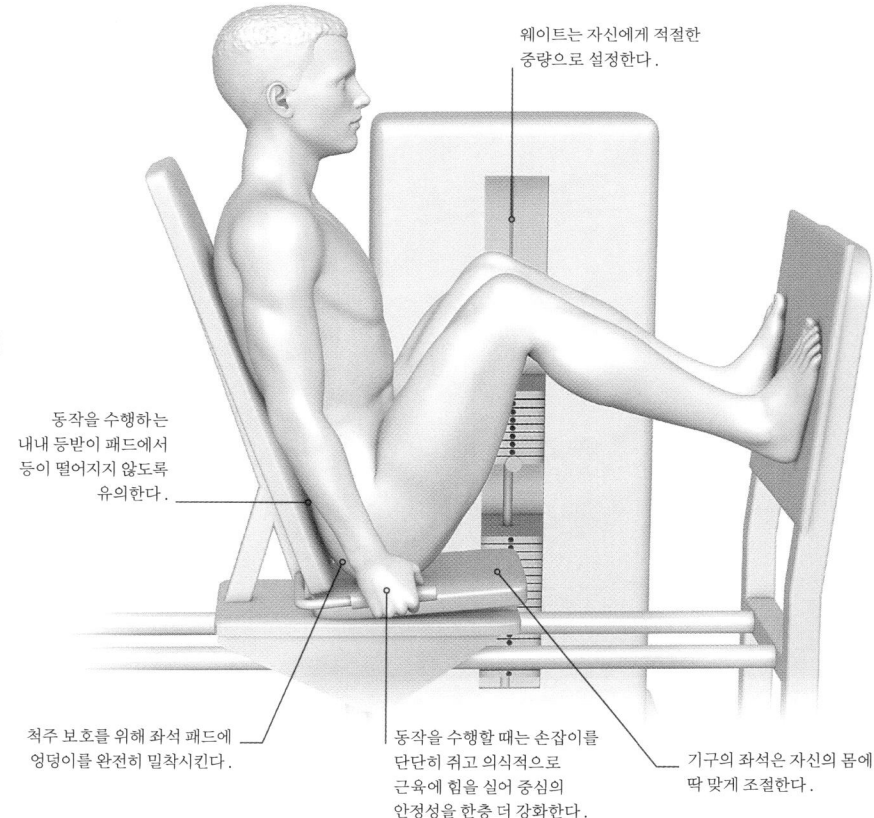

웨이트는 자신에게 적절한 중량으로 설정한다.

동작을 수행하는 내내 등받이 패드에서 등이 떨어지지 않도록 유의한다.

척주 보호를 위해 좌석 패드에 엉덩이를 완전히 밀착시킨다.

동작을 수행할 때는 손잡이를 단단히 쥐고 의식적으로 근육에 힘을 실어 중심의 안정성을 한층 더 강화한다.

기구의 좌석은 자신의 몸에 딱 맞게 조절한다.

안전한 웨이트 운동

근력 운동에서 가장 중요한 요소는 단연 안전이다. 수영 훈련도 예외는 아니다. 안전한 웨이트 운동이 되기 위해서는 헬스장에서든 집에서든 항상 주의를 집중해야 한다. 운동 중 집중력은 안전만이 아니라 운동 효율을 극대화하는 데도 중요하다. 웨이트 운동에서는 그립, 자세 정렬, 자신에게 맞는 중량 등의 요소를 점검한다.

그립

그립의 안정성을 높이고 손의 쓰라림을 줄이기 위해서는 봉을 올바르게 잡는 것이 중요하다. 언더핸드 그립(supinated, 회외), 중립 그립(neutral), 오버핸드 그립(pronated, 회내), 그리고 언더핸드와 중립의 중간 각도에 해당하는 세미언더핸드 그립(semi-supinated)이 있다. 각 그립은 사용 목적이 다르며, 운동 효과와 안전한 수행을 위해 적합한 그립 선택이 중요하다.

그립 너비와 유형

그립 너비와 손목 위치로 작용근과 운동 효과를 결정한다. 넓은 그립, 좁은 그립, 중립 그립은 각기 목표 근육군과 효과가 다르다. 그립 너비를 조절하는 것만으로도 전반적인 근력 향상에 도움이 된다.

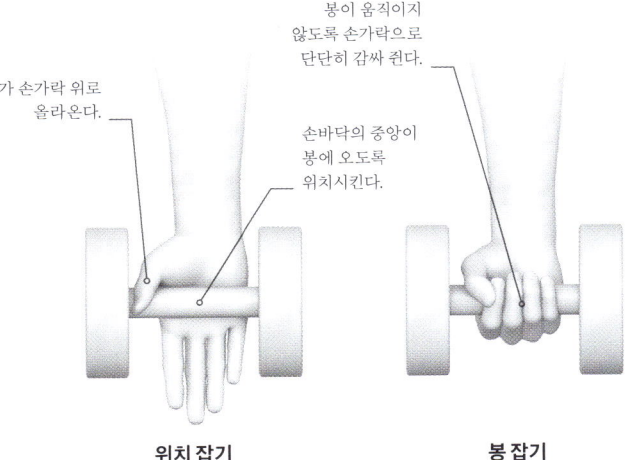

봉이 움직이지 않도록 손가락으로 단단히 감싸 쥔다.

손바닥의 중앙이 봉에 오도록 위치시킨다.

가 손가락 위로 올라온다.

위치 잡기

봉 잡기

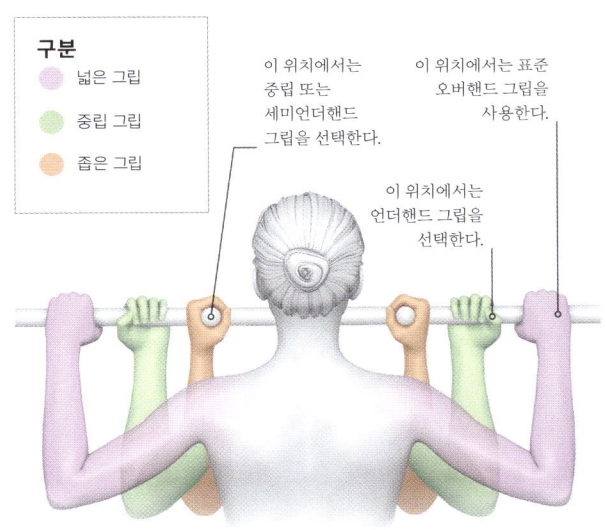

구분

- 넓은 그립
- 중립 그립
- 좁은 그립

이 위치에서는 중립 또는 세미언더핸드 그립을 선택한다.

이 위치에서는 표준 오버핸드 그립을 사용한다.

이 위치에서는 언더핸드 그립을 선택한다.

기록 및 변화 확인

매번 운동 후 기록으로 발전 과정을 점검하고 향상을 도모한다. 예를 들어 지난주에 사용한 중량을 확인하고, 너무 힘들다고 표시해 둔 것이 아니라면 그에 맞춰 무게를 조절할 수 있다. 수첩이든 표 형식이든 운동 앱이든 기록을 남기는 습관은 꾸준한 발전에 큰 도움이 된다. 오른쪽의 표는 우리가 운동하면서 추적해야 할 세부 항목이다.

운동 날짜				
운동 종목	반복 횟수와 세트 수	회차당 사용한 중량	휴식	한 줄 메모
레그 프레스	10회 반복 4세트	1세트 XX킬로그램	60초	다음 주까지 중량 XX킬로그램 높이기
숄더 프레스	10회 반복 4세트	1세트 XX킬로그램	60초	힘듦, 다음 주까지 같은 중량 유지

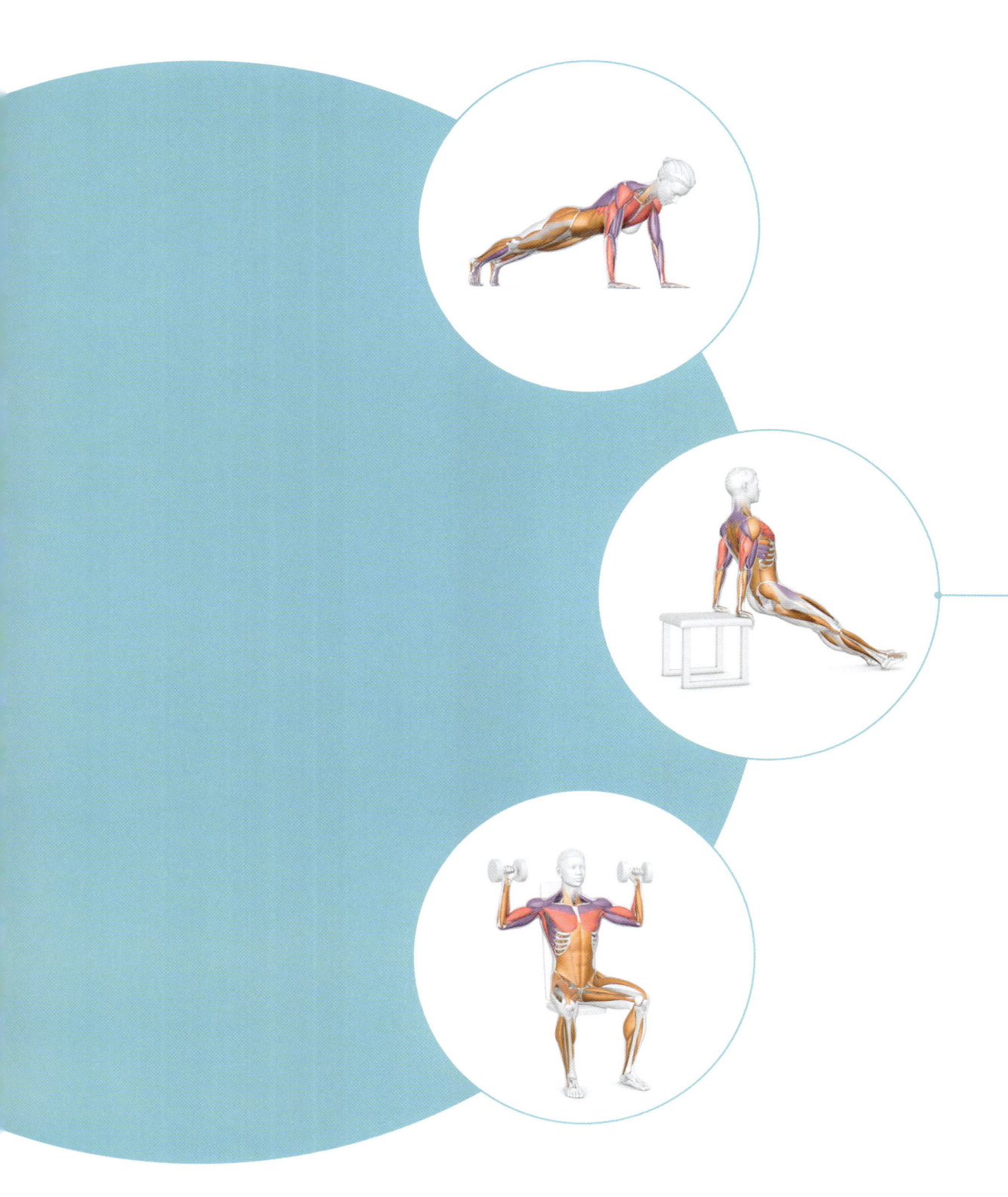

윗몸 운동

잘 다져진 강한 윗몸(상체) 근육, 즉 팔, 어깨, 등과 허리, 가슴은 효과적인 수영에 필수
요건이다. 수영에서는 동작 전반에 걸쳐 다리 근육과 함께 윗몸 근육을 지속적으로
사용하며, 이는 추진력과 영법 기술에 직접적인 영향을 미친다. 이 장에서는 수영에서
윗몸 근육의 효율적 활용을 돕는 강화 운동을 다룬다. 이 근력 운동을 통해서 윗몸 수영
동작의 힘과 기술을 향상시키고 물속에서 추진력을 높인다.

푸시 업
팔굽혀펴기
PUSH UP

수영 능력에 필수가 되는 주요 근육군을 강화한다. 여기에는 가슴근(흉근)과 어깨세모근, 다양한 영법에서 당기기 단계의 스트로크(팔 젓기) 효율을 향상시키는 팔 뒤쪽의 위팔세갈래근이 포함된다. 푸시 업은 배 근육(복근)과 더불어 겨드랑이 바로 밑 어깨뼈(견갑골) 근육인 앞톱니근(전거근)을 강화한다. 다리 근육은 전신의 균형과 안정성을 담당한다.

전신의 근육을 사용하는 푸시 업은 올바른 자세와 정확한 동작 제어가 무엇보다 중요하다. 팔을 굽혀 내려갈 때 바닥으로 갑자기 떨어지지 않도록 힘을 제어해야 하며, 동작 전 과정에서 복부에 힘을 유지하는 것이 핵심이다. 운동이 익숙하지 않은 초보자라면 한 세트에 5~6회씩, 총 4세트로 시작한다.

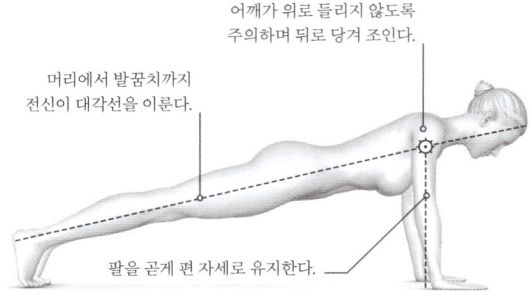

어깨가 위로 들리지 않도록 주의하며 뒤로 당겨 조인다.

머리에서 발꿈치까지 전신이 대각선을 이룬다.

팔을 곧게 편 자세로 유지한다.

준비 단계
골반을 낮추고 목은 중립 자세로 둔다. 손바닥을 어깨너비보다 넓게 짚어 하이 플랭크 자세를 취한다. 어깨는 으쓱하지 말고, 어깨뼈를 아래 뒤로 당긴다는 점을 명심한다. 중심근육(코어근육)에 힘을 주어 몸통을 곧게 유지한다. 발가락은 가슴 쪽으로 당기고 발꿈치는 뒤로 밀어낸다.

> **⚠ 주의 사항**
>
> 푸시 업을 하는 동안에는 배 근육에 힘을 유지해 배꼽을 척주 쪽으로 당긴다. 그래야만 척주 중립이 무너져 허리와 관절에 압박이 가해지는 것을 막을 수 있다.

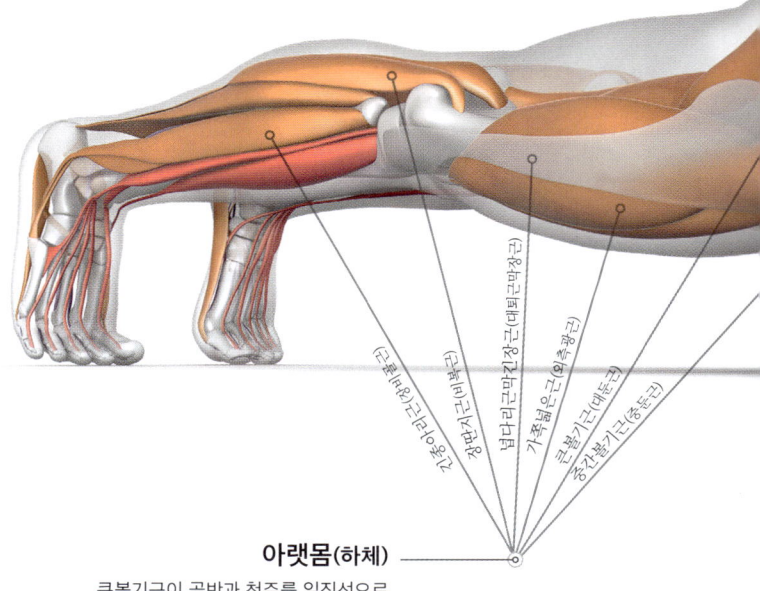

아랫몸(하체)
큰볼기근이 골반과 척주를 일직선으로 유지해 아랫몸이 무너지지 않게 한다. 넙다리곧은근(대퇴직근)은 움직임이나 길이 변화 없이 수축하는 등척성 유지 근육이다.

발바닥근육(발바닥근)
종아리근(종아리근)
넙다리뒤근육(대퇴사두근)
가쪽넓은근(외측광근)
큰볼기근(대둔근)
중간볼기근(중둔근)

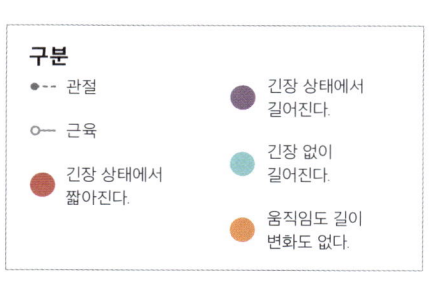

구분
- ●--- 관절
- ○— 근육
- 🔴 긴장 상태에서 짧아진다.
- 🟣 긴장 상태에서 길어진다.
- 🟢 긴장 없이 길어진다.
- 🟠 움직임도 길이 변화도 없다.

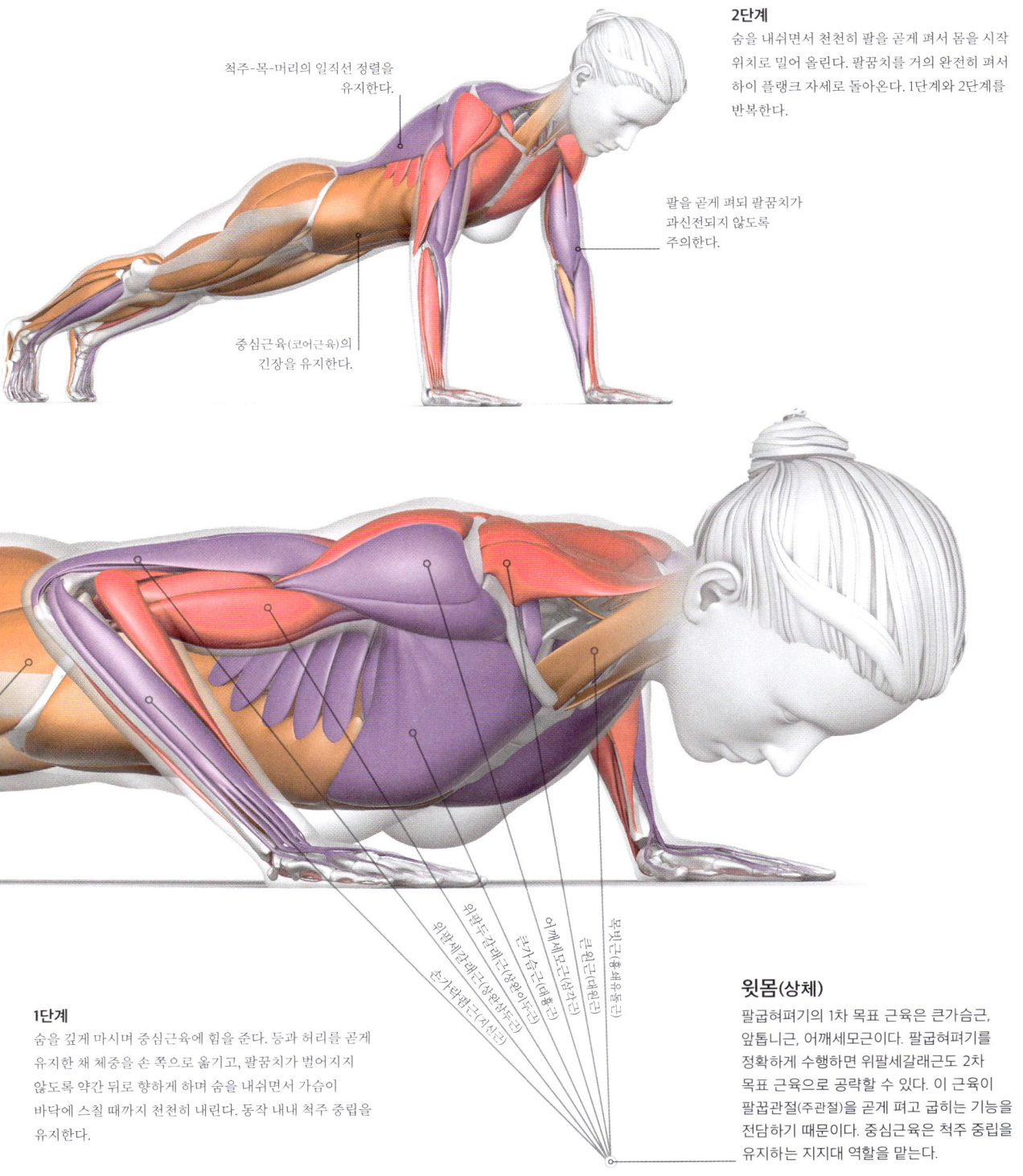

척주-목-머리의 일직선 정렬을
유지한다.

2단계
숨을 내쉬면서 천천히 팔을 곧게 펴서 몸을 시작
위치로 밀어 올린다. 팔꿈치를 거의 완전히 펴서
하이 플랭크 자세로 돌아온다. 1단계와 2단계를
반복한다.

팔을 곧게 펴되 팔꿈치가
과신전되지 않도록
주의한다.

중심근육(코어근육)의
긴장을 유지한다.

위팔두갈래근(상완이두근)
위팔세갈래근(상완삼두근)
손가락폄근(지신근)
어깨세모근(삼각근)
큰가슴근(대흉근)
큰원근(대원근)
넓은등근(광배근)

1단계
숨을 깊게 마시며 중심근육에 힘을 준다. 등과 허리를 곧게
유지한 채 체중을 손 쪽으로 옮기고, 팔꿈치가 벌어지지
않도록 약간 뒤로 향하게 하며 숨을 내쉬면서 가슴이
바닥에 스칠 때까지 천천히 내린다. 동작 내내 척주 중립을
유지한다.

윗몸(상체)
팔굽혀펴기의 1차 목표 근육은 큰가슴근,
앞톱니근, 어깨세모근이다. 팔굽혀펴기를
정확하게 수행하면 위팔세갈래근도 2차
목표 근육으로 공략할 수 있다. 이 근육이
팔꿈관절(주관절)을 곧게 펴고 굽히는 기능을
전담하기 때문이다. 중심근육은 척주 중립을
유지하는 지지대 역할을 맡는다.

» 응용 동작

팔굽혀펴기는 다양한 응용이 가능한 운동으로, 특정 근육군을 목표로 고립시켜 단련하는 데 이용할 수 있다. 여기에서는 위팔세갈래근, 가슴근, 어깨 근육을 집중 공략하는 응용 동작으로 골랐다.

트라이셉스 푸시 업 TRICEPS PUSH UP

트라이셉스 푸시 업은 전신의 근육군을 사용하면서 특히 위팔세갈래근을 고립적으로 단련하는 복합 운동으로, 손과 팔 위치와 팔의 움직임 경로를 수정한 변형 동작이다.

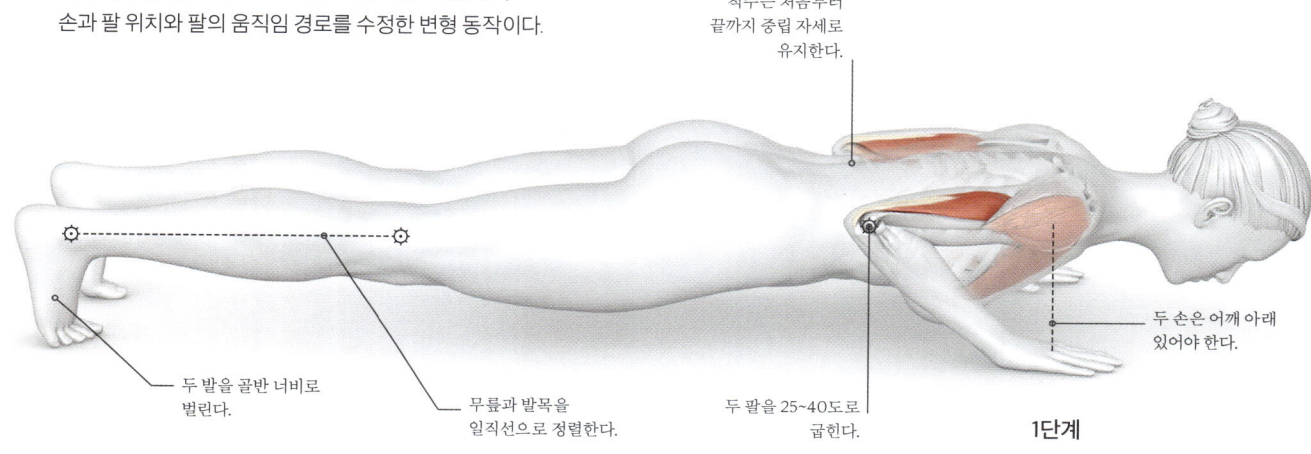

척주는 처음부터 끝까지 중립 자세로 유지한다.

두 손은 어깨 아래 있어야 한다.

두 발을 골반 너비로 벌린다.

무릎과 발목을 일직선으로 정렬한다.

두 팔을 25~40도로 굽힌다.

1단계

준비 단계

손을 어깨 바로 아래 놓고, 목과 척주는 중립 자세, 두 발은 골반 너비로 벌린 하이 플랭크(74~75쪽 참고) 자세로 시작한다.

1단계

중심근육(코어근육)에 힘을 주고 숨을 들이마시면서 팔꿈치를 굽히고 두 팔을 가슴우리 쪽으로 붙이면서 몸을 바닥 쪽으로 내린다.

2단계

숨을 내쉬면서 팔꿈치를 펴서 몸을 처음의 하이 플랭크 위치까지 들어 올린다. 1단계, 2단계를 반복한다.

어깨뼈(견갑골)

위팔세갈래근 긴갈래 (상완삼두근 장두)

위팔세갈래근 가쪽갈래 (상완삼두근 외측두)

팔꿉치근(주근)

얕은 근육

뒤에서 본 모습

위팔뼈(상완골)

위팔세갈래근 안쪽갈래 (상완삼두근 내측두)

자뼈(척골, 뒤아래팔뼈)

깊은 근육

세갈래근 들여다보기

팔 뒤쪽에 위치한 큰 근육 세갈래근(삼두근)은 위팔세갈래근이라고도 부른다. 팔꿈치의 위팔뼈에 붙어 있는 가쪽갈래와 안쪽갈래, 그리고 어깨뼈에 붙어 있는 긴갈래, 이렇게 세 부분으로 구성된다. 세갈래근 운동 중에는 세 갈래를 한꺼번에 단련하는 동작이 있고, 하나나 두 갈래만 단련하는 동작이 있다. 갈래와 뼈의 구조를 이해한다면 어떤 운동이 세갈래근 단련 효과가 좋은지 알 수 있다.

사이드투사이드 푸시 업 SIDE-TO-SIDE PUSH UP

이 고난도 응용 동작은 양팔을 번갈아 사용하면서 한쪽 팔로 전신을 지탱한다.
처음부터 끝까지 전신에 긴장을 유지하고 정확하게 제어하는 것이 중요하다.
큰가슴근(대흉근)을 중점적으로 단련하며, 복부 근육은 자세 유지에 기여하는
안정근이다.

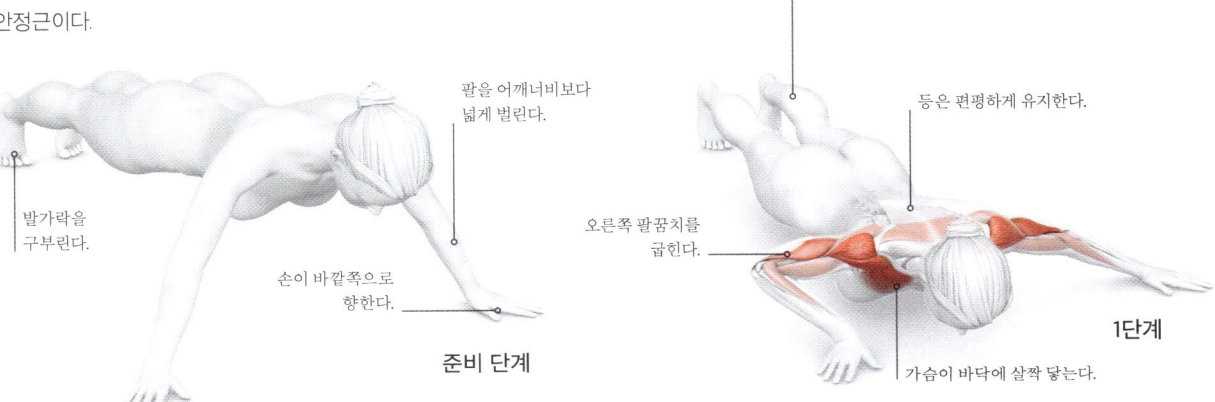

발가락을
구부린다.

팔을 어깨너비보다
넓게 벌린다.

손이 바깥쪽으로
향한다.

준비 단계

동작 처음부터 끝까지
다리 힘을 강하게 유지한다.

등은 편평하게 유지한다.

오른쪽 팔꿈치를
굽힌다.

가슴이 바닥에 살짝 닿는다.

1단계

준비 단계
하이 플랭크 자세에서 두 팔을 어깨너비보다 넓게
벌리고 손끝을 바깥으로 향하게 짚고 시작한다.
전신은 일직선으로 정렬한다.

1단계
오른쪽 팔꿈치를 굽혀 몸을 오른쪽으로 낮추고, 왼팔은
펴서 체중을 지지하며 왼쪽으로 벌어진다. 가슴이
바닥에 닿으면 바로 시작 자세로 돌아온다.

2단계
왼팔을 굽혀 몸을 왼쪽으로 낮추고, 오른팔은
펴서 체중을 지지하며 오른쪽으로 벌어진다.
가슴이 바닥에 닿으면 시작 자세로 돌아온 뒤
동작 팔을 왼팔로 바꿔 1단계를 반복한다.

다이아몬드 푸시 업 DIAMOND PUSH UP

두 손으로 다이아몬드 모양을 만들며 수행하는 동작으로, 이름도 여기에서
유래했다. 체중이 집중되는 위팔세갈래근을 중점적으로 단련한다.

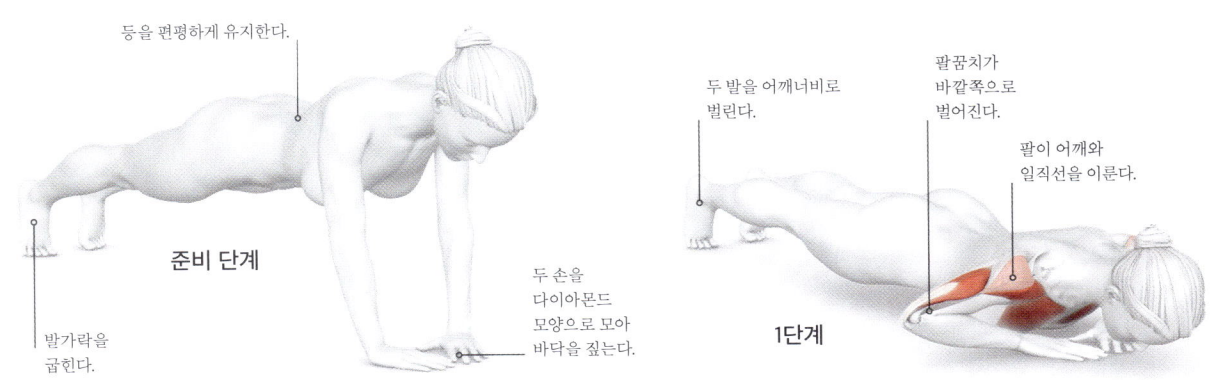

등을 편평하게 유지한다.

준비 단계

발가락을
굽힌다.

두 손을
다이아몬드
모양으로 모아
바닥을 짚는다.

두 발을 어깨너비로
벌린다.

팔꿈치가
바깥쪽으로
벌어진다.

팔이 어깨와
일직선을 이룬다.

1단계

준비 단계
골반을 힘주어 말고 머리와 목을 중립으로 정렬해
하이 플랭크 자세로 시작한다. 손을 가슴 아래에서
다이아몬드 모양으로 모은다.

1단계
중심근육에 힘을 주고 팔꿈치를 서서히 굽히며
양옆으로 벌려 어깨와 나란하게 만든다. 가슴이
다이아몬드 위치까지 내려가도록 몸을 낮춘다.

2단계
몸을 낮춘 상태에서 2초간 정지했다가 숨을
내쉬면서 팔을 펴 시작 위치로 돌아온다. 동작
끝까지 다이아몬드 모양을 유지한다. 1단계, 2단계를
반복한다.

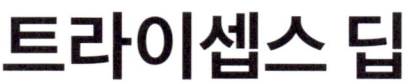

트라이셉스 딥

TRICEPS DIP

윗몸 근육 중에서도 팔 뒤쪽의 위팔세갈래근을 중점 강화한다. 이 근육은 강하고
정확한 스트로크(팔 젓기)에서 핵심적이며, 당기기 단계에서 특히 중요하다. 또한
위팔세갈래근의 힘은 물속에서 반복적인 팔 동작을 안정적으로 지속할 수 있게 하는
근지구력의 핵심이다.

팔의 안정성과 근력을 함께 향상시키는 이 운동은, 물속에서 팔을 더 길고
효과적으로 뻗게 해 준다. 이 능력은 경기 수영에서 속도를 내고
스트로크 효율을 높이는 데 핵심적인 요소다. 운동의 강도를
낮추고 싶다면, 바닥에서 수행하는 응용 동작(오른쪽)으로
시작한다.

 주의 사항
자칫 자세가 잘못되면 어깨를 다칠 수 있다.
이를 피하려면, 팔굽히기 단계에서 무리해
깊이 내려가지 않도록 주의한다.

시선을 정면에 고정한다.

윗몸이 흔들리지 않도록 힘을
주어 안정시킨다.

배 근육을 수축시켜
균형을 유지한다.

다리는 곧게 뻗고 힘을
유지한다.

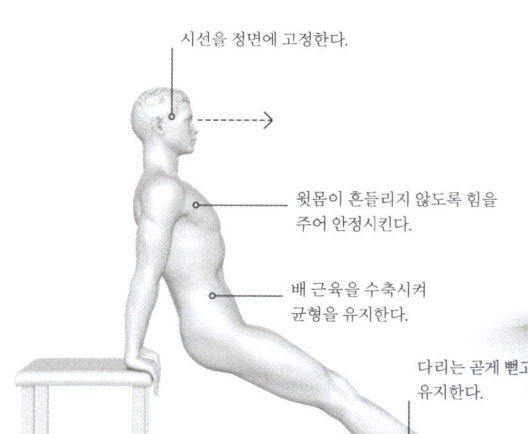

준비 단계
의자 끝에 걸터앉아 손가락이 아래로 향하도록 손으로 의자
가장자리를 잡는다. 다리는 앞으로 곧게 뻗고, 손바닥으로
지탱하면서 몸을 밀어 올린다. 이때, 엉덩이가 의자에서 살짝 떨어질
정도로 몸을 앞으로 내민다.

1단계
팔꿈치를 몸통에 붙인 상태로 약 90도까지 굽히며 몸을
내린다. 허리를 곧게 편 채 등이 의자에 닿을락 말락 하게
수직으로 내려간다.

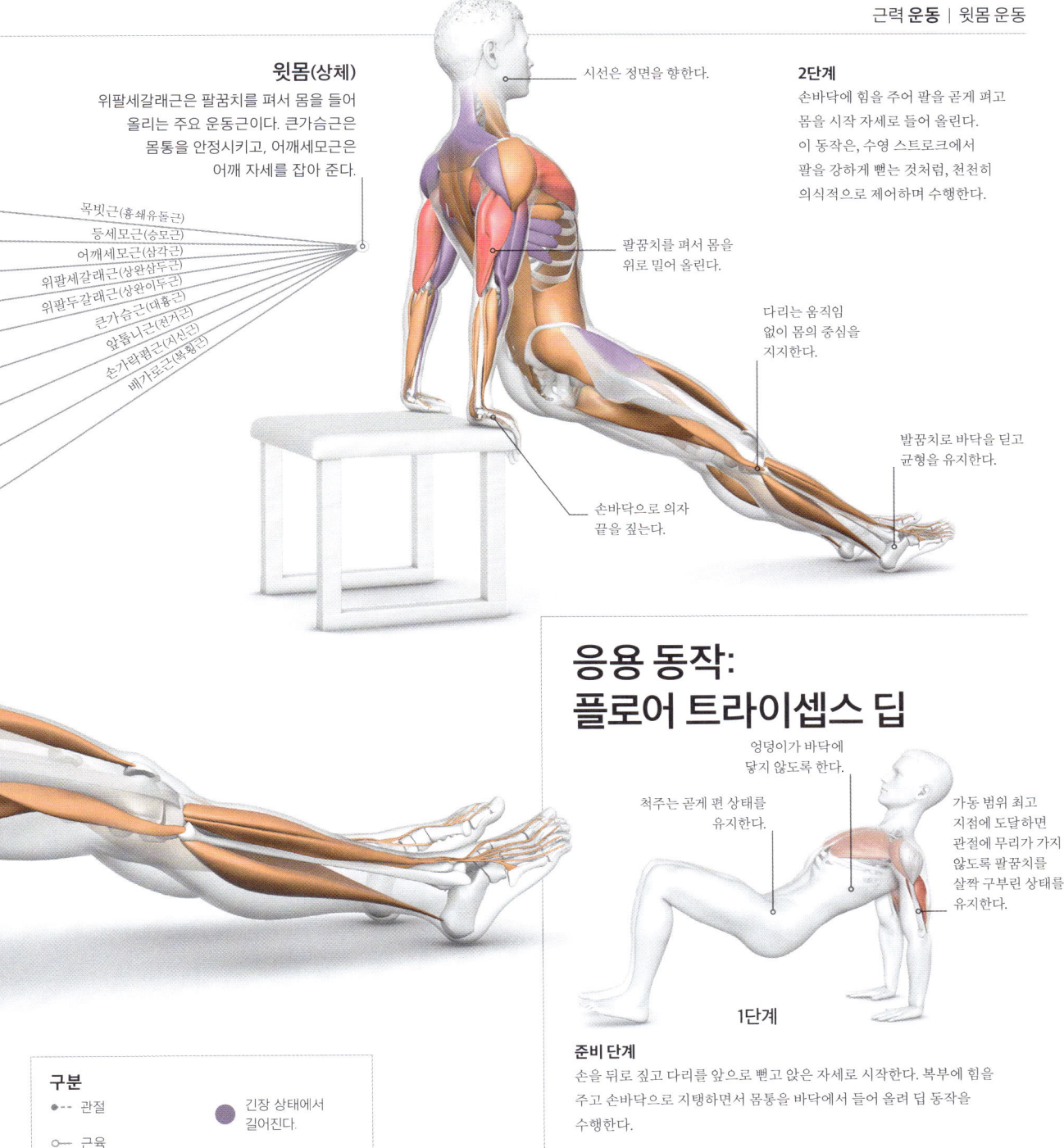

윗몸(상체)

위팔세갈래근은 팔꿈치를 펴서 몸을 들어 올리는 주요 운동근이다. 큰가슴근은 몸통을 안정시키고, 어깨세모근은 어깨 자세를 잡아 준다.

- 목빗근(흉쇄유돌근)
- 등세모근(승모근)
- 어깨세모근(삼각근)
- 위팔세갈래근(상완삼두근)
- 위팔두갈래근(상완이두근)
- 큰가슴근(대흉근)
- 앞톱니근(전거근)
- 손가락폄근(지신근)
- 배가로근(복횡근)

시선은 정면을 향한다.

팔꿈치를 펴서 몸을 위로 밀어 올린다.

손바닥으로 의자 끝을 짚는다.

2단계

손바닥에 힘을 주어 팔을 곧게 펴고 몸을 시작 자세로 들어 올린다. 이 동작은, 수영 스트로크에서 팔을 강하게 뻗는 것처럼, 천천히 의식적으로 제어하며 수행한다.

다리는 움직임 없이 몸의 중심을 지지한다.

발꿈치로 바닥을 딛고 균형을 유지한다.

응용 동작: 플로어 트라이셉스 딥

엉덩이가 바닥에 닿지 않도록 한다.

척주는 곧게 편 상태를 유지한다.

가동 범위 최고 지점에 도달하면 관절에 무리가 가지 않도록 팔꿈치를 살짝 구부린 상태를 유지한다.

1단계

준비 단계

손을 뒤로 짚고 다리를 앞으로 뻗고 앉은 자세로 시작한다. 복부에 힘을 주고 손바닥으로 지탱하면서 몸통을 바닥에서 들어 올려 딥 동작을 수행한다.

1단계/2단계

팔을 곧게 펴 몸을 밀어 올리고 팔꿈치를 굽혀 엉덩이를 천천히 바닥 쪽으로 내린다. 위팔세갈래근에 힘을 주어 체중을 지탱하면서 다음 밀어 올림 동작을 준비한다.

구분

- ●--- 관절
- ○— 근육
- ● 긴장 상태에서 짧아진다.
- ● 긴장 상태에서 길어진다.
- ● 긴장 없이 길어진다.
- ● 움직임도 길이 변화도 없다.

트라이셉스 푸시다운

TRICEPS PUSHDOWN

강하고 정확한 스트로크를 위해서는 위팔근(상완근) 강화 훈련이 필수적이다.
이 운동은 팔을 곧게 뻗는 힘과 근지구력을 길러 스트로크를 오래 유지하는 데
효과적이다.

트라이셉스 푸시다운은 위팔근의 근력과 근육의 지속 능력, 즉 근지구력을 함께
길러 정확하고 강한 반복 동작으로 물살을 헤쳐나갈 수 있게 도와준다. 물속
저항을 줄이고 스트로크 효율을 높이는 중요한 훈련으로, 다양한 영법에서 속도
향상으로 이어진다.

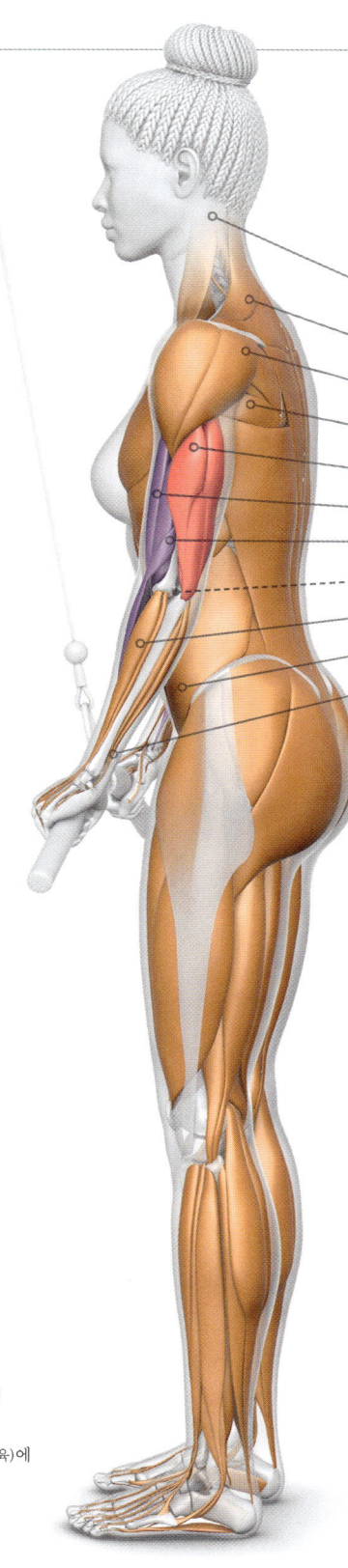

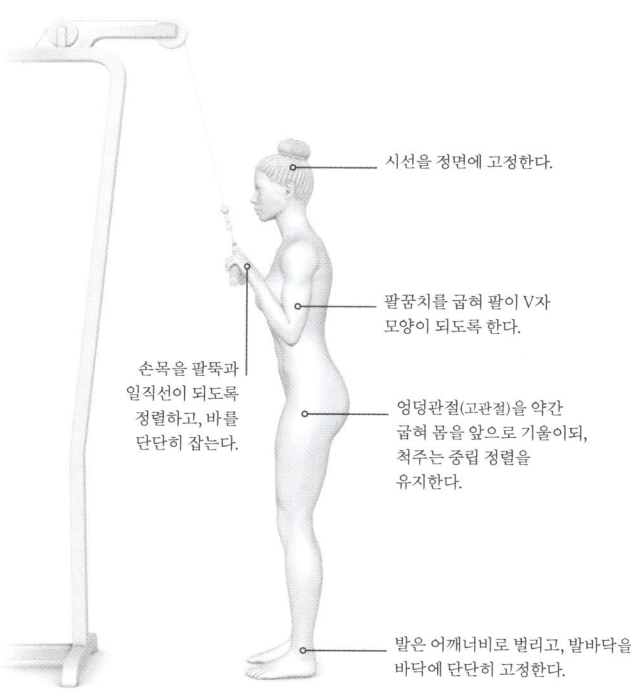

시선을 정면에 고정한다.

팔꿈치를 굽혀 팔이 V자
모양이 되도록 한다.

손목을 팔뚝과
일직선이 되도록
정렬하고, 바를
단단히 잡는다.

엉덩관절(고관절)을 약간
굽혀 몸을 앞으로 기울이되,
척주는 중립 정렬을
유지한다.

발은 어깨너비로 벌리고, 발바닥을
바닥에 단단히 고정한다.

구분

- ●-- 관절
- ○— 근육
- ● 긴장 상태에서 짧아진다.
- ● 긴장 상태에서 길어진다.
- ● 긴장 없이 길어진다.
- ● 움직임도 길이 변화도 없다.

준비 단계
자신에게 적합한 중량으로 설정하고, 케이블 머신의
높은 도르래에 부착된 직선 또는 곡선 바 앞에 선다. 손을
어깨너비로 벌려 오버핸드 그립으로 바를 잡는다. 몸을
앞으로 약간 숙이고, 팔꿈치를 몸통에 붙인다.

1단계
숨을 내쉬고 바를 아래로 밀어 팔을 완전히
뻗는다. 팔꿈치는 몸통에 붙인 채로
아래팔(전완)만 움직인다. 중심근육(코어근육)에
힘을 주어 전신의 안정성을 유지한다.

> **주의 사항**
> 팔꿈치 관절에 부담이 가지 않는 정확한 자세가 중요하다. 팔꿈치를 뻣뻣하게 펴는 과신전이나 동작 최상단에서 팔이 뒤로 과도하게 젖혀지는 것을 피해야 한다.

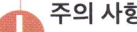

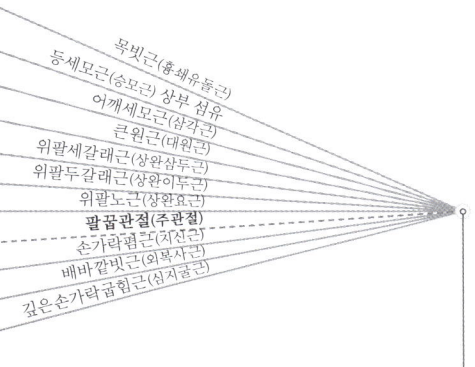

목빗근(흉쇄유돌근)
등세모근(승모근) 상부 섬유
어깨세모근(삼각근)
큰원근(대원근)
위팔세갈래근(상완삼두근)
위팔두갈래근(상완이두근)
위팔노근(상완요근)
팔꿉관절(주관절)
손가락폄근(지신근)
배바깥빗근(외복사근)
깊은손가락굽힘근(심지굴근)
어깨뼈(견갑골)를 살짝 뒤로 모으며 자세를 안정시킨다.
팔꿈치를 옆구리에 붙인 채로 올라가는 바의 속도를 힘으로 제어한다.
엉덩관절을 접어 골반을 약간 앞으로 기울인다.
다리에 힘을 주되, 긴장으로 뻣뻣해지지 않도록 한다.
동작 내내 다리를 어깨너비로 유지한다.

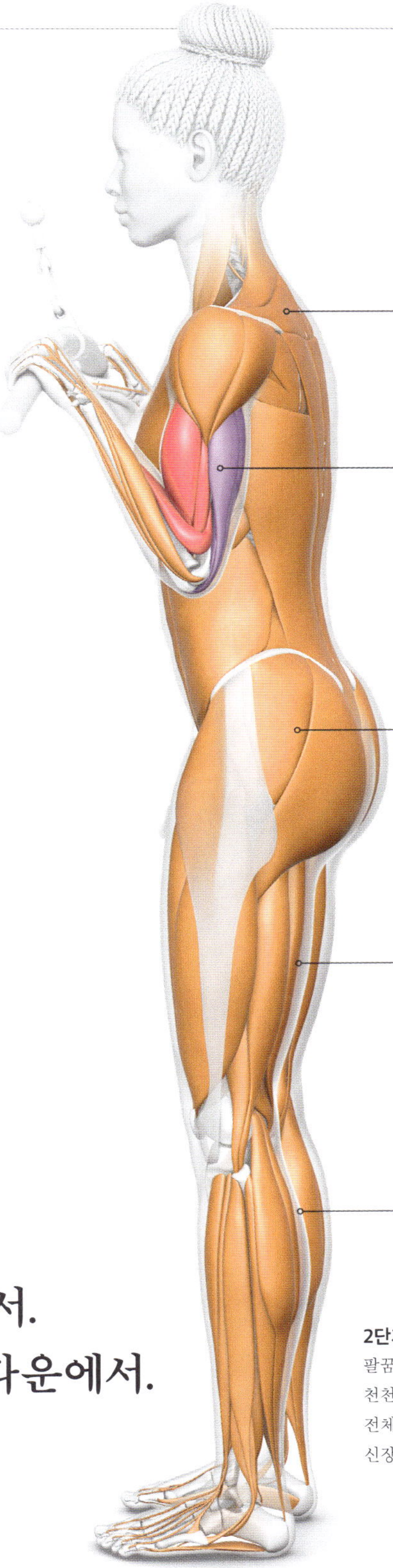

윗몸(상체)

트라이셉스 푸시다운에서는 위팔근, 특히 위팔세갈래근이 팔꿈치를 펴는 동작에 관여한다. 등 근육은 몸의 전체적인 안정성을 지지하고, 어깨 근육은 양팔의 위치와 정렬을 안정적으로 유지하는 데 기여한다.

“ ”

강한 스트로크는 강한 팔에서.
강한 팔은 트라이셉스 푸시다운에서.

2단계

팔꿈치를 몸통 가까이 붙인 채 동작을 제어하며 천천히 시작 위치로 돌아온다. 위팔세갈래근의 전체 근육을 사용해 팔을 구부리는 과정에서 신장성 수축이 일어난다.

덤벨 벤치 프레스
DUMBBELL BENCH PRESS

덤벨 벤치 프레스는 수영 스트로크 당기기 단계에서 중요한
가슴근(흉근)과 위팔세갈래근(상완삼두근)을 강화하는 운동이다. 바벨
대신 덤벨을 사용하면, 아래팔(전완)의 가동 범위가 더 넓어져 수영
동작에 더 가까운 팔 움직임을 구현할 수 있다.

벤치에 누워서 등과 허리를 밀착시킨다. 엄지가 손가락을 덮는
오버핸드 그립으로 웨이트를 들어 올린다. 웨이트를 올리고 내리는
동작은 중량에 저항하면서 천천히 수행하며, 동작 중 윗몸과 다리가
움직이거나 흔들리지 않도록 힘을 유지해야 한다. 8~10회 반복
4세트로 시작한다.

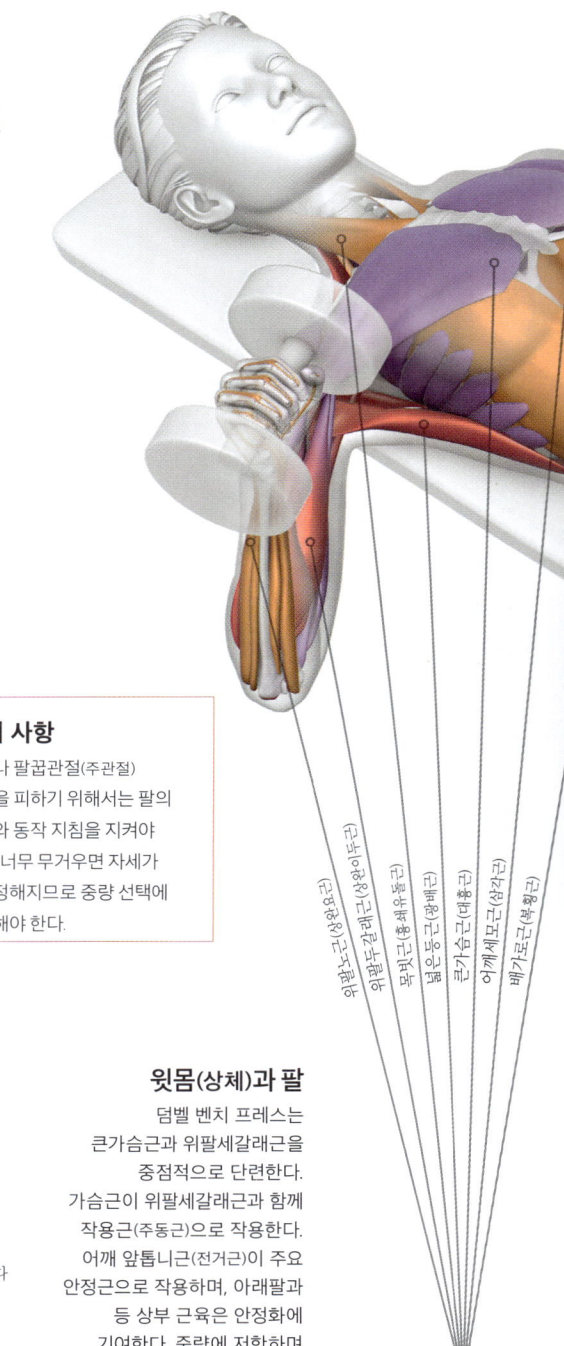

머리와 목을 중립
정렬로 유지한다.

손목이 꺾이지 않도록
주의한다.

양팔을 곧게 펴
어깨에서 손목까지
일직선을 이룬다.

! 주의 사항
어깨나 팔꿉관절(주관절)
부상을 피하기 위해서는 팔의
자세와 동작 지침을 지켜야
한다. 너무 무거우면 자세가
불안정해지므로 중량 선택에
신중해야 한다.

아래팔근육(전완근)
위팔두갈래근(상완이두근)
목빗근(흉쇄유돌근)
배곧은근(복직근)
큰가슴근(대흉근)
어깨세모근(삼각근)
배가로근(복횡근)

준비 단계
벤치에 엉덩이를 완전히 밀착시키고 눕는다. 발도 바닥에 단단히
고정한다. 덤벨을 오버핸드 그립으로 잡아 허벅지 위에 올린 다음
수직으로 들어 올려 어깨-팔뚝-손목을 일직선으로 정렬한다.

발을 골반 너비보다
넓게 놓는다.

윗몸(상체)과 팔
덤벨 벤치 프레스는
큰가슴근과 위팔세갈래근을
중점적으로 단련한다.
가슴근이 위팔세갈래근과 함께
작용근(주동근)으로 작용한다.
어깨 앞톱니근(전거근)이 주요
안정근으로 작용하며, 아래팔과
등 상부 근육은 안정화에
기여한다. 중량에 저항하며
끝까지 밀어 올리는 데 집중한다.

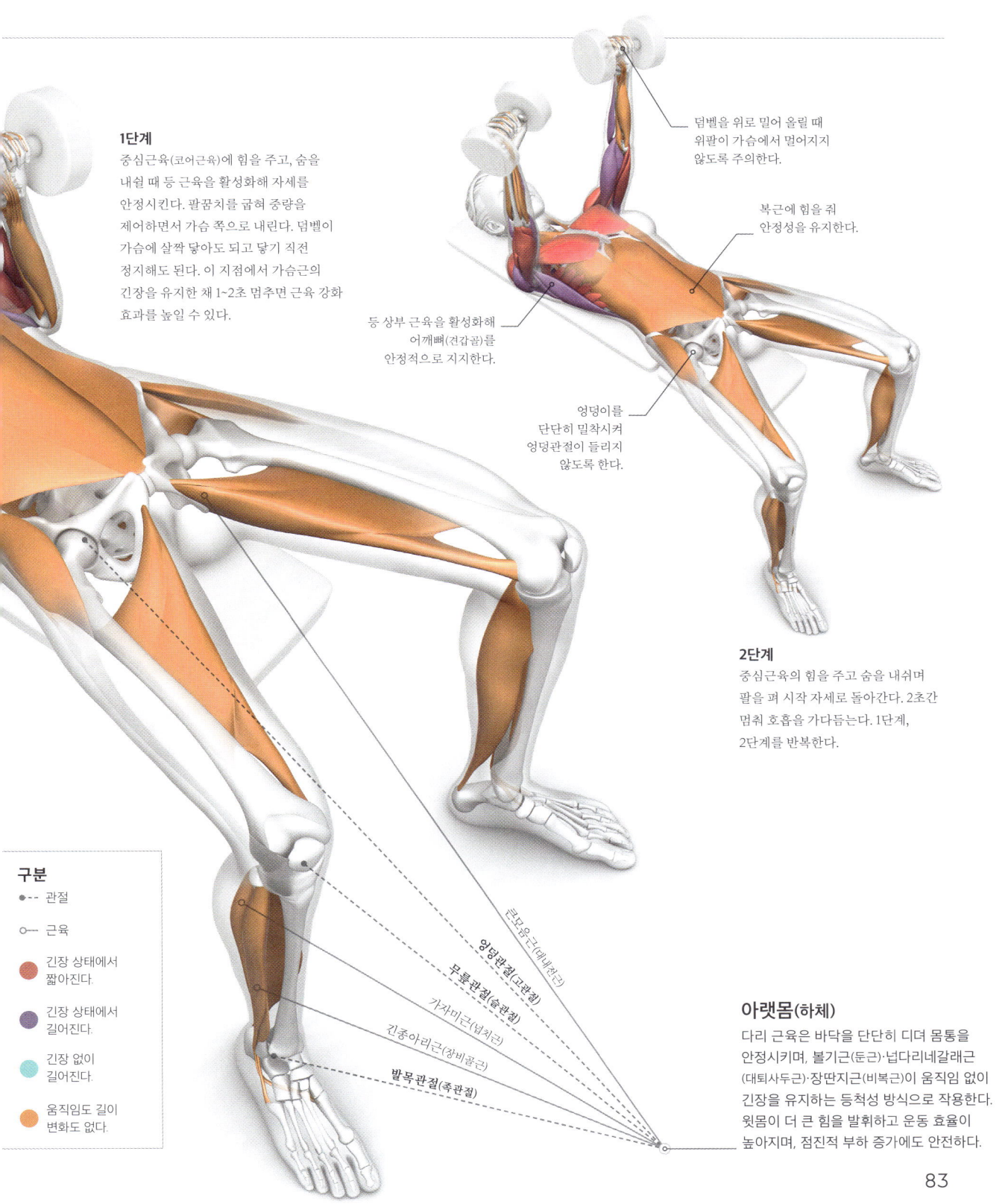

1단계

중심근육(코어근육)에 힘을 주고, 숨을 내쉴 때 등 근육을 활성화해 자세를 안정시킨다. 팔꿈치를 굽혀 중량을 제어하면서 가슴 쪽으로 내린다. 덤벨이 가슴에 살짝 닿아도 되고 닿기 직전 정지해도 된다. 이 지점에서 가슴근의 긴장을 유지한 채 1~2초 멈추면 근육 강화 효과를 높일 수 있다.

덤벨을 위로 밀어 올릴 때 위팔이 가슴에서 멀어지지 않도록 주의한다.

복근에 힘을 줘 안정성을 유지한다.

등 상부 근육을 활성화해 어깨뼈(견갑골)를 안정적으로 지지한다.

엉덩이를 단단히 밀착시켜 엉덩관절이 들리지 않도록 한다.

2단계

중심근육의 힘을 주고 숨을 내쉬며 팔을 펴 시작 자세로 돌아간다. 2초간 멈춰 호흡을 가다듬는다. 1단계, 2단계를 반복한다.

구분

- ●-- 관절
- ○- 근육
- 긴장 상태에서 짧아진다.
- 긴장 상태에서 길어진다.
- 긴장 없이 길어진다.
- 움직임도 길이 변화도 없다.

큰모음근(대내전근)

엉덩관절(고관절)

무릎관절(슬관절)

가자미근(넙치근)

긴종아리근(장비골근)

발목관절(족관절)

아랫몸(하체)

다리 근육은 바닥을 단단히 디뎌 몸통을 안정시키며, 볼기근(둔근)·넙다리네갈래근(대퇴사두근)·장딴지근(비복근)이 움직임 없이 긴장을 유지하는 등척성 방식으로 작용한다. 윗몸이 더 큰 힘을 발휘하고 운동 효율이 높아지며, 점진적 부하 증가에도 안전하다.

》 응용 동작

경사각이 있는 인클라인 벤치 프레스와 바닥에 누워서 수행하는 플로어
프레스를 소개한다. 두 동작 모두 가슴과 어깨, 팔 근육을 강화해 수영
스트로크의 기술적 완성도를 높이는 데 효과적인 운동이다.

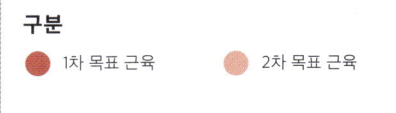

구분

● 1차 목표 근육　　● 2차 목표 근육

덤벨 인클라인 프레스 DUMBBELL INCLINE PRESS

경사진 벤치에서 수행하는 이 프레스는 윗몸(상체) 근육(가슴, 어깨, 팔
근육) 강화에 매우 효과적이다. 윗몸 근력은 수영 스트로크에서 강한
팔 동작의 원천이 된다.

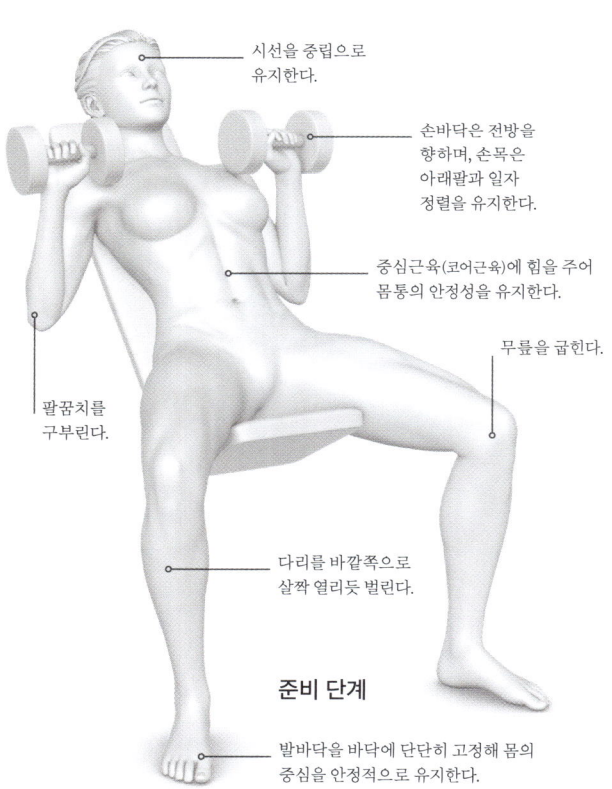

시선을 중립으로
유지한다.

손바닥은 전방을
향하며, 손목은
아래팔과 일자
정렬을 유지한다.

중심근육(코어근육)에 힘을 주어
몸통의 안정성을 유지한다.

무릎을 굽힌다.

팔꿈치를
구부린다.

다리를 바깥쪽으로
살짝 열리듯 벌린다.

준비 단계

발바닥을 바닥에 단단히 고정해 몸의
중심을 안정적으로 유지한다.

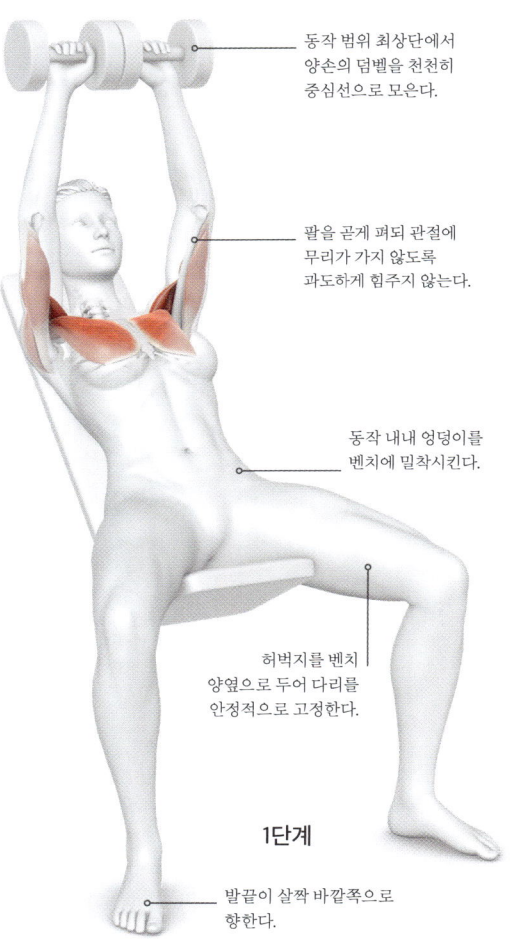

동작 범위 최상단에서
양손의 덤벨을 천천히
중심선으로 모은다.

팔을 곧게 펴되 관절에
무리가 가지 않도록
과도하게 힘주지 않는다.

동작 내내 엉덩이를
벤치에 밀착시킨다.

허벅지를 벤치
양옆으로 두어 다리를
안정적으로 고정한다.

1단계

발끝이 살짝 바깥쪽으로
향한다.

준비 단계
벤치의 각도를 30~45도로 설정한다. 덤벨을
손바닥이 전면을 향하게 양손에 어깨높이로 들고
벤치에 앉는다. 등을 대고 누워 발바닥을 지면에
단단히 고정한다.

1단계
덤벨을 가슴 위로 밀어 올리면서 팔을
곧게 편다. 손목을 곧게 펴며, 가동 범위
최고 지점에서 팔꿈치를 과도하게 펴지
않도록(과신전) 주의한다.

2단계
덤벨을 시작 위치로 천천히 내린다. 팔꿈치를
살짝 구부린 상태를 유지하고, 덤벨이 가슴
윗부분과 수평선으로 정렬한다.

" "
벤치 프레스 응용 동작은 스트로크의 폭발력과 근지구력, 물속에서 윗몸 제어 능력을 최적화하는 데 효과적이다.

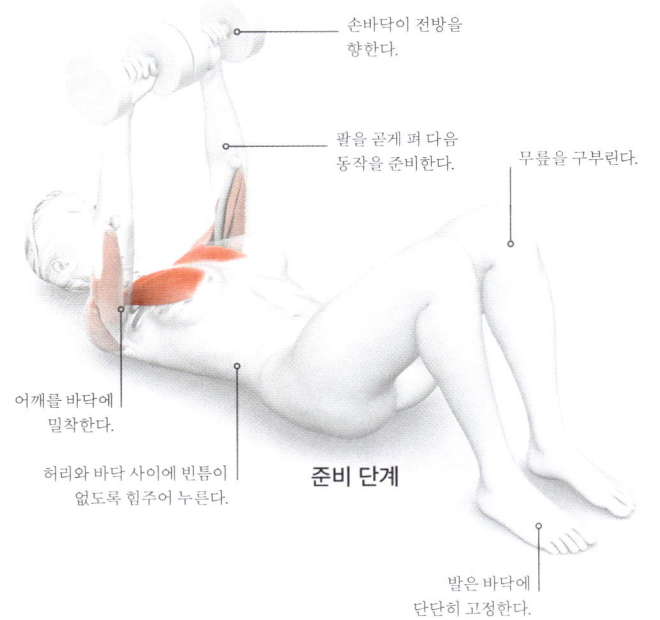

손바닥이 전방을 향한다.

팔을 곧게 펴 다음 동작을 준비한다.

무릎을 구부린다.

어깨를 바닥에 밀착한다.

허리와 바닥 사이에 빈틈이 없도록 힘주어 누른다.

준비 단계

발은 바닥에 단단히 고정한다.

덤벨 플로어 프레스 DUMBBELL FLOOR PRESS
벤치가 없을 때는 바닥에서 수행하는 플로어 프레스가 훌륭한 대안이 된다. 벤치 프레스만큼 가동 범위가 크진 않지만, 중량을 원하는 대로 조절할 수 있다는 장점이 있다. 이 프레스는 위팔세갈래근과 가슴근(흉근)을 강화해, 막판 스트로크 강화 훈련에 효과적이다.

준비 단계
바닥에 누워 두 발을 골반 너비로 벌리고 무릎을 구부린다. 허리를 눌러 바닥에 밀착시키고 덤벨을 손바닥이 마주 보는 방향으로 잡아 가슴 위로 밀어 올린다.

1단계
덤벨을 가슴 방향으로 천천히 내려 팔꿈치를 바닥에 가볍게 스친다. 이때 팔꿈치를 옆구리에서 약 45도 각도로 유지해 어깨를 보호한다.

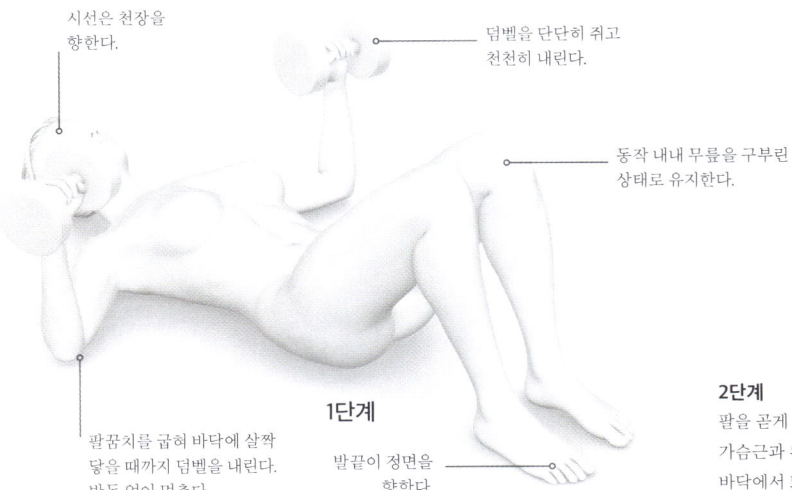

시선은 천장을 향한다.

덤벨을 단단히 쥐고 천천히 내린다.

동작 내내 무릎을 구부린 상태로 유지한다.

1단계

팔꿈치를 굽혀 바닥에 살짝 닿을 때까지 덤벨을 내린다. 반동 없이 멈춘다.

발끝이 정면을 향한다.

2단계
팔을 곧게 펴 덤벨을 시작 위치로 올린다. 들어 올리는 동안 가슴근과 위팔세갈래근(상완삼두근)에 힘을 주며, 허리가 바닥에서 뜨지 않도록 중심근육의 긴장을 유지한다.

랜드마인 프레스
LANDMINE PRESS

양팔을 번갈아 수행하는 이 한쪽(편측성) 운동은 어깨의 안정성과 근력을 강화하는 동시에 중심근육(코어근육)과 아랫몸(하체) 근육도 활성화한다. 수영 스트로크에서 요구되는 전신 균형감과 추진력을 향상시키는 데 효과적인 운동이다.

랜드마인 프레스는 어깨 근육과 중심근육을 집중적으로 단련해, 몸속 저항을 줄이고 스트로크 효율을 높이는 데 기여한다. 아랫몸 근육도 함께 작용해, 윗몸에서 만들어진 힘이 몸속에서 추진력으로 효과적으로 전달되도록 돕는다.

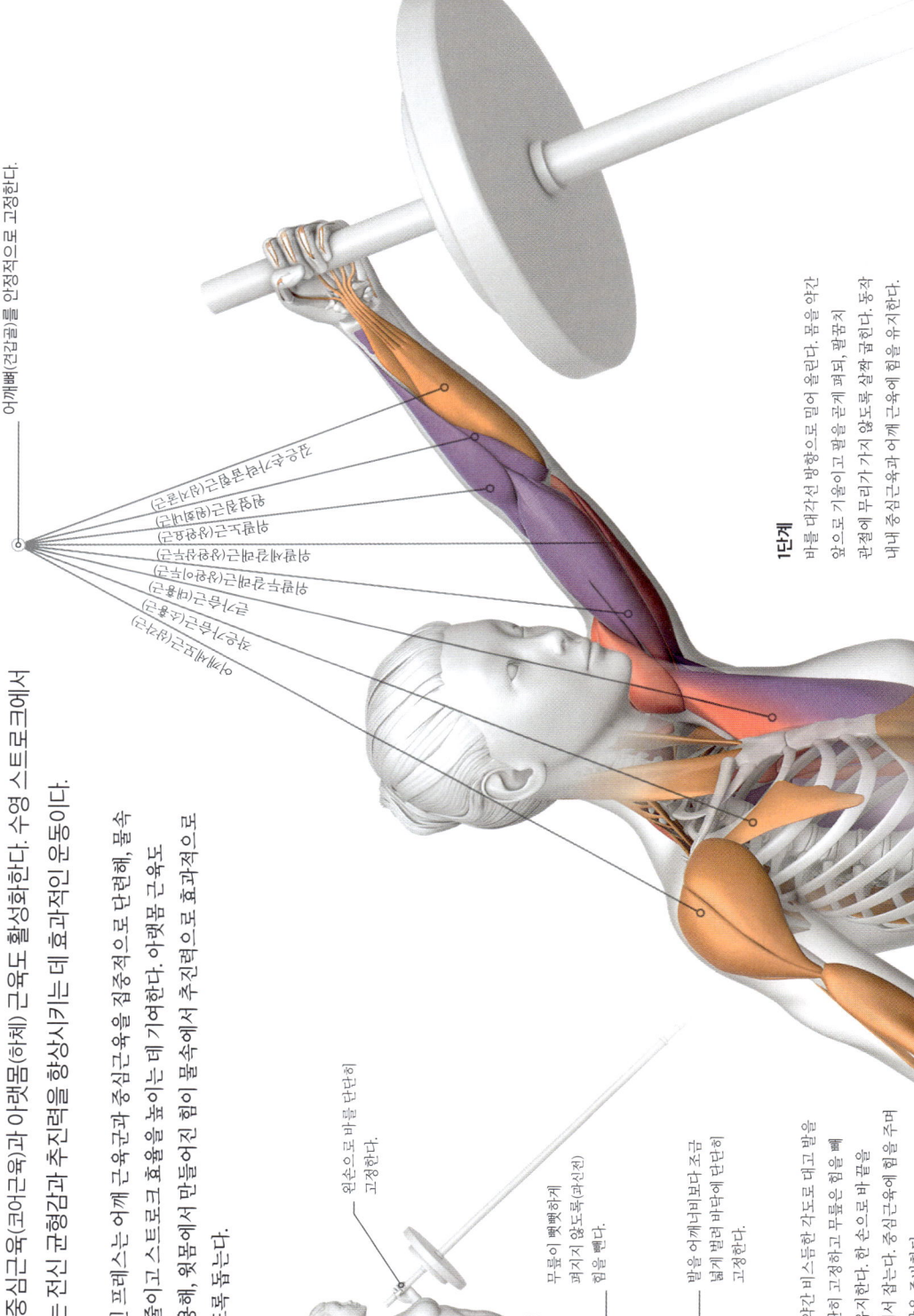

윗몸(상체)

어깨세모근이 바를 밀어 올리는 작용근(주동근)으로 작용하고, 위팔세갈래근은 팔을 펴는 동작을 담당한다. 가슴근(중간근)은 바를 밀어내는 힘을 보조하며, 강비뼈 열을 따라 위치한 앞톱니근(전거근)은 어깨뼈(견갑골)를 안정적으로 고정한다.

앞어깨세모근(전삼각근)
가슴근(대흉근)
위팔근(상완근)
위팔두갈래근(상완이두근)
위팔세갈래근(상완삼두근)
앞톱니근(전거근)
어깨세모근(삼각근)

1단계

바를 대각선 방향으로 밀어 올린다. 몸을 약간 앞으로 기울이고 발을 문게 짚어, 팔꿈치 관절에 무리가 가지 않도록 살짝 굽힌다. 동작 내내 중심근육과 어깨 근육에 힘을 유지한다.

준비 단계

몸은 바에 약간 비스듬히 기대도록 대고 발을 바닥에 단단히 고정하고 무릎을 약간 구부린다. 발은 어깨너비보다 조금 넓게 벌려 바닥에 단단히 고정한다.

왼손으로 바를 단단히 고정한다.

무릎이 뻣뻣하게 펴지지 않도록(과신전) 힘을 뺀다.

바닥에 단단히 고정하고 무릎을 힘을 빼 부드럽게 유지한다. 한 손으로 바 끝을 아래로 잡는다. 중심근육에 힘을 주며 프레스 동작을 준비한다.

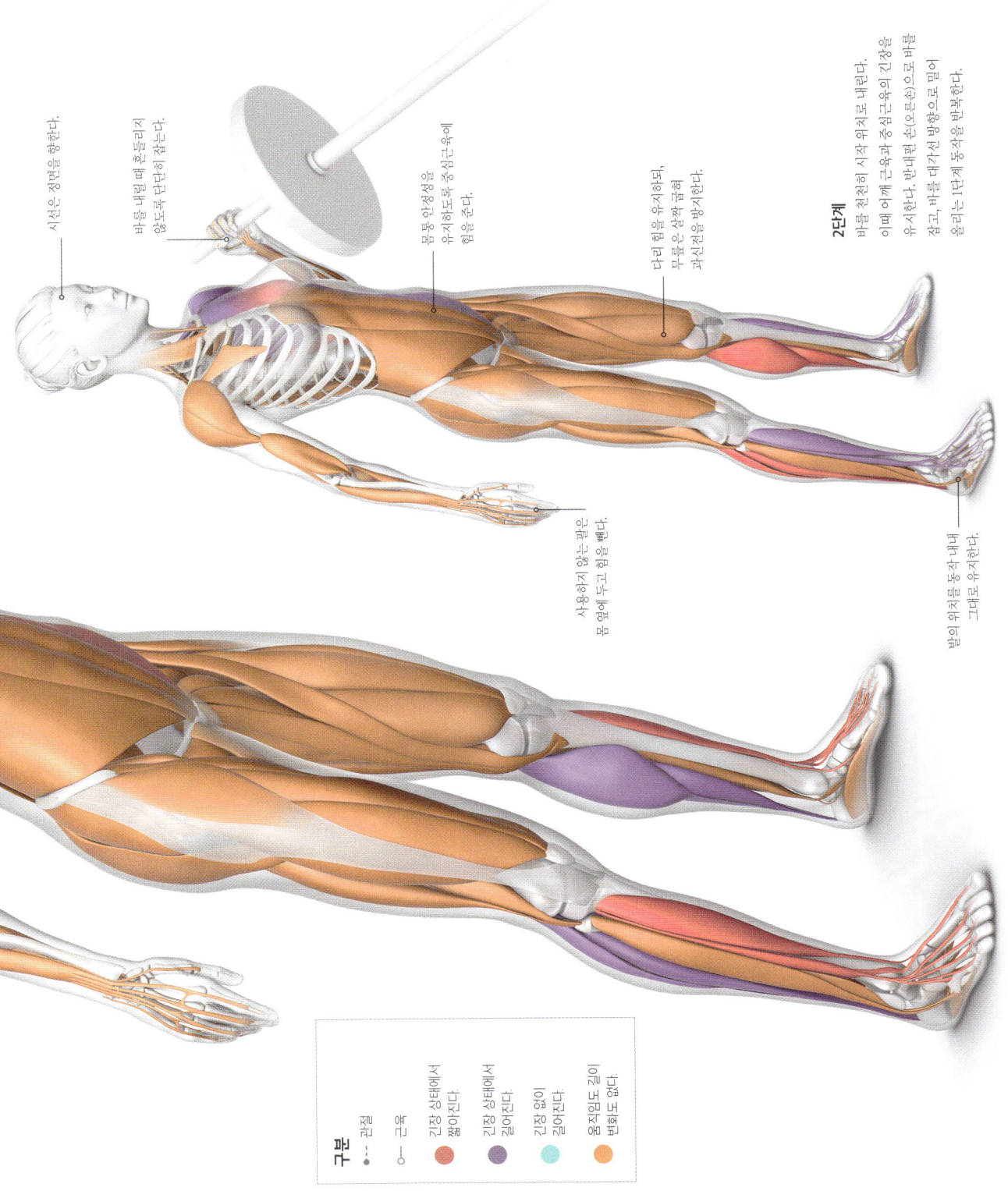

시선은 정면을 향한다.

바를 내릴 때 흔들리지 않도록 단단히 잡는다.

몸통 안정성을 유지하도록 중심근육에 힘을 준다.

다리 힘을 유지하되, 무릎은 살짝 굽혀 과신전을 방지한다.

사용하지 않는 팔은 몸 옆에 두고 힘을 뺀다.

발의 위치를 동작 내내 그대로 유지한다.

2단계
바를 천천히 시작 위치로 내린다. 이때 어깨 근육과 중심근육의 긴장을 유지한다. 반내린 손(오른손)으로 바를 잡고, 바를 대각선 방향으로 밀어 올리는 1단계 동작을 반복한다.

덤벨 숄더 프레스
DUMBBELL SHOULDER PRESS

덤벨 숄더 프레스는 어깨세모근과 위팔세갈래근을 집중 단련하는
수영의 필수 운동이다. 이 근육군은 스트로크의 회수 및 입수
동작, 유선형 자세를 유지하는 추진 단계에 핵심적으로 작용한다.

특히 어깨와 팔의 윗몸 근력을 강화하며, 이 프레스를
통해 단련된 어깨세모근과 위팔세갈래근은
스트로크의 추진력과 효율성을 높여 준다. 단단한
윗몸은 물의 저항을 줄여 수영 속도를 높이고, 반복적
동작을 견디는 근지구력 발달을 뒷받침한다.

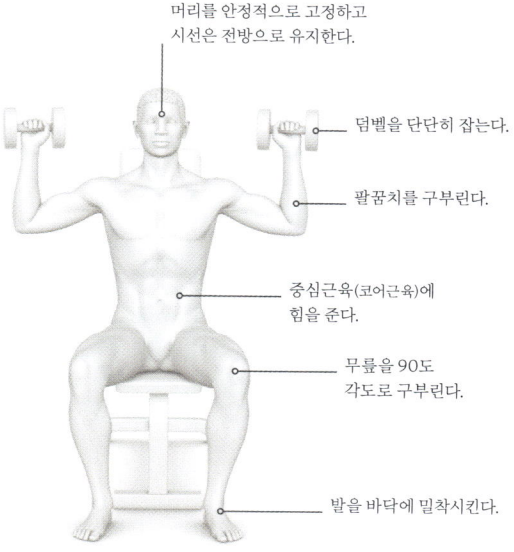

머리를 안정적으로 고정하고
시선은 전방으로 유지한다.

덤벨을 단단히 잡는다.

팔꿈치를 구부린다.

중심근육(코어근육)에
힘을 준다.

무릎을 90도
각도로 구부린다.

발을 바닥에 밀착시킨다.

구분
- ● -- 관절
- ○ 근육
- ● 긴장 상태에서
  짧아진다.
- ● 긴장 상태에서
  길어진다.
- ● 긴장 없이
  길어진다.
- ● 움직임도 길이
  변화도 없다.

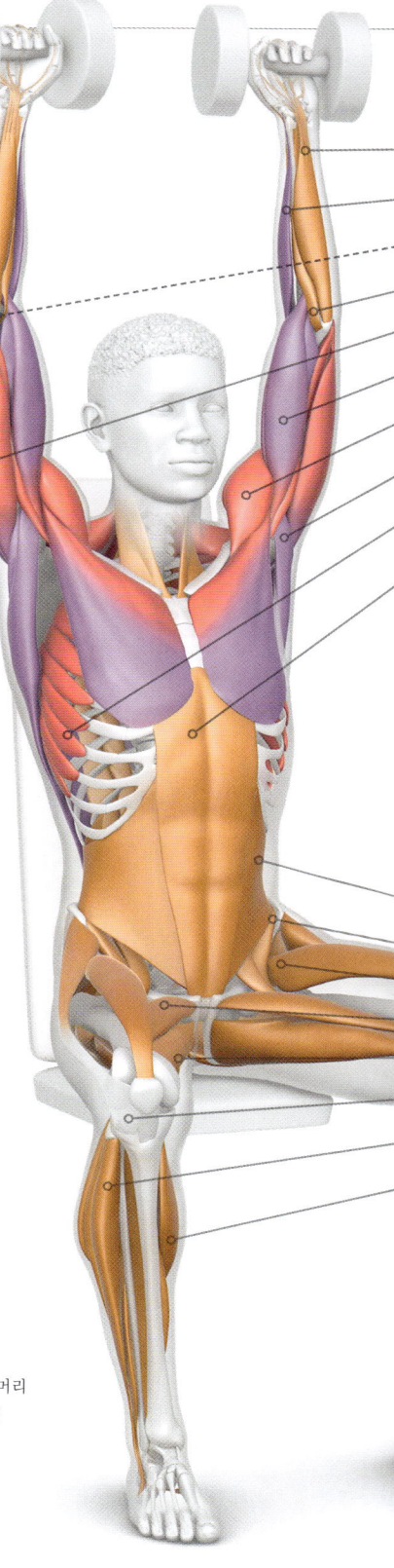

준비 단계
벤치 끝부분에 앉아 덤벨을 손가락이 바깥쪽으로 향하는 오버핸드 그립으로
잡아 어깨높이에 든다. 발을 어깨너비보다 약간 넓게 벌리고 바닥에 단단히
고정한다. 무릎은 약간 굽힌다. 숨을 들이쉬고 들어 올릴 준비를 한다.

1단계
동작을 완만하게 제어하면서 덤벨을 머리
위로 들어 올린다. 팔을 완전히 펴면서
어깨와 팔 근육에 충분히 힘을 준다.

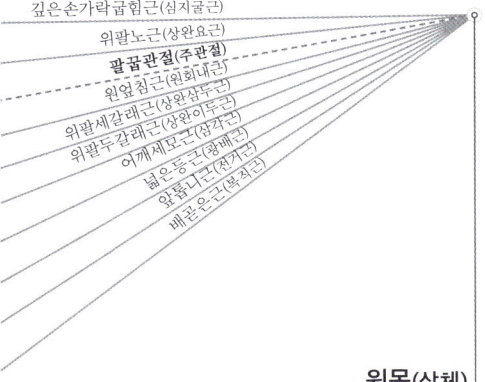

깊은손가락굽힘근(심지굴근)
위팔노근(상완요근)
팔꿈치관절(주관절)
원엎침근(원회내근)
위팔세갈래근(상완삼두근)
위팔두갈래근(상완이두근)
어깨세모근(삼각근)
넓은등근(광배근)
앞톱니근(전거근)
배곧은근(복직근)

윗몸(상체)

이 프레스 운동에서는 어깨세모근이
작용근(주동근)이다. 위팔세갈래근이 팔꿈치를
펴는 데 들어 올리는 힘을 보조하며, 덤벨을
머리 위에 들고 있을 때는 아래팔근(전완근)이
그립을 유지하고 손목의 정렬을 유지한다.

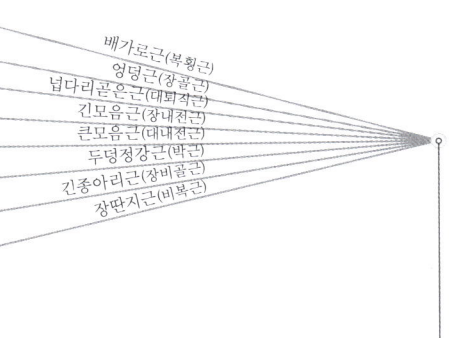

배가로근(복횡근)
엉덩근(장골근)
넙다리곧은근(대퇴직근)
긴모음근(장내전근)
큰모음근(대내전근)
두덩정강근(박근)
긴종아리근(장비골근)
장딴지근(비복근)

아랫몸(하체)

중심근육이 몸통과 골반의 안정을 유지하며,
특히 넙다리네갈래근(대퇴사두근)이 덤벨을 들어
올리는 윗몸 동작을 안정적으로 받쳐 준다.
동작 내내 장딴지근이 자세 안정을 유지한다.

! **주의 사항**

잘못된 자세나 과도한 중량은 어깨 부상의 원인이 될 수 있으므로
주의해야 한다. 동작 내내 움직임을 부드럽게 제어한다.

❝ ❞

위로는 근력, 아래로는 안정성.
수영의 모든 동작은
숄더 프레스로 만든다.

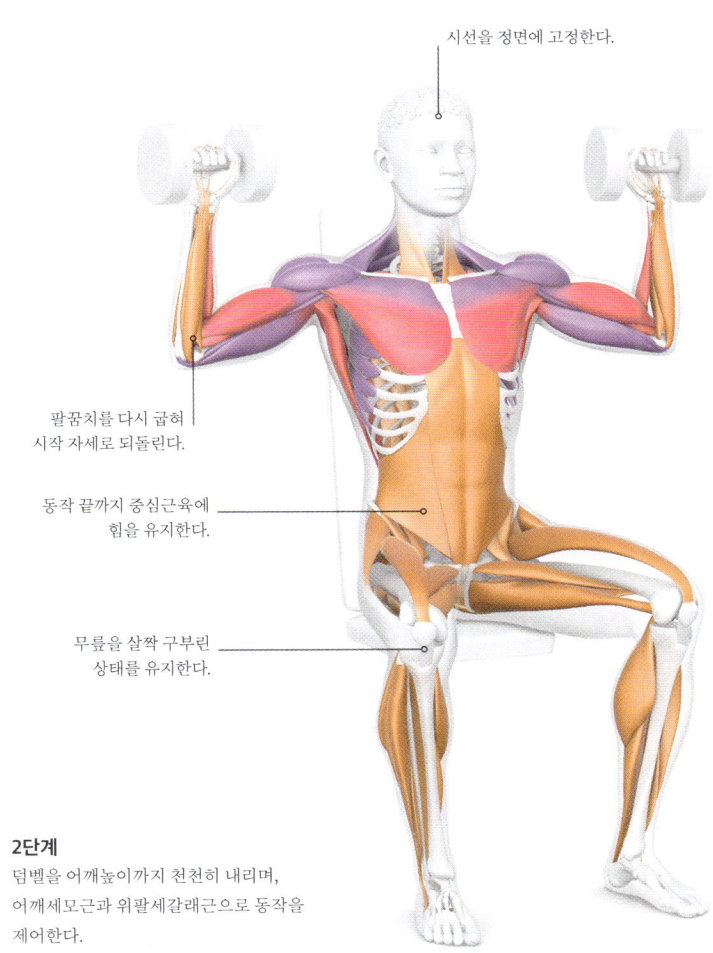

시선을 정면에 고정한다.

팔꿈치를 다시 굽혀
시작 자세로 되돌린다.

동작 끝까지 중심근육에
힘을 유지한다.

무릎을 살짝 구부린
상태를 유지한다.

2단계
덤벨을 어깨높이까지 천천히 내리며,
어깨세모근과 위팔세갈래근으로 동작을
제어한다.

덤벨 래터럴 레이즈
덤벨 옆들기
DUMBBELL LATERAL RAISE

이 측면 운동은 어깨세모근을 강화해 반복적인 스트로크 동작에 필요한 어깨 안정성과 근지구력을 향상시킨다. 또한 자세와 어깨뼈(견갑골) 건강을 증진시켜 수영인에게 흔한 어깨 부상 위험을 줄이는 데 도움이 된다.

목표 근육은 어깨세모근의 중간 부위이며, 아울러 어깨뼈 안정성에 핵심인 가시위근과 상부 등세모근도 함께 단련된다.

    덤벨을 양손으로 들고 옆으로 들어 올리는 래터럴 레이즈는 어깨세모근 중간 부분을 특히 활성화한다. 처음부터 끝까지 동작을 하는 것이 중요하며, 덤벨을 휙 들어 올리거나 뚝 떨구지 않도록 주의해야 한다. 웨이트 트레이닝이 처음이라면, 8~10회 반복 4세트 정도로 시작한다.

주의 사항

아랫몸(하체)이 흔들리고 무릎이 꺾인다면, 중량이 과도하다는 신호다. 웨이트는 급하게 내리지 말고 천천히 제어해 신장성 수축 효과를 살린다.

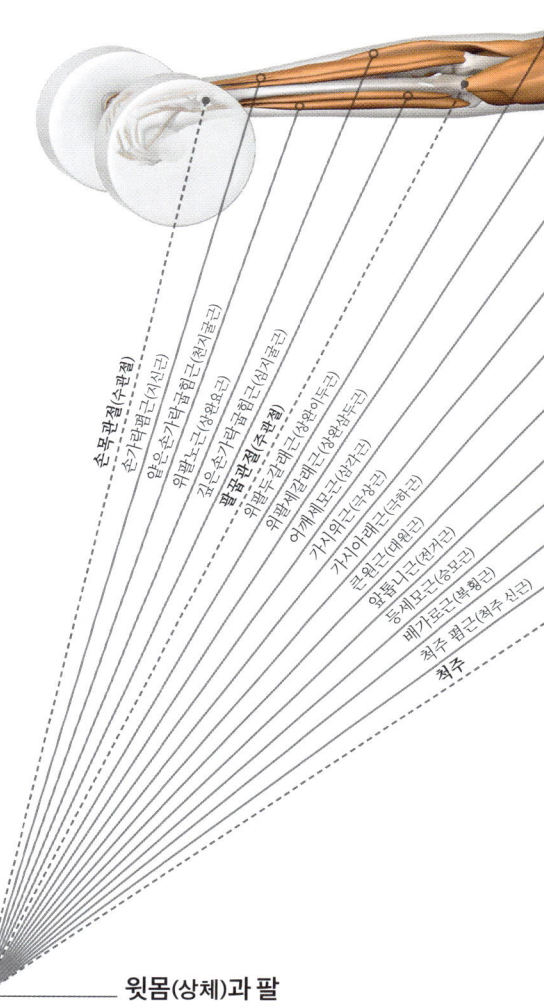

손목관절(수근절)
손가락폄근(지신근)
얕은손가락굽힘근(천지굴근)
위팔노근(상완요골근)
깊은손가락굽힘근(심지굴근)
팔꿉관절(주관절)
위팔노근(상완요골근)
위팔세갈래근(상완삼두근)
어깨세모근(삼각근)
가시위근(극상근)
큰원근(대원근)
앞톱니근(전거근)
등세모근(승모근)
배가로근(복횡근)
척추 폄근(척추 신근)
척추

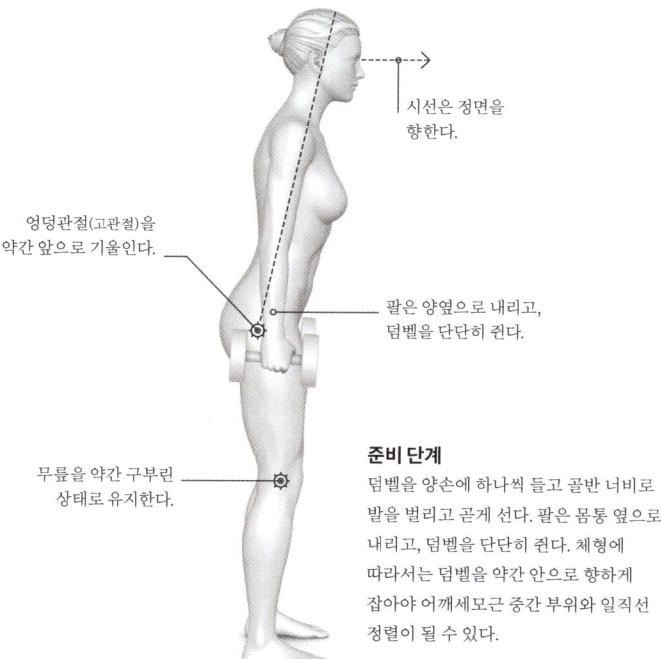

시선은 정면을 향한다.

엉덩관절(고관절)을 약간 앞으로 기울인다.

팔은 양옆으로 내리고, 덤벨을 단단히 쥔다.

무릎을 약간 구부린 상태로 유지한다.

준비 단계

덤벨을 양손에 하나씩 들고 골반 너비로 발을 벌리고 곧게 선다. 팔은 몸통 옆으로 내리고, 덤벨을 단단히 쥔다. 체형에 따라서는 덤벨을 약간 안으로 향하게 잡아야 어깨세모근 중간 부위와 일직선 정렬이 될 수 있다.

윗몸(상체)과 팔

가시위근이 팔을 옆으로 들어 올리는 동작을 주도하며, 앞 어깨세모근과 등세모근 상부가 함께 작용한다. 이 두 근육은 어깨뼈 안정화에도 기여한다. 팔 상향 구간(1단계)에서는 덤벨 혹은 주먹 쥔 손을 바깥 방향으로 밀어낸다는 느낌으로 강하게 제어하며 들어 올린다.

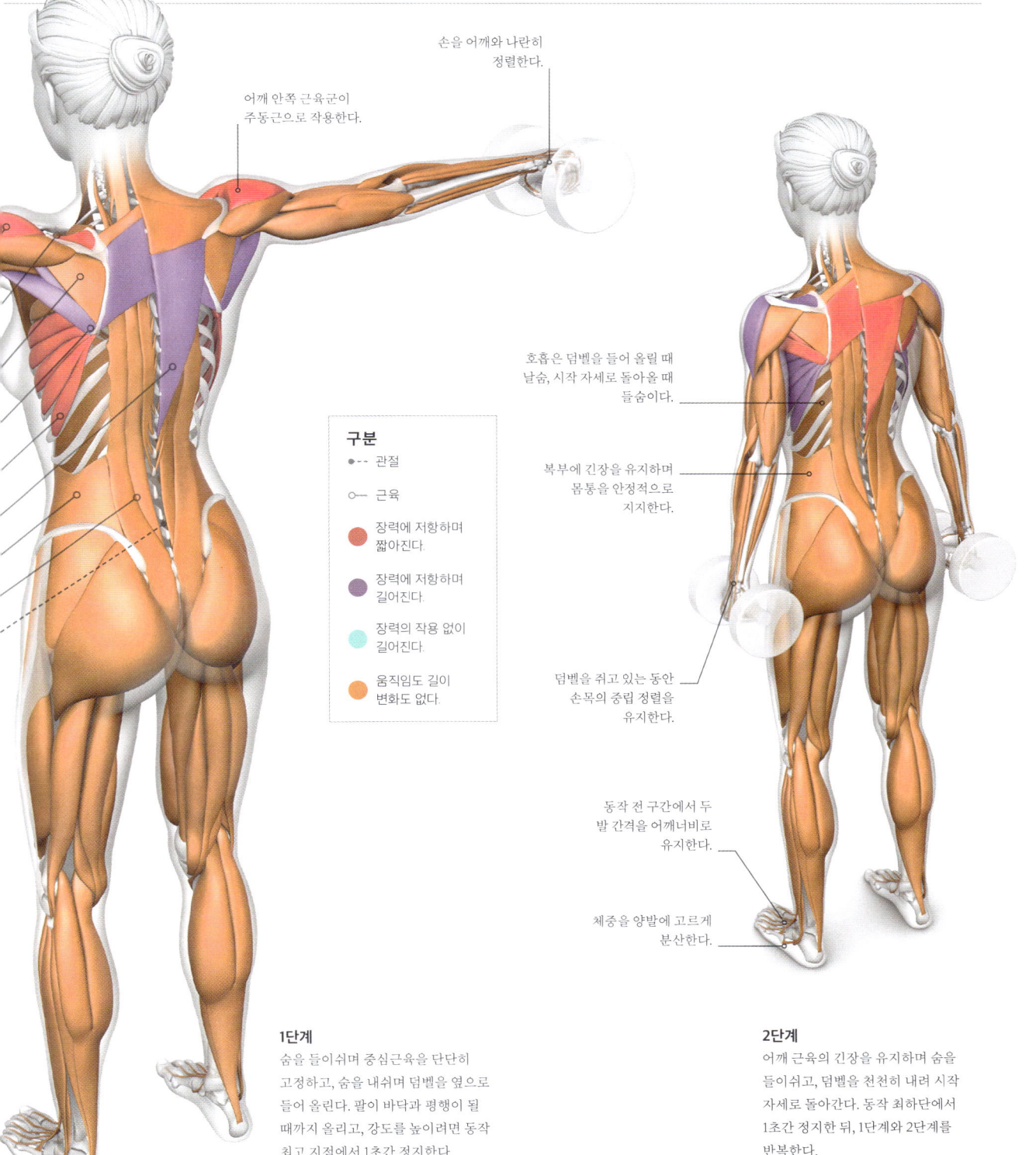

손을 어깨와 나란히
정렬한다.

어깨 안쪽 근육군이
주동근으로 작용한다.

호흡은 덤벨을 들어 올릴 때
날숨, 시작 자세로 돌아올 때
들숨이다.

복부에 긴장을 유지하며
몸통을 안정적으로
지지한다.

구분

- •-- 관절
- ○— 근육

● 장력에 저항하며
짧아진다.

● 장력에 저항하며
길어진다.

● 장력의 작용 없이
길어진다.

● 움직임도 길이
변화도 없다.

덤벨을 쥐고 있는 동안
손목의 중립 정렬을
유지한다.

동작 전 구간에서 두
발 간격을 어깨너비로
유지한다.

체중을 양발에 고르게
분산한다.

1단계
숨을 들이쉬며 중심근육을 단단히
고정하고, 숨을 내쉬며 덤벨을 옆으로
들어 올린다. 팔이 바닥과 평행이 될
때까지 올리고, 강도를 높이려면 동작
최고 지점에서 1초간 정지한다.

2단계
어깨 근육의 긴장을 유지하며 숨을
들이쉬고, 덤벨을 천천히 내려 시작
자세로 돌아간다. 동작 최하단에서
1초간 정지한 뒤, 1단계와 2단계를
반복한다.

91

풀 업 턱걸이 | PULL UP

풀 업은 등 근육, 위팔두갈래근, 어깨 근육을 두루 단련하는
대표적인 윗몸 운동이다. 수영에서 스트로크 추진력을 높이고
어깨관절의 안정성을 유지하려면 이 근육군의 강화를 빼놓을
수 없다. 꾸준히 하면 수영 동작의 효율이 향상되고, 반복
동작을 버틸 수 있는 근지구력도 함께 기를 수 있다.

풀 업은 수영에서 중요한 요소인 체중 대비 근력(상대근력)을 키우는
데 효과적인 운동이다. 스트로크 추진력의 핵심 동작인 팔 꺾어
물 잡기(high elbow catch) 동작에 필요한 근육을 집중적으로
단련한다. (자세한 내용은 영법의 해부학, 44~65쪽 참고) 풀 업 훈련으로
이 근육군이 강화되면 스트로크 중 몸의 정렬이 무너지지 않아 물속
저항을 덜 받게 되고, 글라이드 능력이 향상된다. 그 결과 수영의
효율성과 속도가 함께 향상된다.

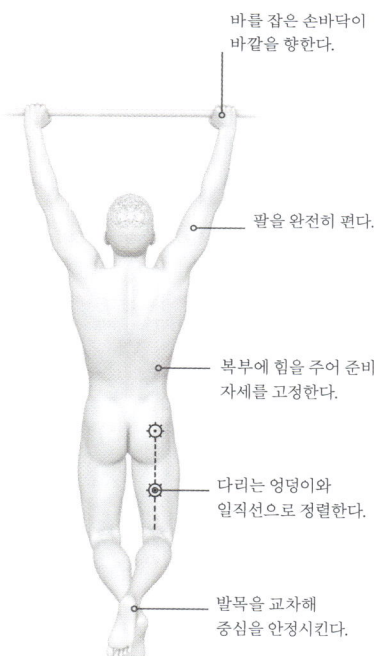

바를 잡은 손바닥이
바깥을 향한다.

팔을 완전히 편다.

복부에 힘을 주어 준비
자세를 고정한다.

다리는 엉덩이와
일직선으로 정렬한다.

발목을 교차해
중심을 안정시킨다.

손가락폄근(지신근)
위팔두갈래근(상완이두근)
어깨세모근(삼각근)
가시아래근(극하근)
등세모근(승모근)
넓은등근(광배근)
큰원근(대원근)
위팔노근(상완요근)
위팔세갈래근(상완삼두근)
배바깥빗근(외복사근)

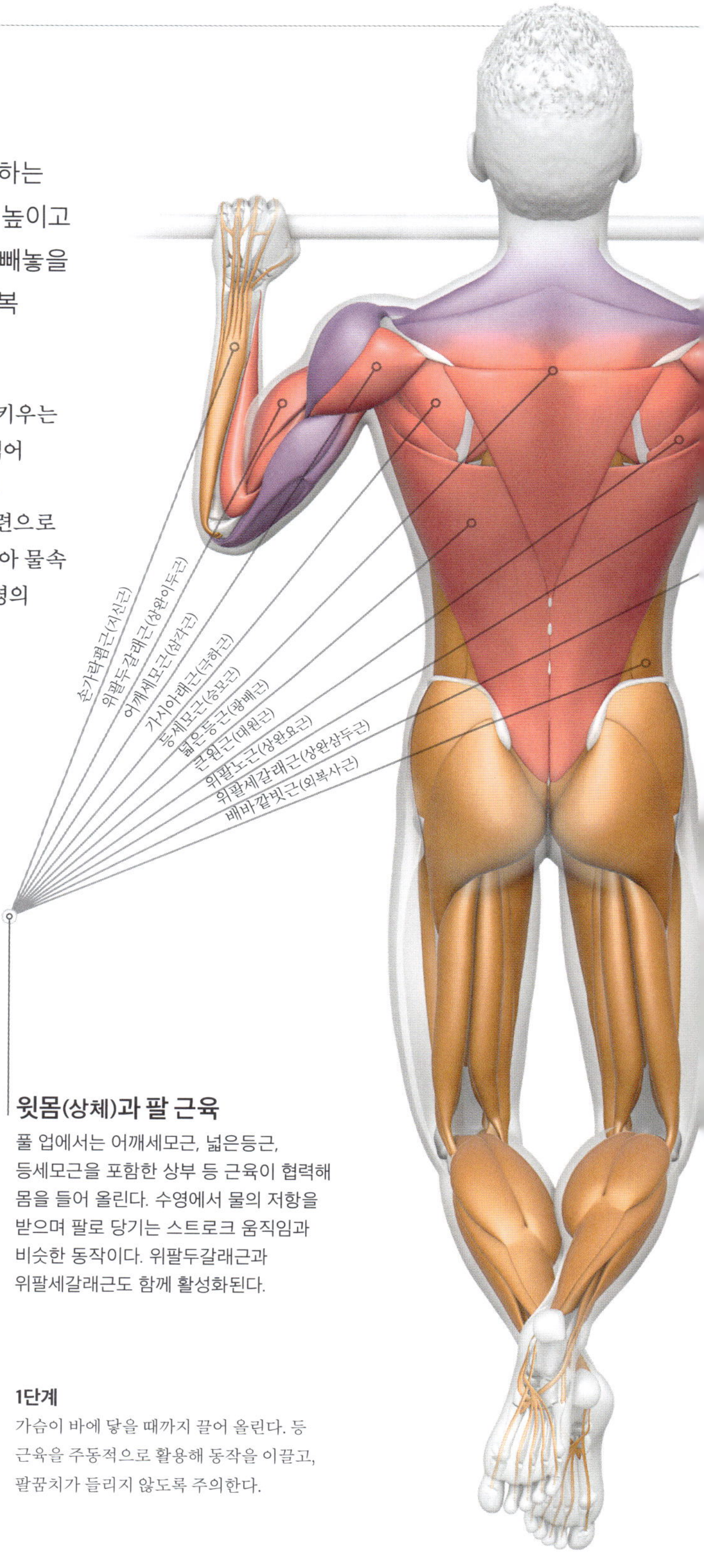

윗몸(상체)과 팔 근육
풀 업에서는 어깨세모근, 넓은등근,
등세모근을 포함한 상부 등 근육이 협력해
몸을 들어 올린다. 수영에서 물의 저항을
받으며 팔로 당기는 스트로크 움직임과
비슷한 동작이다. 위팔두갈래근과
위팔세갈래근도 함께 활성화된다.

준비 단계
손을 어깨너비보다 넓게 벌려 철봉에 매달린 자세로
시작한다. 중심근육(코어근육)에 힘을 주고 뒤로 약간
기울이며 가슴을 내민다. 들어 올릴 준비를 한다.

1단계
가슴이 바에 닿을 때까지 끌어 올린다. 등
근육을 주동적으로 활용해 동작을 이끌고,
팔꿈치가 들리지 않도록 주의한다.

구분

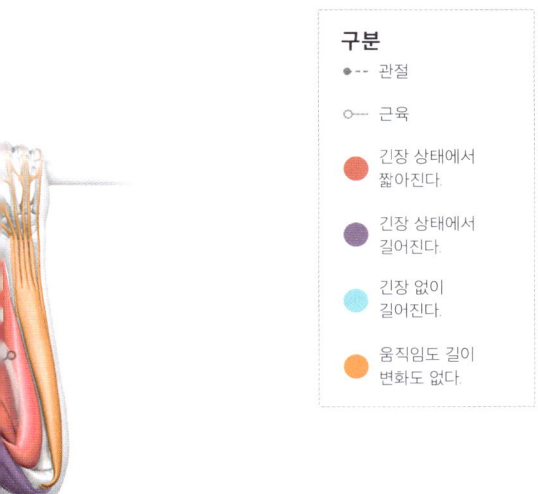

●-- 관절

○— 근육

● 긴장 상태에서 짧아진다.

● 긴장 상태에서 길어진다.

● 긴장 없이 길어진다.

● 움직임도 길이 변화도 없다.

응용 동작: 친 업

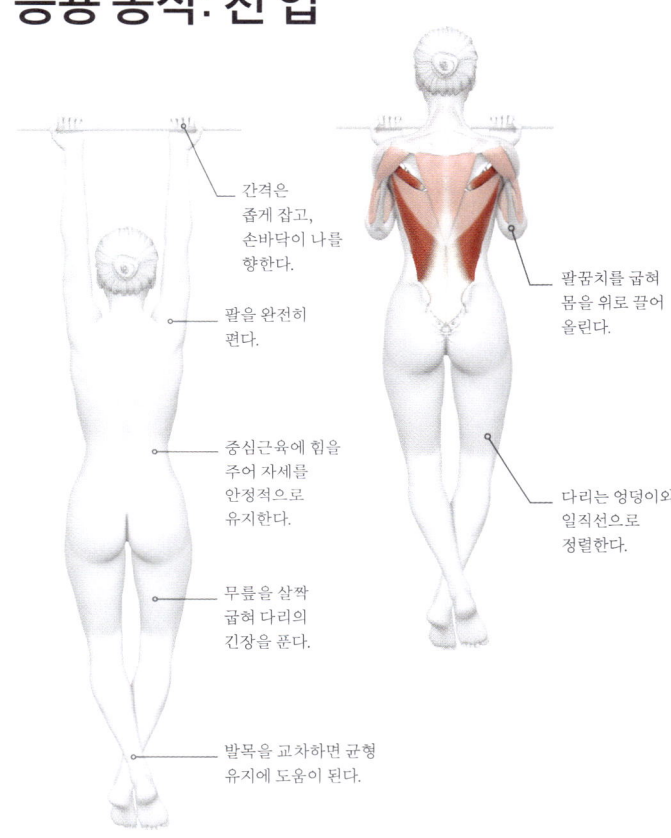

간격은 좁게 잡고, 손바닥이 나를 향한다.

팔을 완전히 편다.

중심근육에 힘을 주어 자세를 안정적으로 유지한다.

무릎을 살짝 굽혀 다리의 긴장을 푼다.

발목을 교차하면 균형 유지에 도움이 된다.

팔꿈치를 굽혀 몸을 위로 끌어 올린다.

다리는 엉덩이와 일직선으로 정렬한다.

준비 단계

손은 어깨너비로 하고 발은 교차해 철봉에 매달린 자세로 시작한다. 중심근육에 힘을 주어 몸이 흔들리지 않도록 안정시킨다.

1단계

숨을 내쉬며 팔꿈치를 굽혀 몸을 바 위로 끌어 올린다. 턱이 철봉보다 확실하게 위로 올라와야 한다. 강도를 높이고 싶다면, 이 자세에서 1~2초 정지한다.

2단계

숨을 들이쉬며 팔꿈치를 펴며 몸을 천천히 내린다. 이때 몸이 흔들리지 않도록 주의한다. 1단계와 2단계를 반복한다.

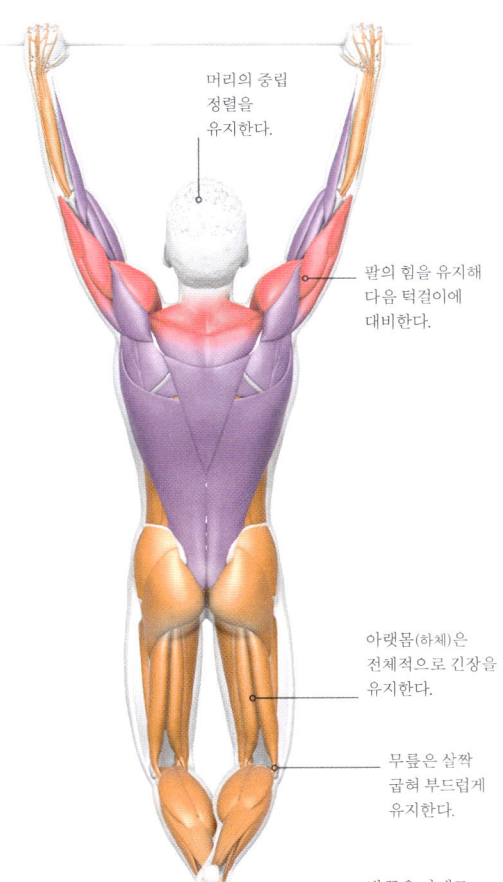

머리의 중립 정렬을 유지한다.

팔의 힘을 유지해 다음 턱걸이에 대비한다.

아랫몸(하체)은 전체적으로 긴장을 유지한다.

무릎은 살짝 굽혀 부드럽게 유지한다.

발끝은 아래로 향한다.

2단계

팔을 완전히 펴며 천천히 내려온다. 이때 넓은등근이 늘어나며 자극을 받는다. (신장성 수축) 다음 끌어 올리기 동작을 준비한다.

랫 풀다운
광배근 풀다운
LAT PULLDOWN

이 와이드그립 풀다운 운동은 넓은등근, 어깨 근육, 위팔두갈래근을 집중
단련한다. 이 근육군은 수영 스트로크에서 물을 끌어당기고 밀어내는
추진력을 생성한다. 또한 어깨관절의 유연성을 높이고 가동 범위를
확장하는 데 효과적이어서 물속 저항을 줄이는 효율적인 스트로크 메커니즘
형성과 부상 예방에도 중요하다.

수직 당기기는 자세 정렬과 전신 유연성 향상에 탁월하다. 랫풀다운은
그립의 폭에 따라 자극 부위가 달라지는데, 특히 어깨너비보다 넓은
와이드그립형 기구는 등 상부 근육과 넓은등근을 집중 강화하며,
위팔두갈래근과 뒤 어깨세모근도 함께 활성화된다.
　수행 중 관절 통증이 느껴진다면, 2단계 동작을 조절해 어깨 부하를
줄인다. 초심자는 8~10회 반복, 4세트로 시작한다.

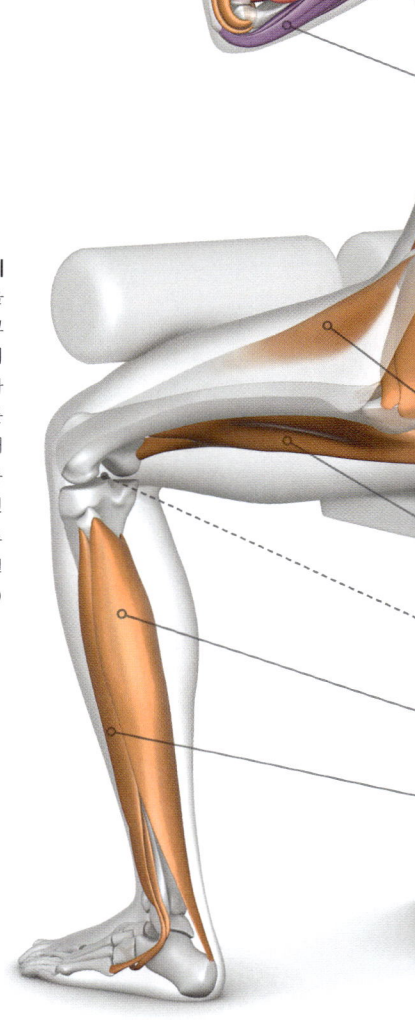

1단계
숨을 들이쉬며 복부에 힘을
주어 자세를 안정시키고
중심근육(코어근육)을 단단히
세운다. 숨을 내쉬며 등 상부와
중부 근육에 힘을 주고 팔꿈치를
굽혀 바를 끌어내린다. 이때
팔꿈치가 안으로 모이지 않도록
옆으로 벌린다. 가슴을 활짝 편
상태를 유지하며, 바를 가슴 위로
끌어내린다. (무리하게 가슴에 댈
필요는 없다.)

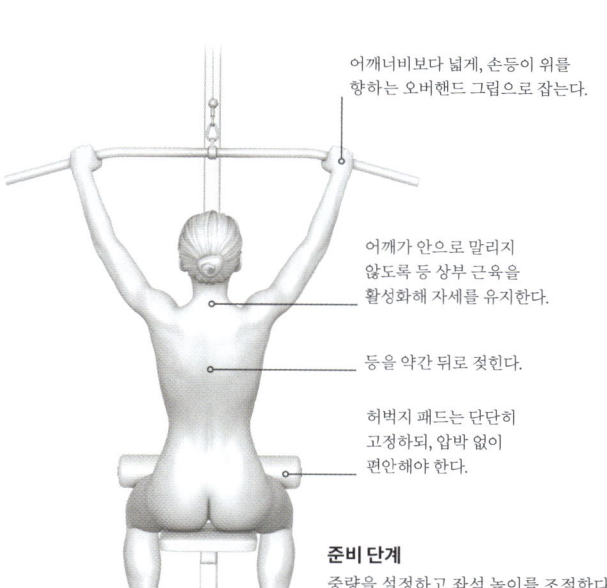

어깨너비보다 넓게, 손등이 위를
향하는 오버핸드 그립으로 잡는다.

어깨가 안으로 말리지
않도록 등 상부 근육을
활성화해 자세를 유지한다.

등을 약간 뒤로 젖힌다.

허벅지 패드는 단단히
고정하되, 압박 없이
편안해야 한다.

준비 단계
중량을 설정하고 좌석 높이를 조절한다.
허벅지를 패드 밑에 끼우고, 발은 바닥에 밀착시킨다.
바를 잡고 윗몸을 약간 뒤로 기울이고,
등은 살짝 젖혀 어깨뼈(견갑골)를 오목하게 모은다.

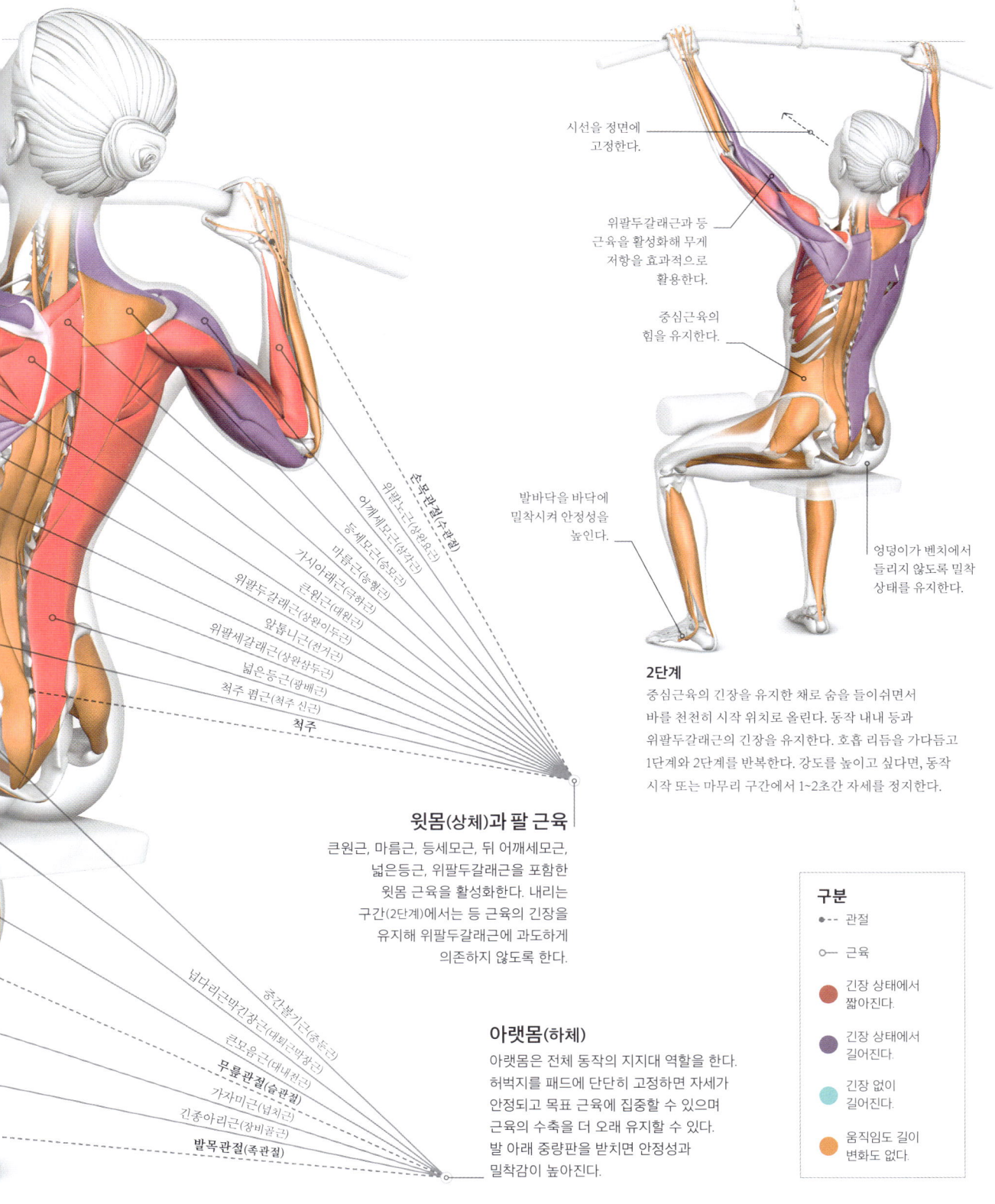

시선을 정면에
고정한다.

위팔두갈래근과 등
근육을 활성화해 무게
저항을 효과적으로
활용한다.

중심근육의
힘을 유지한다.

발바닥을 바닥에
밀착시켜 안정성을
높인다.

엉덩이가 벤치에서
들리지 않도록 밀착
상태를 유지한다.

몸통관절(수관절)
위팔노근(상완요근)
어깨세모근(삼각근)
등세모근(승모근)
마름근(능형근)
가시아래근(극하근)
큰원근(대원근)
위팔두갈래근(상완이두근)
앞톱니근(전거근)
위팔세갈래근(상완삼두근)
넓은등근(광배근)
척주 폄근(척주 신근)
척주

윗몸(상체)과 팔 근육

큰원근, 마름근, 등세모근, 뒤 어깨세모근,
넓은등근, 위팔두갈래근을 포함한
윗몸 근육을 활성화한다. 내리는
구간(2단계)에서는 등 근육의 긴장을
유지해 위팔두갈래근에 과도하게
의존하지 않도록 한다.

넙다리근막긴장근(대퇴근막장근)
중간볼기근(중둔근)
큰모음근(대내전근)
무릎관절(슬관절)
가자미근(넙치근)
긴종아리근(장비골근)
발목관절(족관절)

아랫몸(하체)

아랫몸은 전체 동작의 지지대 역할을 한다.
허벅지를 패드에 단단히 고정하면 자세가
안정되고 목표 근육에 집중할 수 있으며
근육의 수축을 더 오래 유지할 수 있다.
발 아래 중량판을 받치면 안정성과
밀착감이 높아진다.

2단계

중심근육의 긴장을 유지한 채로 숨을 들이쉬면서
바를 천천히 시작 위치로 올린다. 동작 내내 등과
위팔두갈래근의 긴장을 유지한다. 호흡 리듬을 가다듬고
1단계와 2단계를 반복한다. 강도를 높이고 싶다면, 동작
시작 또는 마무리 구간에서 1~2초간 자세를 정지한다.

구분

- ●--- 관절
- ○--- 근육
- 🔴 긴장 상태에서
  짧아진다.
- 🟣 긴장 상태에서
  길어진다.
- 🟢 긴장 없이
  길어진다.
- 🟠 움직임도 길이
  변화도 없다.

95

시티드 로
SEATED ROW

시티드 로(케이블 로)는 수영 스트로크의 추진력과 반복 동작에 필요한 어깨와 팔 근육의 근지구력을 강화한다. 자세 정렬과 어깨뼈(견갑골) 안정성을 높이는 데도 효과적이어서, 수영 기술의 효율을 높이고 어깨 부상 위험을 줄이는 데에도 중요하다.

등 근육 강화에 효과적인 수평 당기기는 근력 훈련 루틴의 필수 요소다. 좁은 간격으로 손바닥이 마주 보는 중립 그립은 등 상부 근육, 넓은등근, 위팔두갈래근을 집중 단련한다. 효과를 높이려면, 당김 거리와 바른 자세를 유지해 가동 범위를 충분히 확보해야 한다.
　발 받침대를 놓으면 엉덩관절(고관절) 가동 범위를 넓힐 수 있다. 어깨가 조금이라도 불편하면 동작 2단계에서 가동 범위를 조절한다. 초심자라면 8~10회 반복 4세트로 시작한다.

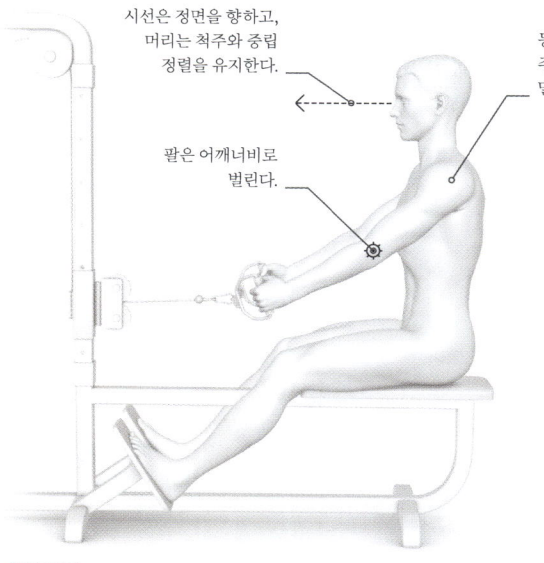

시선은 정면을 향하고, 머리는 척주와 중립 정렬을 유지한다.

팔은 어깨너비로 벌린다.

등 하부 근육에 힘을 주어 어깨가 앞으로 밀리지 않도록 한다.

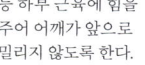

！ 주의 사항
엉덩이와 몸통 반동에 의존하는 노젓기가 흔히 보이는 오류다. 윗몸 뒤로 젖히기가 되지 않도록 동작 내내 중심근육의 힘을 유지하는 것이 중요하다.

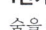

준비 단계
중량을 설정하고 좌석 높이를 조정하고, 기구와의 거리를 감안해 착석 위치를 잡은 뒤, 발판 아래쪽에 발을 놓고 무릎을 살짝 구부린다. 손잡이를 단단히 잡고 팔을 곧게 펴며 등을 곧게 세운 자세에서 윗몸 뒤로 뺀다.

1단계
숨을 들이쉬며 중심근육에 힘을 주고 자세를 고정한다. 숨을 내쉬며 팔꿈치를 굽히고 등 상부와 중부 근육을 활성화해 손잡이를 복부 윗부분으로 끌어당긴다. 팔꿈치는 몸통 뒤까지 당기다가 어깨가 앞으로 말리기(움츠러들기) 시작하면 동작을 멈춘다.

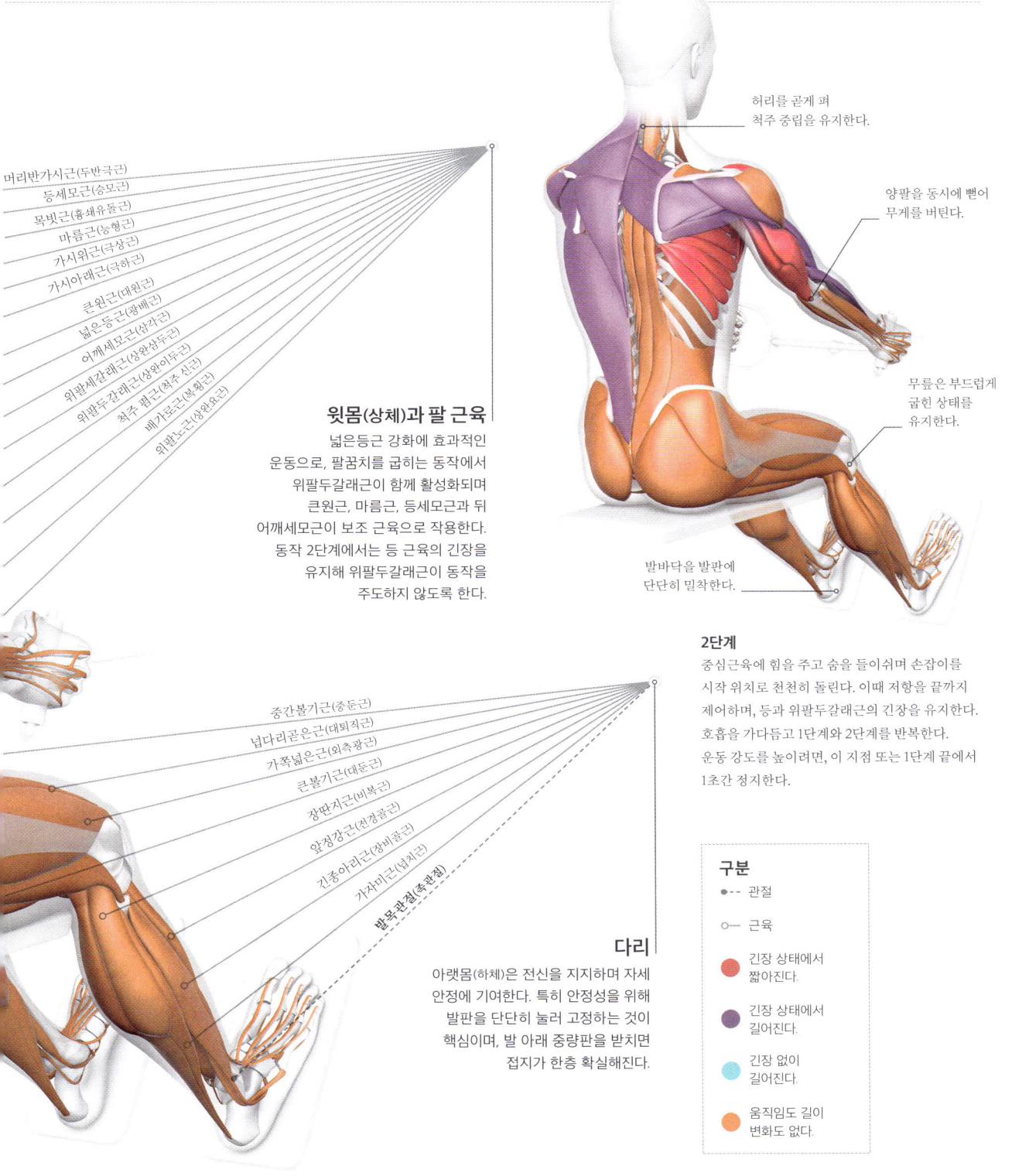

머리반가시근(두반극근)
등세모근(승모근)
목빗근(흉쇄유돌근)
마름근(능형근)
가시위근(극상근)
가시아래근(극하근)
큰원근(대원근)
넓은등근(광배근)
어깨세모근(삼각근)
위팔세갈래근(상완삼두근)
위팔두갈래근(척주 신근)
척주 폄근(복횡근)
배가로근(상완요근)
위팔노근(상완요근)

윗몸(상체)과 팔 근육

넓은등근 강화에 효과적인
운동으로, 팔꿈치를 굽히는 동작에서
위팔두갈래근이 함께 활성화되며
큰원근, 마름근, 등세모근과 뒤
어깨세모근이 보조 근육으로 작용한다.
동작 2단계에서는 등 근육의 긴장을
유지해 위팔두갈래근이 동작을
주도하지 않도록 한다.

허리를 곧게 펴
척주 중립을 유지한다.

양팔을 동시에 뻗어
무게를 버틴다.

무릎은 부드럽게
굽힌 상태를
유지한다.

발바닥을 발판에
단단히 밀착한다.

2단계

중심근육에 힘을 주고 숨을 들이쉬며 손잡이를
시작 위치로 천천히 돌린다. 이때 저항을 끝까지
제어하며, 등과 위팔두갈래근의 긴장을 유지한다.
호흡을 가다듬고 1단계와 2단계를 반복한다.
운동 강도를 높이려면, 이 지점 또는 1단계 끝에서
1초간 정지한다.

중간볼기근(중둔근)
넙다리곧은근(대퇴직근)
가쪽넓은근(외측광근)
큰볼기근(대둔근)
장딴지근(비복근)
앞정강근(전경골근)
긴종아리근(장비골근)
가자미근(넙치근)
발목 관절(족관절)

다리

아랫몸(하체)은 전신을 지지하며 자세
안정에 기여한다. 특히 안정성을 위해
발판을 단단히 눌러 고정하는 것이
핵심이며, 발 아래 중량판을 받치면
접지가 한층 확실해진다.

구분

●-- 관절
○— 근육
● 긴장 상태에서
짧아진다.
● 긴장 상태에서
길어진다.
● 긴장 없이
길어진다.
● 움직임도 길이
변화도 없다.

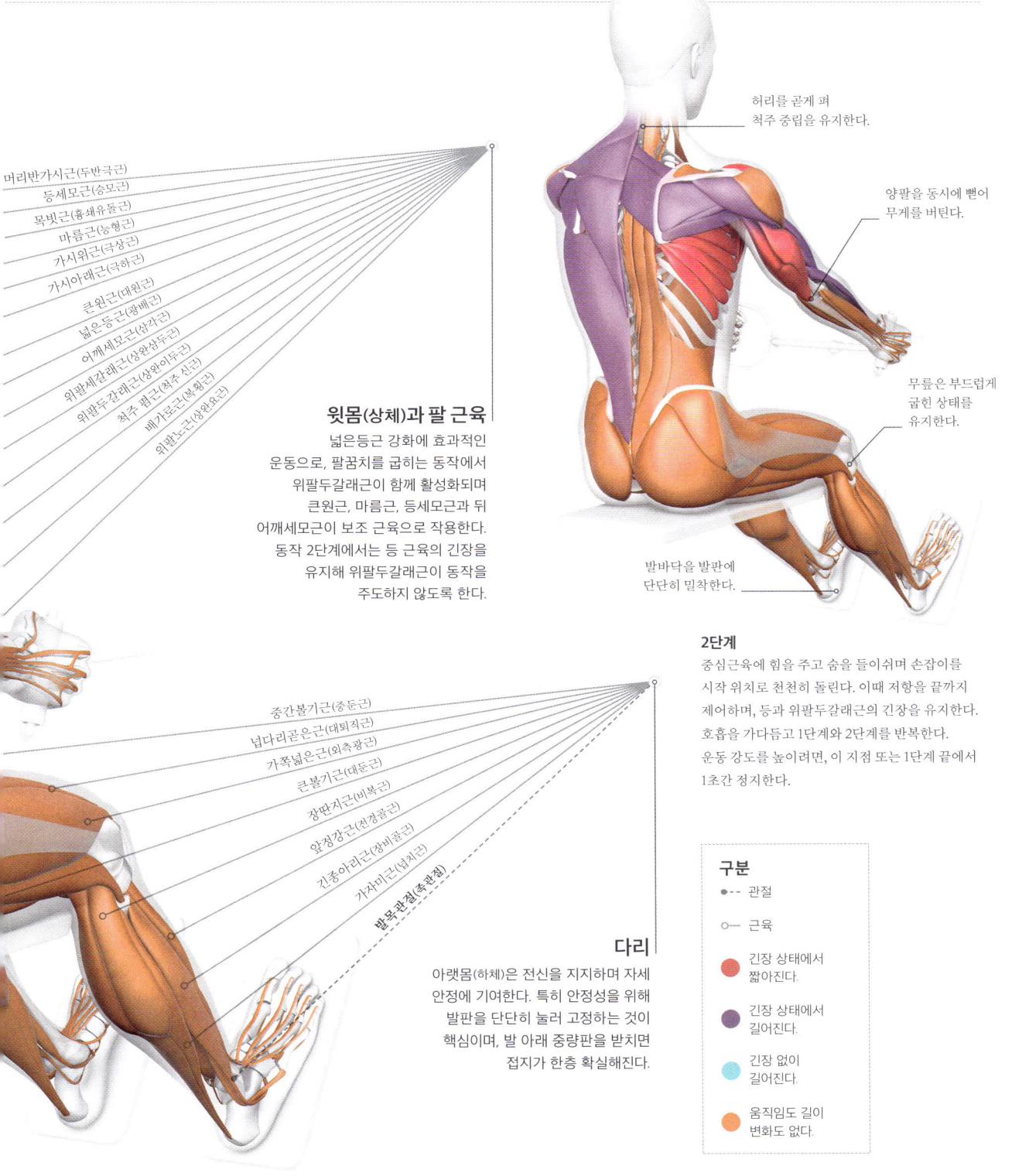

97

≫ 응용 동작

노젓기 운동의 1차 목표 근육은 넓은등근(광배근)을 포함한 등 근육과
위팔두갈래근(상완이두근)이며, 기구의 유형에 따라 다양하게 응용할 수
있다. 동작 전 구간에 걸쳐 몸통 정렬을 유지하며, 당기기 동작은 어깨와
팔을 제어해 천천히 수행한다.

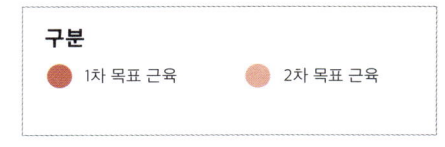

구분	
🔴 1차 목표 근육	🔴 2차 목표 근육

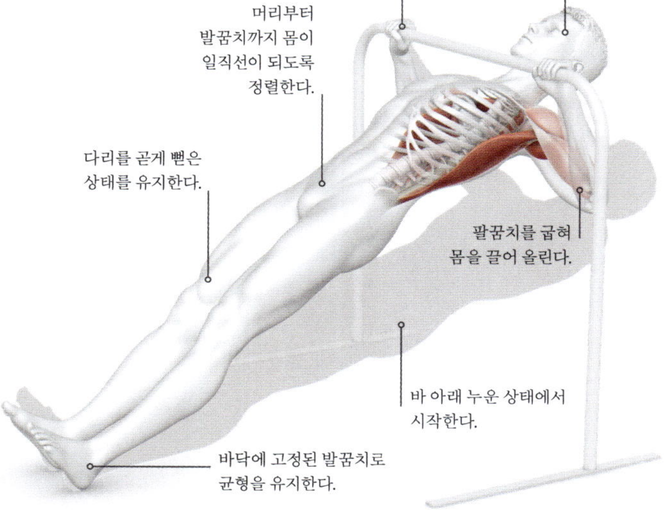

오버핸드 그립을
사용한다.

시선은 천장을
바라본다.

머리부터
발꿈치까지 몸이
일직선이 되도록
정렬한다.

다리를 곧게 뻗은
상태를 유지한다.

팔꿈치를 굽혀
몸을 끌어 올린다.

바 아래 누운 상태에서
시작한다.

바닥에 고정된 발꿈치로
균형을 유지한다.

준비 단계/1단계

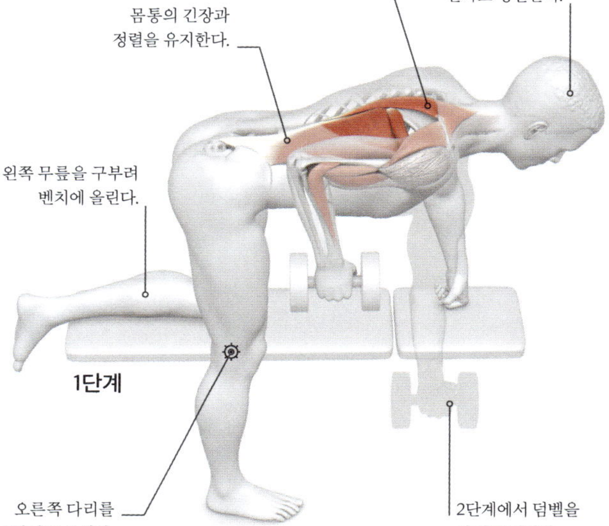

어깻죽지를 중심선으로
모은다.

머리와 척주를
일자로 정렬한다.

몸통의 긴장과
정렬을 유지한다.

왼쪽 무릎을 구부려
벤치에 올린다.

1단계

오른쪽 다리를
부드럽게 구부린다.

2단계에서 덤벨을
아래로 내린다.

인버티드 로 수평 턱걸이 INVERTED ROW

등과 어깨 근육을 강화하고 위팔두갈래근도 함께 단련하는 고강도 운동
이다. 강력한 스트로크에는 이 근육군의 힘이 중요하다.

준비 단계
스미스머신(Smith machine, 고정형 웨이트 운동 기구)이나 스쿼트 랙(squat rack,
웨이트 운동용 거치대)의 바 높이를 낮게 고정한다. 바 아래에 등을 대고 눕는다.
양손의 간격을 어깨너비보다 넓게 오버핸드 그립으로 잡는다. 다리는 곧게 뻗고
발꿈치를 바닥에 고정한다.

1단계
중심근육에 힘을 주고 팔꿈치를 굽혀 어깨뼈(견갑골)를 뒤로 모으며 몸을 끌어
올린다.

2단계
동작을 제어하며 몸을 시작 위치로 내린다.

덤벨 벤트오버 로 DUMBBELL BENT-OVER ROW

한쪽 무릎을 벤치 위에 올리고, 반대쪽 다리는 바닥에 단단히 고정해 지
지한다. 다리를 고정한 쪽 손으로 덤벨을 잡는다. 강도를 높이려면, 동작
범위 최상단에서 1~2초간 정지한다.

준비 단계
왼쪽 무릎을 벤치에 올리고 반대쪽 다리는 엉덩이 아래쪽에 위치시킨다.
윗몸(상체)을 앞으로 기울여 등을 벤치와 수평으로 정렬하고, 숨을 들이쉬며
중심근육에 힘을 준다.

1단계
숨을 내쉬며 어깻죽지를 뒤로 모으면서 팔을 위로 당긴다. 이때 팔꿈치는 30도에서
75도 사이로 굽힌다. 각도에 따라 자극되는 근육이 달라진다.

2단계
숨을 들이쉬고 동작을 제어하며 덤벨을 내린다. 복부의 긴장은 그대로 유지한다.
반대쪽 팔로 1단계와 2단계를 반복한다.

바벨 벤트오버 로 BARBELL BENT-OVER ROW

이 바벨 응용 동작은 중심근육(코어근육)을 주로 단련하며, 등 상부 및 중부 근육군
도 함께 활성화된다. 윗몸을 세우면 동작 범위가 축소되므로 윗몸 각도를 유지한다.
최상단에서 동작을 1~2초 멈추면 강도를 높일 수 있다.

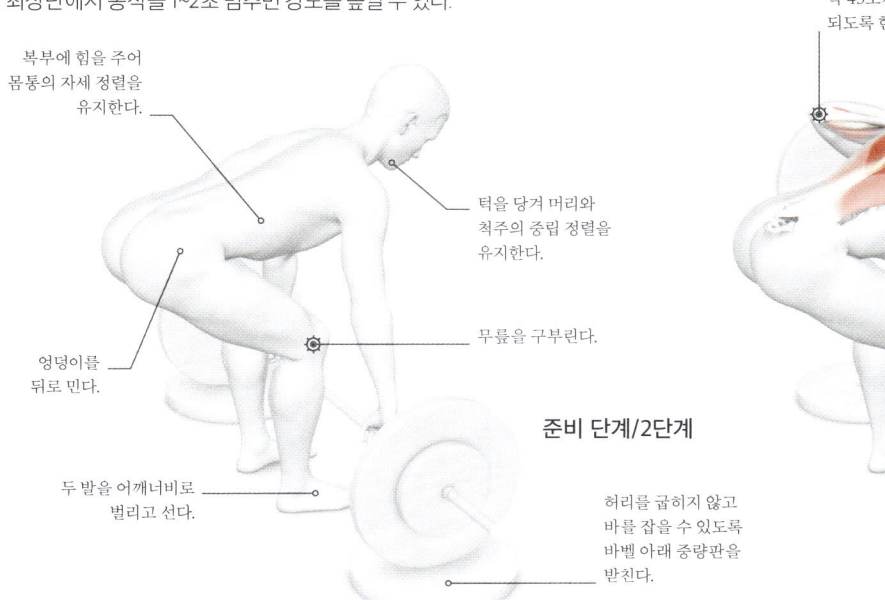

복부에 힘을 주어
몸통의 자세 정렬을
유지한다.

턱을 당겨 머리와
척주의 중립 정렬을
유지한다.

엉덩이를
뒤로 민다.

무릎을 구부린다.

두 발을 어깨너비로
벌리고 선다.

허리를 굽히지 않고
바를 잡을 수 있도록
바벨 아래 중량판을
받친다.

준비 단계/2단계

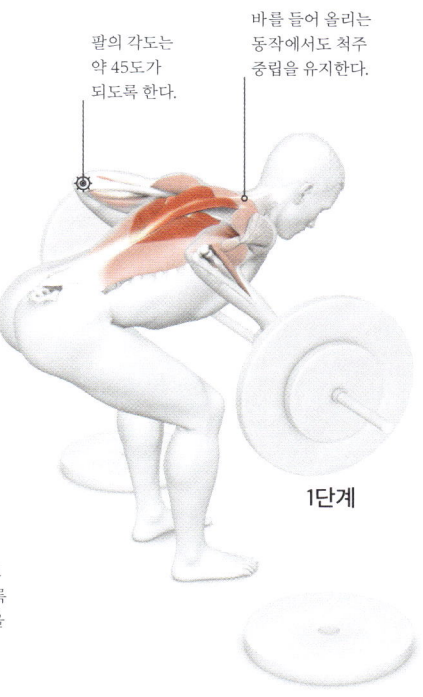

팔의 각도는
약 45도가
되도록 한다.

바를 들어 올리는
동작에서도 척주
중립을 유지한다.

1단계

준비 단계
몸을 앞으로 기울이고 오버핸드 그립으로 바벨을
잡는다. 척주 중립을 유지하며 발을 바닥에 단단히
고정해 전신의 안정을 확보한다.

1단계
숨을 들이쉬고 중심근육에 힘을 준다.
숨을 내쉬면서 팔꿈치를 몸통 뒤로 밀어 바를
가슴 쪽으로 끌어당긴다.

2단계
숨을 들이쉬면서 바벨을 시작 위치로 내린다.
팔, 어깨, 등, 복부의 긴장은 그대로 유지한다.
1단계와 2단계를 반복한다.

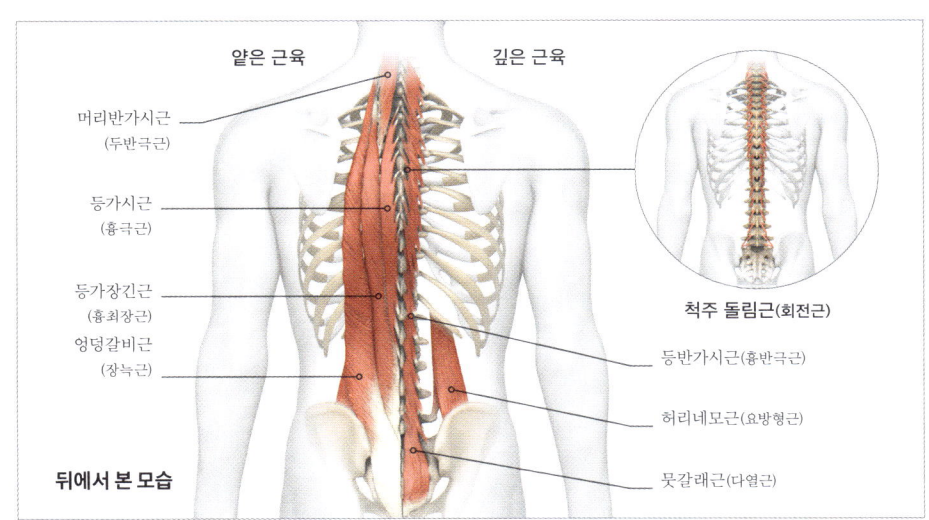

얕은 근육   깊은 근육

머리반가시근
(두반극근)

등가시근
(흉극근)

등가장긴근
(흉최장근)
엉덩갈비근
(장늑근)

등반가시근(흉반극근)

허리네모근(요방형근)

뭇갈래근(다열근)

척주 돌림근(회전근)

뒤에서 본 모습

척주 폄근

척주세움근(척주기립근)은 척주
얕은 쪽(superficial extensor)에
길게 분포하는 척주근, 등가장긴근,
엉덩갈비근을 가리킨다. 돌림근을
포함한 척주 깊은 쪽 근육군(deep
extensor)은 척주세움근의 움직임을
보조하고 척주와 골반 안정에
기여한다. 우리 몸이 앞으로
무너지지 않는 것은 이 근육들이
잡아 주고 있어서다. 바른 자세도 이
근육들이 돕는다.

페이스 풀

FACE PULL

페이스 풀은 등 상부 근육군과 돌림근띠(회전근개)를 단련해 수영인의 어깨관절의 건강과 안정적인 동작 범위를 유지하는 데 중요한 운동이다. 꾸준히 수행하면 자세 정렬이 개선되고, 모든 영법 당기기 구간의 스트로크 완성도를 높이는 데 기여한다.

스트로크 효율을 높이고 물속 저항을 줄이기 위해서는 이 저항 운동이 필수다. 페이스 풀은 어깻죽지(견갑골)를 중심으로 어깨 후면의 근육군을 강화해 근육 균형을 개선하고 수영에서 흔히 발생하는 부상을 예방하는 데 도움이 된다. 케이블 장비가 없다면 질기고 탄성 높은 저항 밴드를 고정된 높은 지지대에 걸어 수행한다.

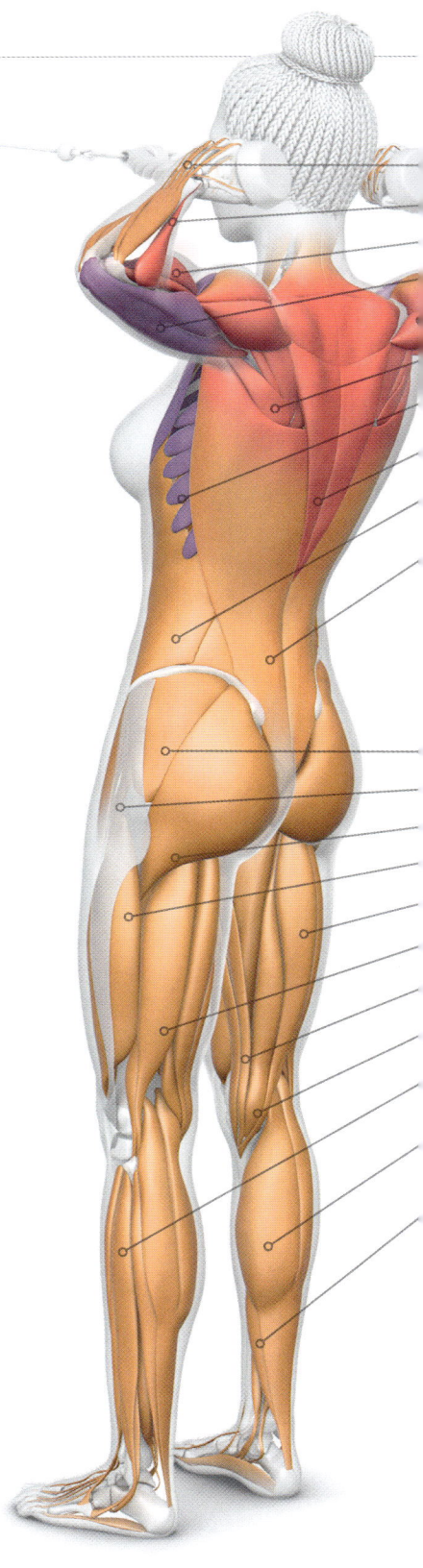

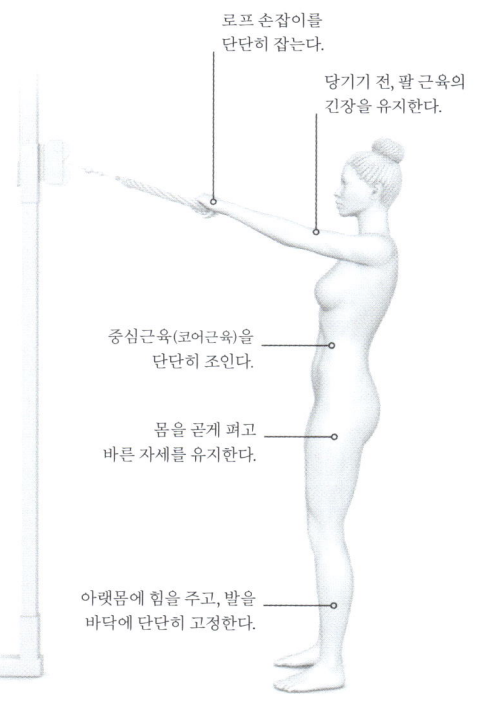

로프 손잡이를 단단히 잡는다.

당기기 전, 팔 근육의 긴장을 유지한다.

중심근육(코어근육)을 단단히 조인다.

몸을 곧게 펴고 바른 자세를 유지한다.

아랫몸에 힘을 주고, 발을 바닥에 단단히 고정한다.

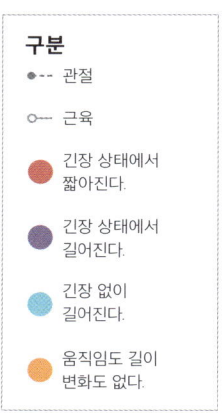

구분

- ● -- 관절
- ○— 근육
- ● 긴장 상태에서 짧아진다.
- ● 긴장 상태에서 길어진다.
- ● 긴장 없이 길어진다.
- ● 움직임도 길이 변화도 없다.

준비 단계
중량을 설정하고 팔을 어깨높이로 뻗어 핸들을 잡는다. 두 발을 어깨너비로 벌리고 선다.

1단계
팔꿈치와 어깨를 일직선으로 유지하며 귀 옆으로 핸들을 당기고, 끝 지점에서 어깻죽지를 강하게 조여 등 상부의 목표 근육을 활성화한다.

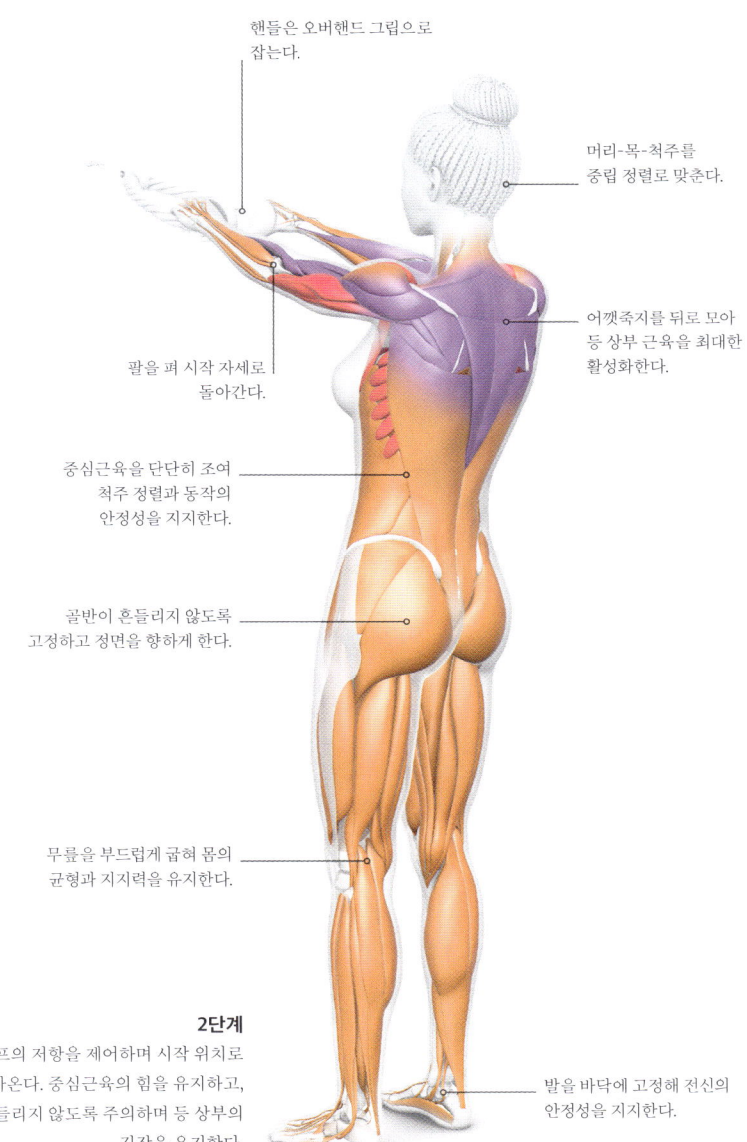

" "

묵묵히 어깨를 다져 주는 페이스 풀, 탄탄한 스트로크는 여기서 시작된다.

손가락폄근(지신근)
위팔노근(상완요근)
위팔두갈래근(상완이두근)
위팔세갈래근(상완삼두근)
어깨세모근(삼각근)
큰원근(대원근)
앞톱니근(전거근)
등세모근(승모근)
배바깥빗근(외복사근)
넓은등근(광배근)

윗몸 (상체)
당기기 구간에서 어깨, 등 상부, 팔 근육이
협응해 저항이 실린 로프를 끌어당기며,
회전근개 근육이 관절의 안정과
정밀한 제어를 돕는다.

중간볼기근(중둔근)
리근막긴장근(대퇴근막장근)
큰볼기근(대둔근)
가쪽넓은근(외측광근)
반힘줄근(반건양근)
넙다리두갈래근 긴갈래(대퇴이두근 장두)
두덩정강근(박근)
반막모양근(반막양근)
긴종아리근(장비골근)
정강이근(비복근)
가자미근(넙치근)

아랫몸 (하체)
아랫몸은 전신의 안정성을
유지하는 지지대다. 볼기근(둔근),
넙다리네갈래근(대퇴사두근), 장딴지근이
당기기 동작을 수행하는 윗몸의 균형과
자세 정렬을 뒷받침한다.

핸들은 오버핸드 그립으로
잡는다.

머리-목-척주를
중립 정렬로 맞춘다.

팔을 펴 시작 자세로
돌아간다.

어깻죽지를 뒤로 모아
등 상부 근육을 최대한
활성화한다.

중심근육을 단단히 조여
척주 정렬과 동작의
안정성을 지지한다.

골반이 흔들리지 않도록
고정하고 정면을 향하게 한다.

무릎을 부드럽게 굽혀 몸의
균형과 지지력을 유지한다.

2단계
로프의 저항을 제어하며 시작 위치로
돌아온다. 중심근육의 힘을 유지하고,
어깨가 들리지 않도록 주의하며 등 상부의
긴장을 유지한다.

발을 바닥에 고정해 전신의
안정성을 지지한다.

벤트오버 덤벨 플라이
BENT-OVER DUMBBELL FLY

등 상부 근육군과 뒤 어깨세모근을 강화하며, 수영에서 어깨의 안정성을 담당하는 중요한 역할을 한다. 또한 어깻죽지 뒤로 당기기 동작(견갑골 후인)을 보조해 스트로크 효율성을 향상시키며, 수영에서 흔히 발생하는 어깨 부상 위험을 줄이는 데 기여한다.

이 동작은 뒤 어깨세모근을 주로 단련하며, 등 상부 근육도 함께 활성화된다. 낮은 위치에서 시작해 덤벨을 날개 펴듯 바깥쪽으로 들어 올렸다가 내린다. 이 동작은 뒤 어깨세모근을 자극한다. 동작 처음부터 끝까지 제어해야 정확한 자극이 전달되며, 반동이나 덤벨의 중량에 휩쓸려 어깨를 툭 떨구는 일이 없어야 한다. 초심자라면 8~10회 반복, 4세트로 시작한다.

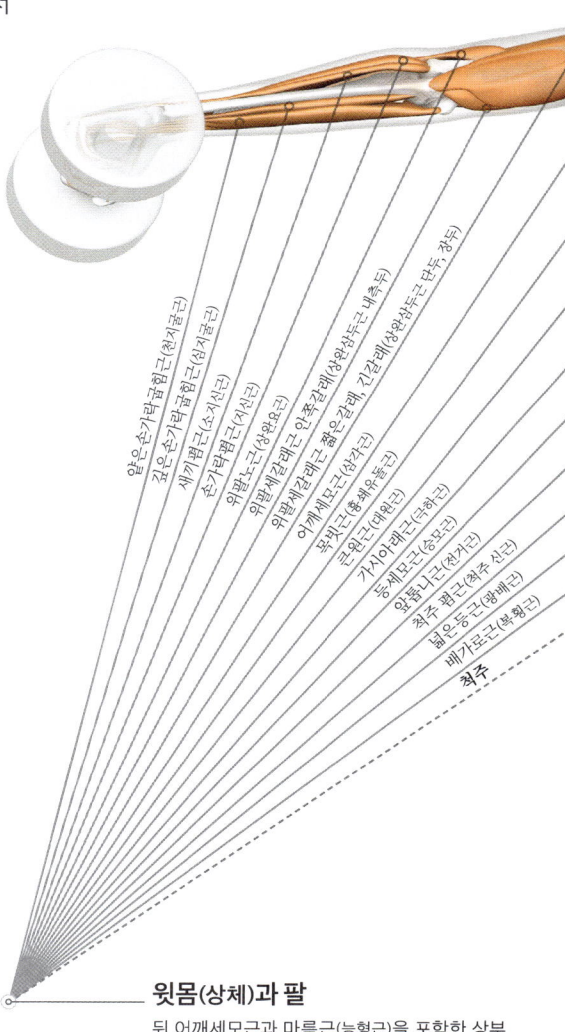

⚠️ 주의 사항
중량이 지나치게 무거우면 동작이 무너지기 쉽다.
운동 효과를 높이려면 중량보다 세트 수를 늘린다.
뒤 어깨세모근은 작은 근육이라 쉽게 무시된다.
의식적으로 자극하는 것이 중요하다.

얕은손가락굽힘근(천지굴근)
깊은손가락굽힘근(심지굴근)
새끼폄근(소지신근)
손가락폄근(지신근)
위팔노근(상완요근)
위팔세갈래근 안쪽갈래(상완삼두근 내측두)
위팔세갈래근 짧은갈래, 긴갈래(상완삼두근 단두, 장두)
어깨세모근(삼각근)
목빗근(흉쇄유돌근)
큰원근(대원근)
가시아래근(극하근)
등세모근(승모근)
척주 폄근(척주 신근)
넓은등근(광배근)
배가로근(복횡근)
척주

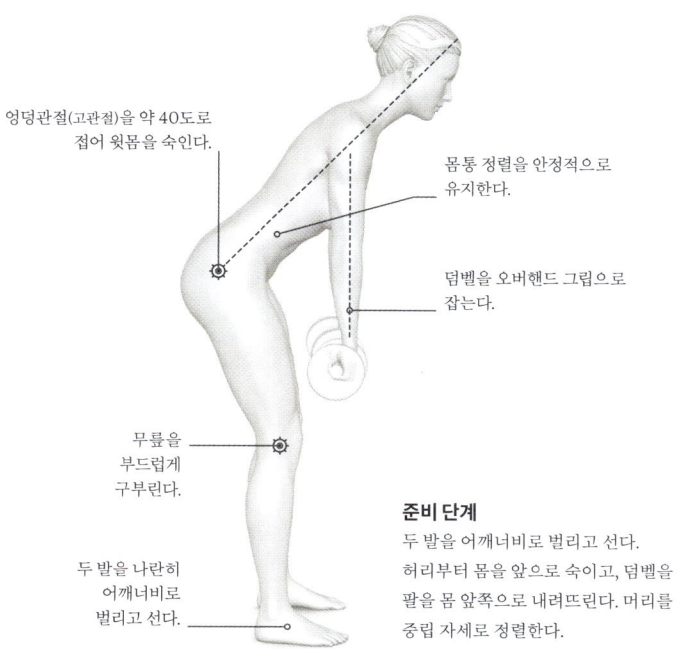

엉덩관절(고관절)을 약 40도로 접어 윗몸을 숙인다.

몸통 정렬을 안정적으로 유지한다.

덤벨을 오버핸드 그립으로 잡는다.

무릎을 부드럽게 구부린다.

두 발을 나란히 어깨너비로 벌리고 선다.

준비 단계
두 발을 어깨너비로 벌리고 선다. 허리부터 몸을 앞으로 숙이고, 덤벨을 팔을 몸 앞쪽으로 내려뜨린다. 머리를 중립 자세로 정렬한다.

윗몸(상체)과 팔
뒤 어깨세모근과 마름근(능형근)을 포함한 상부 등 근육을 단련하며, 중심근육과 척주 폄근이 몸통과 척주 안정화에 작용한다. 동작 최상단이 고강도 구간이어서 과도한 중량은 자세를 무너뜨리기 쉽다. 따라서 적정 중량을 고르는 것이 중요하다.

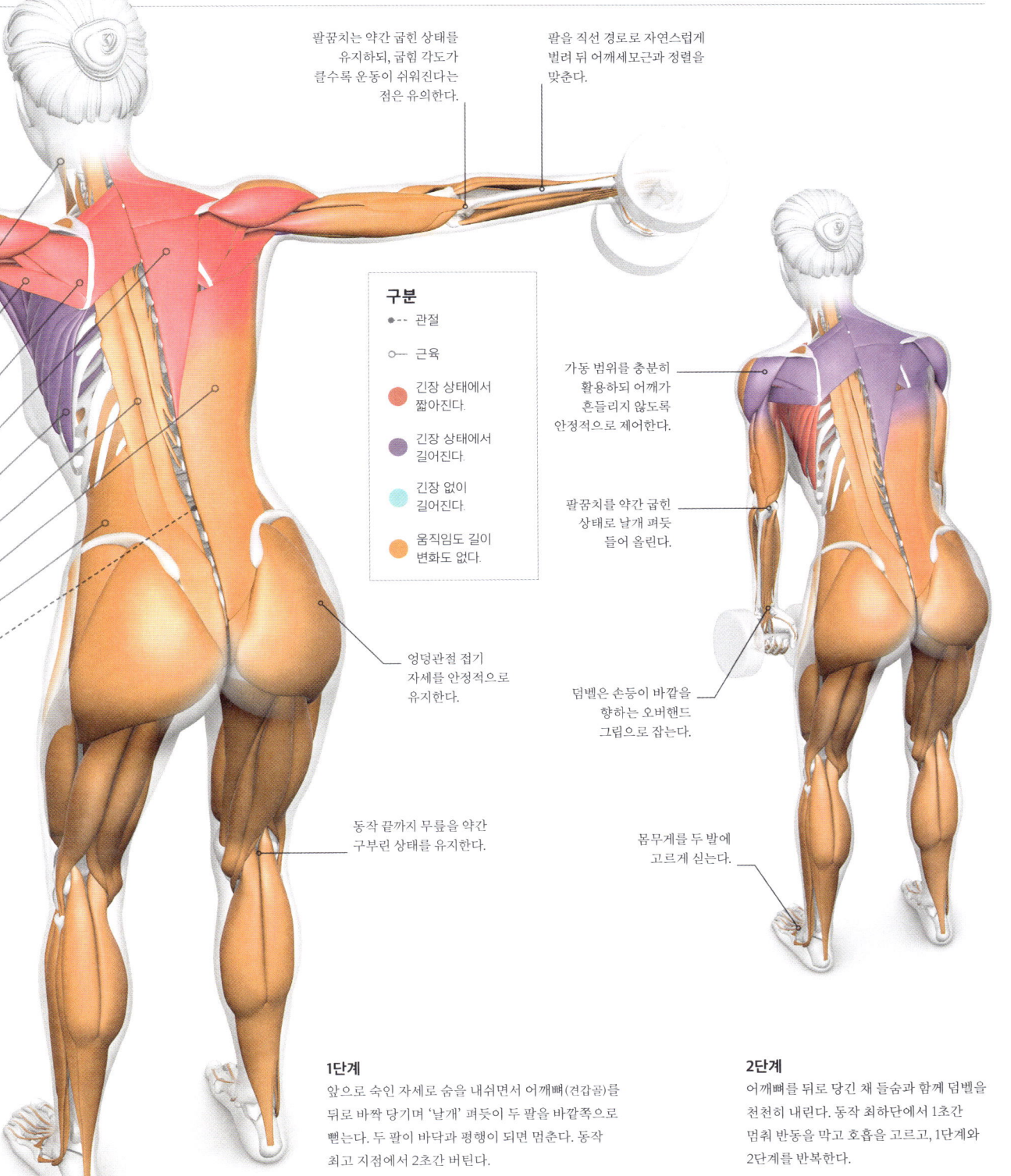

팔꿈치는 약간 굽힌 상태를
유지하되, 굽힘 각도가
클수록 운동이 쉬워진다는
점은 유의한다.

팔을 직선 경로로 자연스럽게
벌려 뒤 어깨세모근과 정렬을
맞춘다.

구분

- ● -- 관절
- ○- 근육
- ● 긴장 상태에서
  짧아진다.
- ● 긴장 상태에서
  길어진다.
- ● 긴장 없이
  길어진다.
- ● 움직임도 길이
  변화도 없다.

가동 범위를 충분히
활용하되 어깨가
흔들리지 않도록
안정적으로 제어한다.

팔꿈치를 약간 굽힌
상태로 날개 펴듯
들어 올린다.

엉덩관절 접기
자세를 안정적으로
유지한다.

덤벨은 손등이 바깥을
향하는 오버핸드
그립으로 잡는다.

동작 끝까지 무릎을 약간
구부린 상태를 유지한다.

몸무게를 두 발에
고르게 싣는다.

1단계
앞으로 숙인 자세로 숨을 내쉬면서 어깨뼈(견갑골)를
뒤로 바짝 당기며 '날개' 펴듯이 두 팔을 바깥쪽으로
뻗는다. 두 팔이 바닥과 평행이 되면 멈춘다. 동작
최고 지점에서 2초간 버틴다.

2단계
어깨뼈를 뒤로 당긴 채 들숨과 함께 덤벨을
천천히 내린다. 동작 최하단에서 1초간
멈춰 반동을 막고 호흡을 고르고, 1단계와
2단계를 반복한다.

103

덤벨 바이셉스 컬
DUMBBELL BICEPS CURL

이 바이셉스 컬은 자유형과 접영 스트로크 당기기 구간에 필수적인
위팔두갈래근을 강화한다. 물속에서 강한 당기기와 턴을 수행하기
위한 악력 향상에도 효과적이다.

팔꿈치를 굽혀 중량을 들어 올리고 내리는 동작으로 위팔두갈래근을
강화하며, 팔꿈치 굽힘에 관여하는 근육군도 함께 활성화된다. 입식
바이셉스 컬보다 좌식 바이셉스 컬(벤치나 등받이 조절용 의자에서 수행)이 동작
범위가 넓어 근육 고립 효과가 크다. 부상을 막으려면 체력에 맞는 중량을
선택하고, 초심자는 8~10회 반복 4세트로 시작한다.

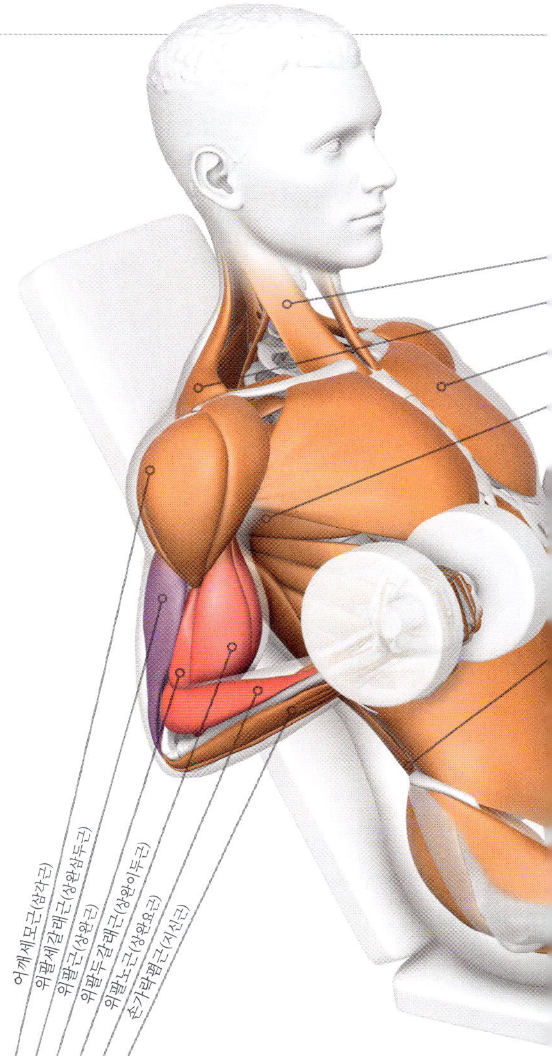

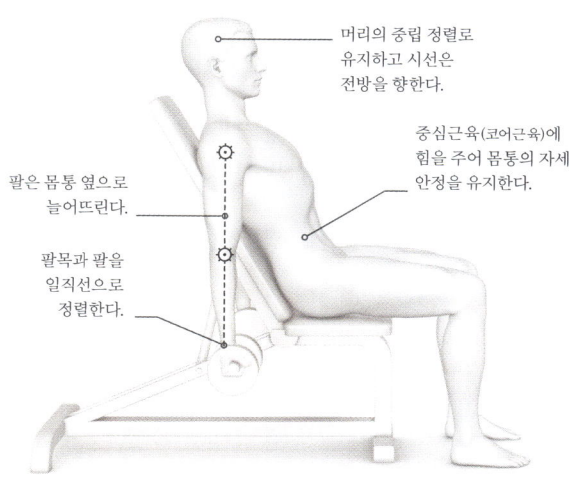

머리의 중립 정렬로
유지하고 시선은
전방을 향한다.

중심근육(코어근육)에
힘을 주어 몸통의 자세
안정을 유지한다.

팔은 몸통 옆으로
늘어뜨린다.

팔목과 팔을
일직선으로
정렬한다.

준비 단계
인클라인 벤치에서 등받이에 기대고 두 발은 어깨너비로 바닥에
단단히 고정한다. 표준 오버핸드 그립으로 덤벨을 잡고 팔을 천천히
뻗으며, 팔과 팔목은 일직선으로 정렬한다.

어깨세모근(삼각근)
위팔세갈래근(상완삼두근)
위팔근(상완근)
위팔두갈래근(상완이두근)
위팔노근(상완요근)
손가락폄근(지신근)

팔
바이셉스 컬에는 앞 어깨세모근,
위팔두갈래근, 위팔노근, 아래팔의
굽힘근과 폄근(전완 굴근과 신근)이
사용된다. 이 근육군이 컬 동작 시
어깨와 팔목, 팔꿈치를 안정시키며,
위팔 근육은 악력을 제어한다.

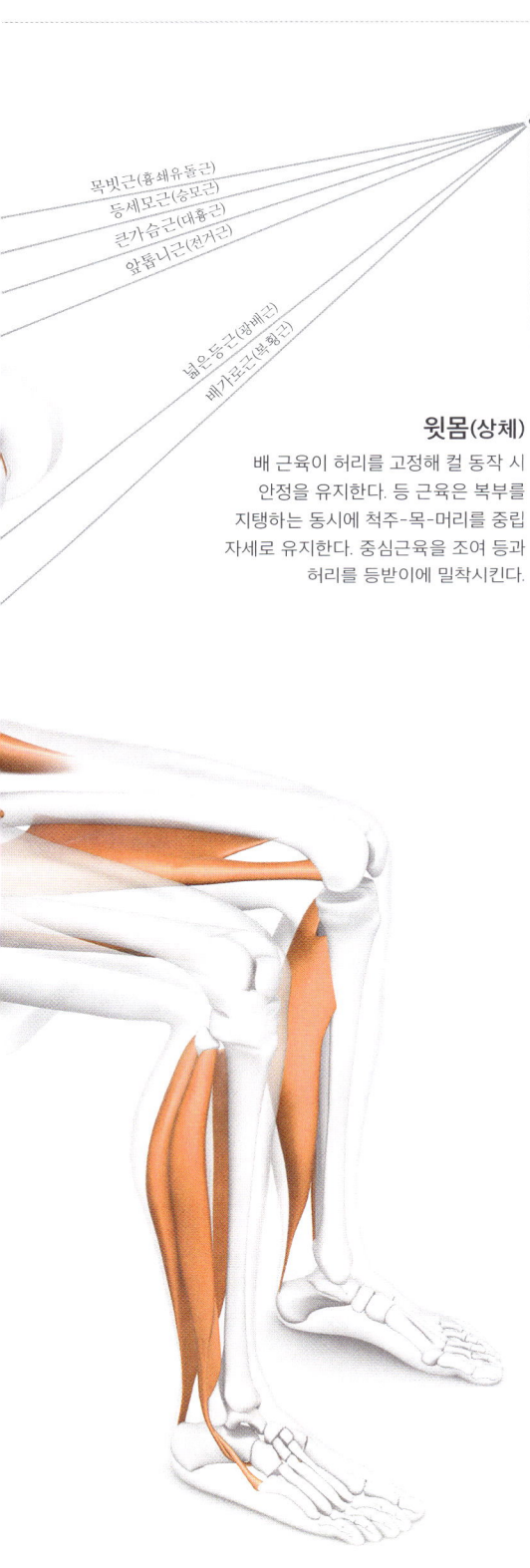

목빗근(흉쇄유돌근)
등세모근(승모근)
큰가슴근(대흉근)
앞톱니근(전거근)

넓은등근(광배근)
배가로근(복횡근)

윗몸(상체)

배 근육이 허리를 고정해 컬 동작 시 안정을 유지한다. 등 근육은 복부를 지탱하는 동시에 척추-목-머리를 중립 자세로 유지한다. 중심근육을 조여 등과 허리를 등받이에 밀착시킨다.

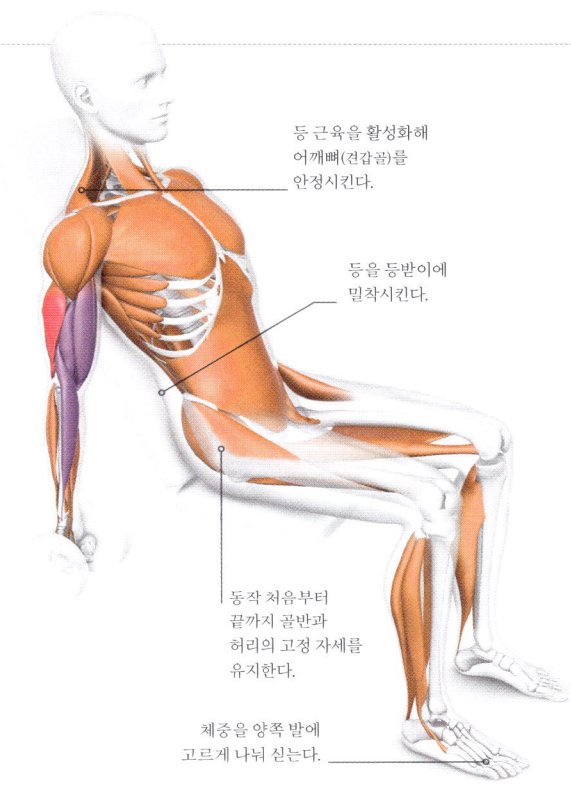

등 근육을 활성화해 어깨뼈(견갑골)를 안정시킨다.

등을 등받이에 밀착시킨다.

동작 처음부터 끝까지 골반과 허리의 고정 자세를 유지한다.

체중을 양쪽 발에 고르게 나눠 싣는다.

구분

●-- 관절

○- 근육

● 긴장 상태에서 짧아진다.

● 긴장 상태에서 길어진다.

● 긴장 없이 길어진다.

● 움직임도 길이 변화도 없다.

2단계

동작 최고 지점에서 팔 당기는 힘을 2초간 유지하고 덤벨을 천천히 제어하며 시작 위치로 내린다. 내리는 동작에서 덤벨이 흔들리지 않게 한다. 자세를 다듬고 1단계와 2단계를 반복한다.

1단계

어깨 힘을 빼고 위팔을 고정한 채, 숨을 내쉬며 덤벨을 어깨 쪽으로 올린다. 팔꿈치는 몸 옆에 고정한다.

⚠ 주의 사항

어깨, 엉덩관절, 허리의 안정성이 부족하면 반동이 생겨 앞 어깨세모근 같은 주변 근육이 보상 작용을 한다. 이를 막으려면 안정성을 우선 다지고, 가벼운 중량으로 시작해 동작을 숙련한 뒤 점진적으로 늘린다.

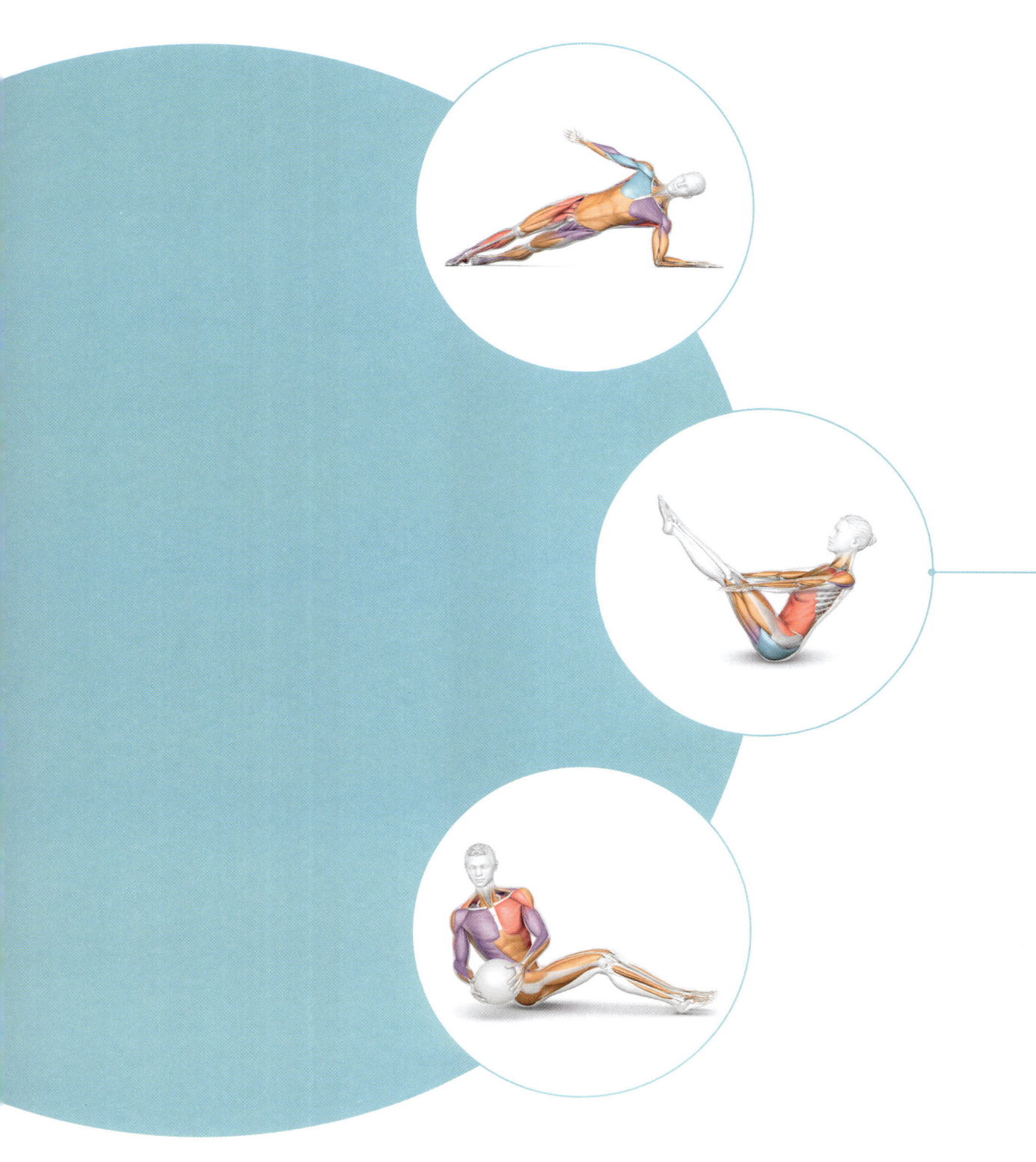

중심근육 운동

수영 기술은 **배 근육(복근) 중심의 강한 중심근육(코어근육)에서** 완성된다. 중심근육을
구성하는 배가로근(복횡근), 배곧은근(복직근), 배속빗근과 배바깥빗근(내외복사근) 등
복부 근육군은 물속에서 몸을 추진하는 주요 근육군을 지지하며 강한 추진력을 내도록
돕는다. 중심근육 단련은 수영 속도 향상, 더 강한 스타트와 턴, 발차기, 신체 정렬 개선,
부상 위험 감소 등 다양한 이점이 있다. 이 장에서 소개하는 중심근육 집중 운동은
물속에서 안정적인 유선형의 움직임을 유지하는 데 필요한 근력을 길러 준다.

사이드 플랭크 위드 로테이션

몸통 회전 사이드 플랭크
SIDE PLANK WITH ROTATION

중심근육(코어근육)을 강화하고, 몸통을 지지하는 근육 구조(배빗근, 배가로근 등)의 효율을 높인다. 좌우 번갈아 비트는 동작은 윗몸과 몸통을 독립적으로 조절하는 능력을 길러, 수영에서 회전과 추진을 동시에 수행하는 데 도움이 된다.

등 중부에서 넓적다리(대퇴)로 이어지는 중심 부위 근육군을 주로 자극한다. 몸통 회전 때는 무릎과 가슴이 정면을 유지해야 하며, 윗몸을 회전할 때 엉덩이가 따라 돌아가지 않도록 주의한다. 좌우 10~15회씩 3세트 반복하며, 모든 동작은 안정적인 정렬을 유지하면서 부드럽게 연결한다.

엉덩관절(고관절)

바닥에서 몸을 들어 올리는 동작에서 넓적다리의 엉덩관절 모음근(내전근)과 종아리(하퇴)의 엉덩관절 벌림근(외전근)이 활성화된다. 이 두 근육은 엉덩이와 척주 정렬 유지에도 작용한다.

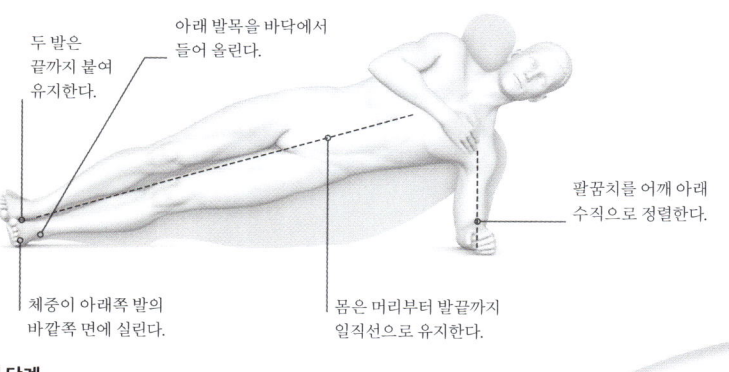

두 발은 끝까지 붙여 유지한다.

아래 발목을 바닥에서 들어 올린다.

팔꿈치를 어깨 아래 수직으로 정렬한다.

체중이 아래쪽 발의 바깥쪽 면에 실린다.

몸은 머리부터 발끝까지 일직선으로 유지한다.

넙다리근막긴장근(대퇴근막장근)
엉덩관절(고관절)
큰볼기근(대둔근)
중간볼기근(중둔근)
엉덩허리근(장요근)
큰모음근(대내전근)

준비 단계
옆으로 누워 다리를 모으고 아래팔(전완)로 윗몸을 지지한다. 위쪽 팔을 가슴 위에 가볍게 올린다. 엉덩이를 들어 올려 몸 전체를 일직선으로 정렬한다.

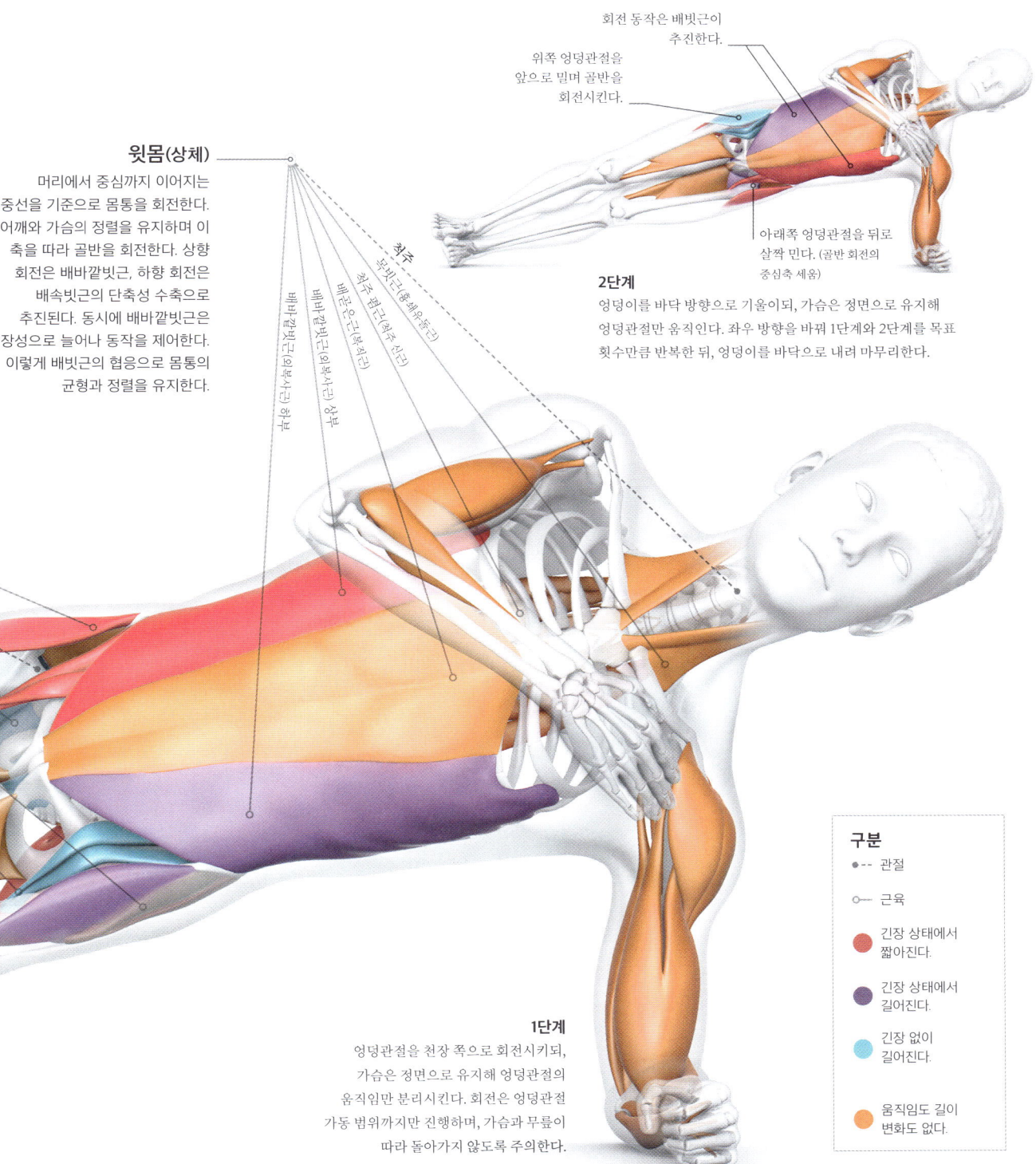

회전 동작은 배빗근이
추진한다.

위쪽 엉덩관절을
앞으로 밀며 골반을
회전시킨다.

아래쪽 엉덩관절을 뒤로
살짝 민다. (골반 회전의
중심축 세움)

2단계
엉덩이를 바닥 방향으로 기울이되, 가슴은 정면으로 유지해
엉덩관절만 움직인다. 좌우 방향을 바꿔 1단계와 2단계를 목표
횟수만큼 반복한 뒤, 엉덩이를 바닥으로 내려 마무리한다.

윗몸(상체)
머리에서 중심까지 이어지는
중선을 기준으로 몸통을 회전한다.
어깨와 가슴의 정렬을 유지하며 이
축을 따라 골반을 회전한다. 상향
회전은 배바깥빗근, 하향 회전은
배속빗근의 단축성 수축으로
추진된다. 동시에 배바깥빗근은
장성으로 늘어나 동작을 제어한다.
이렇게 배빗근의 협응으로 몸통의
균형과 정렬을 유지한다.

척추
뭇갈래근(척주 세움근)

척추 폄근(척주 세움근)

배바깥빗근(외복사근)

배바깥빗근(외복사근) 심부

넓은등근(광배근)의 근수축성 부위

1단계
엉덩관절을 천장 쪽으로 회전시키되,
가슴은 정면으로 유지해 엉덩관절의
움직임만 분리시킨다. 회전은 엉덩관절
가동 범위까지만 진행하며, 가슴과 무릎이
따라 돌아가지 않도록 주의한다.

구분

● -- 관절

○— 근육

● 긴장 상태에서
짧아진다.

● 긴장 상태에서
길어진다.

● 긴장 없이
길어진다.

● 움직임도 길이
변화도 없다.

스윔 플랭크

수영 플랭크

SWIM PLANK

스윔 플랭크는 중심근육 중에서도 배빗근(복사근)을 중점적으로 강화하는 고강도 전신 운동이다. 배빗근은 수영 스트로크의 회전 동작을 형성하는 데 중요한 근육이다.

스윔 플랭크는 일반적인 중심근육 운동에 비해 허리나 목에 가하는 부담이 적다. 기본 플랭크에 사이드 플랭크로 전환하는 동작이 결합되어 균형감과 협응력 향상에 효과적인 운동이다. 호흡을 안정적으로 유지하는 것이 중요하다. 들숨은 코로 쉬고 날숨은 입으로 쉰다. 8회 반복 4세트로 시작하며, 좌우 동일 횟수로 반복한다.

회전 시 어깨-몸통-엉덩이가 라인을 바닥과 평행하게 유지한다.

중심근육(코어근육)과 다리 근육

작용근(주동근)은 복근이지만, 중간볼기근(중둔근)과 큰볼기근(대둔근)도 적극적으로 활성화되어 엉덩관절을 안정적으로 잡아 준다. '수영' 동작 중간 지점에서 엉덩이를 앞으로 밀어 척주의 중립 정렬을 유지한다.

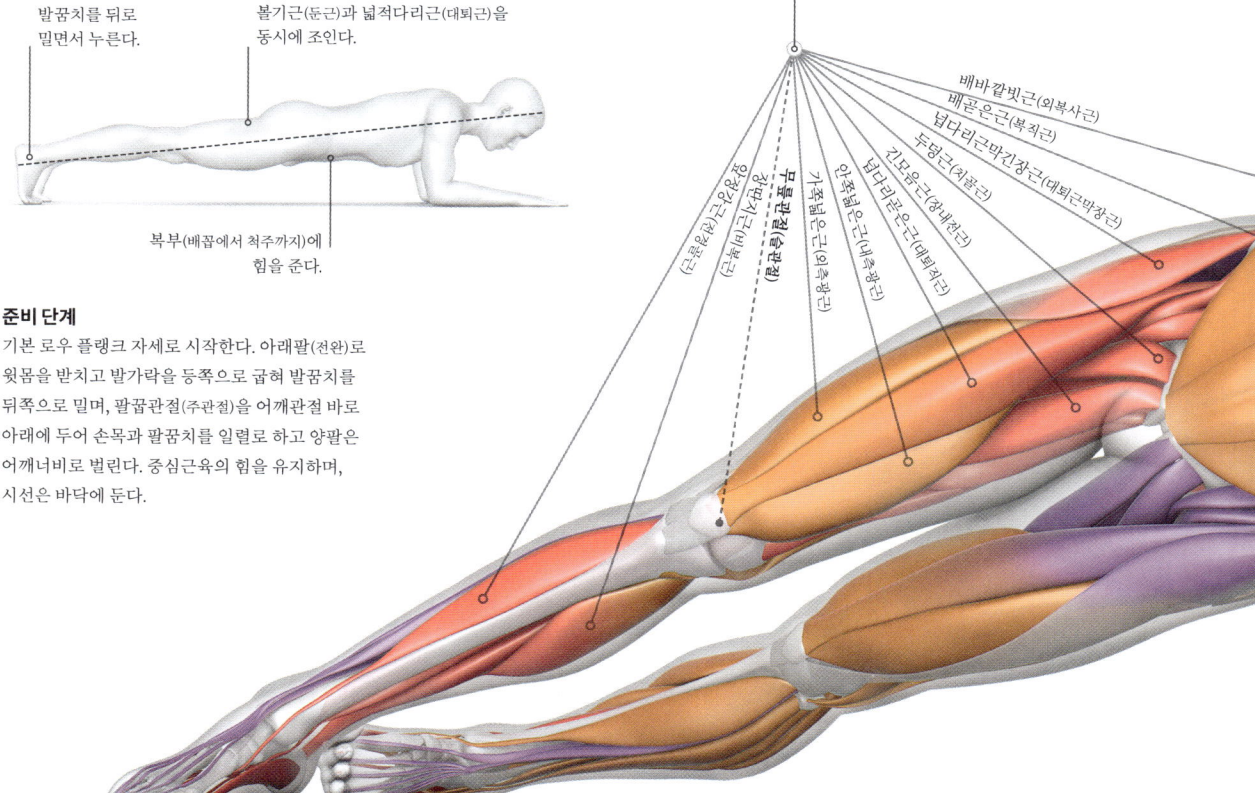

발꿈치를 뒤로 밀면서 누른다.

볼기근(둔근)과 넓적다리근(대퇴근)을 동시에 조인다.

복부(배꼽에서 척주까지)에 힘을 준다.

배바깥빗근(외복사근)
배곧은근(복직근)
넙다리근막긴장근(대퇴근막장근)
두덩근(치골근)
가쪽넓은근(외측광근)
안쪽넓은근(내측광근)
넙다리곧은근(대퇴직근)
무릎관절(슬관절)
근육(세로)가는면·앞층
근육(가로)가는면·앞층

준비 단계

기본 로우 플랭크 자세로 시작한다. 아래팔(전완)로 윗몸을 받치고 발가락을 등쪽으로 굽혀 발꿈치를 뒤쪽으로 밀며, 팔꿈치관절(주관절)을 어깨관절 바로 아래에 두어 손목과 팔꿈치를 일렬로 하고 양팔은 어깨너비로 벌린다. 중심근육의 힘을 유지하며, 시선은 바닥에 둔다.

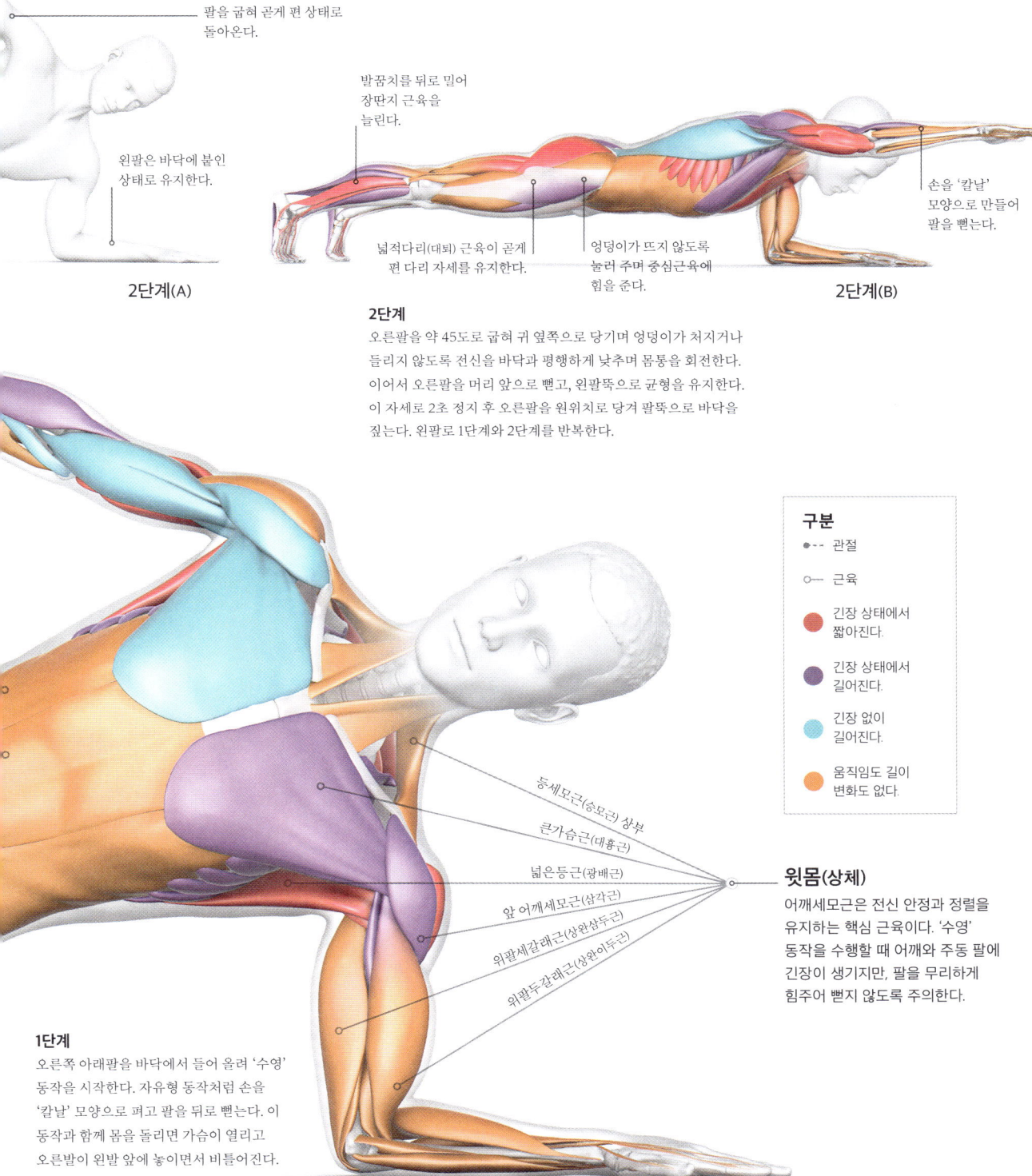

팔을 굽혀 곧게 편 상태로 돌아온다.

왼팔은 바닥에 붙인 상태로 유지한다.

2단계(A)

발꿈치를 뒤로 밀어 장딴지 근육을 늘린다.

넓적다리(대퇴) 근육이 곧게 편 다리 자세를 유지한다.

엉덩이가 뜨지 않도록 눌러 주며 중심근육에 힘을 준다.

손을 '칼날' 모양으로 만들어 팔을 뻗는다.

2단계(B)

2단계
오른팔을 약 45도로 굽혀 귀 옆쪽으로 당기며 엉덩이가 처지거나 들리지 않도록 전신을 바닥과 평행하게 낮추며 몸통을 회전한다. 이어서 오른팔을 머리 앞으로 뻗고, 왼팔뚝으로 균형을 유지한다. 이 자세로 2초 정지 후 오른팔을 원위치로 당겨 팔뚝으로 바닥을 짚는다. 왼팔로 1단계와 2단계를 반복한다.

구분
- ●-- 관절
- ○-- 근육
- 🔴 긴장 상태에서 짧아진다.
- 🟣 긴장 상태에서 길어진다.
- 🔵 긴장 없이 길어진다.
- 🟠 움직임도 길이 변화도 없다.

등세모근(승모근) 상부
큰가슴근(대흉근)
넓은등근(광배근)
앞 어깨세모근(삼각근)
위팔세갈래근(상완삼두근)
위팔두갈래근(상완이두근)

윗몸(상체)
어깨세모근은 전신 안정과 정렬을 유지하는 핵심 근육이다. '수영' 동작을 수행할 때 어깨와 주동 팔에 긴장이 생기지만, 팔을 무리하게 힘주어 뻗지 않도록 주의한다.

1단계
오른쪽 아래팔을 바닥에서 들어 올려 '수영' 동작을 시작한다. 자유형 동작처럼 손을 '칼날' 모양으로 펴고 팔을 뒤로 뻗는다. 이 동작과 함께 몸을 돌리면 가슴이 열리고 오른발이 왼발 앞에 놓이면서 비틀어진다.

» 응용 동작

여기에 소개하는 스윔 플랭크 응용 동작들은 수영 전반의 효율성을 높이는 데 핵심적인 중심근육(코어근육) 안정성과 균형감을 향상시킨다. 이 운동을 통해 복부와 허리 근육을 강화해 스트로크 추진력을 높이고, 자세를 개선하며 부상 위험도 줄일 수 있다.

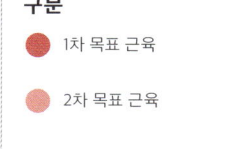

구분

● 1차 목표 근육

● 2차 목표 근육

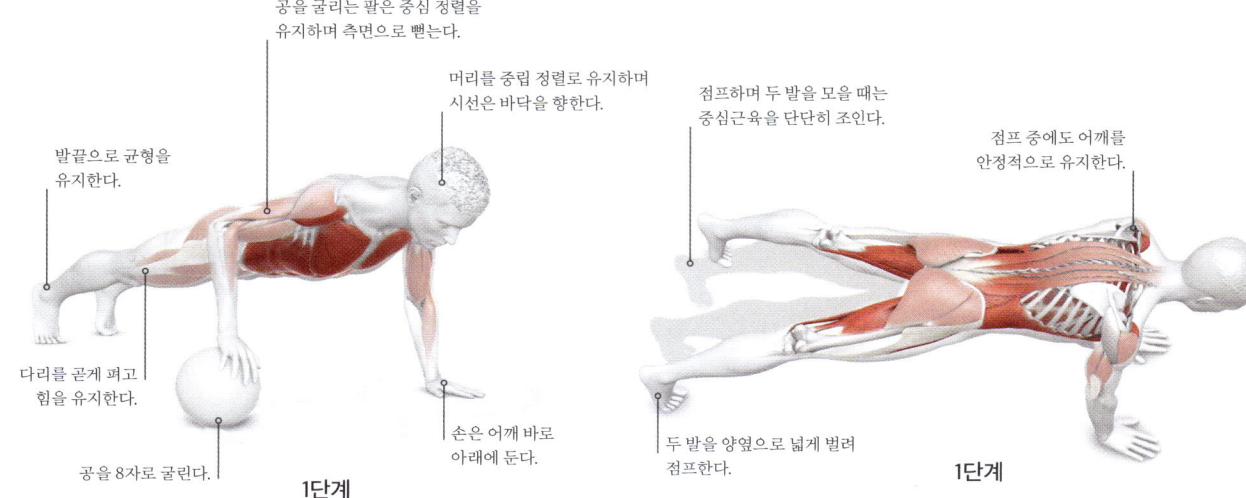

공을 굴리는 팔은 중심 정렬을 유지하며 측면으로 뻗는다.

머리를 중립 정렬로 유지하며 시선은 바닥을 향한다.

발끝으로 균형을 유지한다.

점프하며 두 발을 모을 때는 중심근육을 단단히 조인다.

점프 중에도 어깨를 안정적으로 유지한다.

다리를 곧게 펴고 힘을 유지한다.

손은 어깨 바로 아래에 둔다.

공을 8자로 굴린다.

1단계

두 발을 양옆으로 넓게 벌려 점프한다.

1단계

메디신 볼 하이 플랭크
HIGH PLANK WITH MEDICINE BALL

중심근육 근력과 협응력을 동시에 요구하는 고강도 운동이다. 메디신 볼(근력 회복, 폭발성 향상, 회전력 강화 등에 사용하는 운동 재활 및 트레이닝 도구. ─옮긴이) 하이 플랭크를 루틴으로 구성하면 중심근육 안정성과 어깨 근력을 효과적으로 단련할 수 있다. 모든 영법에서 회전 동작과 신체 제어 능력도 향상된다.

준비 단계
메디신 볼은 손 옆에 두고 하이 플랭크 자세로 시작한다. 어깨에서 발뒤꿈치까지 일직선 정렬을 유지하며, 손은 어깨 바로 아래에 둔다.

1단계
한 손은 바닥을 짚고 다른 손으로 메디신 볼을 8자로 굴린다. 8자를 완성하면 손을 바꿔 같은 동작을 반복한다. 중심근육에 힘을 주어 엉덩이와 허리의 정렬을 유지하며, 허리가 처지지 않도록 주의한다.

2단계
하이 플랭크 자세를 유지하면서 8자 굴리기를 이어간다. 이때 엉덩관절(고관절)에 부담이 가지 않도록 전신의 긴장을 부드럽게 유지한다.

플랭크 잭
PLANK JACKS

점핑 잭(jumping jacks)을 플랭크 자세로 응용한 고강도 운동이다. 가슴, 등, 팔, 어깨 등 수영에 동원되는 윗몸(상체) 근육을 고루 강화하고, 중심근육을 집중적으로 단련한다. 손목에 통증이 느껴지면 손 대신 아래팔(전완)으로 지탱하는 자세로 응용할 수도 있다.

준비 단계
팔을 곧게 펴고 손이 어깨 바로 아래 오도록 하는 하이 플랭크 자세로 시작한다. 머리부터 발끝까지 일직선으로 정렬한다.

1단계
엎드려서 팔 벌려 뛰기를 한다는 생각으로 두 발을 넓게 벌려 점프한다. 준비 단계의 유선형 플랭크 자세를 그대로 유지한다.

2단계
중심근육에 힘을 주며 두 발을 빠르게 다시 모은다. 처음에는 10~20초 반복하고, 익숙해지면 60초까지 늘리며 속도를 높인다. 허리가 처지지 않도록 등과 엉덩이가 정렬을 유지한다.

포 포인트 닐링
네발기기 FOUR POINT KNEELING

버드독(bird dog)으로도 불리는 이 균형 운동은
수영 자세 최적화에 기여하는 등 상부와 어깨 근
육, 중심근육을 강화한다.

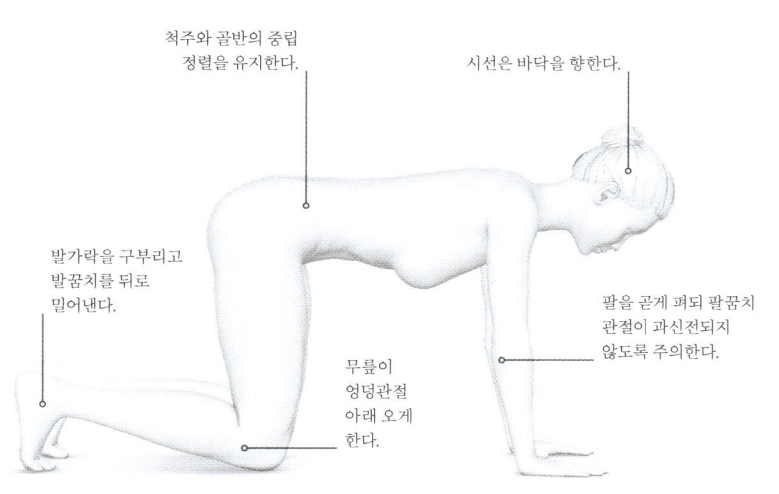

척추와 골반의 중립
정렬을 유지한다.

시선은 바닥을 향한다.

발가락을 구부리고
발꿈치를 뒤로
밀어낸다.

무릎이
엉덩관절
아래 오게
한다.

팔을 곧게 펴되 팔꿈치
관절이 과신전되지
않도록 주의한다.

준비 단계

매트 위에서 양손과 무릎으로 지지해 시작하고, 척추와
골반을 중립으로 정렬한다. 목을 척추와 정렬하고
시선은 두 손보다 약간 앞쪽 바닥에 고정한다. 숨을
들이마시고 동작을 준비한다.

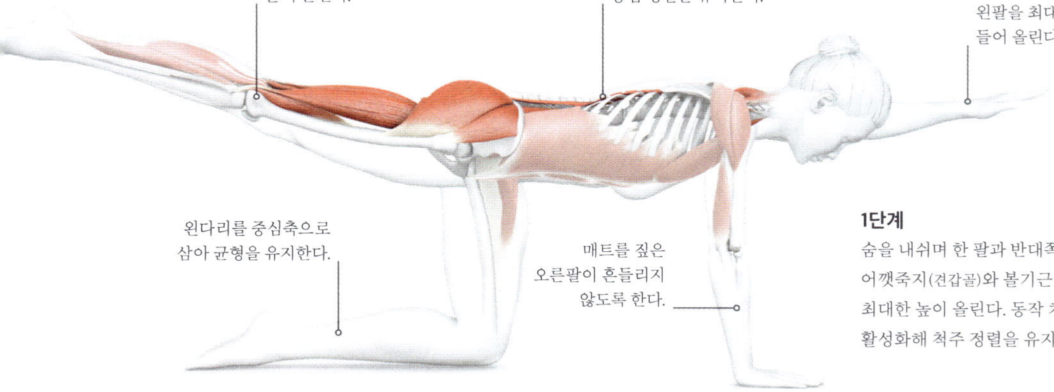

오른다리를 최대한 높이
들어 올린다.

등 근육에 힘을 주어 몸통의
중립 정렬을 유지한다.

왼팔을 최대한 높이
들어 올린다.

왼다리를 중심축으로
삼아 균형을 유지한다.

매트를 짚은
오른팔이 흔들리지
않도록 한다.

1단계

숨을 내쉬며 한 팔과 반대쪽 다리를 끝까지 뻗는다.
어깻죽지(견갑골)와 볼기근(둔근)에 힘을 주며 팔다리를
최대한 높이 올린다. 동작 처음부터 끝까지 중심근육을
활성화해 척추 정렬을 유지한다.

들어 올린 다리의 모든
근육을 활성화한다.

들어 올린 팔의 모든 근육을
활성화한다.

바닥을 짚은 다리가 흔들리지
않도록 중심을 잡는다.

매트를 짚은
왼팔이 흔들리지
않도록 한다.

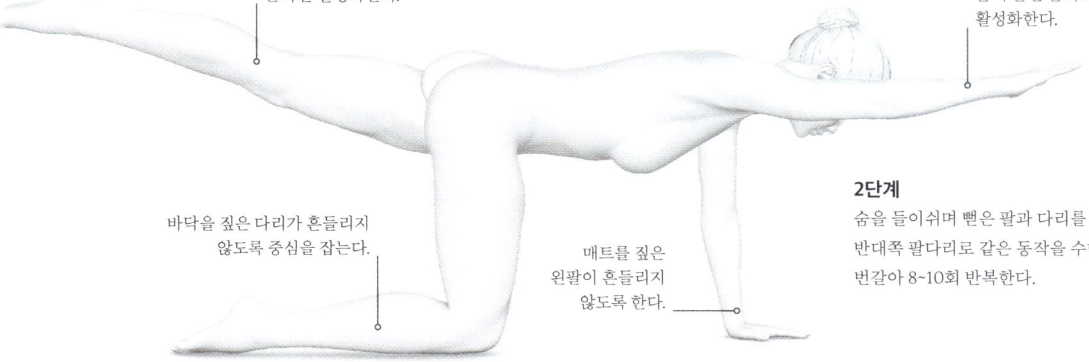

2단계

숨을 들이쉬며 뻗은 팔과 다리를 매트로 내리고
반대쪽 팔다리로 같은 동작을 수행한다. 좌우를
번갈아 8~10회 반복한다.

브이업

V-UP

브이업은 몸의 자세가 V자가 된다고 해서 붙은 이름이다.
체중을 지렛대 삼아 중심근육(코어근육)을 공략하며, 특히
배속빗근(내복사근)과 배바깥빗근을 집중 단련하고 등 근육도
강화한다. 강한 중심근육은 수영 스트로크의 효율을 높이고 물속
저항을 줄여 준다. 강한 발차기의 핵심이 되는 넙다리네갈래근과
넙다리뒤근육도 함께 사용된다.

바닥에 누운 자세로 시작한다. 허리와 바닥 사이에 틈이 없게 복부에
힘을 주어 균형과 협응력을 유지한다. 윗몸을 들어 올릴 때는 허리와 등이
휘지 않도록 등줄기를 곧게 펴고, 복근과 궁둥뼈(좌골)를 활용해 균형과
안정성을 유지한다. 팔다리를 동시에 뻗는 동작이 어렵다면, 무릎을
90도로 구부려 가슴 쪽으로 당겼다가 펴는 방법으로 난이도를 조절한다.
보수 볼(bosu ball, 반구형 밸런스 트레이닝 도구. — 옮긴이)이나 밸런스
쿠션처럼 불안정한 표면을 이용하면 운동 효과가 높아진다.

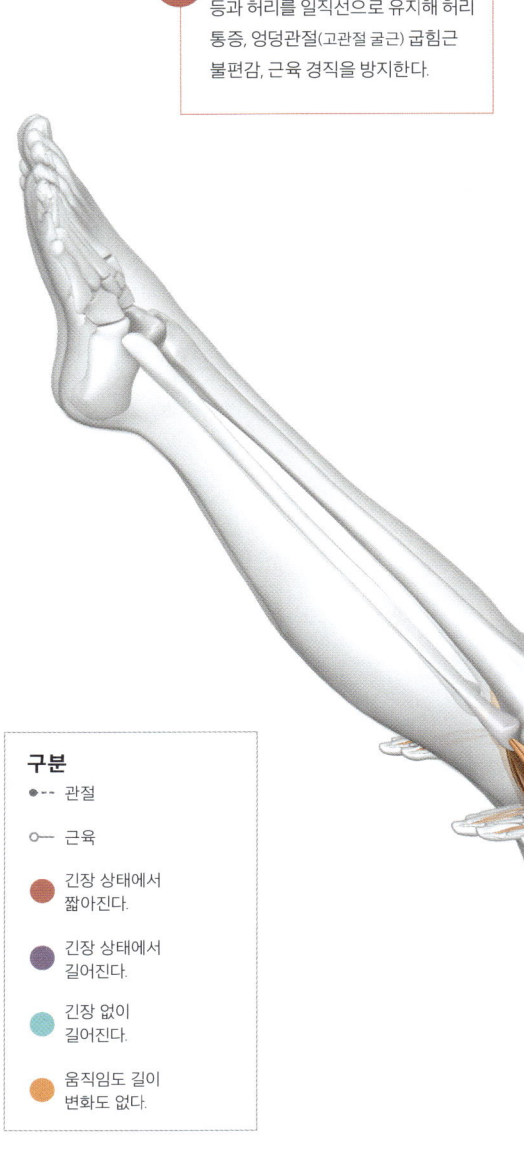

구분
- ●-- 관절
- ○— 근육
- ● 긴장 상태에서 짧아진다.
- ● 긴장 상태에서 길어진다.
- ● 긴장 없이 길어진다.
- ● 움직임도 길이 변화도 없다.

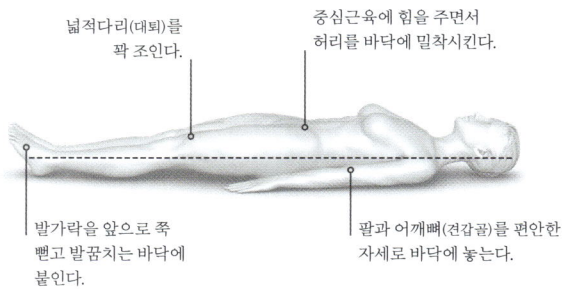

넓적다리(대퇴)를 꽉 조인다.

중심근육에 힘을 주면서 허리를 바닥에 밀착시킨다.

발가락을 앞으로 쭉 뻗고 발꿈치는 바닥에 붙인다.

팔과 어깨뼈(견갑골)를 편안한 자세로 바닥에 놓는다.

준비 단계
허리를 바닥에 틈 없이 붙이고 천장을 향해 눕는다. 다리를
곧게 뻗고 팔은 양쪽 옆구리와 나란하게 뻗는다. 머리와
척추를 중립 자세로 유지한다.

1단계
윗몸과 다리를 동시에 들어 올려 V를 만든다. 허리를 내밀지 말고
복부를 조여 지탱한다. 다리는 곧게 펴고 팔은 앞으로 곧게 뻗어
손끝이 발끝을 가리키지 않게 한다.

아랫몸(하체)

브이업 동작에서는 엉덩관절 굽힘근(고관절 굴근)의 모든 근육이 사용된다. 바닥에서 다리를 들어 올려 브이업 상단 모양을 만들 때는 넙다리네갈래근(대퇴사두근)이 완전히 활성화된다.

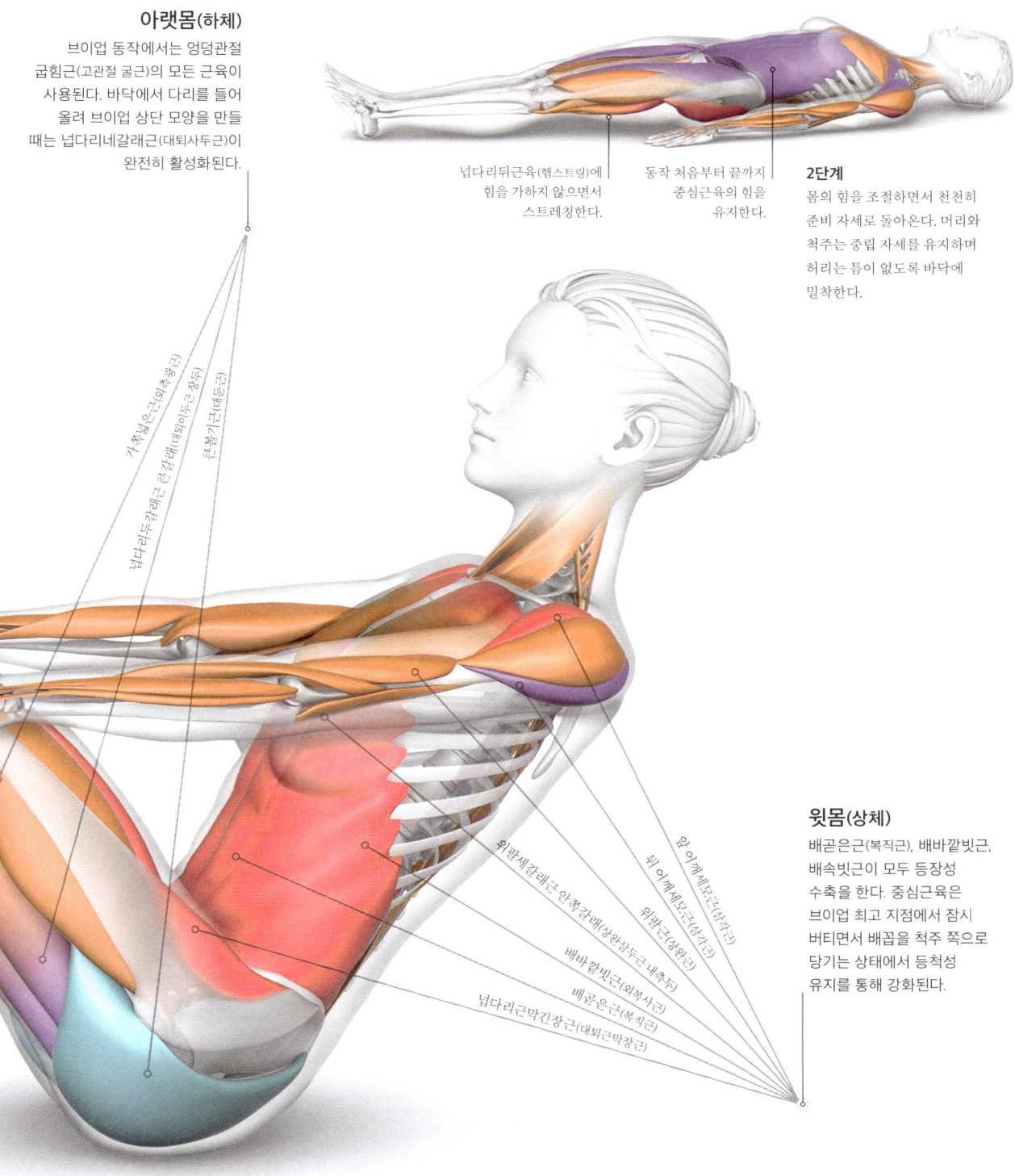

넙다리뒤근육(햄스트링)에 힘을 가하지 않으면서 스트레칭한다.

동작 처음부터 끝까지 중심근육의 힘을 유지한다.

2단계

몸의 힘을 조절하면서 천천히 준비 자세로 돌아온다. 머리와 척주는 중립 자세를 유지하며 허리는 틈이 없도록 바닥에 밀착한다.

가쪽넓은근(외측광근)

넙다리곧은근 근힘줄(대퇴직근 힘줄)

큰볼기근(대둔근)

위팔세갈래근 안쪽갈래(상완삼두근 내측두)

뒤 어깨세모근(삼각근)

앞 어깨세모근(삼각근)

위팔근(상완근)

배바깥빗근(외복사근)

배곧은근(복직근)

넙다리근막긴장근(대퇴근막장근)

윗몸(상체)

배곧은근(복직근), 배바깥빗근, 배속빗근이 모두 등장성 수축을 한다. 중심근육은 브이업 최고 지점에서 잠시 버티면서 배꼽을 척주 쪽으로 당기는 상태에서 등척성 유지를 통해 강화된다.

싯 업
윗몸 일으키기
SIT UP

수영에서 유선형 자세 유지와 효과적인 추진 동작에 필수적인
중심근육(코어근육)을 강화한다. 강한 중심근육은 자유형과 배영의
회전 동작뿐 아니라 수영 기술 전반을 향상시킨다.

싯 업은 코어 안정화 근육을 집중 단련하며, 엉덩관절 굽힘근(고관절
굴근)과 가슴, 목 근육도 함께 활성화한다. 허리와 볼기근(둔근)을
단련해 바른 자세를 만드는 데도 도움이 된다. 윗몸(상체)을 일으킬
때 엉덩관절 굽힘근에 과도하게 의존하지 않고, 처음부터 끝까지
중심근육(배꼽에서 척추까지)에 긴장을 유지하는 것이 중요하다. 팔은
머리 옆에 두어도 되고 앞으로나란히 자세로 쭉 뻗어도 된다. 10회
반복 3세트로 시작한다.

주의 사항
목을 '학처럼' 빼면 목과 등 근육에 무리가 갈 수 있다.
윗몸을 바닥에 쿵 떨구면 척주에 충격이 갈 수 있어
조심해야 한다.

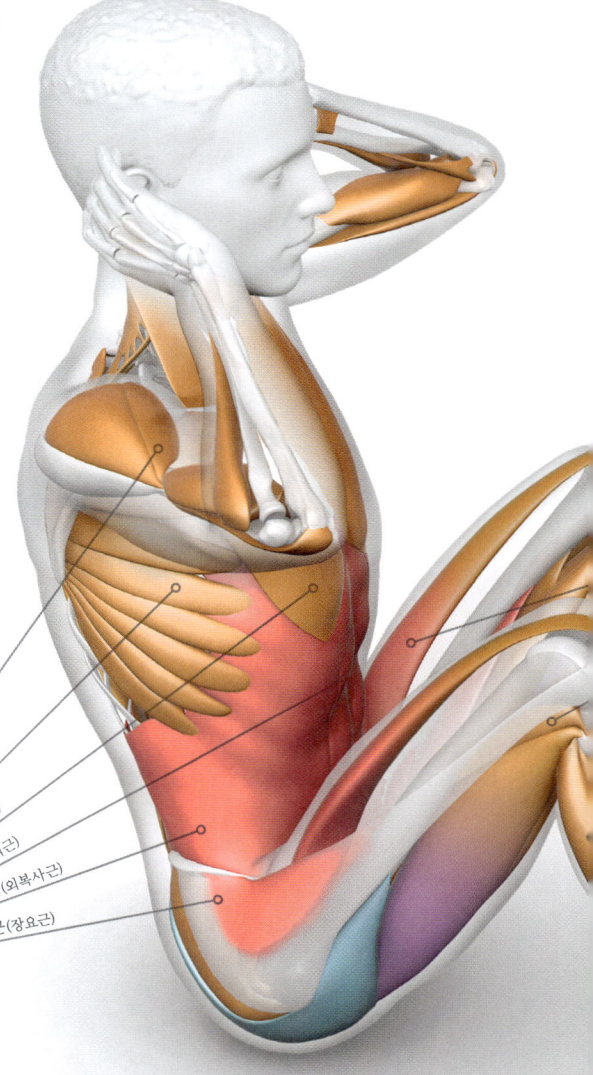

1단계
복근 힘으로 윗몸을 바닥에서 들어 올린다. 윗몸이 다 올라올
때까지 꼬리뼈(미추)와 골반이 움직이지 않도록 바닥에
고정한다. 한 방에 윗몸을 세우지 말고 척추뼈를 하나씩 말아
올린다고 생각하면서 수행한다.

어깨세모근(삼각근)
앞톱니근(전거근)
큰가슴근(대흉근)
배곧은근(복직근)
배바깥빗근(외복사근)
엉덩허리근(장요근)

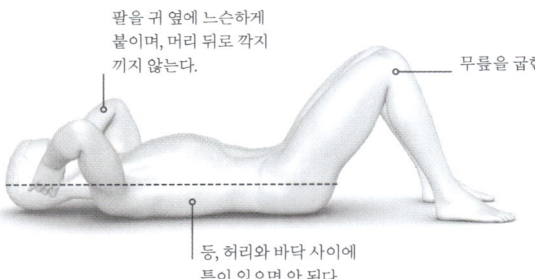

팔을 귀 옆에 느슨하게
붙이며, 머리 뒤로 깍지
끼지 않는다.

무릎을 굽힌다.

등, 허리와 바닥 사이에
틈이 있으면 안 된다.

준비 단계
바닥에 눕는다. 무릎을 굽히고 발을 바닥에 단단히
고정한다. 배 근육이 약한 편이면 벤치 밑에 끼우거나
다른 방식으로 고정한다. 다른 사람이 있으면 발을
잡아 줘도 좋다.

중심근육과 엉덩관절
윗몸 일으키기는 배곧은근, 배가로근(복횡근), 배빗근은
물론 엉덩관절 굽힘근과 가슴과 목 근육까지 고루
사용한다. 엉덩허리근과 배곧은근이 엉덩관절 굽힘의 중심
근육으로 작용하며, 앞정강근(전경골근)도 함께 활성화된다.

116

구분

- ●-- 관절
- ○— 근육
- ● 긴장 상태에서 짧아진다.
- ● 긴장 상태에서 길어진다.
- ● 긴장 없이 길어진다.
- ● 움직임도 길이 변화도 없다.

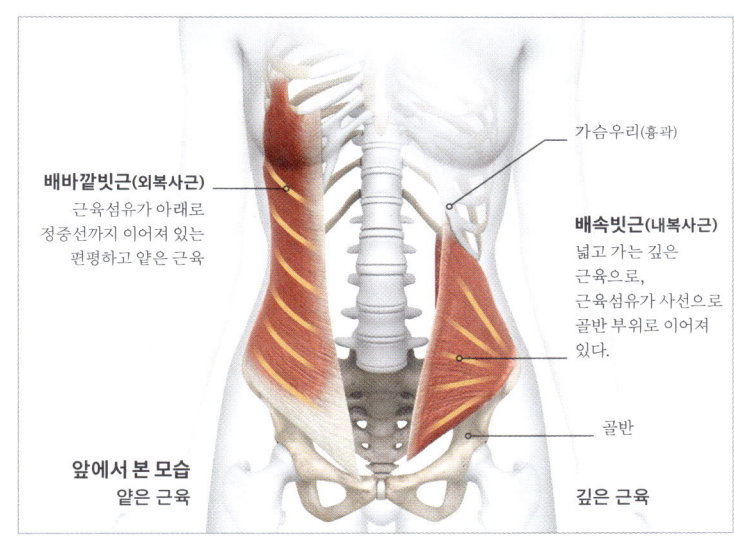

배바깥빗근(외복사근)
근육섬유가 아래로 정중선까지 이어져 있는 편평하고 얇은 근육

가슴우리(흉곽)

배속빗근(내복사근)
넓고 가는 깊은 근육으로, 근육섬유가 사선으로 골반 부위로 이어져 있다.

골반

앞에서 본 모습
얕은 근육

깊은 근육

배빗근(복사근)

배속빗근과 배바깥빗근은 근육섬유(근섬유)가 수직으로 구성되어 서로 반대 방향으로 움직여 몸통의 회전 동작을 만들어 낸다.

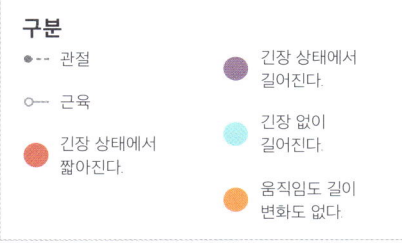

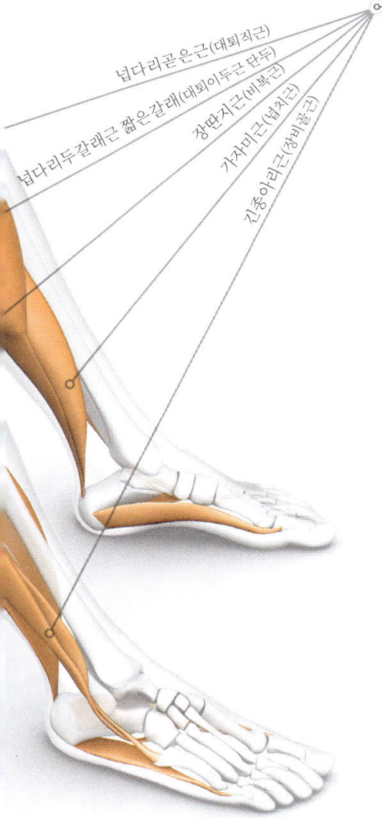

넙다리곧은근(대퇴직근)

넙다리두갈래근 짧은갈래(대퇴이두근 단두)

장딴지근(비복근)

가자미근(장딴지근)

긴종아리근(장비골근)

다리

엉덩관절 굽힘근이 넙다리네갈래근과 넙다리빗근(봉공근)을 함께 활성화한다. 발끝을 가슴 쪽으로 당길 때 작용하는 종아리 앞쪽의 앞정강근이 아랫몸(하체) 안정화를 돕는다.

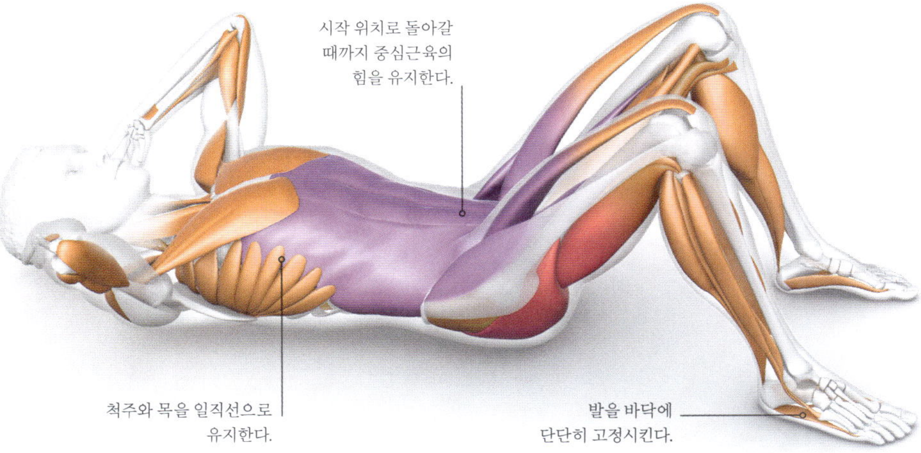

시작 위치로 돌아갈 때까지 중심근육의 힘을 유지한다.

척주와 목을 일직선으로 유지한다.

발을 바닥에 단단히 고정시킨다.

2단계

윗몸을 최대한 제어하면서 천천히 시작 자세로 돌아간다. 허리부터 시작해 척추뼈를 한 번에 하나씩 편다는 느낌으로 내려간다. 체중이 그대로 실려 바닥에 세게 부딪히지 않도록 주의한다.

》 응용 동작

배 근육을 집중적으로 강화해 중심근육(코어근육) 안정성을 높이는 응용 운동을 소개한다. 자세를 개선하고 전신의 바른 정렬을 유지하고 유연성을 높여 수영 전반의 수행 능력 향상을 돕는다.

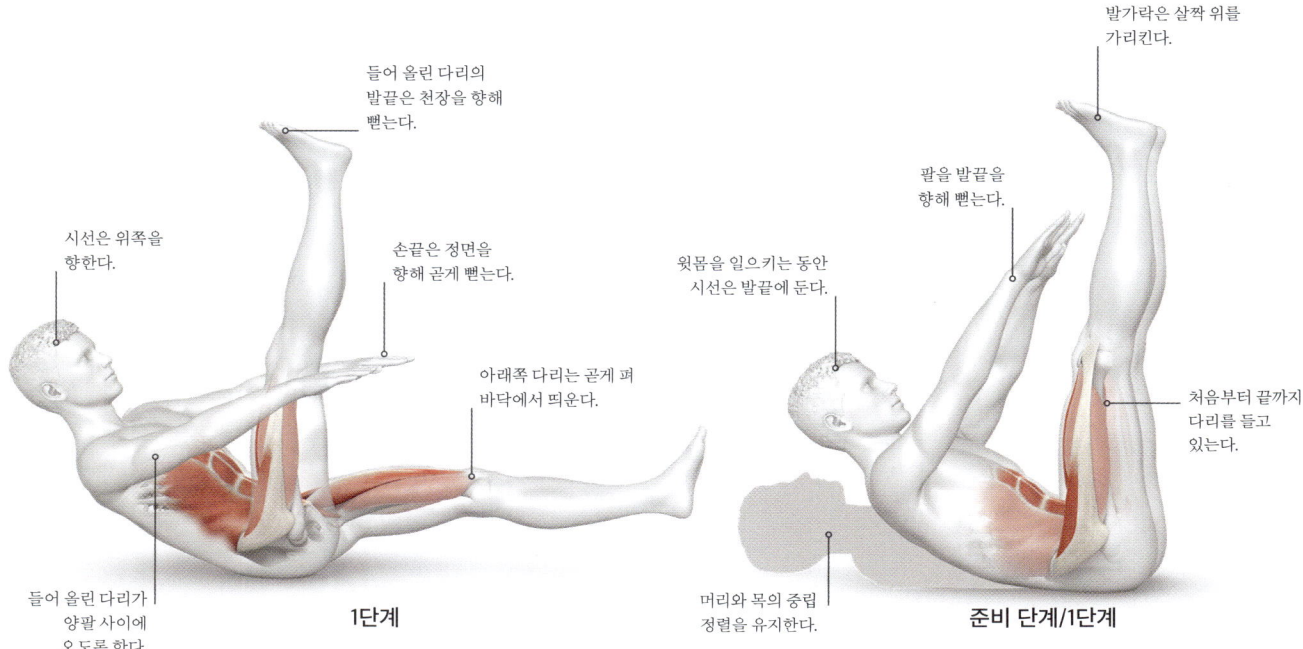

들어 올린 다리의 발끝은 천장을 향해 뻗는다.

시선은 위쪽을 향한다.

손끝은 정면을 향해 곧게 뻗는다.

아래쪽 다리는 곧게 펴 바닥에서 띄운다.

들어 올린 다리가 양팔 사이에 오도록 한다.

1단계

발가락은 살짝 위를 가리킨다.

팔을 발끝을 향해 뻗는다.

윗몸을 일으키는 동안 시선은 발끝에 둔다.

처음부터 끝까지 다리를 들고 있는다.

머리와 목의 중립 정렬을 유지한다.

준비 단계/1단계

스플릿 레그 크런치 SPLIT LEG CRUNCH

이 고강도 크런치 운동은 중심근육을 강화해, 수영 시 윗몸(상체)과 아랫몸(하체) 사이의 힘 전달 효율과 자세 안정성을 높인다. 다리 교차 리듬을 유지하며 가능한 많은 횟수를 반복한다.

준비 단계
등을 바닥에 대고 누워 한쪽 다리를 천장을 향해 곧게 들어 올리고, 반대쪽 다리는 바닥과 평행하게 유지하되 바닥에 닿지 않도록 한다. 팔은 몸 옆에 가볍게 둔다.

1단계
어깨를 바닥에서 들어 올리며 올린 다리를 향해 윗몸을 일으킨다. (크런치) 이때 반대쪽 다리는 바닥과 평행을 유지한다. 턱을 과도하게 당기지 말고 목의 중립 정렬을 유지한다.

2단계
어깨를 바닥에 다시 내리고 반대쪽 다리로 같은 방식으로 크런치를 수행한다. 다리 움직임을 부드럽고 안정적으로 유지하며, 전 구간에 걸쳐 중심근육의 힘을 유지한다.

토 터치 발끝 닿기 TOE TOUCH

이 운동은 복근 상부를 집중 단련해 중심근육 힘을 키운다. 이를 통해 수영의 스타트와 턴, 스트로크 동작의 효율성이 향상된다. 발끝에 손이 닿기까지는 시간이 걸리므로 발목 닿기부터 시작할 것을 권한다.

준비 단계
바닥에 등을 대고 눕는다. 두 다리를 천장을 향해 곧게 올려 몸통과 직각으로 만든다. 두 팔을 발끝을 향해 뻗는다. 허리를 바닥에 단단히 밀착시킨다.

1단계
어깨를 바닥에서 들어 올려 발끝을 향해 두 손을 뻗는다. 다리에 힘을 주어 안정성을 유지한다. 시선을 발끝에 두며, 목에 무리하게 힘을 주지 않도록 주의한다.

2단계
어깨를 바닥에 다시 내리고 반대쪽 다리로 같은 방식으로 크런치를 수행한다. 다리 움직임을 부드럽고 안정적으로 유지하며, 전 구간에 걸쳐 중심근육의 힘을 유지한다.

데드버그

DEADBUG

드러누운 벌레의 형상과 비슷해 '데드버그'로 불리는 이 운동은 배가로근(복횡근)과 배곧은근(복직근)을 단련한다. 척주와 골반의 중립 정렬을 지키면서 중심근육 긴장을 유지하는 동시에 양쪽 팔과 다리를 교차하는 협응 운동이다. 팔과 다리의 동작 범위로 자신의 협응력 정도를 가늠할 수 있다.

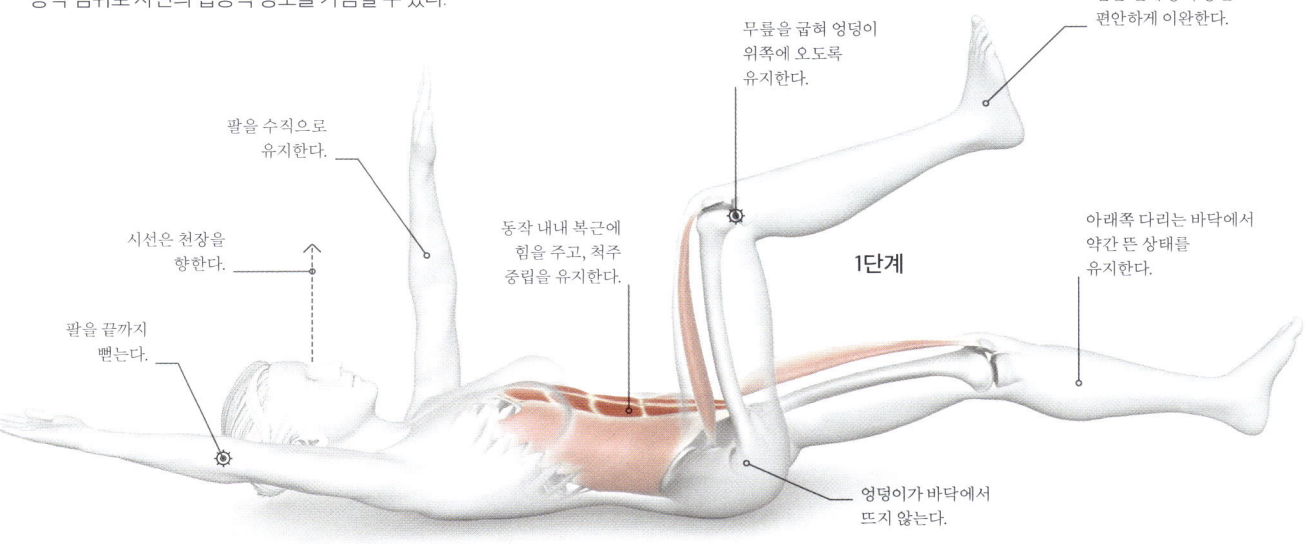

팔을 수직으로 유지한다.

시선은 천장을 향한다.

팔을 끝까지 뻗는다.

동작 내내 복근에 힘을 주고, 척주 중립을 유지한다.

무릎을 굽혀 엉덩이 위쪽에 오도록 유지한다.

1단계

발은 전체 동작 동안 편안하게 이완한다.

아래쪽 다리는 바닥에서 약간 뜬 상태를 유지한다.

엉덩이가 바닥에서 뜨지 않는다.

준비 단계
바닥에 누워 팔을 천장 방향으로 뻗고, 엉덩관절과 무릎을 직각으로 굽힌다. 머리는 바닥에서 살짝 띄운다.

1단계
숨을 들이마시며 복근에 힘을 주고, 내쉬면서 오른팔을 머리 위로 보내는 동시에 왼다리를 곧게 편다. 이때 엉덩이가 바닥에서 떨어지지 않도록 주의한다.

2단계
숨을 들이쉬며 시작 자세로 돌아오고, 배곧은근에 힘을 주어 몸통을 약간 굽힌다. 반대쪽 팔과 다리로 같은 동작을 반복한다.

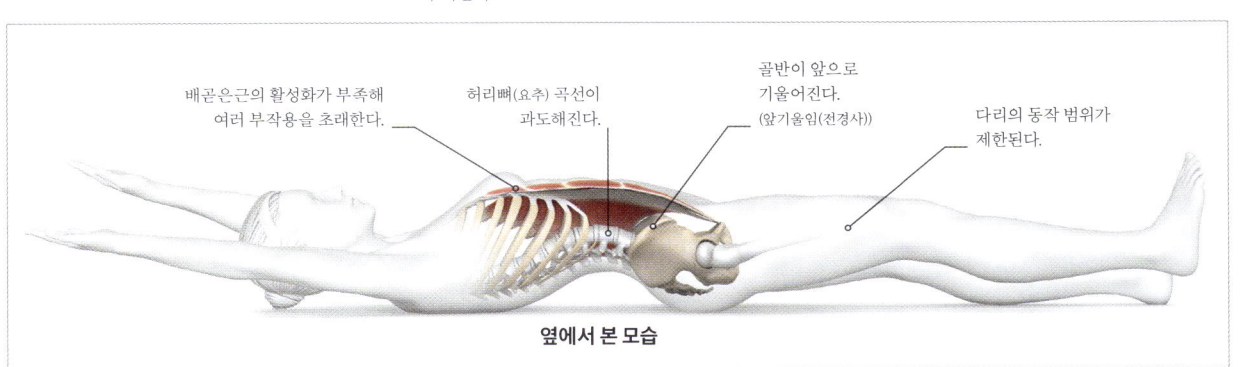

배곧은근의 활성화가 부족해 여러 부작용을 초래한다.

허리뼈(요추) 곡선이 과도해진다.

골반이 앞으로 기울어진다. (앞기울임(전경사))

다리의 동작 범위가 제한된다.

옆에서 본 모습

복근을 활성화하지 않으면?

복근은 골반 자세를 안정시켜 동작 중 척주를 보호한다. 복근이 작동하지 않으면 골반이 기울고 허리가 꺾여(요추 과신전) 데드버그 동작을 수행할 수 없을뿐더러 부상 위험이 커진다. 이 그림이 그 실패 예시다. 데드버그를 꾸준히 수행하면 복근을 활성화해 척주를 보호하며 동작을 안정적으로 할 수 있다.

닐링 프레스 아웃

무릎 프레스 아웃

KNEELING PRESS OUT

이 운동은 수영에서 중요한 요소인 중심근육(코어근육) 활성화와 어깨
안정성 강화에 중요하다. 중심근육의 안정성과 근력은 물속에서 바른
신체 정렬을 유지하는 데 도움을 준다.

닐링 프레스 아웃은 장시간 수영 시 에너지 보존과 유연한
움직임을 가능하게 하는 정확성과 제어력, 근지구력을 요구하는
동시에 강화한다. 장비를 준비할 때, 저항 밴드를 당겨 고정축이
움직이거나 흔들리지 않는지 확인한다.

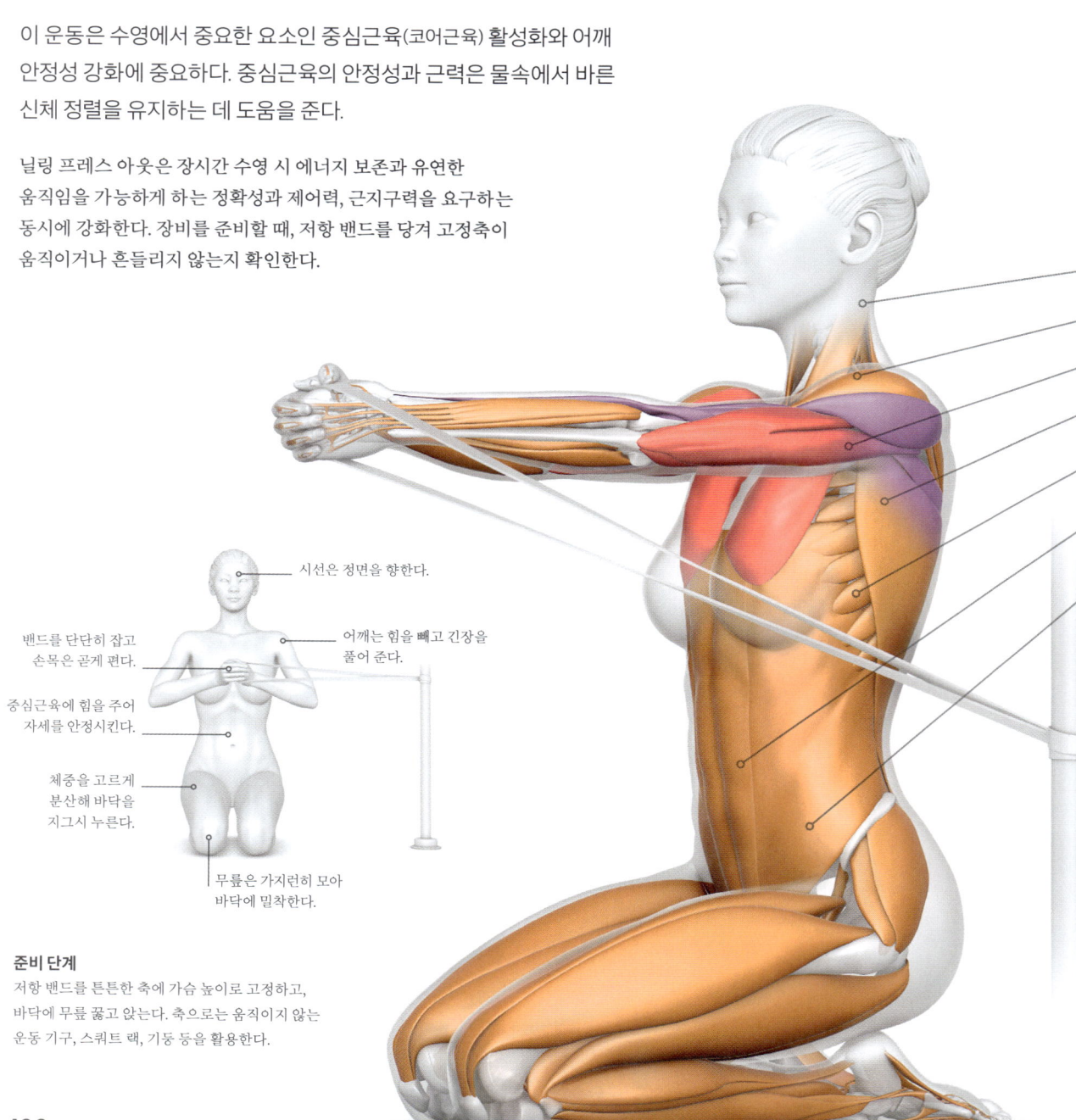

시선은 정면을 향한다.

밴드를 단단히 잡고
손목은 곧게 편다.

어깨는 힘을 빼고 긴장을
풀어 준다.

중심근육에 힘을 주어
자세를 안정시킨다.

체중을 고르게
분산해 바닥을
지그시 누른다.

무릎은 가지런히 모아
바닥에 밀착한다.

준비 단계
저항 밴드를 튼튼한 축에 가슴 높이로 고정하고,
바닥에 무릎 꿇고 앉는다. 축으로는 움직이지 않는
운동 기구, 스쿼트 랙, 기둥 등을 활용한다.

윗몸(상체)과 중심근육

1차 목표는 배 근육(복근)과 넓은등근이다.
이 동작 중에는 배빗근이 활성화돼 바른 몸통
정렬을 유지한다. 어깨세모근을 포함한 어깨
근육군도 단련되며, 위팔세갈래근이 팔의
안정성을 잡아 준다.

66 99

닐링 프레스 아웃, 안정과 제어로 중심근육과 어깨를 단련한다.

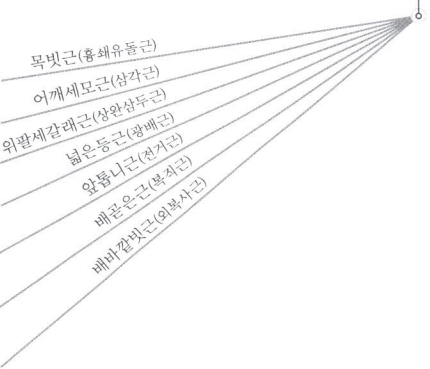

목빗근(흉쇄유돌근)
어깨세모근(삼각근)
위팔세갈래근(상완삼두근)
넓은등근(광배근)
앞톱니근(전거근)
배곧은근(복직근)
배바깥빗근(외복사근)

구분
- ●-- 관절
- ○— 근육
- 🔴 긴장 상태에서 짧아진다.
- 🟣 긴장 상태에서 길어진다.
- 🔵 긴장 없이 길어진다.
- 🟠 움직임도 길이 변화도 없다.

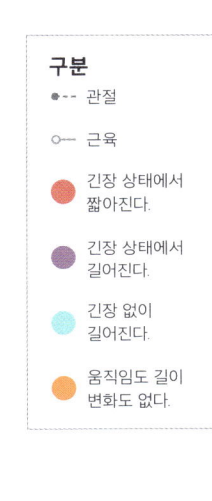

시선은 정면으로 유지한다.

밴드는 단단히 쥔 상태를 유지한다.

팔꿈치를 굽혀 시작 자세로 돌아간다.

중심근육에 힘을 주어 중심을 잡는다.

엉덩이는 움직이지 않고 어깨와 일직선 정렬을 유지한다.

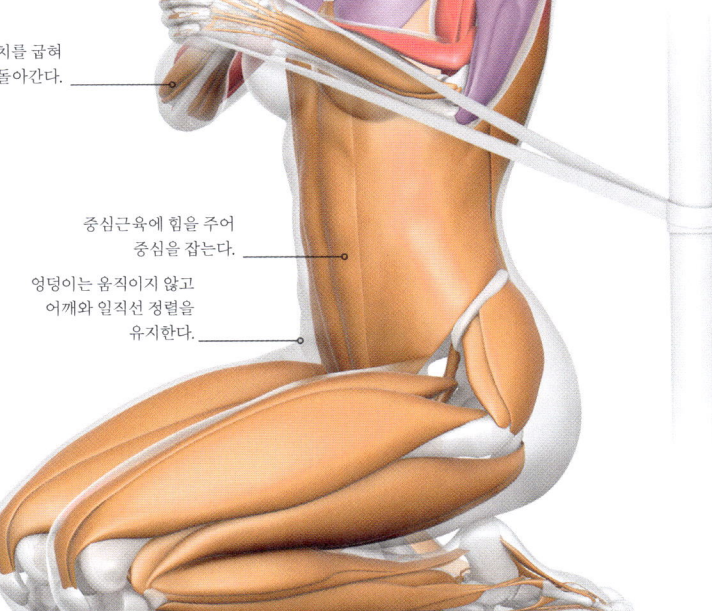

1단계
팔이 완전히 펴질 때까지 두 손으로 밴드를
민다. 어깨가 올라가지 않도록 아래로 내리고
뒤로 젖히며, 중심근육에 힘을 줘 밴드의 당김에
저항한다.

2단계
손을 천천히 가슴 앞으로 되돌린다.
중심근육의 긴장과 척추의 중립 정렬을
유지해 윗몸이 뒤로 기울거나 앉은
자세가 무너지지 않도록 주의한다.

121

할로우 바디 홀드
척주 안정화 운동
HOLLOW BODY HOLD

이 고강도 운동은 수영에서 중요한 중심근육(코어근육)을 강화해 물속에서 유선형
자세와 동작 효율성을 향상시킨다. 중심근육을 강하게 조여 버티는 등척성 수축
동작은 근지구력과 전반적인 수영 수행 능력을 높인다.

강하고 안정된 중심근육을 길러 주는 이 운동은 물속에서 유선형
정렬을 유지하고 항력을 줄이며 추진력을 향상시키는 데 기여한다.
근지구력 향상과 직결되는 이 운동의 버티기 동작은 수영 경기력
향상을 위한 지상 훈련에서도 중요한 역할을 한다.

윗몸(상체)
복부 상부를 집중적으로 단련하며, 팔과
다리를 들어 올린 자세에서는 어깨세모근이
긴장을 유지한다. 위팔세갈래근은 팔을 뻗은
상태를 지지하며, 버티기 동작에 필요한
정렬과 안정성을 돕는다.

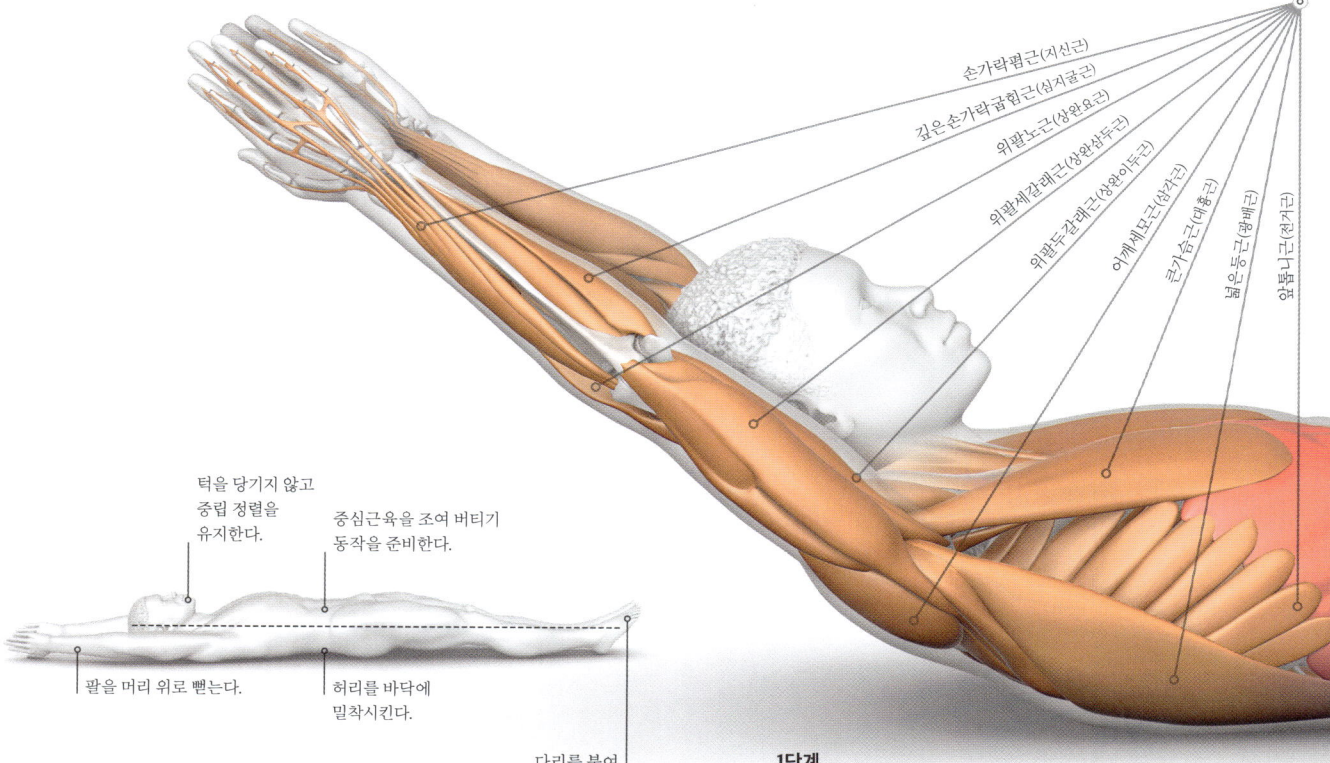

손가락폄근(지신근)

깊은손가락굽힘근(심지굴근)

위팔노근(상완요근)

위팔세갈래근(상완삼두근)

위팔두갈래근(상완이두근)

어깨세모근(삼각근)

큰가슴근(대흉근)

넓은등근(광배근)

앞톱니근(전거근)

턱을 당기지 않고
중립 정렬을
유지한다.

중심근육을 조여 버티기
동작을 준비한다.

팔을 머리 위로 뻗는다.

허리를 바닥에
밀착시킨다.

다리를 붙여
모으고 발끝을
곧게 편다.

준비 단계
바닥에 등을 대고 누워 팔을 머리 위로 뻗고
다리는 곧게 편다. 중심근육에 힘을 주어 허리와
바닥 사이에 틈이 생기지 않도록 누른다.

1단계
어깨와 다리를 들어 올리고 팔을 위로 뻗은 뒤 버틴다. 허리를 바닥에
밀착하고 다리와 팔을 곧게 유지해 '바나나' 모양(hollow body)을
만든다. 중심근육의 긴장을 유지해 허리가 둥글게 휘지 않도록 한다.
동작 내내 중심근육의 긴장을 의식한다.

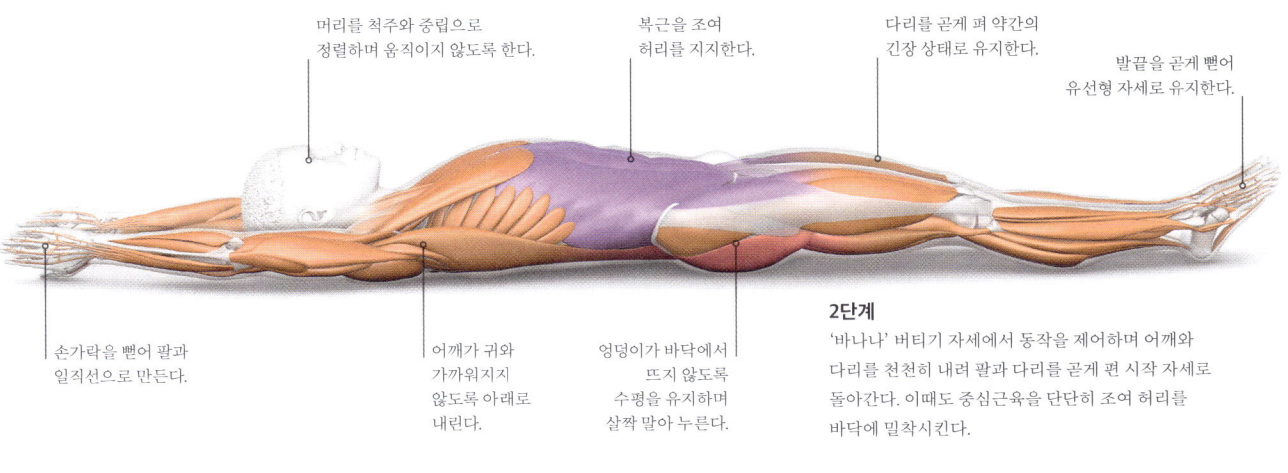

머리를 척주와 중립으로 정렬하며 움직이지 않도록 한다.
복근을 조여 허리를 지지한다.
다리를 곧게 펴 약간의 긴장 상태로 유지한다.
발끝을 곧게 뻗어 유선형 자세로 유지한다.
손가락을 뻗어 팔과 일직선으로 만든다.
어깨가 귀와 가까워지지 않도록 아래로 내린다.
엉덩이가 바닥에서 뜨지 않도록 수평을 유지하며 살짝 말아 누른다.

2단계

'바나나' 버티기 자세에서 동작을 제어하며 어깨와 다리를 천천히 내려 팔과 다리를 곧게 편 시작 자세로 돌아간다. 이때도 중심근육을 단단히 조여 허리를 바닥에 밀착시킨다.

주의 사항

정확한 자세를 지켜 허리 꺾임이나 엉덩이 처짐 없이 중심근육과 엉덩이의 긴장을 유지해야 버티기의 효과를 온전히 얻을 수 있다.

넙다리근막긴장근(대퇴근막장근)
넙다리곧은근(대퇴직근)
가쪽넓은근(외측광근)
넙다리두갈래근 긴갈래
반힘줄근(반건양근)
무릎관절(슬관절)
앞정강근(전경골근)
긴종아리근(장비골근)
장딴지근(비복근)
배바깥빗근(외복사근)
중간볼기근(중둔근)
큰볼기근(대둔근)

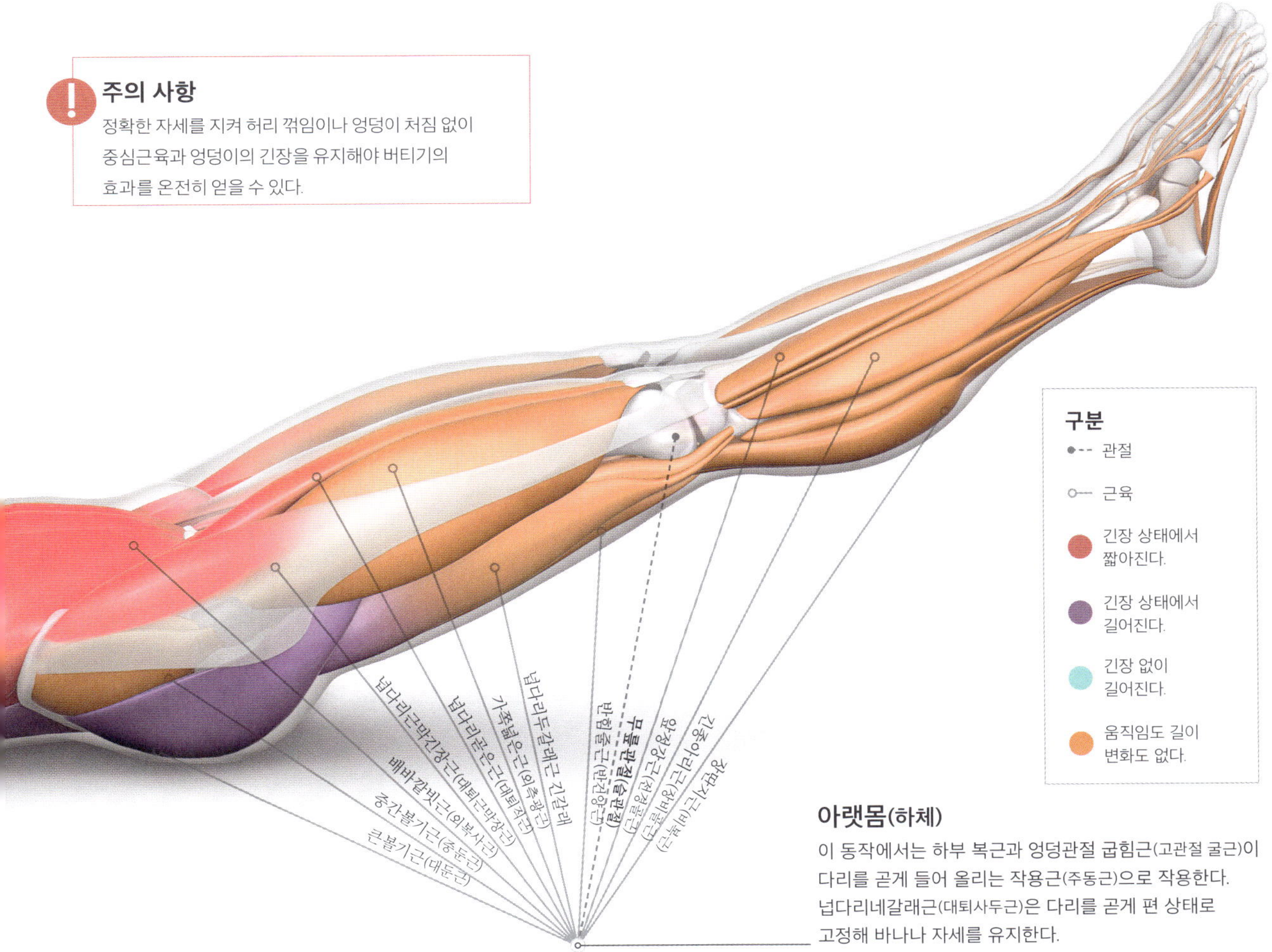

구분

- 관절
- 근육
- 긴장 상태에서 짧아진다.
- 긴장 상태에서 길어진다.
- 긴장 없이 길어진다.
- 움직임도 길이 변화도 없다.

아랫몸(하체)

이 동작에서는 하부 복근과 엉덩관절 굽힘근(고관절 굴근)이 다리를 곧게 들어 올리는 작용근(주동근)으로 작용한다. 넙다리네갈래근(대퇴사두근)은 다리를 곧게 편 상태로 고정해 바나나 자세를 유지한다.

플러터 킥
자유형 발차기
FLUTTER KICKS

중심근육(코어근육)과 다리 근육을 강화하는 이 운동은
수영에서 다리 추진 동작에 필요한 근지구력을 키워 준다.
플러터 킥 기술의 완성도를 높임으로써 영법 효율성과 물속
근지구력을 높일 수 있다.

수영 특화 지구력 개선에 이상적인 플러터 킥 운동은 중심과
아랫몸 근육을 단련하며, 리듬감 있는 발차기를 모방하는
동작으로 수중 발차기 효율을 높일 수 있다. 이 동작을
규칙적으로 수행하면 강한 발차기 능력을 갖게 되며, 수영 속도
유지와 근지구력에 필수적인 근육 회복력을 높일 수 있다.

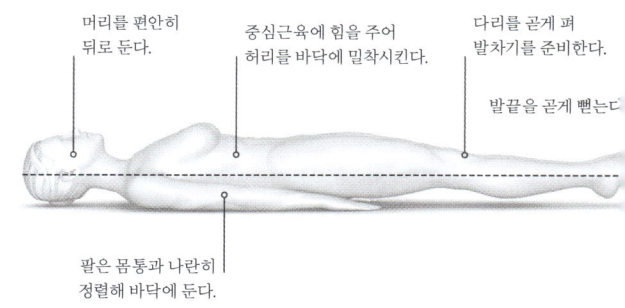

머리를 편안히
뒤로 둔다.

중심근육에 힘을 주어
허리를 바닥에 밀착시킨다.

다리를 곧게 펴
발차기를 준비한다.

발끝을 곧게 뻗는다

팔은 몸통과 나란히
정렬해 바닥에 둔다.

준비 단계
등을 바닥에 대고 누워 다리를 곧게 펴고 중심근육에
힘을 준다. 자세 정렬과 호흡 조절에 집중하며 리듬감
있는 다리 동작을 준비한다.

구분
- ●-- 관절
- ○— 근육
- ● 긴장 상태에서
  짧아진다.
- ● 긴장 상태에서
  길어진다.
- ● 긴장 없이
  길어진다.
- ● 움직임도 길이
  변화도 없다.

윗몸(상체)
플러터 킥은 배가로근(복횡근)과 더불어
배곧은근을 수축시킨다. 빠른 발차기 동작을
수행할 때는 배빗근과 허리 근육이 활성화돼
전신 안정성을 유지한다.

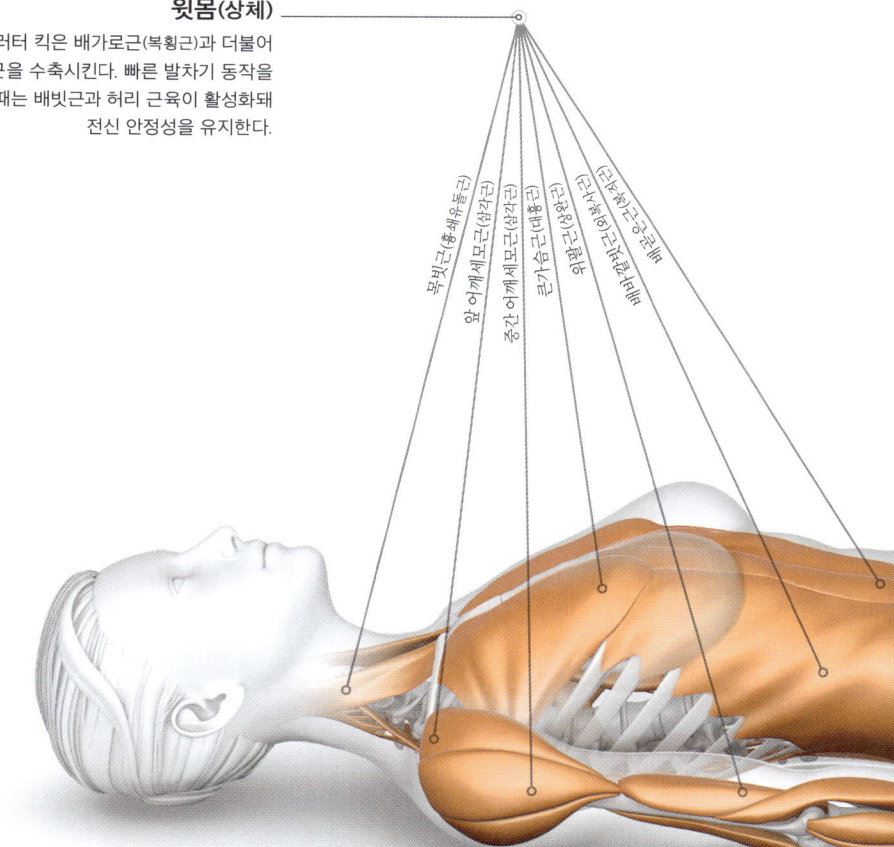

목빗근(흉쇄유돌근)

앞 어깨세모근(삼각근)

중간 어깨세모근(삼각근)

큰가슴근(대흉근)

배곧은근(복직근)

바깥배빗근(외복사근)

1단계
양다리를 작은 동작으로 교차해
빠른 플러터 킥을 시작한다.
엉덩관절에서부터 움직임을 유도하고
일정한 리듬을 유지하는 데 집중한다.

2단계

속도를 높여 플러터 킥의 강도를 높인다. 중심근육의 긴장을 유지하면서 다리는 부드럽고 빠르게 움직이고, 호흡은 일정한 리듬을 유지한다.

발끝을 곧게 뻗어 다리의
유선형 정렬을 유지한다.
넓적다리(대퇴)를 고정해
발차기 동작의 지지대로
삼는다.
머리는 움직이지 않게 하고
시선은 위를 향한다.
중심근육을 조여 엉덩이와
허리의 안정성을 유지한다.
다리를
곧은 자세로
유지한다.
팔과 손바닥을 바닥에
단단히 고정시킨다.

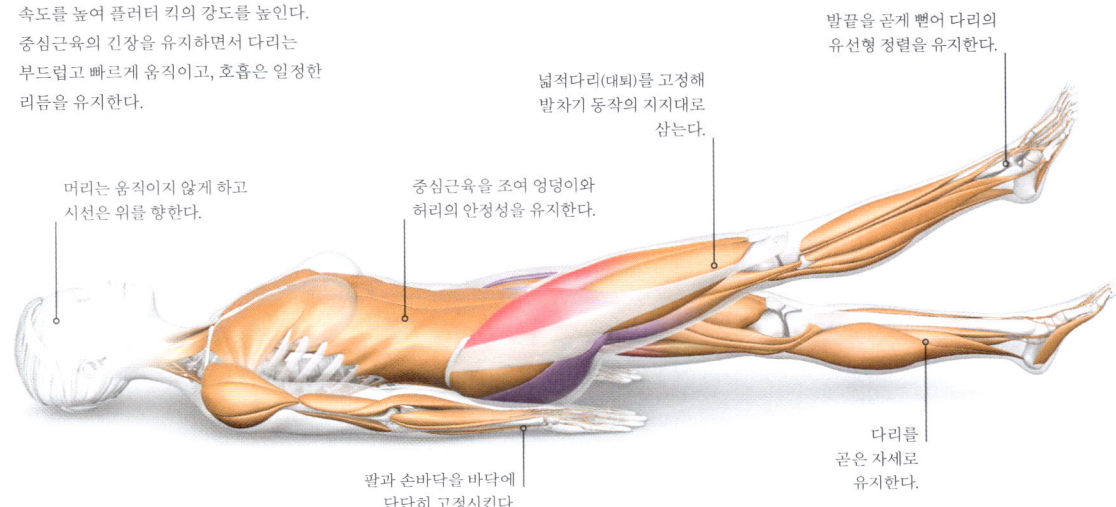

아랫몸

발차기 속도를 높일 때 볼기근(둔근)이 보조한다. 엉덩관절 굽힘근(고관절 굴근)은 발차기의 추진력을 만든다. 넙다리네갈래근(대퇴사두근)은 빠른 상향 발차기를 추진하고, 장딴지근은 빠르고 리듬감 있는 발차기에 관여한다.

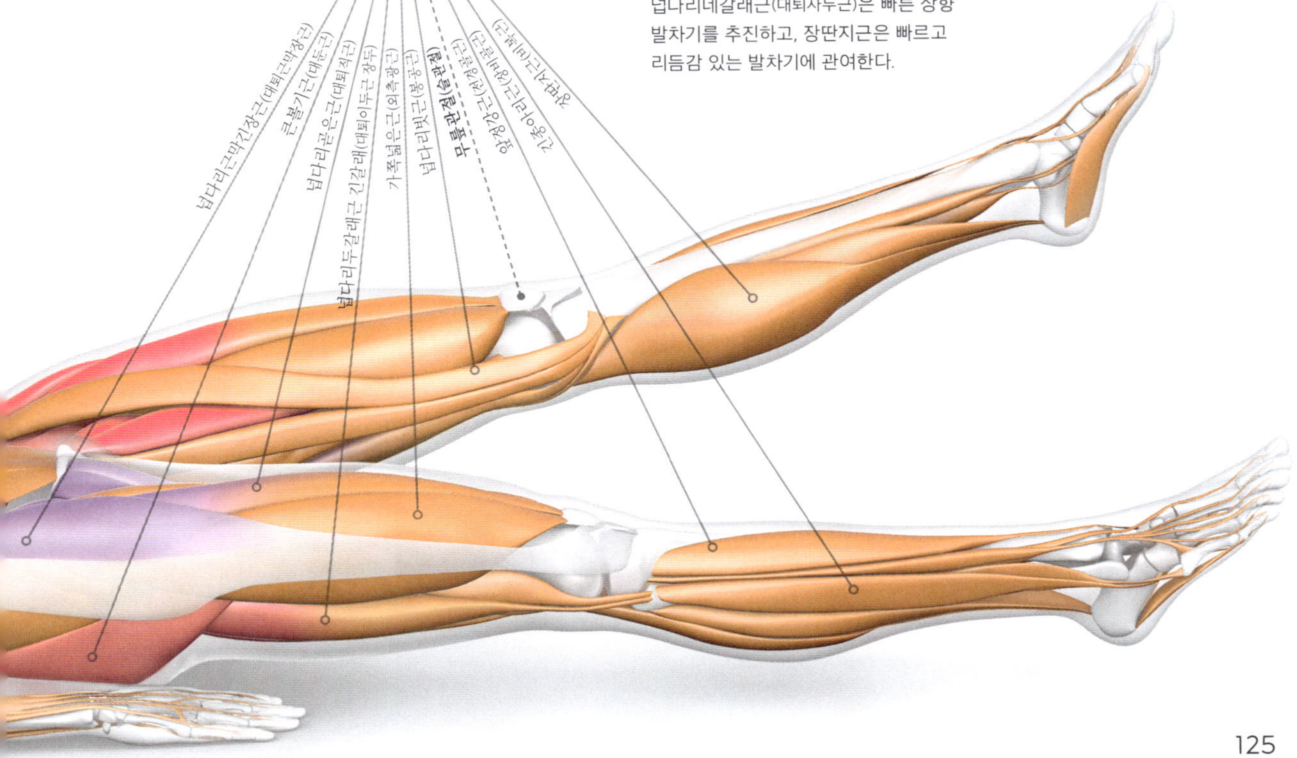

넙다리근막긴장근(대퇴근막장근)
큰볼기근(대둔근)
넙다리곧은근(대퇴직근)
넙다리두갈래근 긴갈래(대퇴이두근 장두)
가쪽넓은근(외측광근)
넙다리빗근(봉공근)
무릎관절(슬관절)
앞정강근(전경골근)
긴종아리근(장비골근)
장딴지근(비복근)

러시안 트위스트 위드 메디신 볼

RUSSIAN TWIST WITH MEDICINE BALL

스트로크와 턴 동작에 필요한 몸통 회전력과 추진력을 키우는 데
핵심이 되는 중심근육 강화 운동이다. 몸통 비틀기 동작은 배빗근을
효과적으로 활성화하며, 동작 패턴이 유사한 수영의 몸통 회전 훈련에
응용할 수 있다.

물속에서 유선형 자세를 유지하고 스트로크 시 몸통
회전의 효율을 높이고 스타트와 턴의 폭발력을 높이기
위해서는 강하고 안정된 중심근육이 필수적이다. 러시안
트위스트는 수영의 핵심 근육인 배빗근을 집중 단련하며
스트로크의 효율성과 추진력을 향상시킬 뿐만 아니라
회전력을 보다 오래 유지할 수 있어 수영 기록 단축에도
기여할 수 있다.

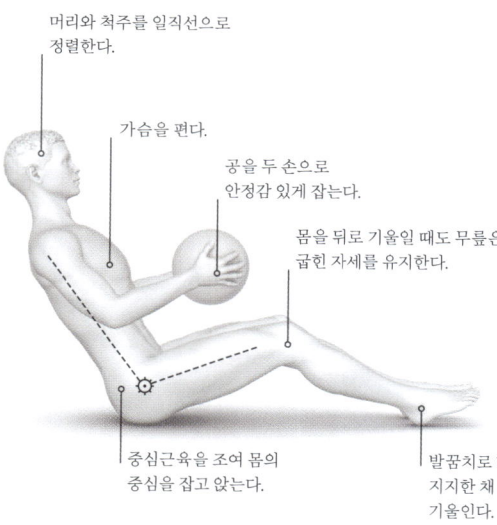

머리와 척주를 일직선으로
정렬한다.

가슴을 편다.

공을 두 손으로
안정감 있게 잡는다.

몸을 뒤로 기울일 때도 무릎은
굽힌 자세를 유지한다.

중심근육을 조여 몸의
중심을 잡고 앉는다.

발꿈치로 바닥을
지지한 채 몸을 뒤로
기울인다.

준비 단계
무릎을 굽히고 앉아 발을 바닥에 단단히 고정한다. 메디신 볼을
가슴 높이로 잡고, 중심근육에 힘을 주고 몸을 약간 뒤로 기울인다.

1단계
몸통을 오른쪽으로 회전하며 공을 몸
옆 바닥 쪽으로 가져간다. 발꿈치를
바닥에 고정하고, 무릎을 굽힌 채
허리부터 몸통을 비튼다.
이때 배빗근을 힘껏 조인다.

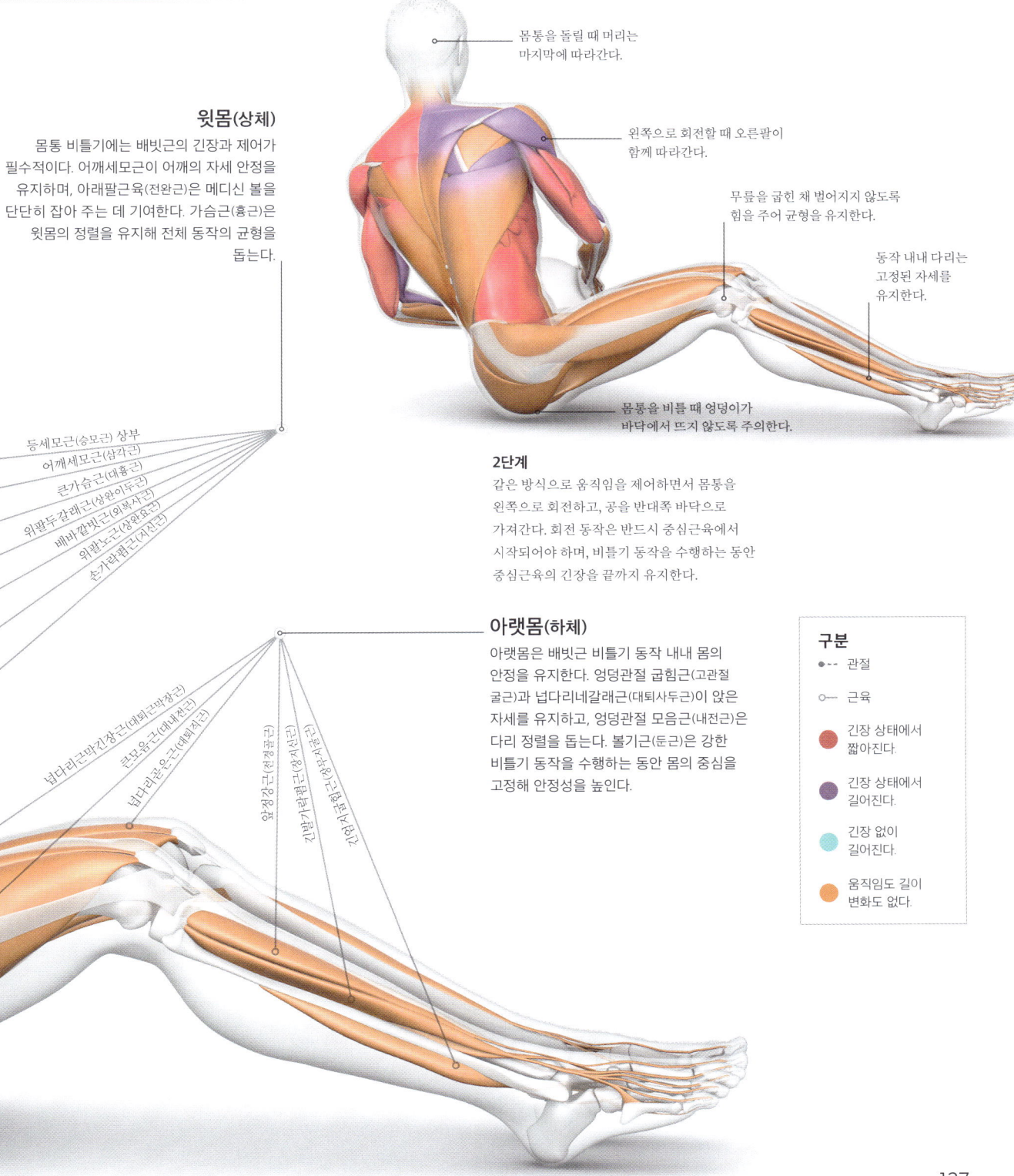

몸통을 돌릴 때 머리는
마지막에 따라간다.

윗몸 (상체)

몸통 비틀기에는 배빗근의 긴장과 제어가
필수적이다. 어깨세모근이 어깨의 자세 안정을
유지하며, 아래팔근육(전완근)은 메디신 볼을
단단히 잡아 주는 데 기여한다. 가슴근(흉근)은
윗몸의 정렬을 유지해 전체 동작의 균형을
돕는다.

왼쪽으로 회전할 때 오른팔이
함께 따라간다.

무릎을 굽힌 채 벌어지지 않도록
힘을 주어 균형을 유지한다.

동작 내내 다리는
고정된 자세를
유지한다.

몸통을 비틀 때 엉덩이가
바닥에서 뜨지 않도록 주의한다.

등세모근(승모근) 상부
어깨세모근(삼각근)
큰가슴근(대흉근)
위팔두갈래근(상완이두근)
배바깥빗근(외복사근)
위팔노근(상완요근)
손가락폄근(지신근)

2단계

같은 방식으로 움직임을 제어하면서 몸통을
왼쪽으로 회전하고, 공을 반대쪽 바닥으로
가져간다. 회전 동작은 반드시 중심근육에서
시작되어야 하며, 비틀기 동작을 수행하는 동안
중심근육의 긴장을 끝까지 유지한다.

아랫몸 (하체)

아랫몸은 배빗근 비틀기 동작 내내 몸의
안정을 유지한다. 엉덩관절 굽힘근(고관절
굴근)과 넙다리네갈래근(대퇴사두근)이 앉은
자세를 유지하고, 엉덩관절 모음근(내전근)은
다리 정렬을 돕는다. 볼기근(둔근)은 강한
비틀기 동작을 수행하는 동안 몸의 중심을
고정해 안정성을 높인다.

넙다리근막긴장근(대퇴근막장근)
큰모음근(대내전근)
넙다리곧은근(대퇴직근)
앞정강근(전경골근)
긴발가락폄근(장지신근)
긴엄지폄근(장무지신근)

구분

- ●-- 관절
- ○— 근육
- ● 긴장 상태에서
  짧아진다.
- ● 긴장 상태에서
  길어진다.
- ● 긴장 없이
  길어진다.
- ● 움직임도 길이
  변화도 없다.

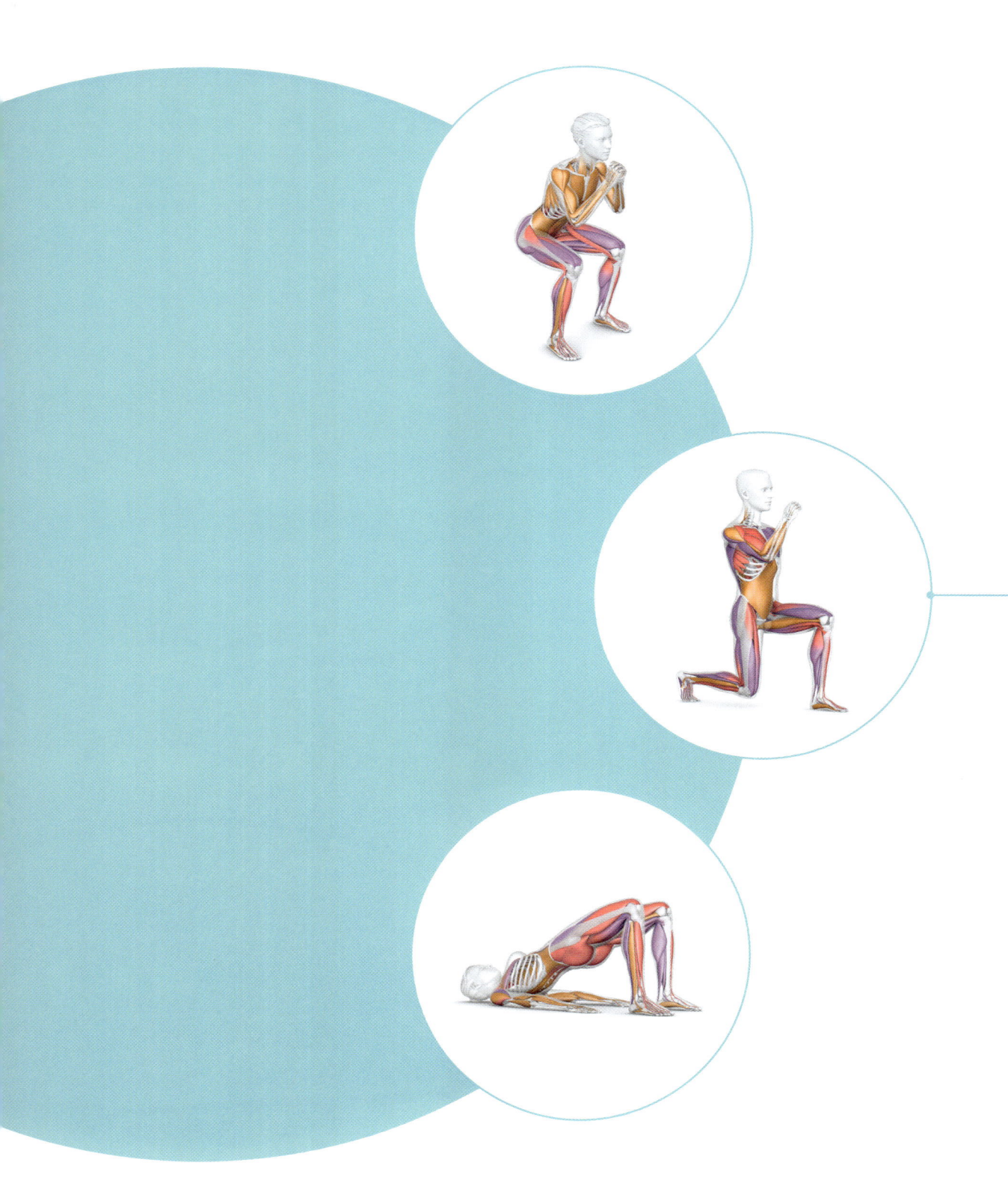

아랫몸 운동

수영 기량을 높이려면 당연히 강한 다리와 볼기근(둔근)이 필수다. 다리는 물속에서 몸을
앞뒤로 밀어내기 위해 끊임없이 움직이므로, 근력과 유연성이 중요하다. 이 장에서는
수영 동작에 효과적인 아랫몸(하체) 운동을 소개한다. 강력한 발차기와 정확한 턴,
전반적인 수영 효율을 끌어 올리기 위해 다리의 근력과 유연성, 근지구력 강화에 초점을
맞춘 운동들이다.

스쿼트

SQUAT

넙다리네갈래근(대퇴사두근), 볼기근(둔근), 넙다리뒤근육(햄스트링)처럼 일상적으로는 충분히 단련되기 어려운 다리와 엉덩이의 주요 근육을 강화하는 스쿼트는 아랫몸의 가동성을 향상시키고, 뼈와 관절이 건강해지는 효과가 있으며, 중심근육(코어근육)도 함께 활성화된다. 강한 넙다리네갈래근, 볼기근, 넙다리뒤근육은 발차기 추진력과 유선형 정렬을 주도하는 핵심 근육이다.

엉덩이, 무릎, 발까지 많은 근육을 쓰는 '복합' 운동이다. 잘못된 자세는 무릎과 허리에 부상을 일으킨다. 무릎이 안쪽으로 모이거나 발끝보다 앞으로 나가지 않게 하고, 등이 구부정해지거나 발꿈치가 들리지 않게 한다. 동작은 무릎이 아니라 엉덩이를 뒤로 미는 것으로 시작한다. 8~10회 반복, 4세트부터 시작한다.

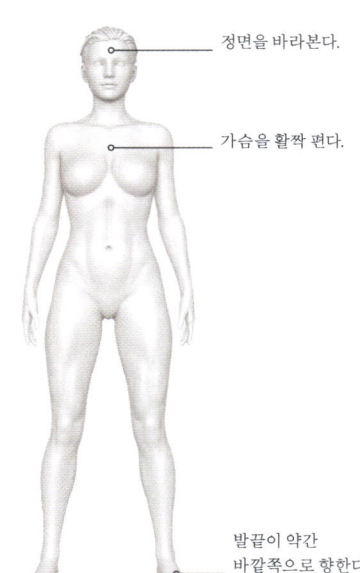

정면을 바라본다.

가슴을 활짝 편다.

발끝이 약간 바깥쪽으로 향한다.

준비 단계
두 발을 약간 바깥쪽으로 향하고 골반 너비보다 약간 넓게 벌린다. 체중을 발바닥에 고르게 싣는다.

1단계
몸무게를 빠르게 발꿈치로 옮기면서 골반을 뒤로 밀고 두 손을 가슴 앞으로 모아 깍지 낀다. 엉덩이를 낮춰 넓적다리(대퇴) 또는 바닥과 평행하게 또는 거의 평행하게 만든다. 스쿼트 동작의 모든 단계가 넓적다리와 볼기근에서 느껴져야 한다. 무릎이 발끝보다 앞으로 나가지 않도록 하면서 굽힌 상태로 버틴다.

윗몸(상체)

동작 내내 배곧은근, 배가로근(복횡근), 앞톱니근(전거근)을 포함한 배 근육을 계속 활성화하는 것이 중요하다. 배 근육을 사용하면 허리를 지지하고 척주 중립 자세를 안정적으로 유지할 수 있다. 아랫몸을 낮출 때 척주를 곧게 늘린다.

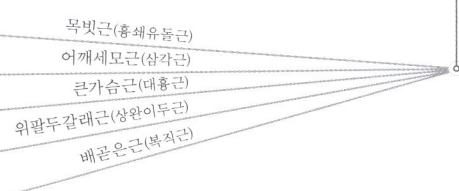

목빗근(흉쇄유돌근)
어깨세모근(삼각근)
큰가슴근(대흉근)
위팔두갈래근(상완이두근)
배곧은근(복직근)

아랫몸(하체)

넙다리네갈래근과 모음근이 작용근(주동근)이며 넙다리뒤근육과 장딴지근이 골반과 무릎 안정화를 보조한다. 아랫몸을 낮춘 스쿼트 자세는 신장성 동작이다. 무릎관절(슬관절)에 부하가 크므로 바른 자세가 중요하다.

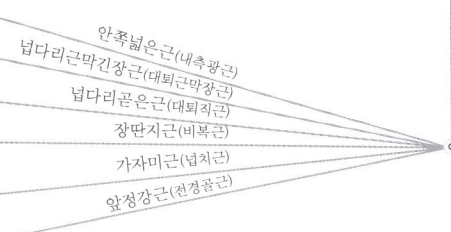

안쪽넓은근(내측광근)
넙다리근막긴장근(대퇴근막장근)
넙다리곧은근(대퇴직근)
장딴지근(비복근)
가자미근(넙치근)
앞정강근(전경골근)

구분

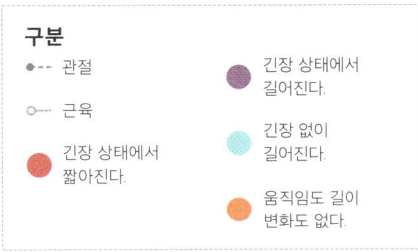

●-- 관절
○- 근육
긴장 상태에서 짧아진다.
긴장 상태에서 길어진다.
긴장 없이 길어진다.
움직임도 길이 변화도 없다.

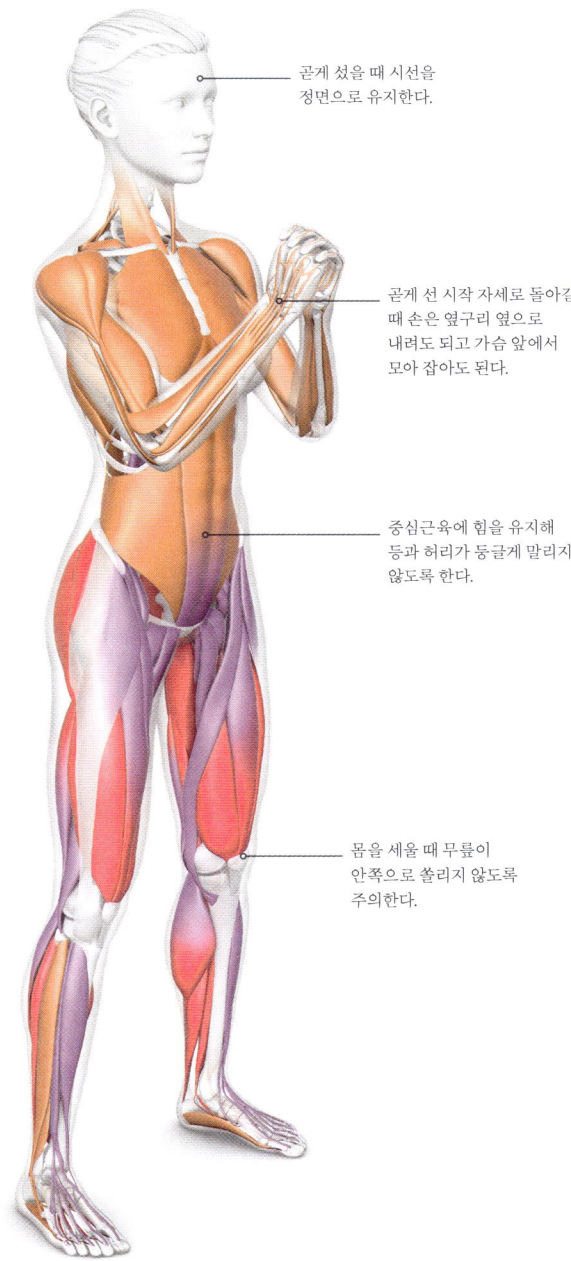

곧게 섰을 때 시선을 정면으로 유지한다.

곧게 선 시작 자세로 돌아갈 때 손은 옆구리 옆으로 내려도 되고 가슴 앞에서 모아 잡아도 된다.

중심근육에 힘을 유지해 등과 허리가 둥글게 말리지 않도록 한다.

몸을 세울 때 무릎이 안쪽으로 쏠리지 않도록 주의한다.

2단계

숨을 내쉬면서 중심근육을 조이고 바닥을 짚은 발을 밀면서 가슴을 펴고 목과 머리를 척주와 일직선으로 만들어 시작 자세로 돌아간다. 몸을 세울 때 무릎이 안쪽으로 쏠리면 안 된다.

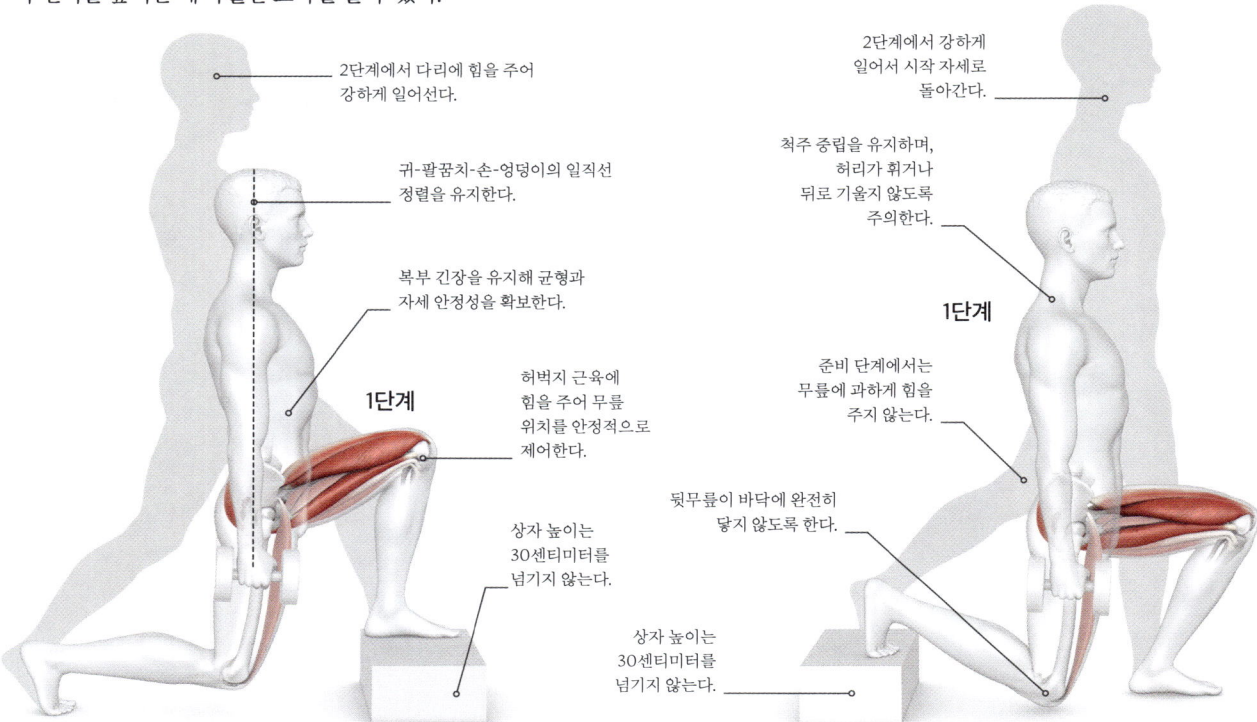

» 응용 동작

다리, 엉덩관절(고관절), 볼기근(둔근)을 강화하는 동시에 중심근육(코어근육) 허리도 함께
활성화해 전반적인 근력과 자세를 향상시키는 응용 동작이다. 스쿼트를 꾸준히 하면 발차기
추진력을 높이는 데 탁월한 효과를 볼 수 있다.

2단계에서 다리에 힘을 주어 강하게 일어선다.

귀-팔꿈치-손-엉덩이의 일직선 정렬을 유지한다.

복부 긴장을 유지해 균형과 자세 안정성을 확보한다.

1단계

허벅지 근육에 힘을 주어 무릎 위치를 안정적으로 제어한다.

상자 높이는 30센티미터를 넘기지 않는다.

2단계에서 강하게 일어서 시작 자세로 돌아간다.

척주 중립을 유지하며, 허리가 휘거나 뒤로 기울지 않도록 주의한다.

1단계

준비 단계에서는 무릎에 과하게 힘을 주지 않는다.

뒷무릎이 바닥에 완전히 닿지 않도록 한다.

상자 높이는 30센티미터를 넘기지 않는다.

프론트 풋 엘리베이티드 스플릿 스쿼트 위드 덤벨
FRONT FOOT ELEVATED SPLIT SQUAT WITH DUMBBELLS

이 응용 스쿼트는 앞발을 층계나 상자에 올려 동작 범위를 넓히고, 앞쪽 무릎의 부하는 줄여 준다. 처음에는 맨몸으로 시작하고, 힘이 충분히 붙으면 덤벨을 들고 수행한다.

준비 단계
두 발을 어깨너비로 벌리고 선다. 한 발을 약간 앞에 두고, 앞발을 상자 위에 올린다. 뒷다리에 힘을 주어 균형을 유지한다.

1단계
숨을 들이쉬면서 엉덩이를 아래로 내리며 동작을 시작한다. 앞쪽 무릎은 앞으로 밀어내고 뒤쪽 무릎은 바닥을 향해 떨어뜨린다. 복부에 힘을 주어 중심을 잡는다.

2단계
숨을 내쉬며 넙다리네갈래근과 볼기근에 힘을 주어 강하게 몸을 밀어 올리며 일어선다. 1, 2단계를 정한 횟수만큼 반복한 뒤, 다리 방향을 바꿔 같은 방식으로 수행한다.

백 풋 엘리베이티드 스플릿 스쿼트 위드 덤벨
BACK FOOT ELEVATED SPLIT SQUAT WITH DUMBBELLS

이 뒷발 응용 동작은 층계나 상자를 이용해 엉덩관절 굽힘근(고관절 굴근)의 가동 범위를 최대한 넓히며 넙다리네갈래근의 부하를 높인다. 층계나 상자가 너무 높으면 엉덩관절 정렬이 무너질 수 있으므로 주의한다. 동작 중 윗몸(상체)이 흔들리지 않도록 자세 정렬을 유지하며, 팔은 몸통 옆에 둔다.

준비 단계
두 발을 어깨너비로 벌리고 상자를 등지고 선다. 한쪽 다리를 뒤로 보내 앞꿈치 부분으로 상자를 딛는다. 뒷다리에 힘을 주어 자세를 안정시킨다.

1단계
숨을 들이쉬고 뒷다리 무릎을 바닥 쪽으로 내리는 동시에 앞쪽 무릎을 굽힌다. 동작 내내 중심근육에 힘을 주고, 척주는 중립 정렬을 유지한다.

2단계
숨을 내쉬면서 넙다리네갈래근과 볼기근의 힘으로 강하게 일어선다. 1, 2단계를 정한 횟수만큼 반복한 다음, 다리 방향을 바꿔 동일한 방식으로 수행한다.

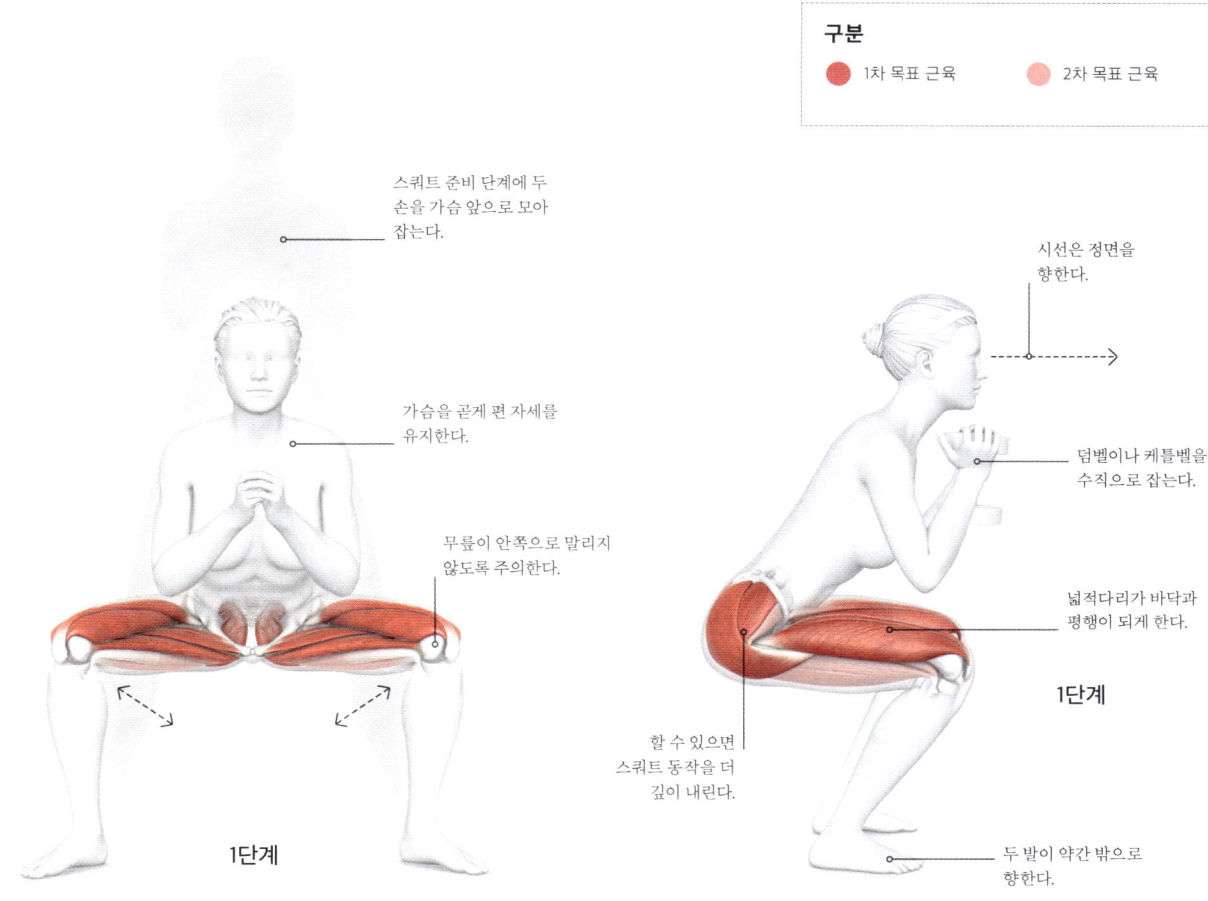

스쿼트 준비 단계에 두 손을 가슴 앞으로 모아 잡는다.

가슴을 곧게 편 자세를 유지한다.

무릎이 안쪽으로 말리지 않도록 주의한다.

1단계

시선은 정면을 향한다.

덤벨이나 케틀벨을 수직으로 잡는다.

넓적다리가 바닥과 평행이 되게 한다.

1단계

할 수 있으면 스쿼트 동작을 더 깊이 내린다.

두 발이 약간 밖으로 향한다.

스모 스쿼트 앤드 스모 플라이
SUMO SQUAT AND SUMO FLY

볼기근, 넙다리네갈래근, 넙다리뒤근육(햄스트링), 엉덩관절 굽힘근, 장딴지근, 중심근육을 강화한다. 넓적다리(대퇴)를 안팎으로 벌렸다 모았다 하는 플라이 동작은 넓적다리 안쪽의 모음근만이 아니라 골반 부위 근육을 더욱 중점적으로 강화한다.

준비 단계
양발을 45도 각도로 바깥쪽으로 향하고 넓게 벌리고 선다. 머리와 목을 중립 자세로 척추와 일직선이 되게 하고 몸무게를 두 발에 고르게 나누어 싣는다.

1단계
골반과 무릎을 굽히면서 엉덩이를 천천히 뒤로 밀어낸다. 넓적다리가 바닥과 평행을 이루면 무릎을 안팎으로 모았다 벌렸다 한다.

2단계
몸을 세워 시작 자세로 돌아간다. 무릎이 안으로 모이지 않도록 주의한다. 척추와 목의 중립 자세를 유지한다.

덤벨 고블렛 스쿼트
DUMBBELL GOBLET SQUAT

넙다리네갈래근, 볼기근, 넙다리뒤근육을 포함해 아랫몸(하체)의 모든 큰 근육을 단련하는 전신 운동이다. 웨이트를 가슴 앞에 들고 스쿼트를 수행해 넙다리네갈래근이 특히 집중적으로 **활성화된다.**

준비 단계
양발을 약간 밖을 향하고 골반 너비보다 약간 넓게 벌리고 선다. 덤벨 머리를 손잡이 없는 술잔(goblet) 잡듯이 두 손으로 잡는다.

1단계
숨을 들이마시며 엉덩이를 뒤로 **빼면서** 무릎을 굽혀 스쿼트 동작을 수행한다. 허리가 말리지 않도록 가슴을 곧게 세운다. 몸무게를 두 발에 고르게 나누어 싣는다.

2단계
숨을 내쉬며 발꿈치에 힘을 주고 스쿼트 동작을 풀어 시작 자세로 돌아간다. 동작 범위 최고 지점에서 볼기근에 힘을 주어 엉덩이를 앞으로 밀어 올린다.

데드리프트

TRADITIONAL DEADLIFT

다리 근력 강화는 발차기 추진력을 높이는 데 아주 중요하다. 이 운동은 넙다리네갈래근(대퇴사두근), 넙다리뒤근육(햄스트링), 볼기근(둔근)을 단련하며, 지속된 긴장이나 무리한 사용으로 인한 다양한 부상 위험을 줄이는 데에도 도움이 된다.

데드리프트의 동작은 엉덩관절과 무릎관절의 폄과 굽힘이 동시에 작용한다. 중량을 들어 올리는 동작에서는 넙다리네갈래근, 넙다리뒤근육, 볼기근을 적극적으로 활용해 강하게 일어나는 데 집중한다. 초심자라면 비교적 가벼운 중량으로 10~12회 반복 3세트 루틴으로 시작하고, 근력과 자신감이 붙으면 중량을 높여 6~8회 반복 3세트로 수행할 수 있다.

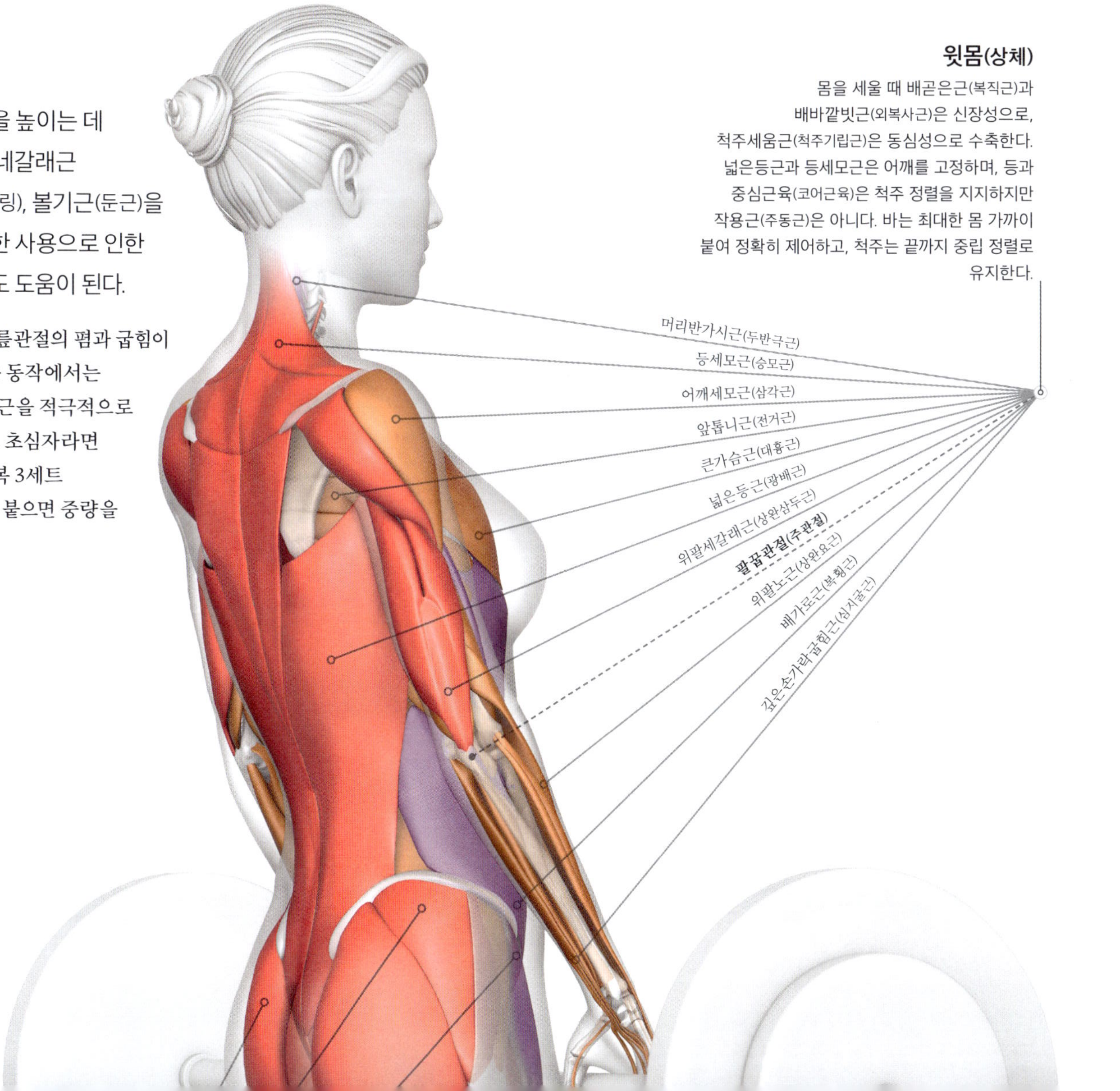

주의 사항

이 운동이 처음이라면, 반드시 물리치료사나 공인 근력 트레이너의 지도를 받을 것을 권장한다.

윗몸(상체)

몸을 세울 때 배곧은근(복직근)과 배바깥빗근(척주가림근)은 신장성으로, 척주세움근(척주기립근)은 동심성으로 수축한다. 넓은등근과 등세모근은 아래를 고정하며, 등과 중심근육(코어)근육은 척주 정렬을 지지하지만 작용근(주동근)은 아니다. 바로 세운 몸 가까이 붙여 정확히 제어하고, 척추는 끝가지 중립 정렬을 유지한다.

머리반가시근(두반극근)
등세모근(승모근)
어깨세모근(삼각근)
앞톱니근(전거근)
큰가슴근(대흉근)
넓은등근(광배근)
목표 관절 (수평)
배바깥빗근(외복사근)
배곧은근(복직근)
척주세움근(척주기립근)
배가로근(복횡근)

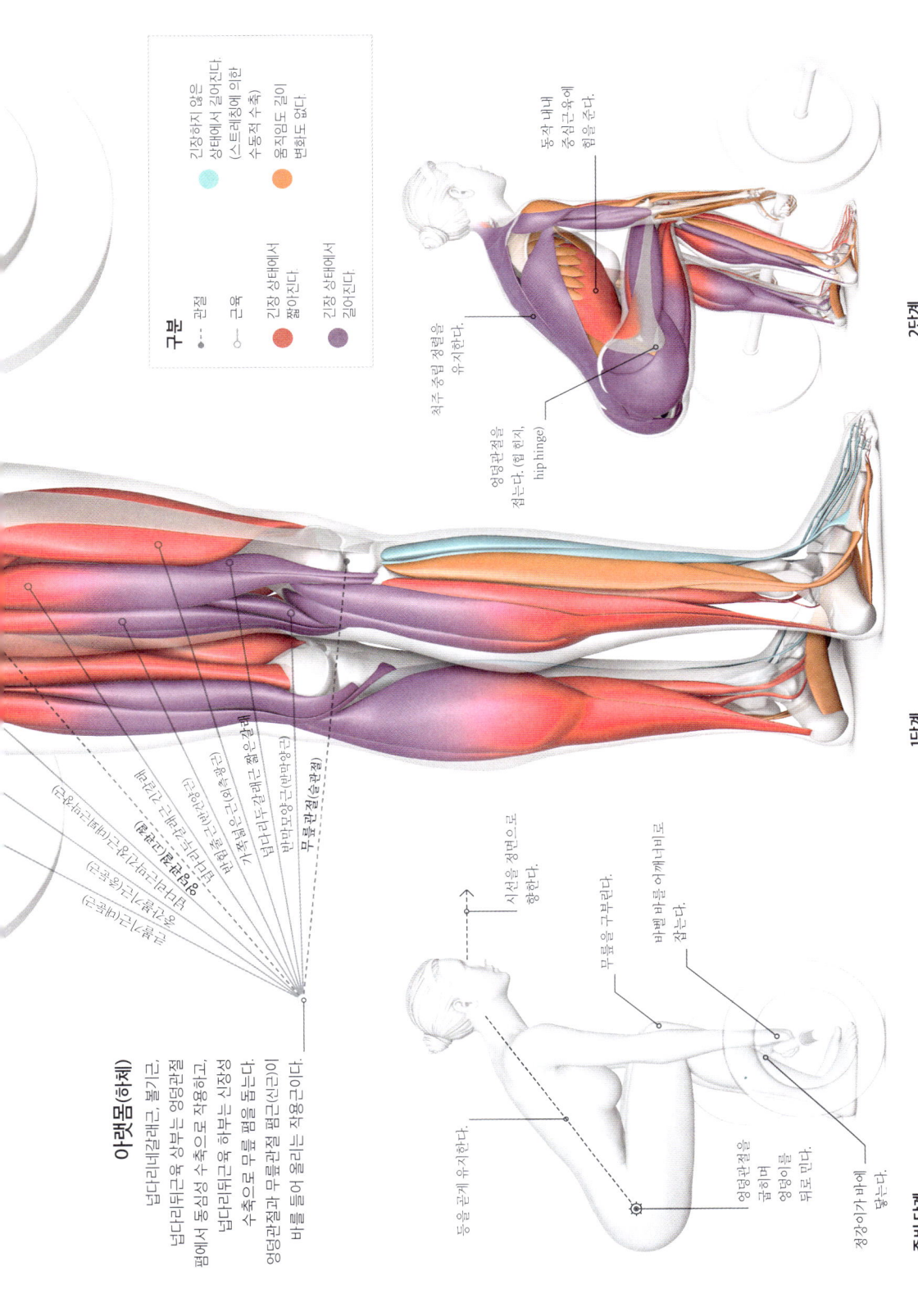

구분

- ····● 관절
- ○── 근육
- 긴장 상태에서 짧아진다.
- 긴장 상태에서 길어진다.
- 긴장하지 않은 상태에서 길어진다. (스트레칭에 의한 수동적 수축)
- 움직임도 길이 변화도 없다.

아랫몸 (하체)

넙다리네갈래근, 볼기근.

넙다리네갈래근 성부는 엉덩관절에서 동시성 수축으로 작용하고, 넙다리뒤근육 하부는 신장성 수축으로 무릎 폄을 돕는다.

엉덩관절과 무릎관절 펴근(신근)이 바를 들어 올리는 작용근이다.

- 큰볼기근(대둔근)
- 중간볼기근(중둔근)
- 넙다리근막긴장근(대퇴근막장근)
- 넙다리빗근(봉공근)
- 가쪽넓은근(외측광근)
- 넙다리두갈래근(대퇴이두근)
- 넙다리곧은근(대퇴직근)
- 반막모양근(반막양근)
- 무릎관절(슬관절)

동작 내내 중심근육에 힘을 준다.

척주 중립 정렬을 유지한다.

엉덩관절접음. (힙 힌지, hip hinge)

2단계

엉덩관절과 무릎을 천천히 굽히며 바벨을 약 3초에 걸쳐 굽게 내린다. 1단계와 2단계를 연이어 반복한다.

1단계

숨을 길게 들이쉬고, 등과 중심근육에 단단히 힘을 주며 가슴을 편 상태를 유지한다. 발끝치로 지면을 누르듯 밀면서 엉덩이를 앞으로 밀고, 바벨을 위로 들어 올린다. 동작 최상단에서 잠시 정지한다.

시선을 정면으로 향한다.

무릎을 구부린다.

바벨 바를 어깨너비로 잡는다.

등을 곧게 유지한다.

엉덩관절을 굽히며 엉덩이를 뒤로 민다.

정강이가 바에 닿는다.

준비 단계

두 발을 엉덩이 너비로 벌려 바가 발의 중심선에 오도록 정렬한다. 엉덩관절과 무릎을 함께 굽혀 앞몸 숙이며 바를 잡는다. 몸을 세우고, 손은 어깨너비로 잡는다. 정강이가 바에 닿을 때까지 천천히 내리고, 가슴을 들어 올려 등을 안정적으로 세운다.

» 응용 동작

여기에 소개하는 데드리프트 응용 동작들은 등, 엉덩이, 다리를 비롯한 여러 근육군을 고루 활성화해 전신 근력을 폭넓게 강화한다. 수영에서 강한 추진력을 발휘하려면 반드시 다리 근력이 뒷받침되어야 한다.

구분

- 1차 목표 근육
- 2차 목표 근육

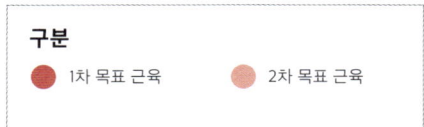

스모 데드리프트

SUMO DEADLIFT

스모 씨름의 준비 자세처럼 두 다리를 넓게 벌리고 시작한다. 아랫몸(하체) 근력 단련에 탁월한 운동으로, 수영장 벽을 강력하게 밀어내는 출발과 턴 동작에 큰 도움이 된다.

시선은 정면으로 유지한다.
어깨가 앞으로 말리지 않도록 한다.
무릎과 엉덩관절 (고관절)을 굽혀 윗몸(상체)을 숙인다.
바벨을 잡을 때는 팔이 무릎 안쪽으로 오게 한다.
체력에 맞는 적절한 중량을 선택한다.
발끝은 약간 바깥으로 향한다.

준비 단계

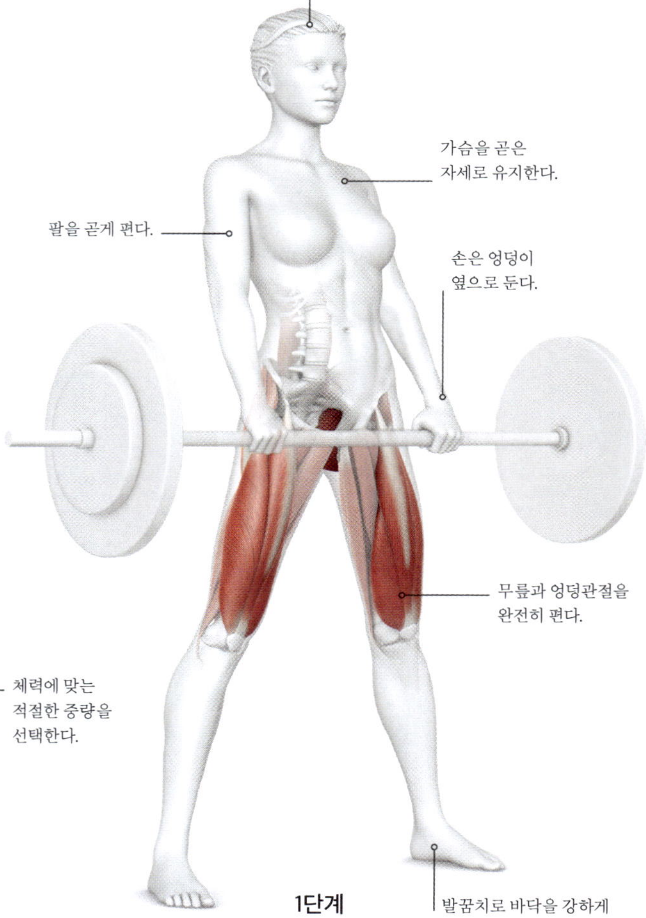

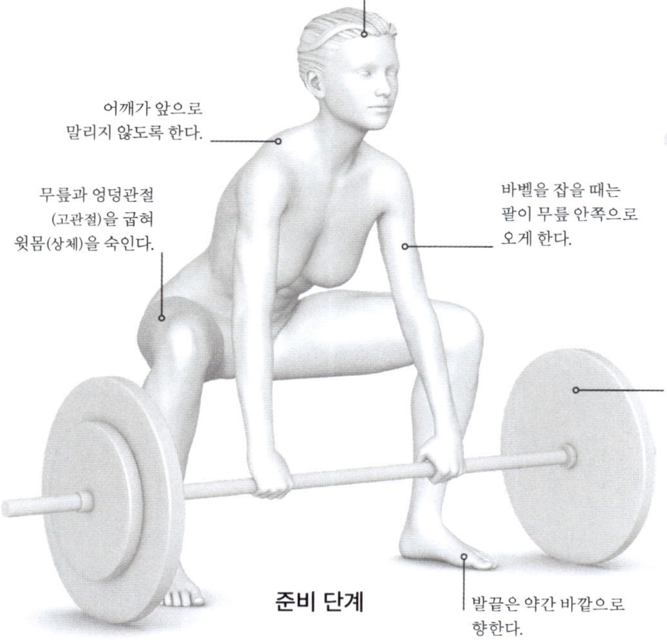

시선은 정면을 향한다.
가슴을 곧은 자세로 유지한다.
팔을 곧게 편다.
손은 엉덩이 옆으로 둔다.
무릎과 엉덩관절을 완전히 편다.
발꿈치로 바닥을 강하게 밀어내며 바벨을 들어 올린다.

1단계

준비 단계

두 발을 넓게 벌리고 발끝이 약간 바깥으로 향하게 해 바벨 앞에 선다. 엉덩관절과 무릎을 굽혀 윗몸을 숙이고 바벨을 잡는다.

1단계

엉덩관절과 무릎을 펴 바벨을 몸 가까이 붙여 들어 올린다. 가슴과 등을 일직선으로 정렬한다.

2단계

엉덩관절과 무릎을 구부리고 등은 반듯한 자세를 유지하면서 바벨을 바닥으로 내린다.

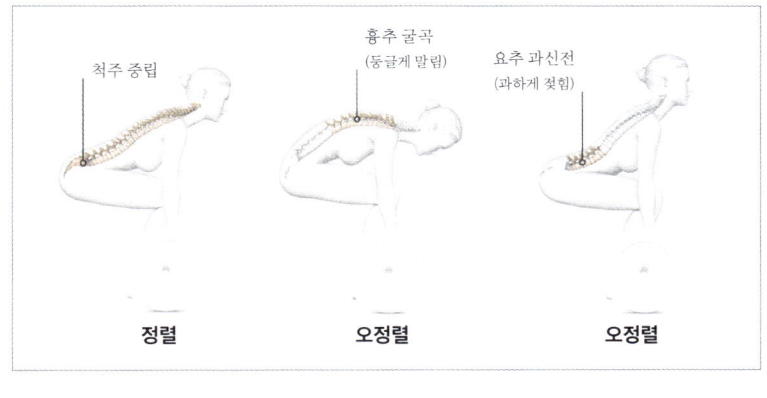

척주 중립   흉추 굴곡
(둥글게 말림)   요추 과신전
(과하게 젖힘)

정렬   **오정렬**   **오정렬**

척주 정렬

데드리프트 동작 유형의 운동에서는 척주를 굽히거나 과도하게 젖히지 않는 중립 정렬이 중요하다. 동작 처음부터 끝까지 배 근육(복근)의 긴장을 유지하면 척주와 골반의 자세가 안정되며, 허리에 가해지는 부담이나 부상을 예방할 수 있다.

동작 전 구간에서
중심근육 긴장을
유지한다.

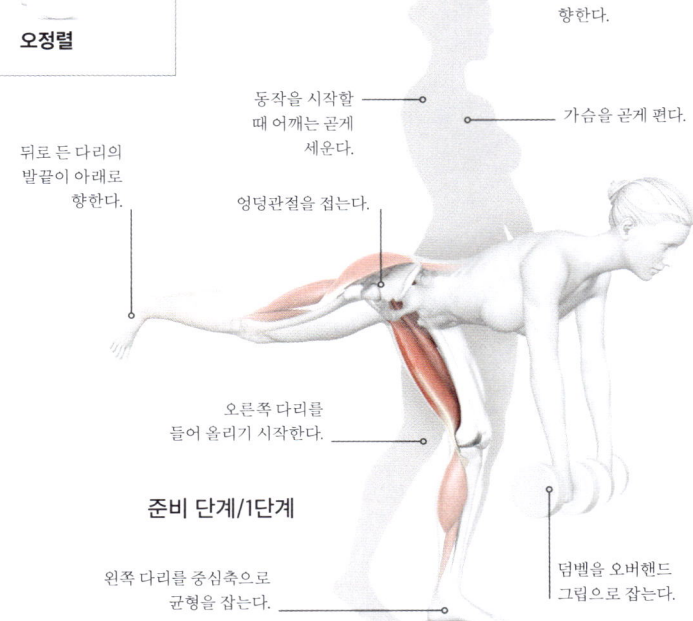

엉덩이를 끝까지
밀어낸다.

팔은 곧게
유지한다.

무릎을 부드럽게
구부린 상태를
유지한다.

1단계

체중을 발바닥에
고르게 분산시킨다.

시선은 정면을
향한다.

뒤로 든 다리의
발끝이 아래로
향한다.

동작을 시작할
때 어깨는 곧게
세운다.

가슴을 곧게 편다.

엉덩관절을 접는다.

오른쪽 다리를
들어 올리기 시작한다.

준비 단계/1단계

왼쪽 다리를 중심축으로
균형을 잡는다.

덤벨을 오버핸드
그립으로 잡는다.

루마니안 데드리프트
ROMANIAN DEADLIFT

기립 자세로 시작해 몸을 굽힌다. 넙다리뒤근육(햄스트링)과 볼기근(둔근)이 주요 엉덩관절 폄근(고관절 신근)으로 작용해, 내리는 구간에서는 엉덩관절 굽힘을 제어하고 올리는 구간에서는 폄 동작을 이끈다. 넙다리네갈래근은 보조적으로 관여한다.

준비 단계
두 발을 어깨너비로 벌리고 바벨 앞에 선다. 편안한 너비로 바를 잡고, 바닥을 힘차게 밀어 기립 자세를 취한다.

1단계
숨을 들이쉬고 엉덩관절을 깊게 접는다. 바벨을 천천히 내리며, 머리의 중립 정렬과 강한 중심근육 힘을 그대로 유지한다.

2단계
바닥을 강하게 누르며 엉덩이를 앞으로 밀고, 숨을 내쉬며 시작 자세로 돌아간다. 1단계와 2단계를 반복한다.

싱글 레그 루마니안 데드리프트
외발 루마니안 데드리프트
SINGLE LEG ROMANIAN DEADLIFT

넙다리뒤근육과 볼기근을 단련한다. 이 부위의 강한 근육은 발차기의 질을 높이고 물속 균형과 자세 안정성을 확보하는 데 중요하다.

준비 단계
엉덩이 너비로 서서 양손에 덤벨이나 케틀벨을 든다. 체중을 왼쪽으로 옮기고 무릎은 약간 굽힌 자세를 유지한다.

1단계
엉덩관절을 접어 윗몸을 숙이고, 오른쪽 다리를 뒤로 뻗어 균형을 잡으며 덤벨을 바닥 쪽으로 내린다.

2단계
선 다리의 뒤꿈치를 강하게 누르면서 볼기근과 넙다리뒤근육에 힘을 주며 기립 자세로 돌아온다.

137

런지

LUNGE

런지는 강한 발차기에 필수 근육인 하지 근력을 고르게 강화한다.
이 동작은 신장성 수축과 단축성 수축, 두 유형의 근육 수축을
효과적으로 활성화한다.

런지는 좌우 다리 근육을 다 사용하지만 주된 목표 근육은 앞으로 내딛는
다리의 볼기근(둔근)과 넙다리네갈래근(대퇴사두근)이다. 런지를 할 때는
앞으로 나가는 동작보다는 아래로 내려가는 동작에 집중한다. 어깨-
엉덩관절-뒤쪽 무릎의 수직 정렬이 중요하다. 체중은 앞발 전체와 뒤쪽의
발가락(등쪽굽힘(배측굴곡) 상태)에 고르게 싣는다. 팔은 달리기하듯이 앞뒤로
젓는데, 런지할 때는 앞발과 반대쪽 팔을 들어 올리고, 런지를 풀 때는 반대
방향으로 움직인다.

 이 운동이 처음이면, 좌우 각각 8~12회 반복, 3세트 수행이 적절하다.
런지에 덤벨을 활용하면 앞다리의 볼기근 강화에 특히 효과적이다. 덤벨은
내딛는 발과 반대쪽 손으로 잡는다.

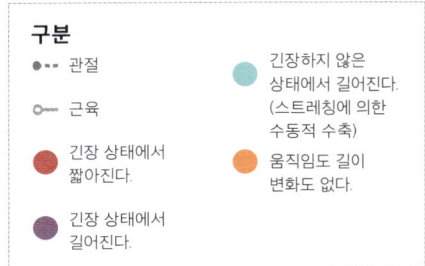

구분
- ●--● 관절
- ○--● 근육
- ● 긴장 상태에서 짧아진다.
- ● 긴장 상태에서 길어진다.
- ● 긴장하지 않은 상태에서 길어진다. (스트레칭에 의한 수동적 수축)
- ● 움직임도 길이 변화도 없다.

윗몸(상체)

달리기 동작을 취할 때 팔과
몸통의 근육이 하지의 반대
방향으로 움직이며 균형을
잡는다.

- 머리반가시근(두반극근)
- 척주 폄근(척주 신근)
- 어깨세모근(삼각근)
- 큰가슴근(대흉근)
- 위팔두갈래근(상완이두근)
- 위팔세갈래근(상완삼두근)
- 앞톱니근(전거근)

척주
- 넓은등근(광배근)
- 배가로근(복횡근)
- 중간볼기근(중둔근)
- 엉덩허리근(장요근)
- 넙다리근막긴장근(대퇴근막장근)
- 큰볼기근(대둔근)
- 넙다리곧은근(외측광근)
- 넙다리두갈래근(대퇴직근)
- 넙다리두갈래근 긴갈래(대퇴이두근 장두)
- 무릎 관절(슬관절)
- 가자미근(넙치근)
- 긴발가락폄근(장지신근)
- 무릎 반힘줄(슬관절)
- 장딴지근(비복근)
- 제3종아리근(소지외전근)

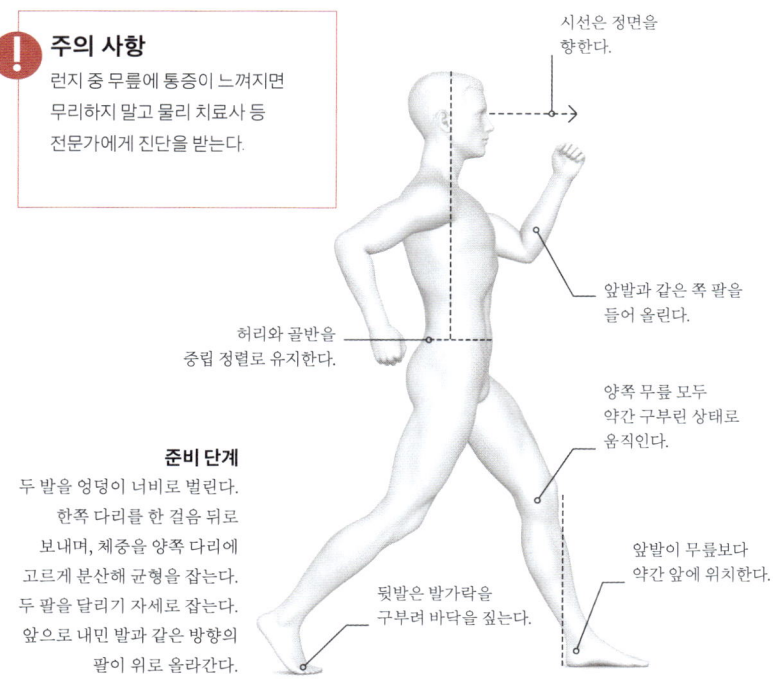

⚠ **주의 사항**
런지 중 무릎에 통증이 느껴지면
무리하지 말고 물리 치료사 등
전문가에게 진단을 받는다.

시선은 정면을
향한다.

앞발과 같은 쪽 팔을
들어 올린다.

양쪽 무릎 모두
약간 구부린 상태로
움직인다.

허리와 골반을
중립 정렬로 유지한다.

앞발이 무릎보다
약간 앞에 위치한다.

준비 단계
두 발을 엉덩이 너비로 벌린다.
한쪽 다리를 한 걸음 뒤로
보내며, 체중을 양쪽 다리에
고르게 분산해 균형을 잡는다.
두 팔을 달리기 자세로 잡는다.
앞으로 내민 발과 같은 방향의
팔이 위로 올라간다.

뒷발은 발가락을
구부려 바닥을 짚는다.

뒷다리

런지 동작에서는 지탱하는
뒷다리의 넙다리네갈래근에
당기는 느낌이 들며, 이 감각은
장딴지근에서 발끝까지
이어진다. 하지 근육은
발끝까지 전신을 안정적으로
지지한다.

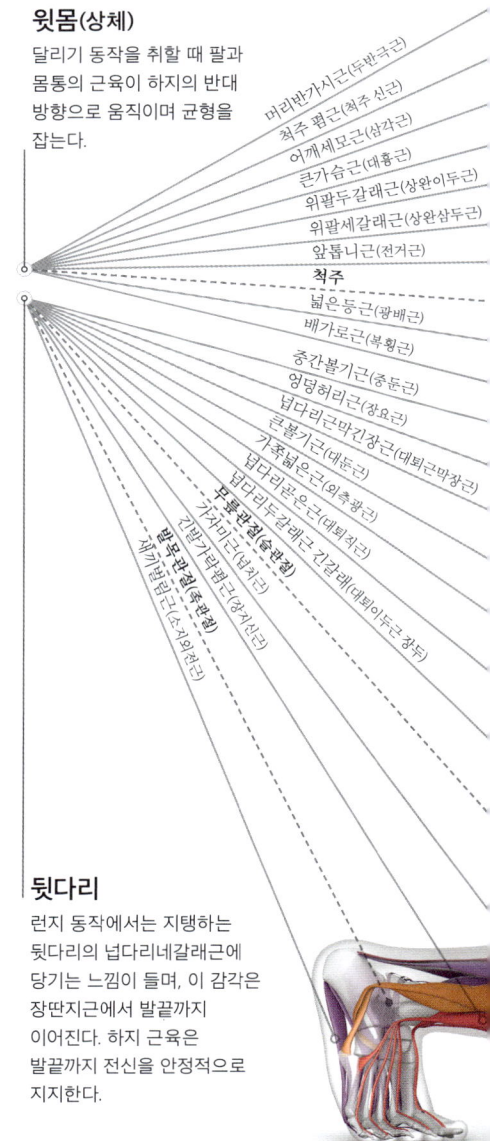

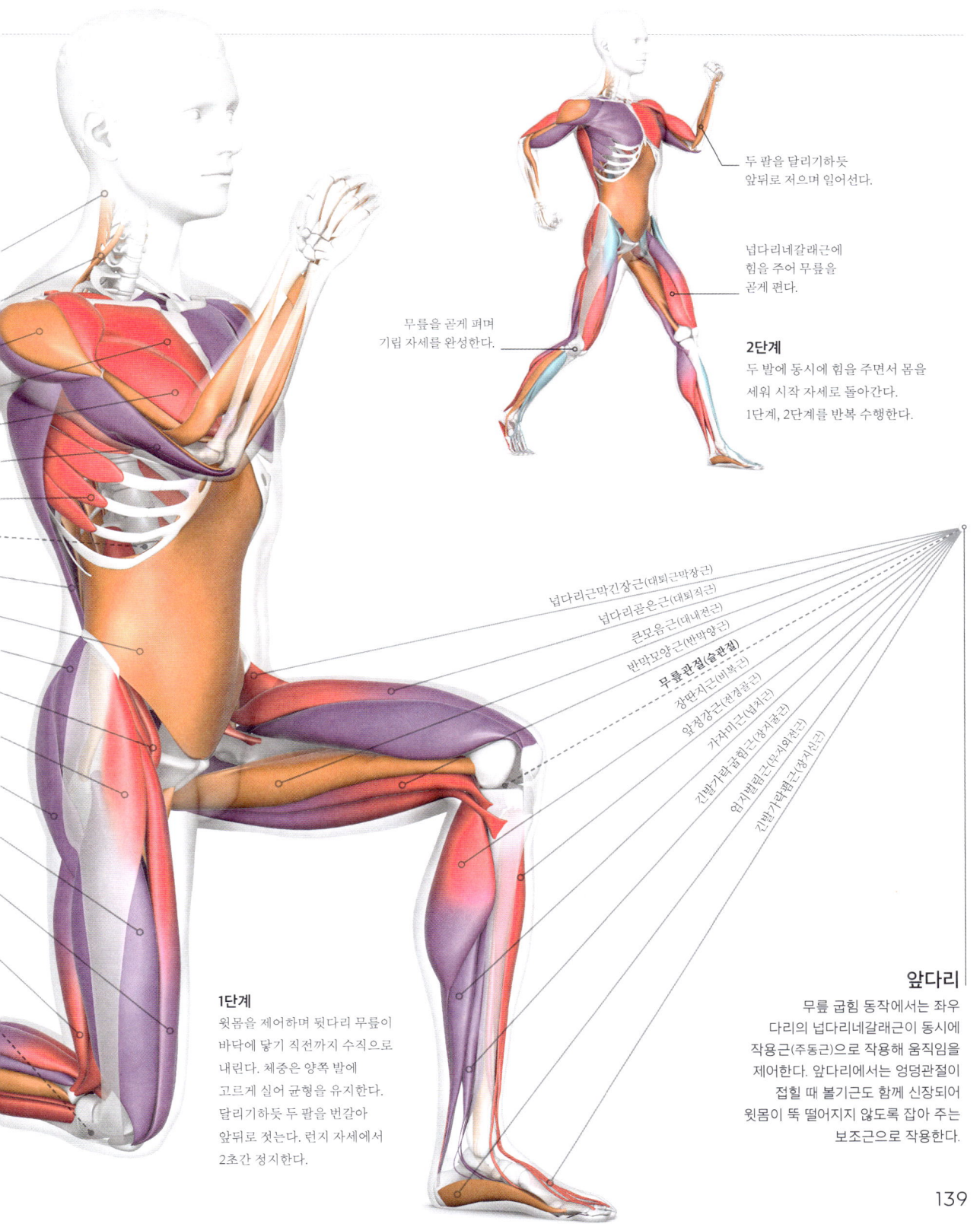

두 팔을 달리기하듯
앞뒤로 저으며 일어선다.

넙다리네갈래근에
힘을 주어 무릎을
곧게 편다.

무릎을 곧게 펴며
기립 자세를 완성한다.

2단계
두 발에 동시에 힘을 주면서 몸을
세워 시작 자세로 돌아간다.
1단계, 2단계를 반복 수행한다.

넙다리근막긴장근(대퇴근막장근)
넙다리곧은근(대퇴직근)
큰모음근(대내전근)
반막모양근(반막양근)
무릎관절(슬관절)
장딴지근(비복근)
앞정강근(전경골근)
가자미근(넙치근)
긴발가락굽힘근(장지굴근)
엄지폄근(장모지신근)
긴발가락폄근(장지신근)

1단계
윗몸을 제어하며 뒷다리 무릎이
바닥에 닿기 직전까지 수직으로
내린다. 체중은 양쪽 발에
고르게 실어 균형을 유지한다.
달리기하듯 두 팔을 번갈아
앞뒤로 젓는다. 런지 자세에서
2초간 정지한다.

앞다리
무릎 굽힘 동작에서는 좌우
다리의 넙다리네갈래근이 동시에
작용근(주동근)으로 작용해 움직임을
제어한다. 앞다리에서는 엉덩관절이
접힐 때 볼기근도 함께 신장되어
윗몸이 뚝 떨어지지 않도록 잡아 주는
보조근으로 작용한다.

》》응용 동작

다리 근육과 볼기근(둔근)을 중점 강화하고, 근육 대칭과 유연성을 향상시킨다. 런지는 기본적으로
균형 감각, 협응력, 중심근육(코어근육) 안정성을 향상시키는 운동으로, 일상 전반의 신체 기능을
향상시켜 부상 위험을 낮춘다. 기본 런지에 아래의 응용 동작을 결합하면 수영 발차기의 폭발력을
한층 더 끌어 올릴 수 있다.

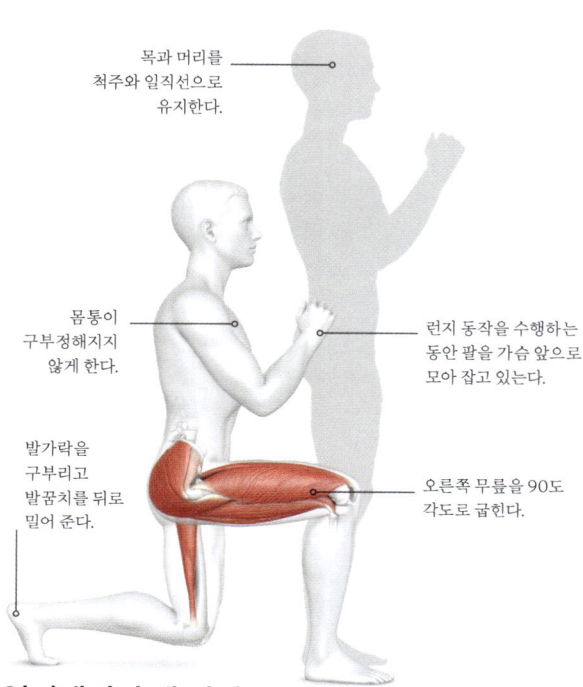

목과 머리를
척주와 일직선으로
유지한다.

몸통이
구부정해지지
않게 한다.

발가락을
구부리고
발꿈치를 뒤로
밀어 준다.

런지 동작을 수행하는
동안 팔을 가슴 앞으로
모아 잡고 있다.

오른쪽 무릎을 90도
각도로 굽힌다.

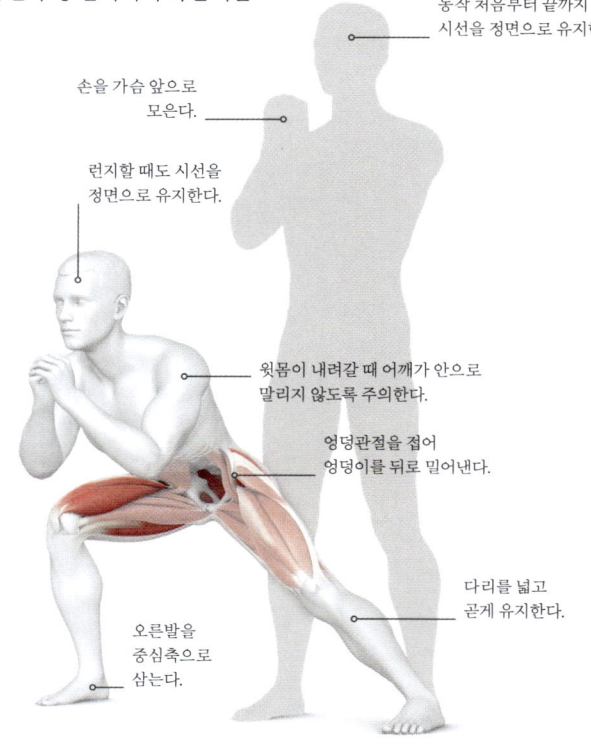

동작 처음부터 끝까지
시선을 정면으로 유지한다.

손을 가슴 앞으로
모은다.

런지할 때도 시선을
정면으로 유지한다.

윗몸이 내려갈 때 어깨가 안으로
말리지 않도록 주의한다.

엉덩관절을 접어
엉덩이를 뒤로 밀어낸다.

다리를 넓고
곧게 유지한다.

오른발을
중심축으로
삼는다.

얼터네이팅 백 런지
좌우 후방 런지 ALTERNATING BACK LUNGE

이 운동은 넓적다리(대퇴) 앞쪽 넙다리네갈래근(대퇴사두근)을 강
화한다. 웨이트를 추가해 운동 강도를 높일 수 있는데, 체력 수준
에 비해 과하게 무겁지 않은 중량을 선택한다.

준비 단계
두 발을 일자로 어깨너비로 벌리고 곧게 선 자세로 시작한다. 중심근육을
힘주어 조이고, 두 손을 가슴 앞으로 모아 느슨하게 깍지 낀다.

1단계
무릎을 꿇는 것처럼 오른다리를 천천히 뒤로 내딛는데, 무릎이 바닥에서
약간 떠 있어야 한다. 동시에 왼쪽 무릎을 90도 각도로 굽히면서 엉덩이를
낮춘다. 왼쪽 넓적다리가 바닥과 평행을 이루며, 무릎이 발끝보다 앞으로
나가지 않도록 주의한다. 잠시 멈추었다가 엉덩이를 조이며 왼다리를 밀어
올려 일어서고 동시에 오른다리도 앞으로 내딛어 시작 자세로 가져온다.
왼다리로 반복한다.

얼터네이팅 래터럴 런지
좌우 측면 런지 ALTERNATING LATERAL LUNGE

균형 감각, 안정성, 근력을 강화한다. 발을 옆으로 내미는 동작에서 다른
런지와는 다른 근육군을 활성화한다. 허벅지 안쪽과 바깥쪽 근육과 함
께 넙다리네갈래근과 엉덩관절(고관절), 다리 근육을 강화한다.

준비 단계
두 발을 어깨너비로 옆으로 벌리고 선다. 척주-머리-목을 중립 정렬로 유지하며,
체중을 발꿈치에 싣는다.

1단계
윗몸(상체)을 최대한 똑바로 세운 자세로 오른쪽으로 크게 한 걸음 내딛는다.
엉덩관절을 접어 엉덩이를 뒤로 밀면서 오른쪽 무릎만 구부려 몸을 낮춘다. 무릎을
90도로 굽히면서 왼다리를 곧게 뻗는다. 이때 무릎이 안쪽으로 무너지지 않도록 정렬을
유지하는 것이 중요하다.

2단계
몸무게를 오른쪽 다리에서 중심으로 옮기면서 다시 몸을 세운다. 시작 자세로
돌아가 왼쪽 방향으로 1단계, 2단계의 자세를 유지하며 같은 동작을 반복한다.

워킹 런지 위드 덤벨
덤벨 워킹 런지 WALKING LUNGE WITH DUMBBELLS

워킹 런지 응용 동작은 제자리에서 반복하는 기본 런지
와 달리 좌우 발을 번갈아 이동하며 협응력과 동적 균형
을 향상시킨다. 협응과 균형을 유지할 수 있을 때까지는
맨몸으로 연습하다가 자신감이 붙으면 덤벨을 추가한다.

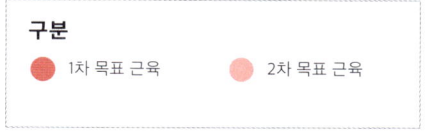

구분
● 1차 목표 근육　　　● 2차 목표 근육

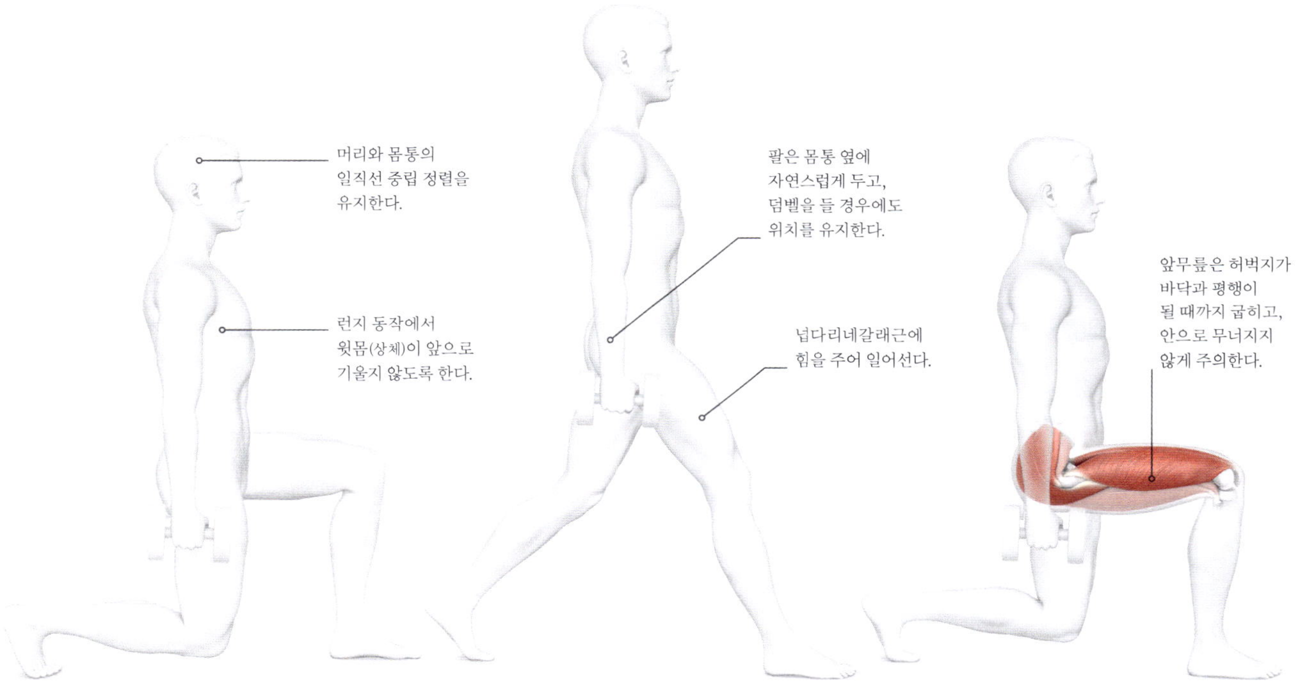

머리와 몸통의
일직선 중립 정렬을
유지한다.

런지 동작에서
윗몸(상체)이 앞으로
기울지 않도록 한다.

팔은 몸통 옆에
자연스럽게 두고,
덤벨을 들 경우에도
위치를 유지한다.

넙다리네갈래근에
힘을 주어 일어선다.

앞무릎은 허벅지가
바닥과 평행이
될 때까지 굽히고,
안으로 무너지지
않게 주의한다.

준비 단계
두 발을 어깨너비로 벌린다. 숨을 들이쉬며 발을
앞으로 크게 한 걸음 내딛어 런지 자세를 취한다.
뒷무릎이 바닥에 거의 닿을 정도로 구부린다.

1단계
숨을 내쉬며 힘차게 일어서고 곧바로 반대쪽 다리를
앞으로 한 걸음 크게 내딛는다. 동작 내내 윗몸은 곧게
세우고, 중심근육의 긴장을 유지한다.

2단계
숨을 들이쉬며 엉덩이를 낮추고 앞무릎을 굽힌다.
좌우 다리를 번갈아 반복하며 워킹 런지를 이어간다.

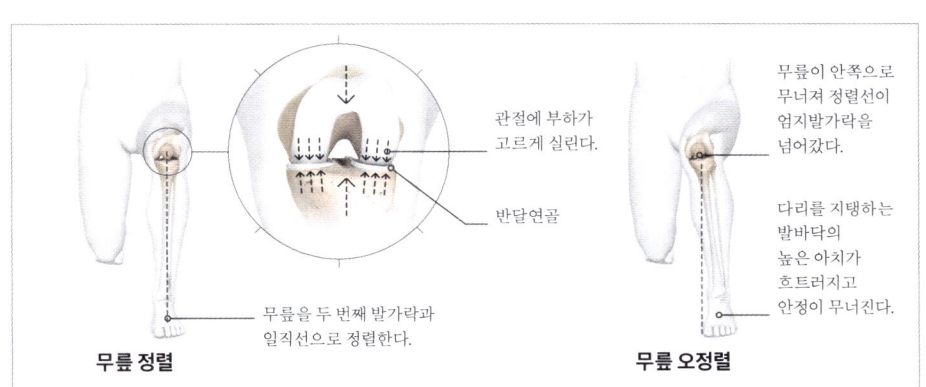

관절에 부하가
고르게 실린다.

반달연골

무릎을 두 번째 발가락과
일직선으로 정렬한다.

무릎 정렬

무릎이 안쪽으로
무너져 정렬선이
엄지발가락을
넘어갔다.

다리를 지탱하는
발바닥의
높은 아치가
흐트러지고
안정이 무너진다.

무릎 오정렬

무릎 정렬

런지에서는 무릎이 발 위에 놓이고,
무릎뼈(슬개골)가 넷째발가락과
새끼발가락 방향과 일직선이 되도록
한다. 양쪽 무릎은 각각 90도가
되어야 한다. 무릎이 안쪽으로
무너지는 안굽이무릎(valgus collapse,
외반슬 붕괴)은 관절에 불균형한
압박을 주어 반복 시 통증과
부상으로 이어진다.

글루트 브리지
GLUTE BRIDGE

바닥에서 수행하는 글루트 브리지는 볼기근(둔근)과 넙다리뒤근육(햄스트링)을 강화해 수영 스타트와 턴 동작에 필요한 폭발력을 높여 준다. 물속 유선형 자세와 추진력 극대화에 핵심이 되는 중심근육 안정성도 함께 향상된다.

글루트 브리지는 볼기근을 활성화하고 배곧은근(복직근), 배빗근(복사근), 넙다리네갈래근(대퇴사두근)을 단단히 만든다. 목뼈(경추)에서 꼬리뼈(미추)까지 척주를 타고 길게 이어지는 척주세움근(척주기립근)도 강화한다.

   엉덩이를 너무 높이 들면 허리에 긴장이 쌓이므로 복부에 힘을 줘 과신전을 막는다. 브리지 중 엉덩이가 처지면 골반을 바닥에 내렸다가 다시 시작한다. 초보자는 몇 초간 자세 유지를 목표로 8~12회 1세트 수행하고, 숙련자는 세트 수와 유지 시간을 점차 늘려 간다.

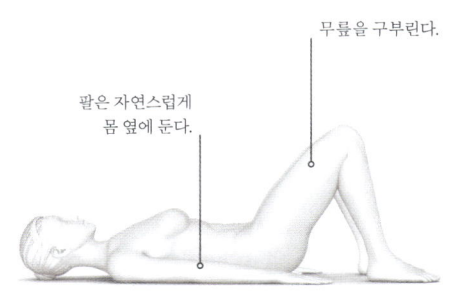

무릎을 구부린다.

팔은 자연스럽게 몸 옆에 둔다.

준비 단계
바닥에 누워 손바닥을 바닥으로 몸 옆에 둔다. 무릎을 굽히고 발바닥을 바닥에 밀착시킨다. 허리를 바닥에 밀착시키면서 복부에 힘을 주고 볼기근을 단단히 조이면서 윗몸을 밀어 올린다.

윗몸(상체)
배곧은근, 배가로근, 배속·배바깥빗근은 브리지 상하 동작에서 전신 정렬을 보조한다. 중심근육(코어근육)을 단단히 조여 척주를 안정적으로 지지한다.

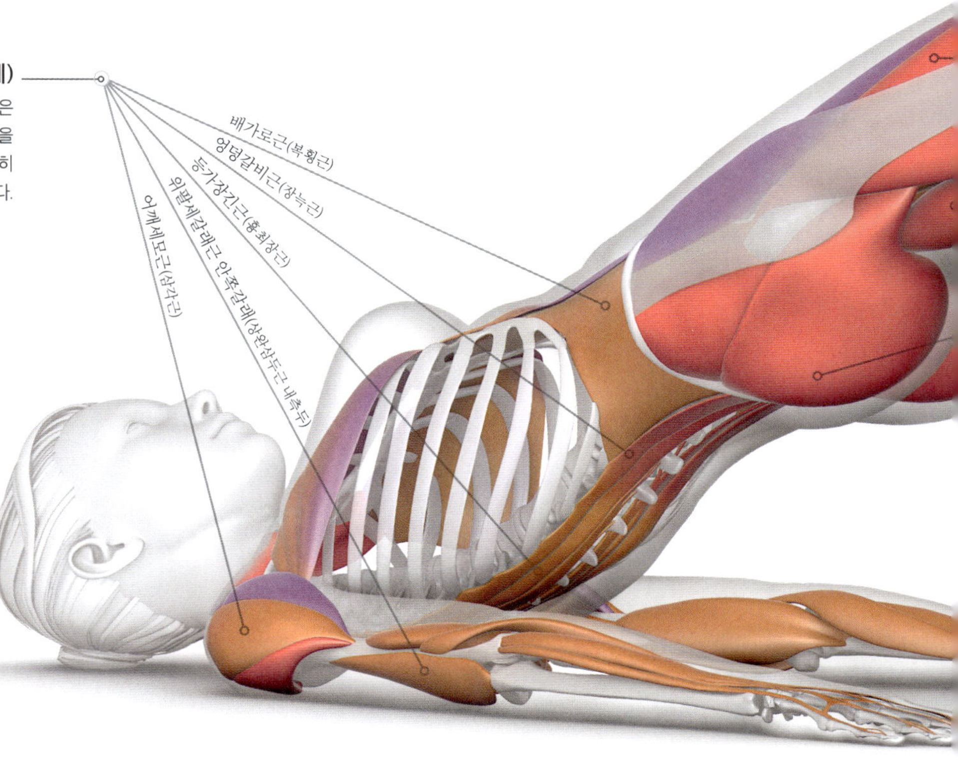

배가로근(복횡근)

엉덩갈비근(장늑근)

등가장긴근(흉최장근)

위뒤엉거덕톱니근(상후거근)·아래뒤엉거덕톱니근 내측두)

어깨세모근(삼각근)

1단계
숨을 내쉬며 발뒤꿈치로 밀어 엉덩이를 올려 무릎부터 어깨까지 일직선을 만든다. 손은 바닥을 지지하고, 중심근육을 단단히 조인다.

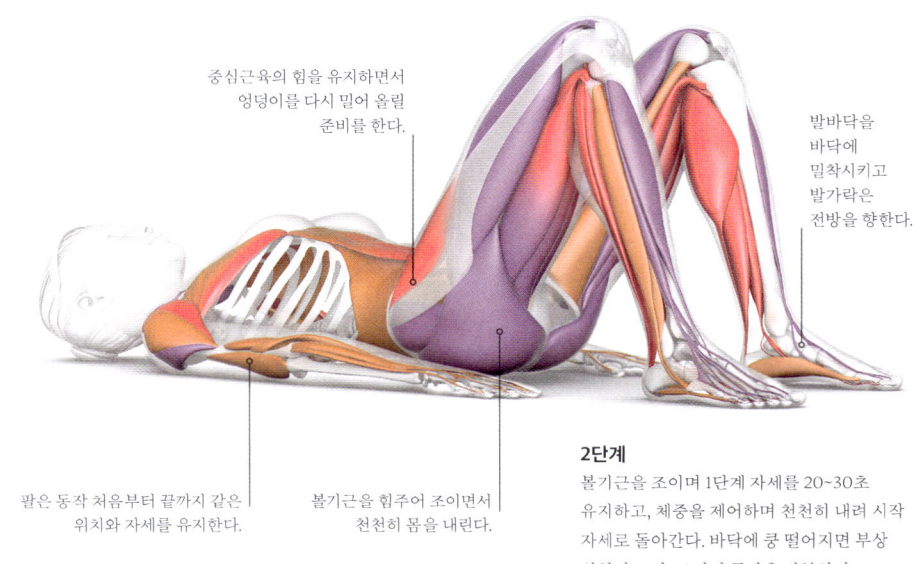

구분

- ●--- 관절
- ○--- 근육
- ● 긴장 상태에서 짧아진다.
- ● 긴장 상태에서 길어진다.
- ● 긴장 없이 길어진다.
- ● 움직임도 길이 변화도 없다.

중심근육의 힘을 유지하면서 엉덩이를 다시 밀어 올릴 준비를 한다.

발바닥을 바닥에 밀착시키고 발가락은 전방을 향한다.

팔은 동작 처음부터 끝까지 같은 위치와 자세를 유지한다.

볼기근을 힘주어 조이면서 천천히 몸을 내린다.

2단계
볼기근을 조이며 1단계 자세를 20~30초 유지하고, 체중을 제어하며 천천히 내려 시작 자세로 돌아간다. 바닥에 쿵 떨어지면 부상 위험이 크다. 브리지 동작을 반복한다.

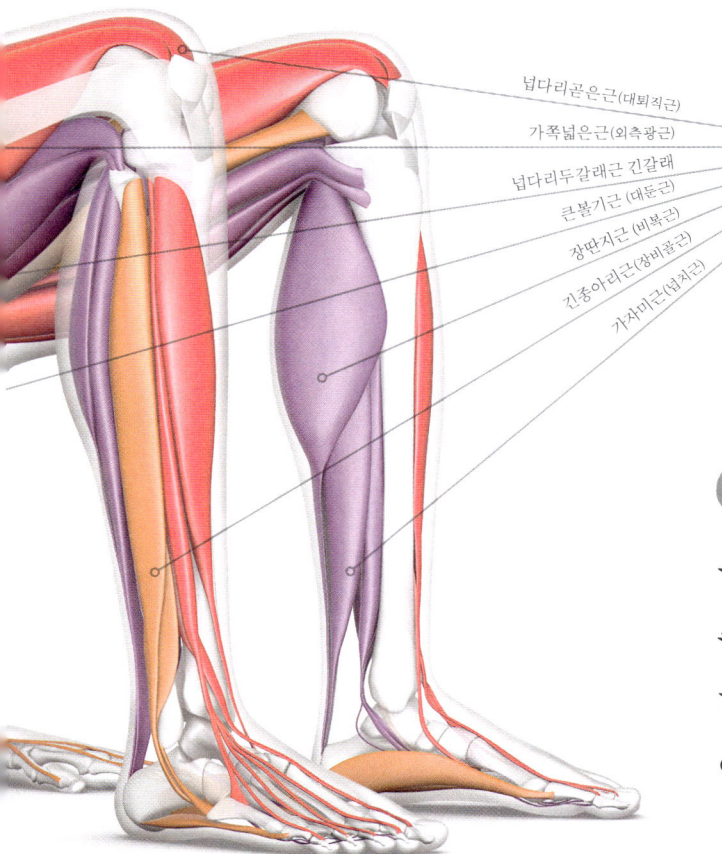

넙다리곧은근(대퇴직근)
가쪽넓은근(외측광근)
넙다리두갈래근 긴갈래
큰볼기근 (대둔근)
장딴지근 (비복근)
긴종아리근(장비골근)
가자미근(남치근)

아랫몸(하체)
글루트 브리지는 뒤쪽 근육 사슬 가운데 큰볼기근, 중간볼기근, 작은볼기근 고립 운동이다. 넙다리뒤근육과 엉덩관절 벌림근(고관절 외전근)도 단련한다. 넙다리네갈래근은 아랫몸 안정화를 보조하며, 장딴지근도 활성화된다.

❝ ❞

원리와 방법을 정확히 알고 수행하면, 글루트 브리지는 만성 허리 통증을 겪는 사람들에게도 안전한 운동이다.

» 응용 동작

기본 글루트 브리지와 동일 근육군(볼기근, 넙다리뒤근육(햄스트링))을 난이도를 높여 단련하는 다음 응용 동작은 자세 개선과 요통 완화에 기여한다. 강한 볼기근은 수영에서 강력한 스타트와 턴 동작은 물론 효과적인 추진 동작에도 기본이다.

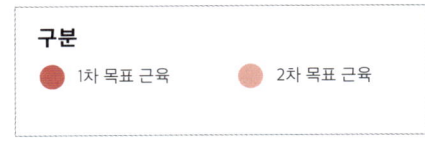

구분

● 1차 목표 근육   ● 2차 목표 근육

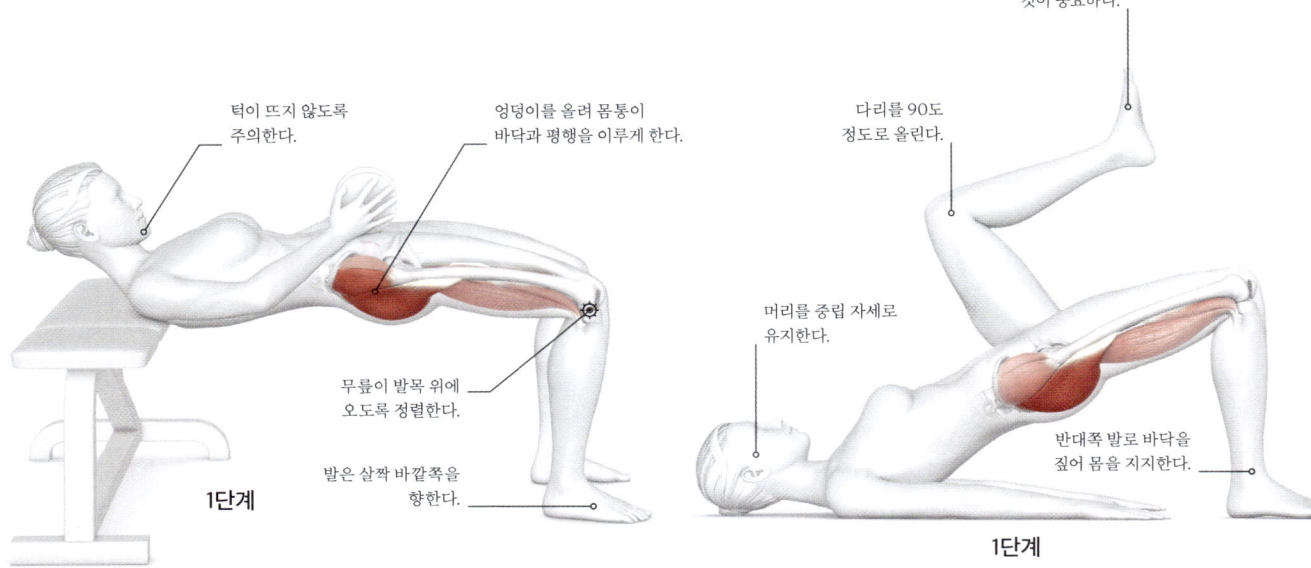

턱이 뜨지 않도록 주의한다.

엉덩이를 올려 몸통이 바닥과 평행을 이루게 한다.

무릎이 발목 위에 오도록 정렬한다.

발은 살짝 바깥쪽을 향한다.

1단계

발가락이 아닌 발꿈치로 밀어 올리는 것이 중요하다.

다리를 90도 정도로 올린다.

머리를 중립 자세로 유지한다.

반대쪽 발로 바닥을 짚어 몸을 지지한다.

1단계

덤벨 글루트 브리지
DUMBBELL GLUTE BRIDGE

이 응용 브리지는 바로 앞(142~143쪽) 기본 글루트 브리지에 덤벨만 추가한다. 경량으로 시작해 기술이 숙련되면 중량을 더해간다.

준비 단계
어깨뼈(견갑골) 아래쪽을 벤치 모서리에 걸치고 몸을 기대어 앉는다. 무릎은 약 90도로 굽히고, 발바닥으로 바닥을 단단히 디딘다. 덤벨을 엉덩관절(고관절) 중앙(골반 앞쪽)에 얹고 볼기근에 힘을 주어 엉덩이를 살짝 들어 올린다.

1단계
숨을 내쉬며 볼기근과 중심근육에 힘을 주고 몸통과 덤벨을 위로 밀어 올린다.

2단계
복근의 긴장을 유지하면서 턱은 아래로 당겨 붙이고 몸통을 내려 시작 자세로 돌아간다. 잠시 동작을 멈춘 뒤 1단계와 2단계를 반복한다.

얼터네이팅 싱글레그 글루트 브리지
외발 교대 글루트 브리지
ALTERNATING SINGLE-LEG GLUTE BRIDGE

양쪽을 번갈아 수행하는 동작은 균형감을 단련한다. 넙다리뒤근육, 엉덩관절 굽힘근, 허리와 배 근육, 모든 볼기근이 활성화된다.

준비 단계
바닥에 누워 팔은 몸통 옆에 두고 무릎을 굽히고 발을 바닥에 고정한다. 복근을 단단히 조이면서 허리를 바닥에 밀착시킨다.

1단계
골반을 올려 브리지 자세를 취한 뒤 왼다리를 든다. 오른다리는 바닥에 고정해 균형을 잡고 들어 올린 다리를 천천히 내려 시작 자세로 돌아온다.

2단계
이번에는 오른다리로 바꿔 위의 동작을 실시한다. 엉덩이를 너무 높이 들지 않는다. 복부 힘을 유지해 허리가 과도하게 젖혀지지(과신전) 않도록 한다.

햄스트링 워크아웃
HAMSTRING WALKOUT

뒤쪽 근육 사슬을 공략한다. 이 뒷걸음질 동작은 특히 넙다리뒤
근육과 볼기근을 단련한다.

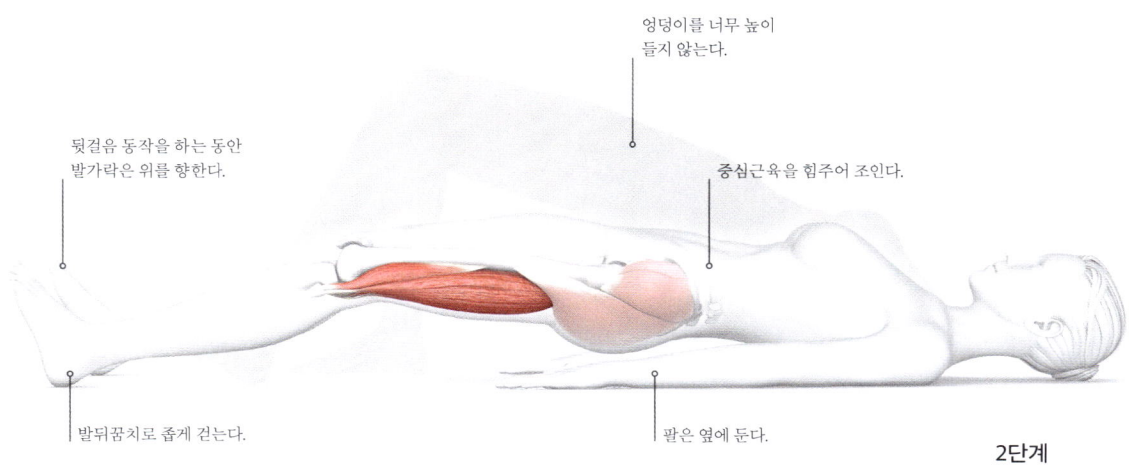

엉덩이를 너무 높이
들지 않는다.

중심근육을 힘주어 조인다.

뒷걸음 동작을 하는 동안
발가락은 위를 향한다.

발뒤꿈치로 좁게 걷는다.

팔은 옆에 둔다.

2단계

준비 단계
기본 브리지 시작 자세에서 시작한다. 허리를 바닥에
밀착하고 중심근육과 볼기근에 힘을 준다.

1단계
숨을 내쉬면서 엉덩이를 들어 올려
볼기근에 힘을 주고 중심근육에 힘을
주어 글루트 브리지를 만든다.

2단계
발끝을 떼고 발뒤꿈치로 앞뒤로 2~4걸음 걷는다.
걷는 동안 브리지 자세를 유지한다.

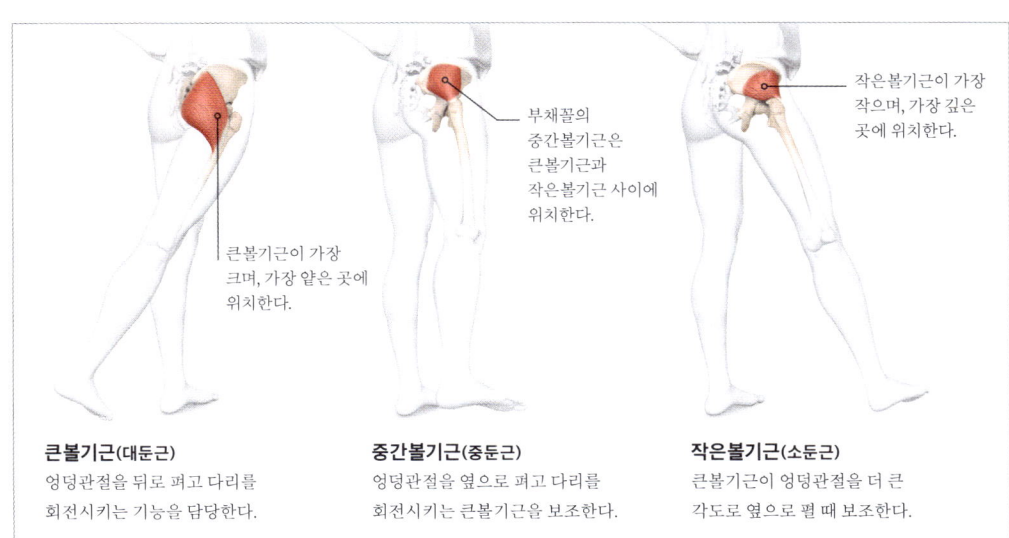

작은볼기근이 가장
작으며, 가장 깊은
곳에 위치한다.

부채꼴의
중간볼기근은
큰볼기근과
작은볼기근 사이에
위치한다.

큰볼기근이 가장
크며, 가장 얕은 곳에
위치한다.

큰볼기근(대둔근)
엉덩관절을 뒤로 펴고 다리를
회전시키는 기능을 담당한다.

중간볼기근(중둔근)
엉덩관절을 옆으로 펴고 다리를
회전시키는 큰볼기근을 보조한다.

작은볼기근(소둔근)
큰볼기근이 엉덩관절을 더 큰
각도로 옆으로 펼 때 보조한다.

볼기근(둔근)

볼기근은 큰볼기근,
중간볼기근, 작은볼기근으로
구성된다. 세 근육을
강화하면 안정성이 높아져
부상을 예방하고, 엉덩관절의
가동성도 향상된다. 반대로
볼기근이 약하면 무릎과
엉덩관절에 문제가 생길 수
있으며 허리 통증으로 이어질
수 있다.

바벨 글루트 브리지

BARBELL GLUTE BRIDGE

바벨 글루트 브리지는 볼기근(둔근)과 넙다리뒤근육(햄스트링)을
집중적으로 강화해 수영 발차기의 폭발력을 높인다. 엉덩관절(고관절)
폄 동작과 자세 안정성도 향상되어 더 나은 신체 정렬과 유선형 수영
자세를 구현할 수 있다.

힙 스러스트(hip thrust)로도 통하는 이 동작은 엉덩관절 굽힘과
폄을 통해 볼기근을 집중 강화한다. 글루트 브리지처럼 척주에
무리를 주지 않고 볼기근을 고립해 단련한다. 벤치나 스텝박스를
지지대로 삼고, 바벨은 골반 위에 얹어 엉덩관절을 굽혔다 펴는
동작으로 몸통을 위아래로 움직인다. 바벨에 패드를 받치면
통증을 줄일 수 있다. 발-발목-무릎의 정렬을 유지해야 동작이
부드럽게 이어지고 부상도 예방된다. 초심자는 8~10회 반복
4세트로 시작한다.

윗몸(상체)과 팔 근육

복근은 척주와 골반을 안정시켜 윗몸과
아랫몸(하체)의 유기적 움직임을 돕는다.
팔과 어깨 근육은 바벨의 중량을 분산해
안정적으로 버틴다.

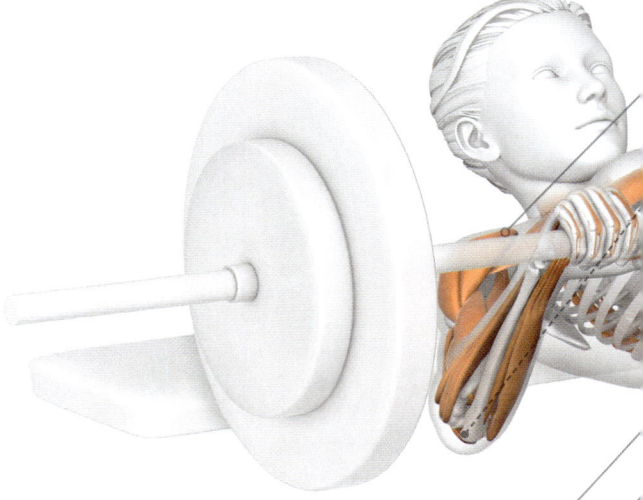

**벤치 모서리에 어깨뼈(견갑골)
아래쪽이 닿는다.**

턱을 당겨 붙인다.

손은 바의 양끝을 잡는다.

무릎을 구부린다.
(1단계에서는 무릎이
발목과 정렬을 이룬다.)

준비 단계

벤치에 등을 대고 두 발을 어깨너비보다 약간 넓게 벌리고 무릎을
굽힌다. 바벨을 골반 위에 얹고 볼기근에 힘을 주면서 바닥에서 밀어
올려 시작 자세를 취한다. 숨을 들이쉬고 중심근육을 조인다.

다리 근육

1차 목표 근육은 볼기근이다. 볼기근
수축으로 엉덩이를 들어 올리고,
복부 긴장을 유지한다. 몸통과
골반 협응이 볼기근의 수축 효과를
높이며 넙다리뒤근육과 내전근은
안정성을, 장딴지근은 아랫몸 부하
조절을 돕는다.

넙다리근막긴장근(대퇴근막장근)
넙다리곧은근(대퇴직근)
큰볼기근(대둔근)
긴모음근(장내전근)
넙다리두갈래근 긴갈래(대퇴이두근 장두)
가쪽넓은근(외측광근)
큰모음근(대내전근)
반막모양근(반막양근)
무릎관절(슬관절)
장딴지근(비복근)
가자미근(넙치근)
앞정강근(전경골근)
긴종아리근(장비골근)
짧은종아리근(단비)
발목관절(족관절)
긴발가락폄근(장ʤ
긴엄지폄근(장무지

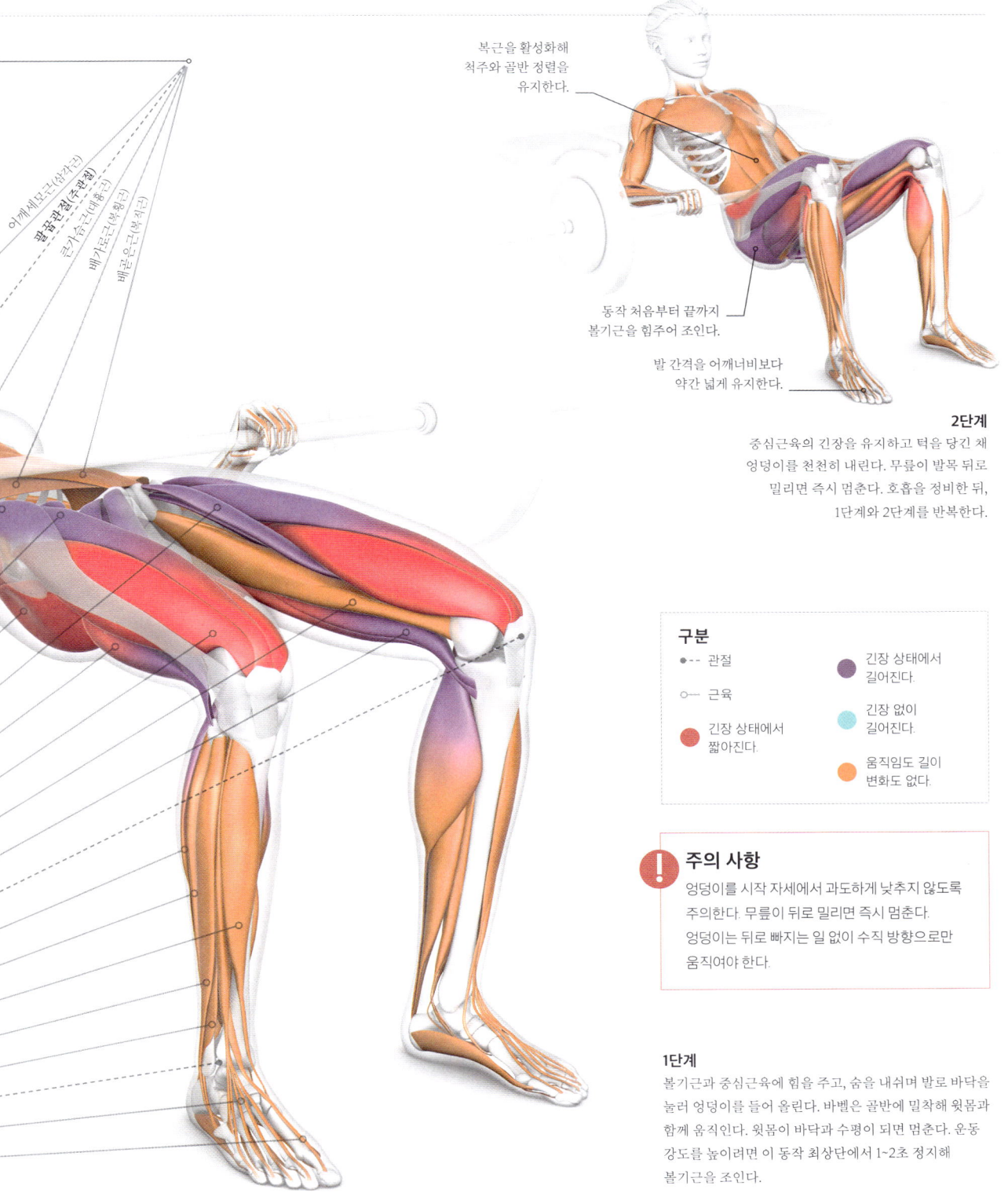

복근을 활성화해
척추와 골반 정렬을
유지한다.

동작 처음부터 끝까지
볼기근을 힘주어 조인다.

발 간격을 어깨너비보다
약간 넓게 유지한다.

어깨세모근(삼각근)
팔꿉관절(주관절)
큰가슴근(대흉근)
배가로근(복횡근)
배곧은근(복직근)

2단계
중심근육의 긴장을 유지하고 턱을 당긴 채
엉덩이를 천천히 내린다. 무릎이 발목 뒤로
밀리면 즉시 멈춘다. 호흡을 정비한 뒤,
1단계와 2단계를 반복한다.

구분

●--- 관절

○--- 근육

● 긴장 상태에서
짧아진다.

● 긴장 상태에서
길어진다.

● 긴장 없이
길어진다.

● 움직임도 길이
변화도 없다.

❗ 주의 사항

엉덩이를 시작 자세에서 과도하게 낮추지 않도록
주의한다. 무릎이 뒤로 밀리면 즉시 멈춘다.
엉덩이는 뒤로 빠지는 일 없이 수직 방향으로만
움직여야 한다.

1단계

볼기근과 중심근육에 힘을 주고, 숨을 내쉬며 발로 바닥을
눌러 엉덩이를 들어 올린다. 바벨은 골반에 밀착해 윗몸과
함께 움직인다. 윗몸이 바닥과 수평이 되면 멈춘다. 운동
강도를 높이려면 이 동작 최상단에서 1~2초 정지해
볼기근을 조인다.

노르딕 햄스트링 컬

NORDIC HAMSTRING CURL

수영에서 폭발적인 스타트와 강한 발차기의 핵심인 넙다리뒤근육(햄스트링)을 집중 강화한다. 근력과 무릎관절(슬관절) 안정성을 향상시켜 출발대나 벽을 박차고 나올 때 필요한 강한 추진력과 근지구력을 장착하며 고강도 루틴의 핵심 요소로 적합하다.

노르딕 햄스트링 컬은 넙다리뒤근육을 중심으로 후면 근육 사슬을 강화하는 고강도 운동이다. 넙다리뒤근육의 힘만으로 몸을 천천히 낮추는 상하 동작 중에는 발목을 바에 고정하거나 발목을 잡아 주는 보조가 필요하며, 덤벨을 얹어 고정하는 방법도 있다.

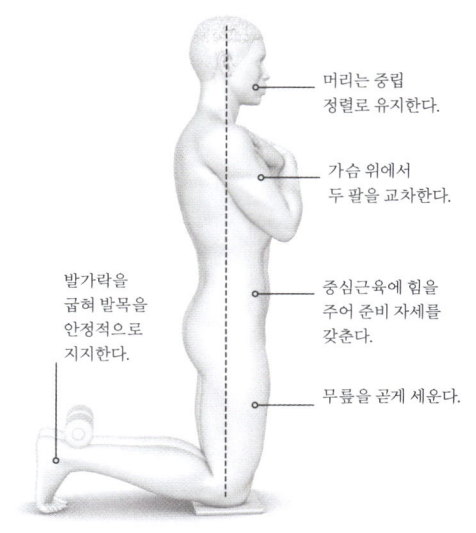

머리는 중립
정렬로 유지한다.
가슴 위에서
두 팔을 교차한다.
발가락을
굽혀 발목을
안정적으로
지지한다.
중심근육에 힘을
주어 준비 자세를
갖춘다.
무릎을 곧게 세운다.

준비 단계

패드 위에 무릎을 대고 선다. 발목은 바로 고정하거나 누군가가 잡아 준다. 엉덩관절(고관절)을 편 상태로 유지하면서 손은 교차해 가슴 위에 두고 중심근육을 긴장시킨다.

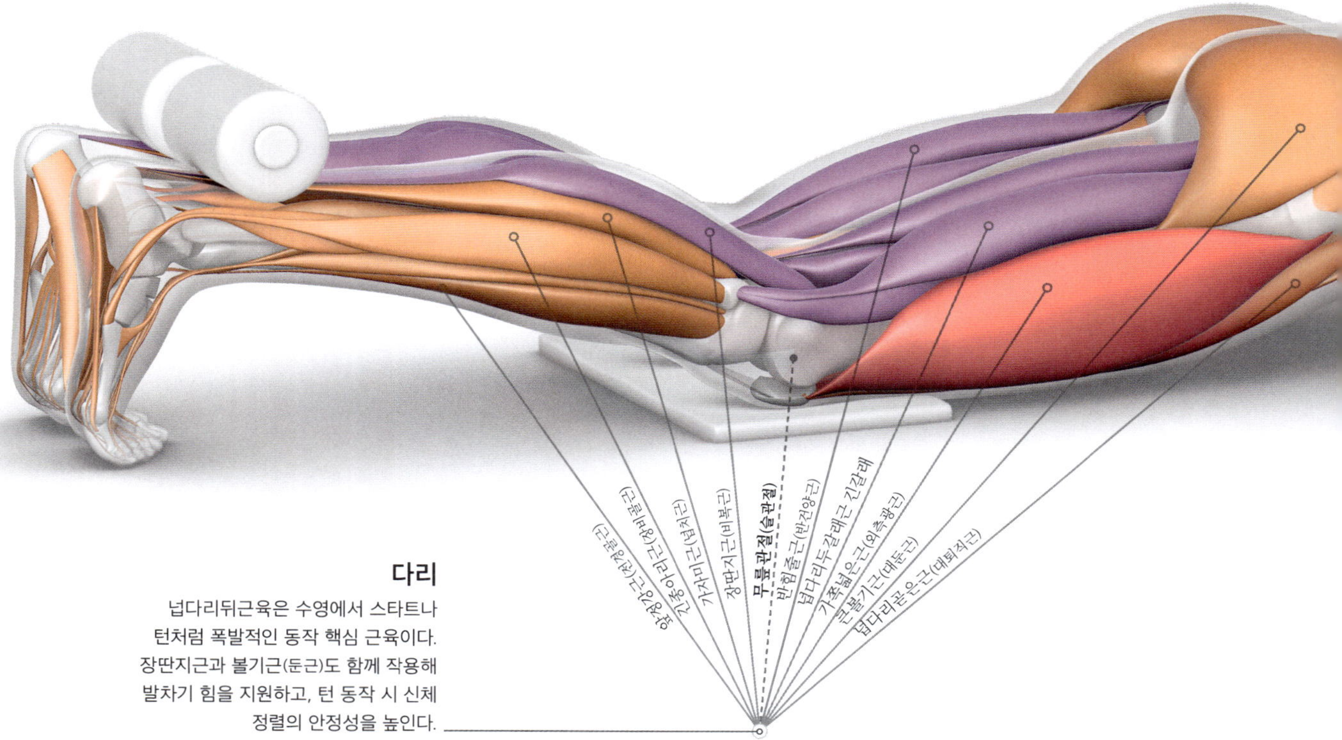

앞정강근(전경골근)
긴종아리근(장비골근)
가자미근(넙치근)
장딴지근(비복근)
무릎관절(슬관절)
반힘줄근(반건양근)
넙다리두갈래근 긴갈래
가쪽넓은근(외측광근)
큰볼기근(대둔근)
넙다리곧은근(대퇴직근)

다리

넙다리뒤근육은 수영에서 스타트나 턴처럼 폭발적인 동작 핵심 근육이다. 장딴지근과 볼기근(둔근)도 함께 작용해 발차기 힘을 지원하고, 턴 동작 시 신체 정렬의 안정성을 높인다.

윗몸(상체)

몸을 앞으로 기울이는 동작에서
윗몸의 정렬을 유지하려면, 배
근육(복근)과 배빗근(복사근)을 포함한
중심근육(코어근육)을 강하게 활성화해야
한다.

구분

- ●-- 관절
- ○-- 근육
- ● 긴장 상태에서 짧아진다.
- ● 긴장 상태에서 길어진다.
- ● 긴장 없이 길어진다.
- ● 움직임도 길이 변화도 없다.

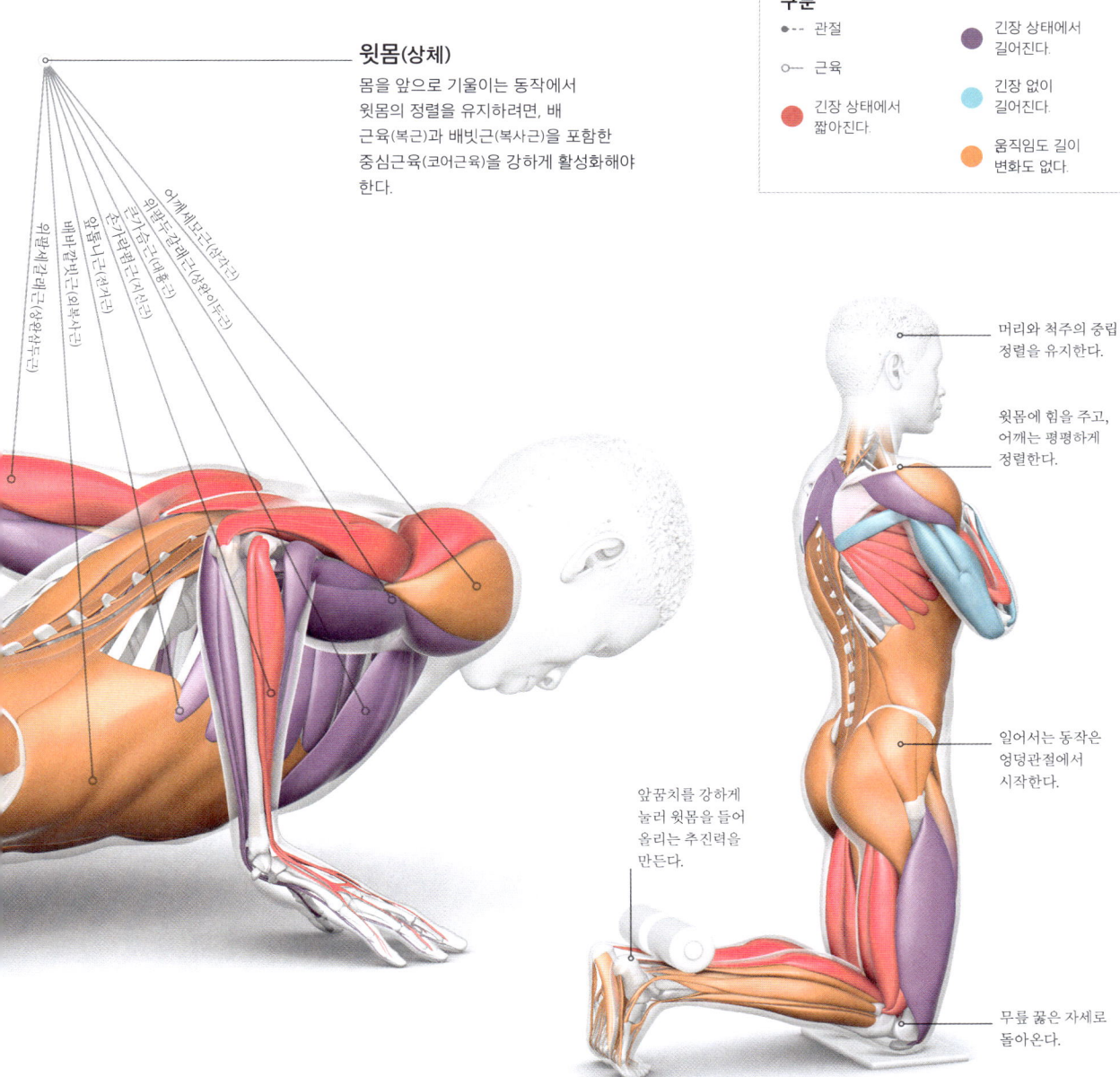

위팔세갈래근(근육상완삼두근)

어깨세모근(삼각근)

위팔노근(상완요골근)

큰가슴근(대흉근)

손가락굽힘근(굴지근)

앞톱니근(전거근)

배바깥빗근(외복사근)

머리와 척주의 중립
정렬을 유지한다.

윗몸에 힘을 주고,
어깨는 평평하게
정렬한다.

일어서는 동작은
엉덩관절에서
시작한다.

앞꿈치를 강하게
눌러 윗몸을 들어
올리는 추진력을
만든다.

무릎 꿇은 자세로
돌아온다.

1단계

엉덩관절을 굽혀 천천히 몸을 앞으로 기울여 내린다.
넙다리뒤근육의 힘으로 낙하를 저항하며 동작을 제어한다.
필요하다면 손을 뻗어 몸이 떨어지는 것을 막는다. 무릎과
어깨의 일직선 정렬을 유지하며, 볼기근에 힘을 주어
엉덩관절 폄 상태를 유지한다.

2단계

몸을 들어 시작 자세로 돌아온다. 손으로 바닥을 눌러 윗몸을
지탱하고, 팔꿈치는 몸통에 붙인다. 중심근육과 엉덩관절
폄을 유지하며 부드럽게 움직인다. 숙련되면 팔에 의지하지
않고 넙다리뒤근육만으로 들어 올릴 수 있다.

» 응용 동작

노르딕 햄스트링 컬 응용 동작들은 넙다리뒤근육(햄스트링)을 심층 강화해
수영에서 출발대나 수영장 벽을 강하게 차고 나가는 발차기 동작을 효과적으로
지원한다. 아랫몸(하체) 근력을 강화하고, 유연성과 가동성을 향상시키며, 근육의
균형 잡힌 발달을 돕는다.

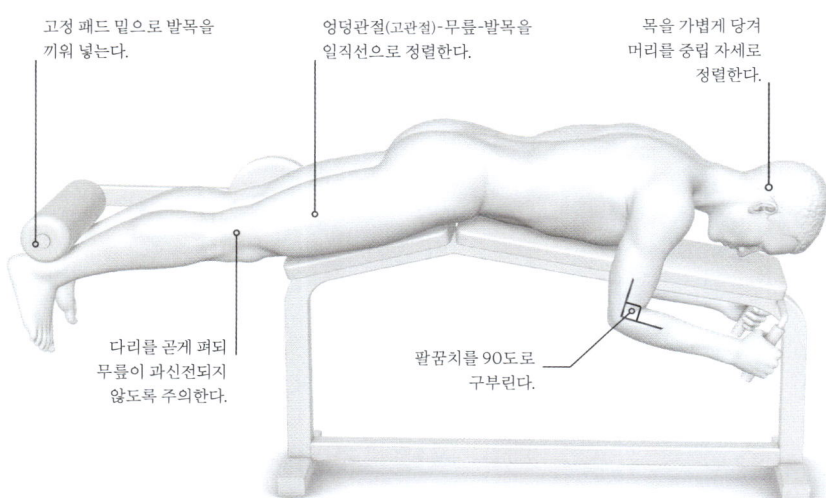

고정 패드 밑으로 발목을
끼워 넣는다.

엉덩관절(고관절)-무릎-발목을
일직선으로 정렬한다.

목을 가볍게 당겨
머리를 중립 자세로
정렬한다.

다리를 곧게 펴되
무릎이 과신전되지
않도록 주의한다.

팔꿈치를 90도로
구부린다.

라잉 레그 컬
엎드린 레그 컬 LYING LEG CURL

레그 컬 기구를 이용하는 이 운동은 넙다리뒤
근육과 종아리의 장딴지근(비복근)을 단련하는
데, 두 근육 모두 무릎을 굽히는 데 관여한다.
이 고정된 복와위(엎드린 자세)에서는 척주에 부
담을 가하지 않으면서 무릎을 강한 힘으로 굽
힐 수 있다. 근력 수준에 맞추어 중량을 설정하
고 시작한다.

준비 단계
벤치에 엎드려 다리를 뻗는다. 발목은 고정 패드
아래쪽에 위치시킨다. 이 자세에서 기구의 손잡이를
당겨 복근과 넓은등근(광배근)을 활성화한다.
볼기근(둔근)을 조여 골반 정렬을 바로잡는다.

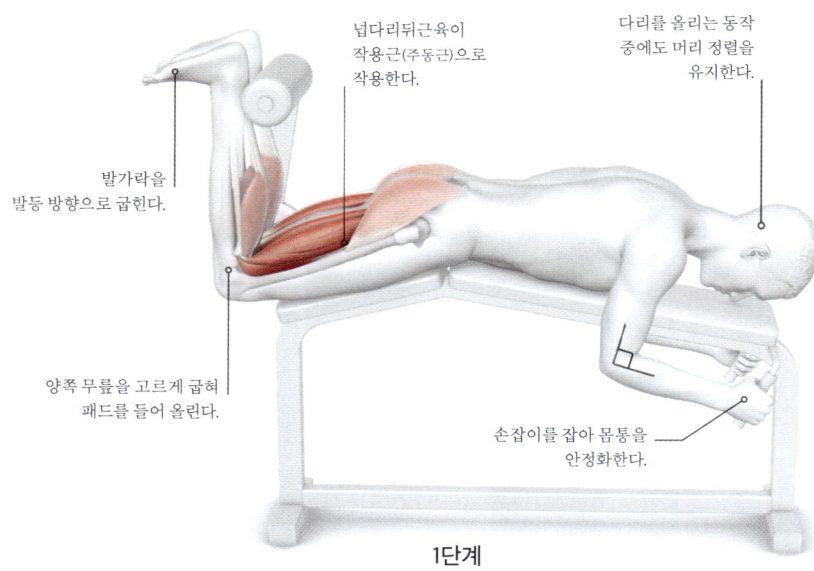

넙다리뒤근육이
작용근(주동근)으로
작용한다.

다리를 올리는 동작
중에도 머리 정렬을
유지한다.

발가락을
발등 방향으로 굽힌다.

양쪽 무릎을 고르게 굽혀
패드를 들어 올린다.

손잡이를 잡아 몸통을
안정화한다.

1단계

1단계
숨을 들이쉬고 무릎을 가동 범위 끝까지 굽혀
발목으로 패드를 밀어 올린다. 발가락을 발등 쪽으로
당겨 등쪽굽힘(배측굴곡) 상태로 유지한다.

2단계
숨을 내쉬며 발을 천천히 밀어 시작 자세로 돌아간다.
넙다리뒤근육이 수축하는 느낌에 집중한다. 1단계와
2단계를 반복한다.

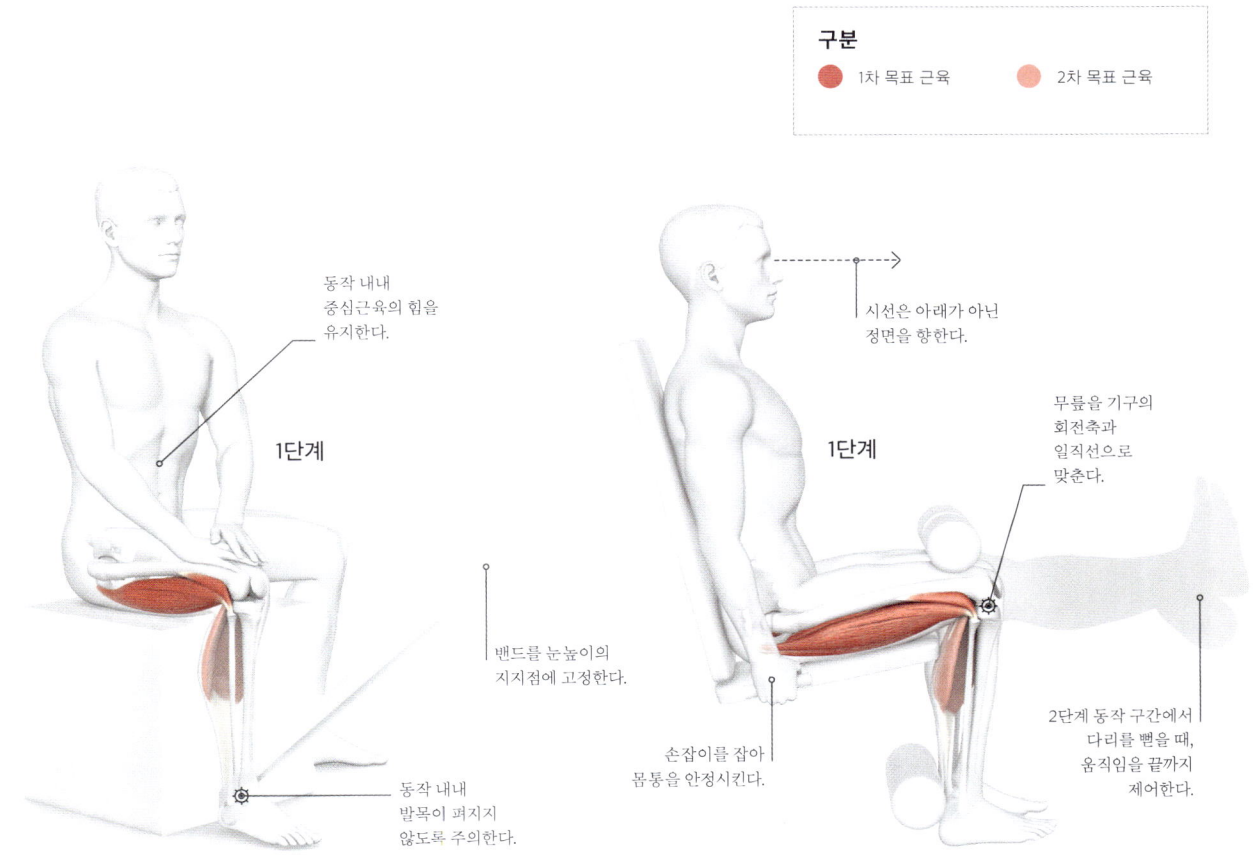

구분
● 1차 목표 근육   ● 2차 목표 근육

동작 내내 중심근육의 힘을 유지한다.

1단계

밴드를 눈높이의 지지점에 고정한다.

동작 내내 발목이 펴지지 않도록 주의한다.

시선은 아래가 아닌 정면을 향한다.

1단계

무릎을 기구의 회전축과 일직선으로 맞춘다.

손잡이를 잡아 몸통을 안정시킨다.

2단계 동작 구간에서 다리를 뻗을 때, 움직임을 끝까지 제어한다.

시티드 유니래터럴 밴디드 레그 컬
앉은 밴드 레그 컬 SEATED UNILATERAL BANDED LEG CURL

이 동작은 저항 밴드 하나로 할 수 있는 한쪽(편측성) 운동으로, 좌우를 번갈아 균형 있게 단련한다.

준비 단계
저항 밴드를 눈높이에 고정한다. 허리를 꼿꼿이 세우고 다리를 넓게 벌리고 앉는다. 발은 바닥에 밀착시킨다. 밴드를 뒤꿈치 바로 윗부분에 걸고 다리를 바깥쪽으로 뻗는다.

1단계
숨을 들이쉰 뒤 내쉬며 아랫다리(하퇴)를 천천히 의자 방향으로 끌어당긴다. 발은 바닥에 닿지 않는다. 밴드의 저항을 느낀다.

2단계
숨을 들이쉬면서 다리를 뻗어 시작 자세로 돌아간다. 밴드에 딸려 가지 않도록 힘을 제어한다. 1단계와 2단계를 반복하고 반대쪽 다리로 반복한다.

시티드 레그 컬
앉은 자세 레그 컬 SEATED LEG CURL

시티드 레그 컬은 골반 안정성을 높이고 무릎 굽힘 시 넙다리뒤근육의 신장성 수축을 효과적으로 자극한다. 넙다리뒤근육과 장딴지근 단련에 효과적이다.

준비 단계
기구의 중량을 설정한다. 의자에 깊숙이 앉아 무릎이 의자 끝에 위치하도록 굽힌다. 발목을 하부 지지 패드에 대고 손잡이를 잡는다.

1단계
숨을 내쉬며 무릎을 엉덩이 방향으로 가동 범위 끝까지 천천히 굽힌다.

2단계
숨을 들이쉬며 다리를 천천히 뻗어 시작 자세로 돌아간다. 넙다리뒤근육이 늘어지는 것을 느끼며 움직임을 제어한다. 1단계와 2단계를 반복한다.

월 싯
벽 스쿼트
WALL SIT

월 싯은 간단하지만 수영에 필요한 다리 근력과 근지구력을 길러 준다. 벽에 등을 기대고 버티는 자세가 허벅지 근육의 회복력과 중심근육 안정성을 높여 수중 정렬과 아랫몸 추진력 향상에 효과적이다.

수중에서 추진 동작을 지속하는 것과 유사한 효과를 일으켜 넙다리네갈래근(대퇴사두근) 근지구력과 아랫몸 체력을 강화하는 정적 운동이다. 이 등척성 스쿼트 자세는 중심근육 안정성을 높여 스트로크와 턴 동작에서 몸의 제어력을 향상시킨다.

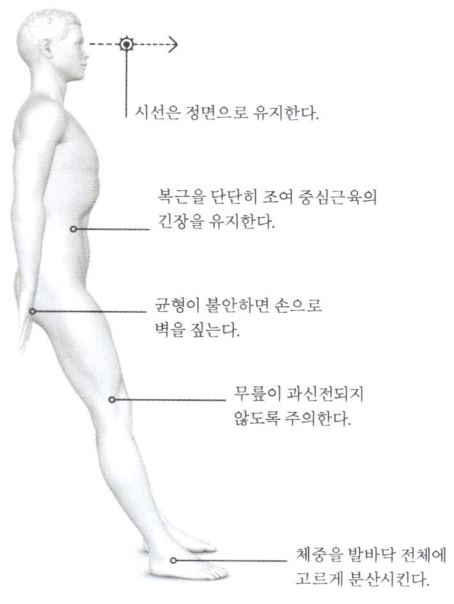

시선은 정면으로 유지한다.

복근을 단단히 조여 중심근육의 긴장을 유지한다.

균형이 불안하면 손으로 벽을 짚는다.

무릎이 과신전되지 않도록 주의한다.

체중을 발바닥 전체에 고르게 분산시킨다.

준비 단계
벽에 등을 대고 두 발을 어깨너비로 벌리고 벽에서 어느 정도(허벅지 길이 정도) 간격을 두고 선다. 숨을 깊이 들이쉬고 동작을 준비한다.

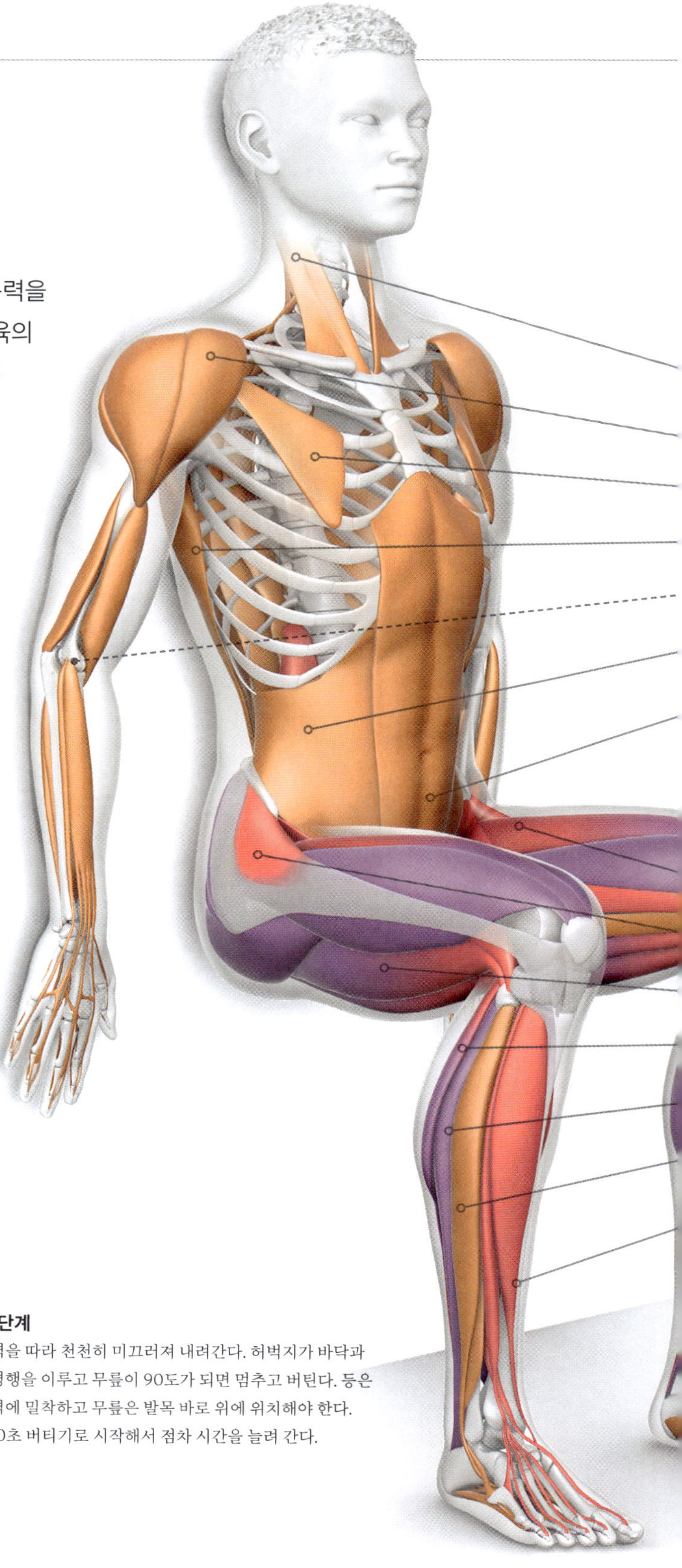

1단계
벽을 따라 천천히 미끄러져 내려간다. 허벅지가 바닥과 평행을 이루고 무릎이 90도가 되면 멈추고 버틴다. 등은 벽에 밀착하고 무릎은 발목 바로 위에 위치해야 한다. 10초 버티기로 시작해서 점차 시간을 늘려 간다.

윗몸(상체)

벽에 대고 버티는 동안 중심근육이 척주 정렬을
유지하고, 어깨 긴장을 조절한다. 등과 어깨
근육은 등이 벽에서 떨어지지 않도록 지지한다.

구분

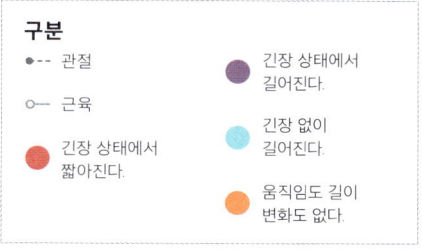

- ●-- 관절
- ○— 근육
- ● 긴장 상태에서 짧아진다.
- ● 긴장 상태에서 길어진다.
- ● 긴장 없이 길어진다.
- ● 움직임도 길이 변화도 없다.

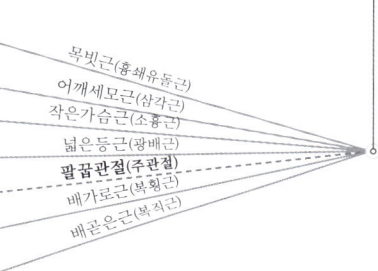

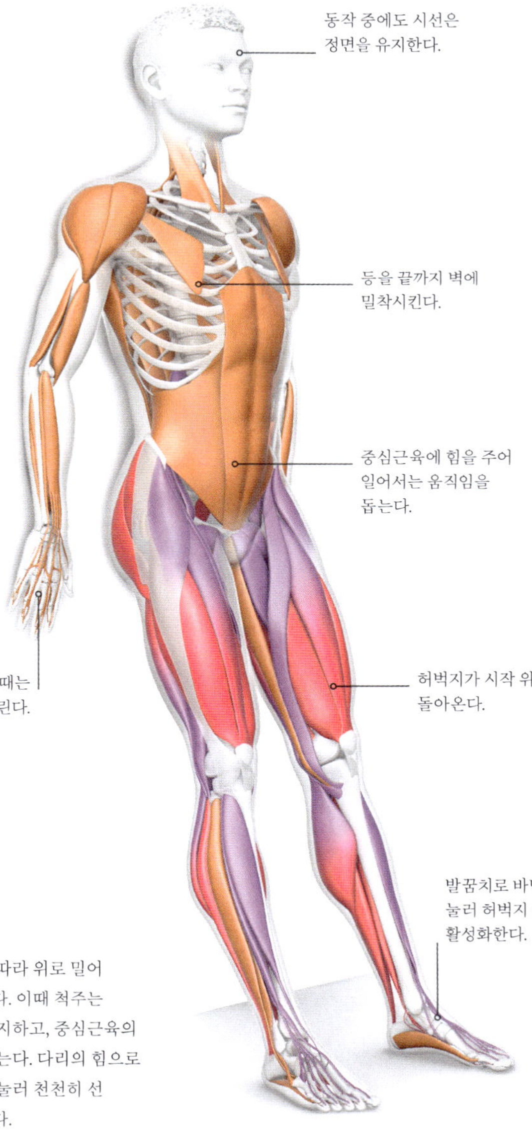

목빗근(흉쇄유돌근)
어깨세모근(삼각근)
작은가슴근(소흉근)
넓은등근(광배근)
팔꿈관절(주관절)
배가로근(복횡근)
배곧은근(복직근)

넙다리곧은근(대퇴직근)
넙다리근막긴장근(대퇴근막장근)
넙다리두갈래근 긴갈래(대퇴이두근 장두)
장딴지근(비복근)
가자미근(넙치근)
긴종아리근(장비골근)
앞정강근(전경골근)

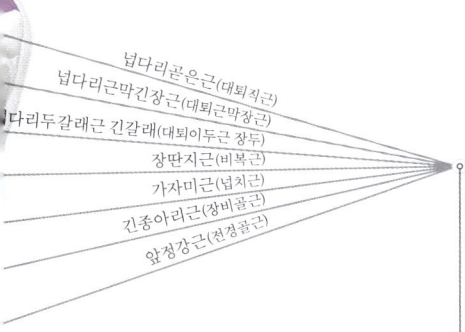

아랫몸(하체)

넙다리네갈래근과 볼기근(둔근)이
발차기 추진력에 기여하며, 장딴지근은
오래 앉아 버티는 동안 균형과 자세를
안정화한다.

동작 중에도 시선은
정면을 유지한다.

등을 끝까지 벽에
밀착시킨다.

중심근육에 힘을 주어
일어서는 움직임을
돕는다.

허벅지가 시작 위치로
돌아온다.

시작 자세로 복귀할 때는
손도 함께 위로 올린다.

발꿈치로 바닥을
눌러 허벅지 근육을
활성화한다.

2단계

엉덩이를 벽을 따라 위로 밀어
올리며 일어선다. 이때 척주는
수직 정렬을 유지하고, 중심근육의
긴장을 놓지 않는다. 다리의 힘으로
바닥을 지그시 눌러 천천히 선
자세로 돌아온다.

153

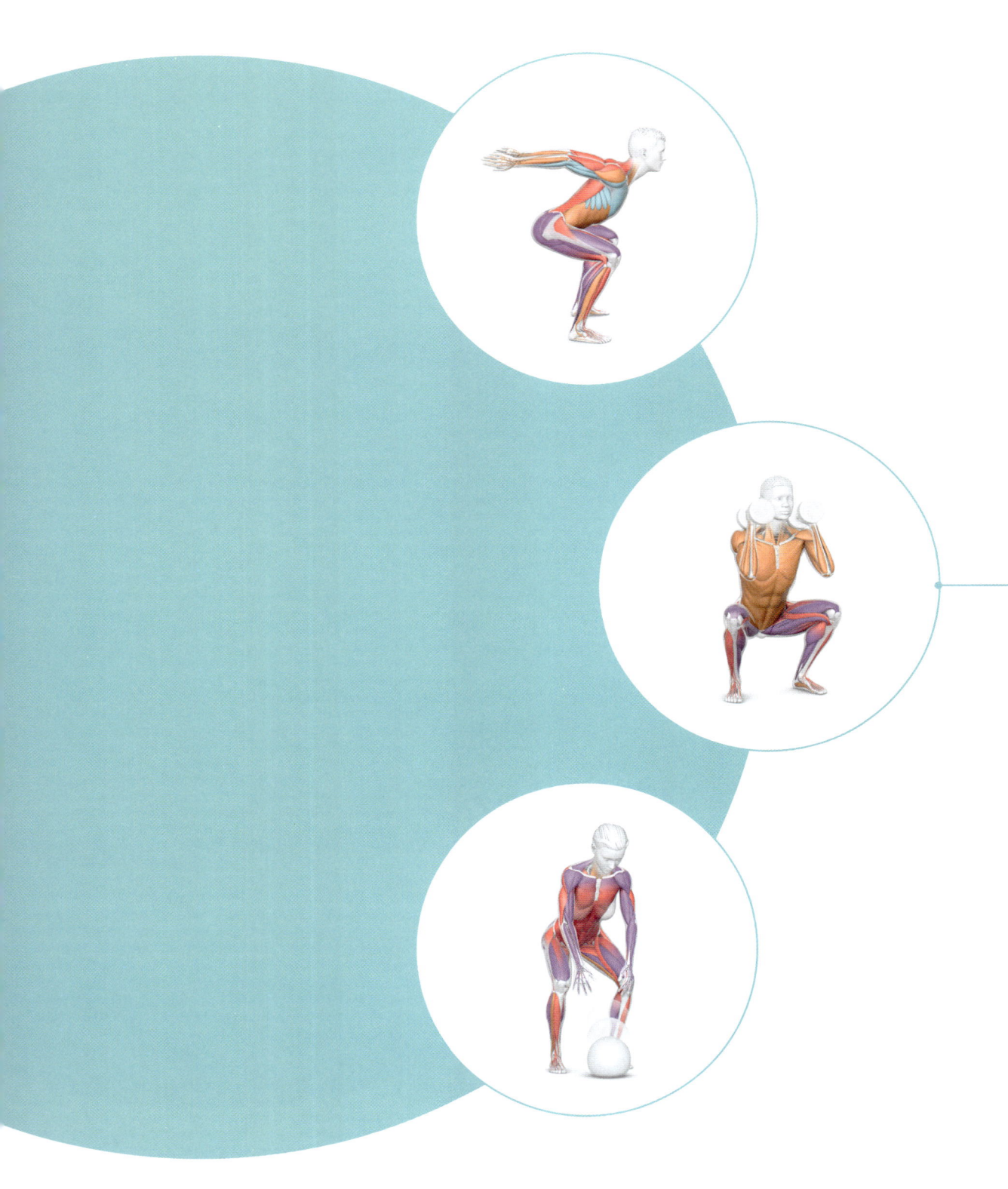

전신 운동

아랫몸(하체)과 윗몸(상체)을 함께 단련하는 전신 운동은 더 강한 체력과 더욱 집중적인
수행이 요구되지만 그만큼 수영 동작을 뒷받침하는 힘과 지구력, 유연성을 고루 키울
수 있다. 이 장에서 소개하는 운동들은 수영에 특화된 구성으로, 모든 주요 근육군을
균형 있게 사용하는 데 초점을 맞췄다. 이를 통해 다양한 영법의 신체적 도전을 보다
효과적으로 극복할 수 있는 균형 잡힌 체격을 갖출 수 있다.

버피

BURPEE

윗몸과 아랫몸(하체) 근력을 두루 강화하는 복합 전신 운동이다. 버피는 민첩성과 폭발력, 근지구력, 심폐지구력을 향상시켜 특히 수영 훈련으로 효과적이다. 버피로 단련되는 다리, 엉덩관절(고관절), 엉덩이, 복부, 가슴, 어깨, 팔 등의 근육군은 모두 수영의 핵심 근육이다.

버피는 역동적인 점프와 근력을 강화하는 팔굽혀펴기를 결합한 고강도 운동이다. 난이도를 더 높이려면 기본 점프 대신 무릎을 가슴으로 끌어당기는 턱 점프(tuck jump)를 수행한다. 척주-목-머리를 일직선으로 정렬한다. 1단계에서 다리 힘을 이용해 턱 점프를 수행하며, 무릎을 당길 때는 중심근육을 조여 몸통을 안정시킨다. 5회 반복으로 시작해 숙련되면 점진적으로 10회로 늘린다.

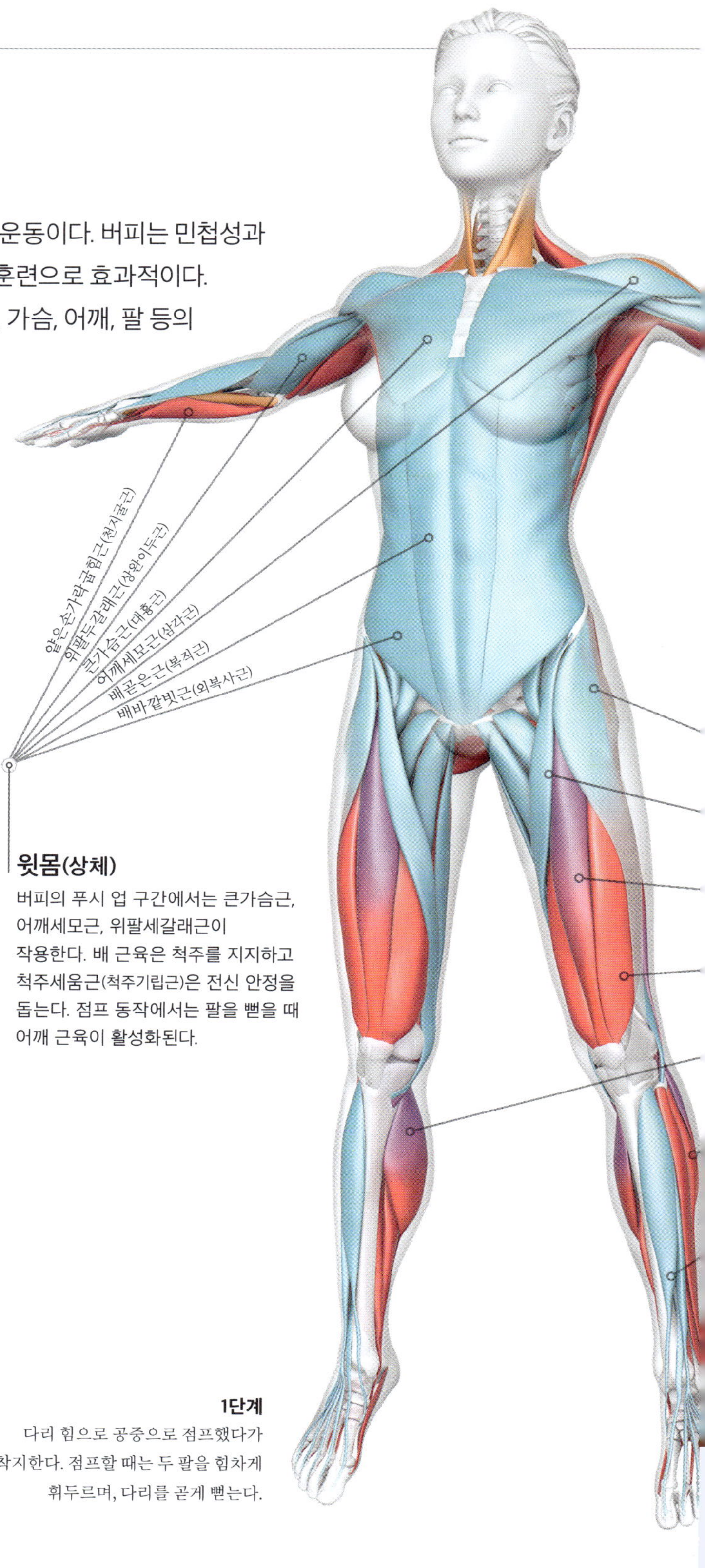

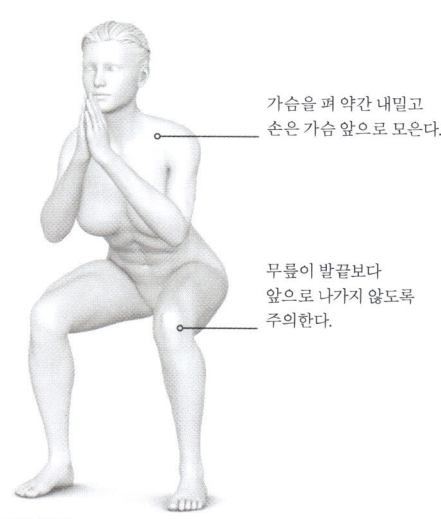

가슴을 펴 약간 내밀고 손은 가슴 앞으로 모은다.

무릎이 발끝보다 앞으로 나가지 않도록 주의한다.

준비 단계

스쿼트 자세에서 시작한다. 양발을 어깨너비로 벌리고 척주와 목을 일직선으로 정렬하고 무릎을 굽힌다. 무릎이 발끝보다 앞으로 나오지 않으며, 가슴은 45도보다 낮아지지 않게 유지한다.

얕은손가락굽힘근(천지굴근)
위팔두갈래근(상완이두근)
큰가슴근(대흉근)
어깨세모근(삼각근)
배곧은근(복직근)
배바깥빗근(외복사근)

윗몸(상체)

버피의 푸시 업 구간에서는 큰가슴근, 어깨세모근, 위팔세갈래근이 작용한다. 배 근육은 척주를 지지하고 척주세움근(척주기립근)은 전신 안정을 돕는다. 점프 동작에서는 팔을 뻗을 때 어깨 근육이 활성화된다.

1단계

다리 힘으로 공중으로 점프했다가 착지한다. 점프할 때는 두 팔을 힘차게 휘두르며, 다리를 곧게 뻗는다.

계속 »

⚠️ **주의 사항**
플랭크 전환 동작 시 허리를
과도하게 굽히면 손목과
허리에 무리가 간다.

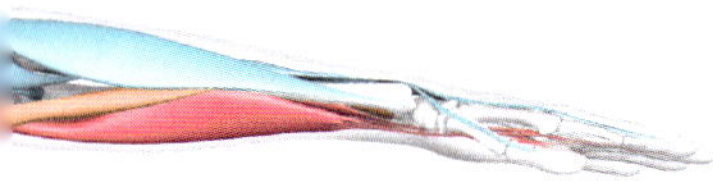

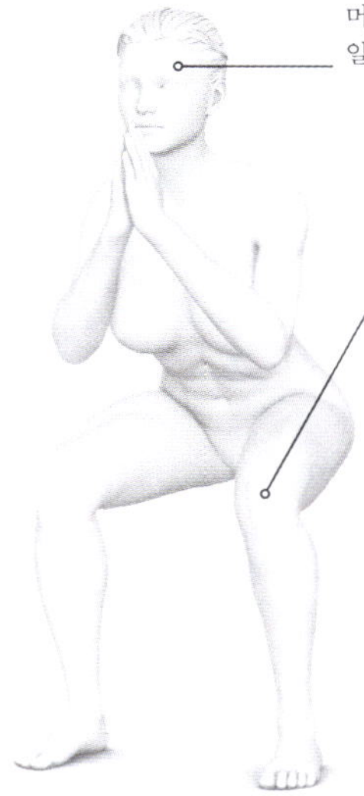

머리, 목, 척주를
일직선으로 유지한다.

착지할 때 무릎을
살짝 구부린다.

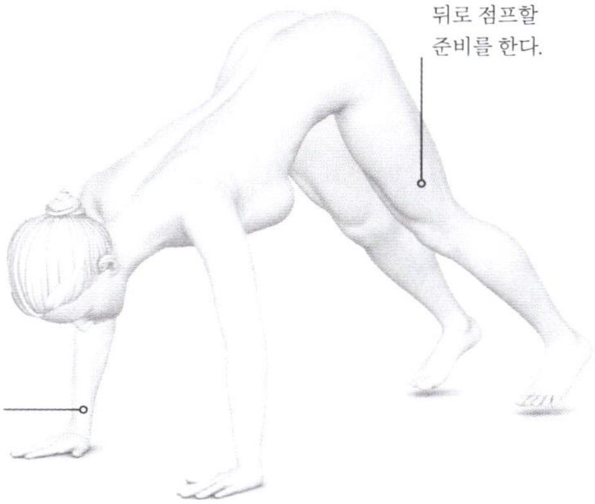

뒤로 점프할
준비를 한다.

팔을 곧게 펴되
팔꿈치 과신전을
주의한다.

2단계
무릎을 살짝 굽히면서 착지하는 동시에
다시 스쿼트 자세를 취하고 푸시 업
자세를 준비한다.

3단계
허리를 숙이면서 양손으로 발 안쪽을 짚는다.
몸이 역V자가 된다.

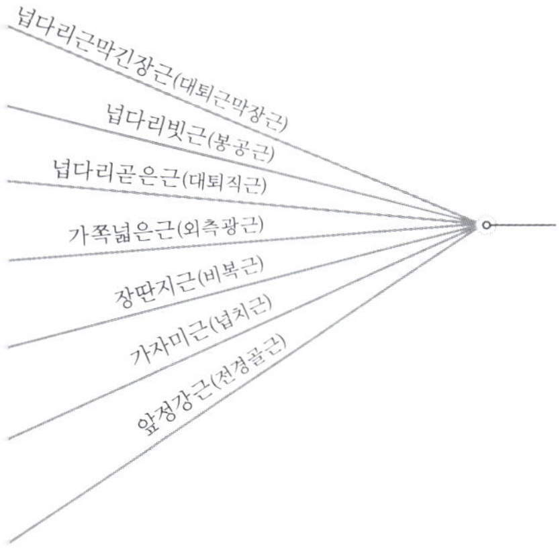

넙다리근막긴장근(대퇴근막장근)
넙다리빗근(봉공근)
넙다리곧은근(대퇴직근)
가쪽넓은근(외측광근)
장딴지근(비복근)
가자미근(넙치근)
앞정강근(전경골근)

아랫몸
버피의 스쿼트와 점프 구간에는
넙다리네갈래근(대퇴사두근),
넙다리뒤근육(햄스트링), 볼기근(둔근)이
작용근(주동근)으로 작용한다. 엉덩관절
굽힘근과 넙다리네갈래근은 전 구간에서
지속적으로 사용되어 집중적으로
활성화된다.

구분
●-- 관절
○— 근육
● 긴장 상태에서
짧아진다.
● 긴장 상태에서
길어진다.
● 긴장 없이
길어진다.
● 움직임도 길이
변화도 없다.

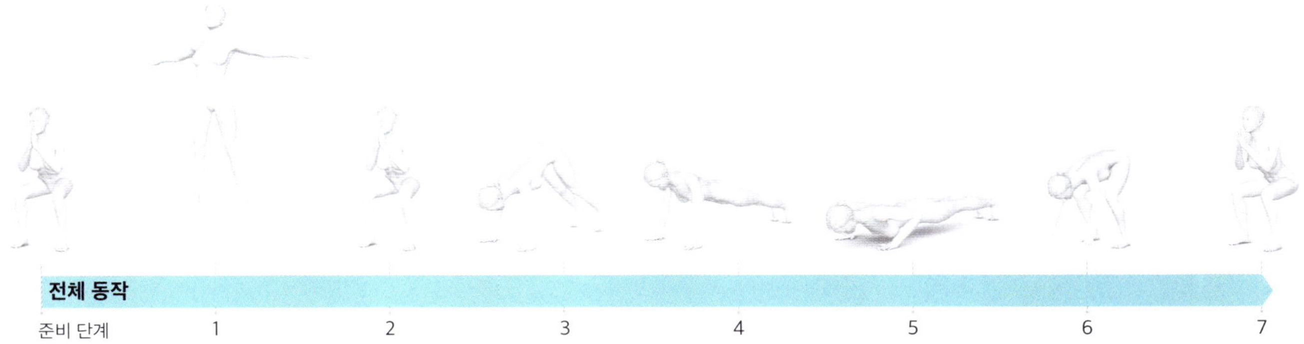

전체 동작

준비 단계 1 2 3 4 5 6 7

157

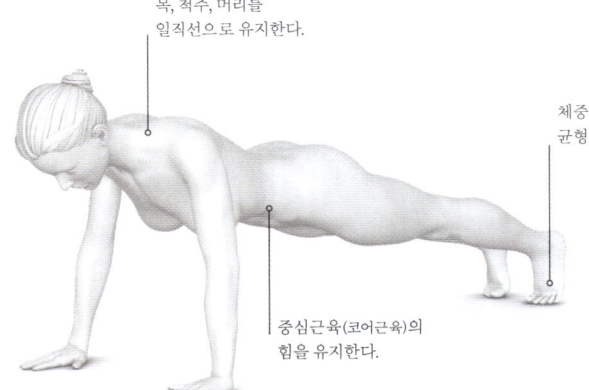

목, 척주, 머리를
일직선으로 유지한다.

체중을 발가락에 실어
균형을 유지한다.

중심근육(코어근육)의
힘을 유지한다.

구분
- ●-- 관절
- ○— 근육
- ● 긴장 상태에서 짧아진다.
- ● 긴장 상태에서 길어진다.
- ● 긴장 없이 길어진다.
- ● 움직임도 길이 변화도 없다.

4단계
손에 체중을 실어 뒤로 점프해 손과 발로 바닥을 짚고
하이 플랭크 자세(74~75쪽 참고)를 취한다.
이 동작이 어려우면 발을 한쪽씩 따로 뒤로 보낸다.

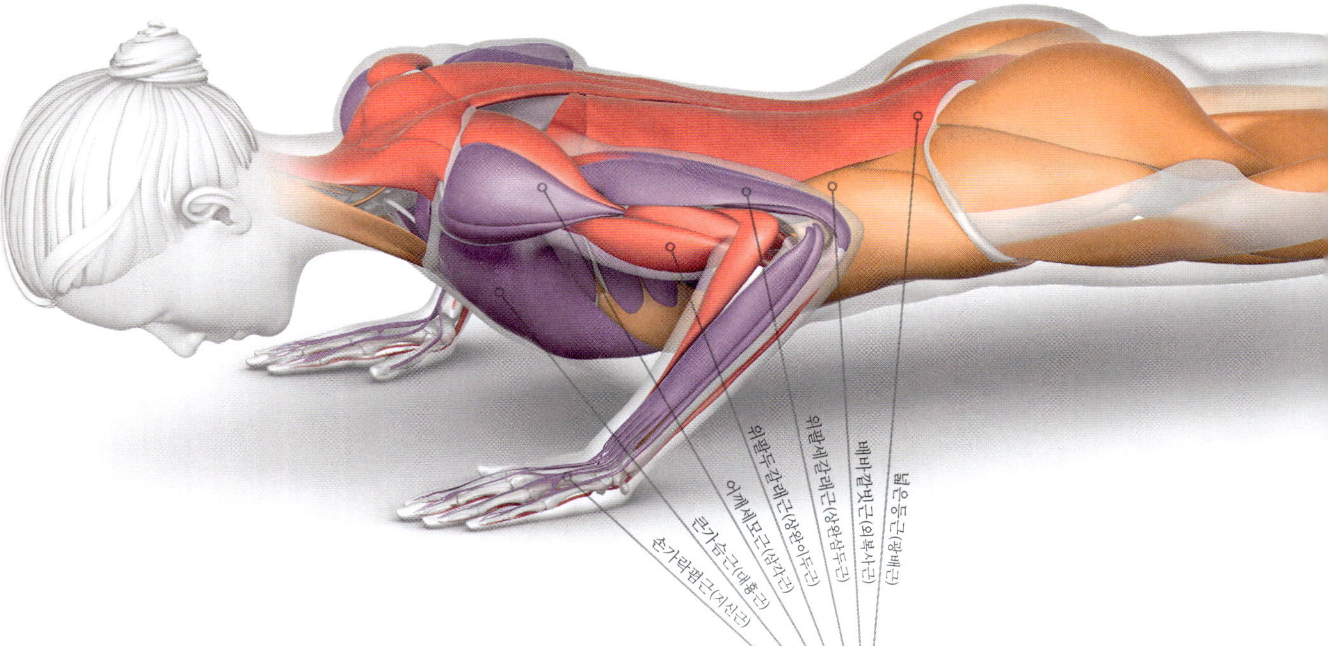

손가락폄근(지신근)

큰가슴근(대흉근)

어깨세모근(삼각근앞머리)

위팔두갈래근(상완이두근)

위팔세갈래근(삼두근바깥갈래)

배바깥빗근(외복사근)

배곧은근(복직근)

5단계
몸을 곧게 펴고 중심근육을 조이면서
푸시 업을 1회 수행한다. 팔꿈치를 몸통
쪽으로 붙이면서 굽힌다. (팔꿈치는 천장을
향하고 가슴은 바닥을 향한다.) 푸시 업에서는
넓적다리(대퇴)에 힘을 주어 허리가
처지거나 엉덩이가 솟지 않도록 주의한다.

중심근육과 윗몸(상체)
푸시 업은 효과와 안전을 위해 올바른 자세로
수행해야 한다. 엉덩관절(고관절)을 말아
엉덩이가 뜨지 않게 하고, 복근에 힘을 줘
중심을 단단히 고정한다.

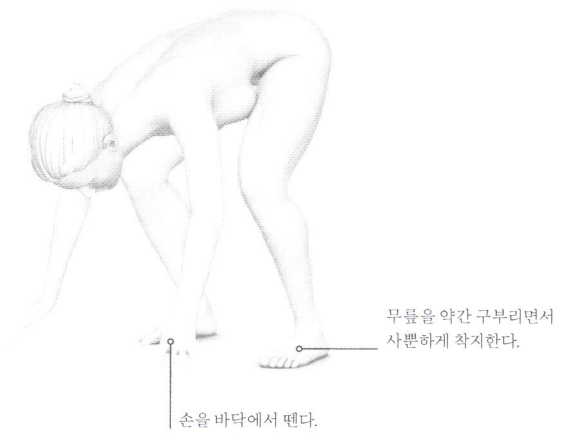

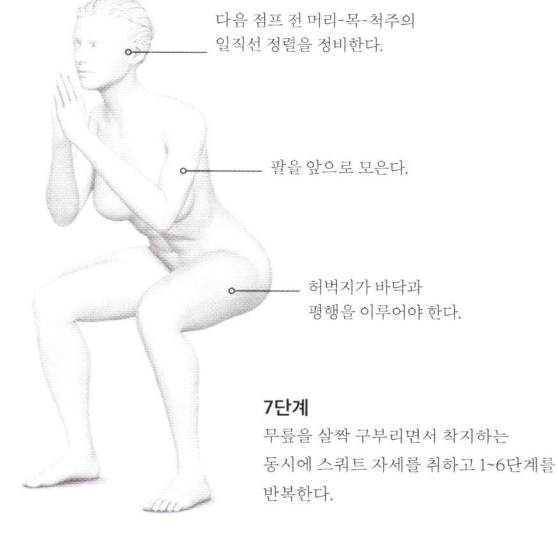

무릎을 약간 구부리면서
사뿐하게 착지한다.

손을 바닥에서 뗀다.

6단계
두 발을 뒤로 점프해 시작 자세로 돌아간다.
발을 바닥에 단단히 밀착한다.

다음 점프 전 머리-목-척주의
일직선 정렬을 정비한다.

팔을 앞으로 모은다.

허벅지가 바닥과
평행을 이루어야 한다.

7단계
무릎을 살짝 구부리면서 착지하는
동시에 스쿼트 자세를 취하고 1-6단계를
반복한다.

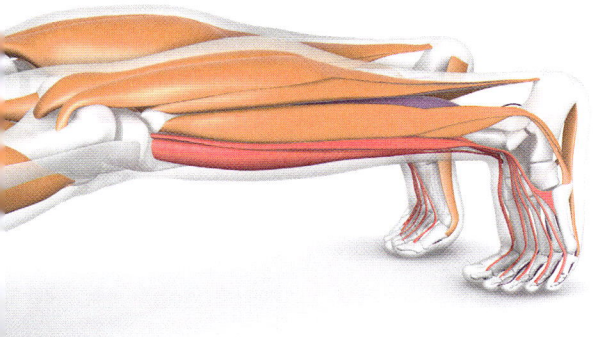

❝ ❞

버피는 심박수를 높여
심폐지구력을 향상시킨다.
수영 체력을 위한 기본 중의
기본 운동이다.

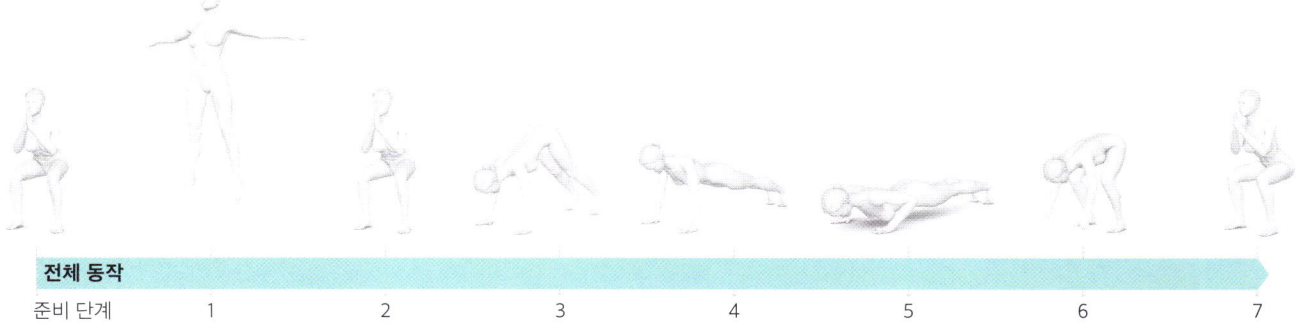

전체 동작

준비 단계　1　2　3　4　5　6　7

스쿼트 점프

SQUAT JUMP

스쿼트 점프는 단시간에 폭발적인 움직임을 통해 최대 운동 효과를 얻는 플라이오메트릭 유산소 운동이다. 순발력, 평형 감각, 근력을 향상시키는 이 운동은 수영의 스타트와 턴 동작에 요구되는 폭발적인 밀어내기 힘을 기르는 데 중요한 요소다. 스쿼트 점프는 볼기근(둔근), 배 근육(복근), 넙다리뒤근육(햄스트링), 허리 근육을 강화하는데, 전부가 수영이 주된 동작과 수중 자세 정렬에 중요한 근육군이다.

폭발적인 움직임을 요하는 운동이므로 먼저 충분한 워밍업으로 몸을 푸는 것이 중요하다. 동작 전 구간에서 중심근육(코어근육)의 힘을 유지해 허리에 무리가 가지 않도록 해야 하며, 착지할 때 체중을 두 발에 고르게 분산한다. 5~10회 반복 1세트로 시작해 서서히 3세트까지 늘린다.

중심근육과 윗몸(상체)

척추세움근(척주기립근)이 척주와 목의 돌림과 폄 동작을 보조한다. 배곧은근, 배속빗근·배바깥빗근(내외복사근), 배가로근(복횡근)은 허리 과신전을 억제해 척주의 중립 정렬을 유지한다. 팔을 휘두르는 동작은 팔과 어깨의 장력을 높여 점프의 힘과 높이를 향상시킨다.

아랫몸(하체)

무릎관절 폄근(슬관절 신근)인 넙다리네갈래근(대퇴사두근)과 엉덩관절 굽힘근(고관절 굴근)이 무릎뼈(슬개골)와 무릎관절 안정화에 기여한다. 볼기근은 엉덩관절의 폄과 벌림(외전), 돌림(회전)을 보조하며, 장딴지근은 발목 굽힘을 통해 폭발적인 점프를 만든다.

구분

- **- - - ●** 관절
- **○—○** 근육

긴장 상태에서 길어진다.

긴장 상태에서
길어진다.

긴장 없이
길어진다.

움직임도 길이
변화도 없다.

긴장 상태에서
짧아진다.

[레이블]
- 어깨세모근(삼각근)
- 위팔두갈래근(상완이두근)
- 넓은등근(광배근)
- 큰가슴근(대흉근)
- 배곧은근(복직근)
- 배바깥빗근(외복사근)
- 넙다리곧은근(대퇴직근)
- 중간넓은근(중간광근)
- 가쪽넓은근(외측광근)
- 앞정강근

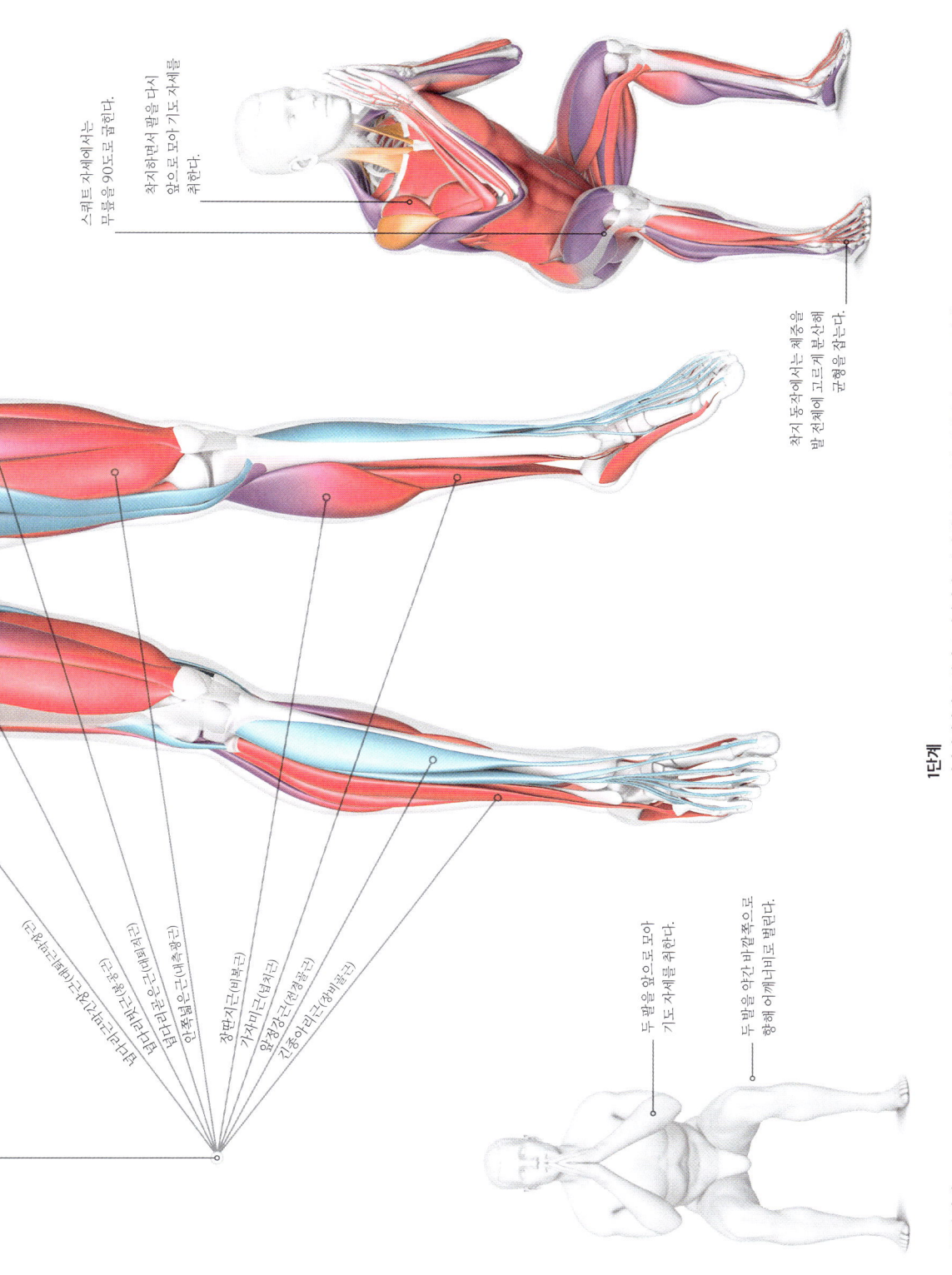

스쿼트 자세에서는 무릎을 90도로 굽힌다.

착지하면서 팔을 다시 앞으로 모아 기도 자세를 취한다.

착지 동작에서는 체중을 발 전체에 고르게 분산해 균형을 잃지 않는다.

넙다리빗근(봉공근)
넙다리곧은근(대퇴직근)
안쪽넓은근(내측광근)
장딴지근(비복근)
가자미근(넙치근)
앞정강근(전경골근)
긴종아리근(장비골근)

두 팔을 앞으로 모아 기도 자세를 취한다.

두 발을 약간 바깥쪽으로 향해 어깨너비로 벌린다.

준비 단계
발을 어깨너비로 벌리고 무릎을 약간 굽히고 선다. 중심근육에 힘을 주고 무릎을 굽혀 스쿼트 자세를 취한다. 무릎을 굽혔을 때 하퇴지가 바닥과 평행을 이룬다.

1단계
넙다리네갈래근, 볼기근, 넙다리뒤근육에 힘을 주고 숨을 내쉬면서 폭발적으로 점프하며 다리를 쭉 뻗는다. 다리를 완전히 뻗었을 때 발이 공중에 뜬 상태가 된다. 점프 시 팔을 앞에서 위쪽으로 힘차게 뻗어 추진력을 더한다.

2단계
착지 시 중심근육을 조여 충격을 흡수한다. 발가락-앞꿈치-발바닥-아치 뒤꿈치 순서로 착지한다. 곧바로 스쿼트 자세로 이어가 다음 점프를 반복한다.

161

브로드 점프

멀리뛰기
BROAD JUMPS

브로드 점프는 아랫몸의 폭발력을 키워 수중에서 힘차게 밀어내는 동작 훈련에 이상적인 운동이다. 전신을 고르게 단련하는 동시에 수영에 필요한 협응력과 공간 인지 능력을 기르는 데 효과적이어서 수중 자세 유지와 유선형 동작 흐름에 필수적이다.

폭발적인 근력을 키우는 이 플라이오메트릭 운동은 수영에 필요한 심폐지구력과 근지구력 향상에 모두 효과적이다. 점프 1구간을 마치면 반대 방향으로 같은 동작을 반복한다. 착지면이 고르고 평평해야 부상을 막을 수 있다. 착지 시, 무릎에 힘이 들어가 관절이 과신전되지 않도록 주의한다.

윗몸(상체)

척주세움근(척주기립근)이 윗몸의 곧은 자세를 유지한다. 배곧은근(복직근)은 중심근육을 지지한다. 배빗근(복사근)은 몸통 회전에 활성화된다. 어깨세모근(삼각근)은 팔 젓기 동작 때 활성화되고, 등세모근은 어깨 정렬을 유지하며, 점프 동작에서는 위팔두갈래근이 팔 굽힘을 제어한다.

등세모근(승모근)
위팔세갈래근(상완삼두근)
위팔두갈래근(상완이두근)
넓은등근(광배근)
어깨세모근(삼각근)
손가락폄근(지신근)

아랫몸(하체)

중간볼기근(중둔근)은 골반을 안정시키고, 넙다리뒤근육은 엉덩관절(고관절) 폄에, 넙다리네갈래근(대퇴사두근)은 도약 동작에 관여한다. 점프 추진에는 가자미근(넙치근)과 장딴지근(비복근)이, 착지에는 앞정강근(전경골근)이 발목을 안정시킨다. 도약 시에는 종아리 뒤쪽 발바닥굽힘근(족저측굴근)이 발끝을 뻗는 데 작용한다.

큰볼기근(대둔근)
넙다리근막긴장근(대퇴근막장근)
가쪽넓은근(외측광근)
넙다리두갈래근 긴갈래(대퇴이두근 장두)
넙다리곧은근(대퇴직근)
장딴지근(비복근)
긴종아리근(장비골근)

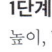

시선은 정면을 향하고 목을 중립 정렬로 유지한다.

가슴을 내밀고 어깨는 뒤로 당긴다.

엉덩관절을 굽힌다.

손을 무릎에 얹어 점프를 준비한다.

점프를 위해 체중을 발뒤꿈치에 싣는다.

준비 단계
두 발을 어깨너비로 하고 엉덩이를 뒤로 밀고 무릎을 살짝 굽힌다. 체중을 두 발에 싣고 시선은 전면을 향하고 폭발적 점프를 준비한다. 윗몸을 낮춰 넓은 스쿼트 동작을 취한다.

1단계
높이, 멀리 뛰기 위해 중심근육에 힘을 준다. 팔을 뒤로 가져간다. 팔을 앞으로 크게 휘둘러 몸에 추진력을 더하는 준비 동작이다. 몸을 낮춰 '개구리' 자세를 취한다.

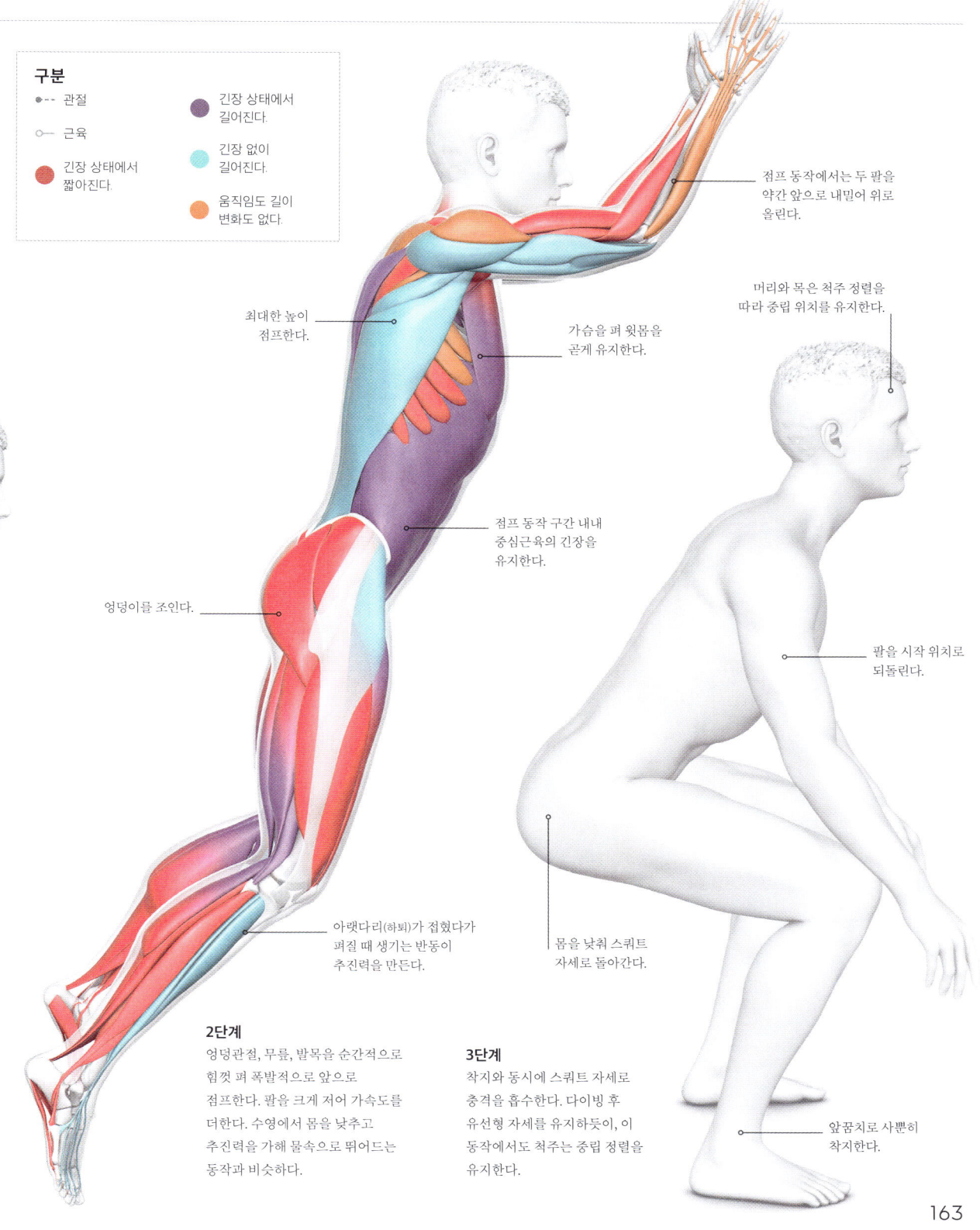

점프 동작에서는 두 팔을
약간 앞으로 내밀어 위로
올린다.

머리와 목은 척주 정렬을
따라 중립 위치를 유지한다.

최대한 높이
점프한다.

가슴을 펴 윗몸을
곧게 유지한다.

점프 동작 구간 내내
중심근육의 긴장을
유지한다.

엉덩이를 조인다.

팔을 시작 위치로
되돌린다.

아랫다리(하퇴)가 접혔다가
펴질 때 생기는 반동이
추진력을 만든다.

몸을 낮춰 스쿼트
자세로 돌아간다.

앞꿈치로 사뿐히
착지한다.

2단계

엉덩관절, 무릎, 발목을 순간적으로
힘껏 펴 폭발적으로 앞으로
점프한다. 팔을 크게 저어 가속도를
더한다. 수영에서 몸을 낮추고
추진력을 가해 물속으로 뛰어드는
동작과 비슷하다.

3단계

착지와 동시에 스쿼트 자세로
충격을 흡수한다. 다이빙 후
유선형 자세를 유지하듯이, 이
동작에서도 척주는 중립 정렬을
유지한다.

스내치

인상
SNATCH

이 운동은 수영의 스타트와 턴에 필요한 폭발력과 협응력을 강화한다. 또한 어깨 안정성을 높이고 중심근육을 강화해 강력하고 효율적인 스트로크를 뒷받침한다.

스내치는 속력과 민첩성 향상, 넙다리네갈래근(대퇴사두근)과 넙다리뒤근육(햄스트링) 강화에 효과적이다. 덤벨·케틀벨 스내치는 근육 단련뿐 아니라 심폐 건강에도 유익하다. 웨이트를 바닥 가까이 잡을 때는 엉덩관절(고관절)과 무릎을 굽히고 등을 곧게 유지해야 하며, 중량은 팔과 어깨 힘보다 아랫몸에서 생성된 추진력과 가속도를 이용한다. 초심자는 8~12회 1세트로 시작한다.

중심근육의 힘을 유지한다.

체중을 발뒤꿈치로 옮기면서 폭발적으로 일어난다.

가슴을 살짝 내민다.

팔을 약간 구부린다.

발은 약간 바깥으로 향한다.

1단계
여깻죽지를 뒤로 당겨 모으며 가슴을 들어 정면을 본다. 발뒤꿈치로 폭발적으로 일어나 덤벨을 어깨 방향으로 끌어올린다.

준비 단계
두 발을 어깨너비로 벌리고, 발 사이에 덤벨을 둔다. 엉덩관절을 접어 무릎을 굽히고 스쿼트 자세를 취한다. 어깨가 말리지 않게 팔을 바깥으로 열며 덤벨을 잡고 스쿼트 자세에서 몸을 세운다.

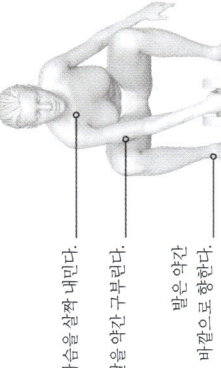

윗몸(상체)과 중심근육(코어근육)

덤벨을 들어 올릴 때는 넓은등근이 작용하고, 동작 최고 지점에서 엉덩관절을 펼 때 척추세움근(척추기립근)이 척추를 안정시킨다. 덤벨을 머리 위로 밀어 올릴 때는 돌림근띠(회전근개)와 어깨세모근(삼각근)이 보조하며, 중심근육이 전 과정에서 전신 안정화에 기여한다.

위팔두갈래근(상완이두근)

위팔세갈래근(상완삼두근)

넓은등근(광배근)

큰가슴근(대흉근)

배곧은근과 배바깥빗근

구분

--- 관절

— 근육

긴장 상태에서 짧아진다.

긴장 상태에서 길어진다.

긴장 없이 길어진다.

움직임도 길이 변화도 없다.

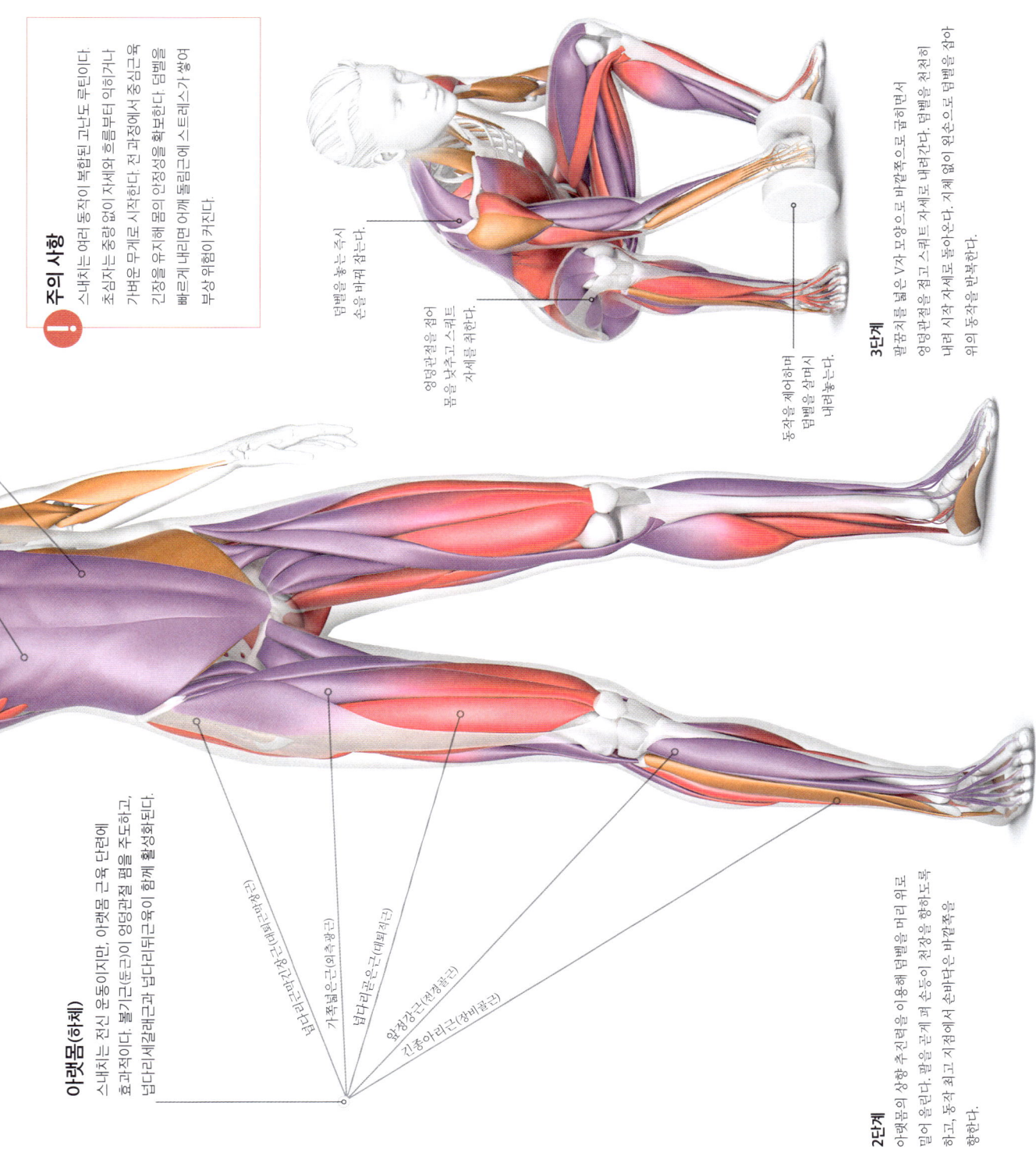

덤벨을 놓는 즉시 손을 바꿔 잡는다.

엉덩관절을 접어 스쿼트 자세를 취한다.

동작을 제어하며 몸을 낮추고 덤벨을 내려놓는다.

3단계

팔꿈치를 넓은 V자 모양으로 바깥쪽으로 굽히면서 엉덩관절을 접고 스쿼트 자세로 내려간다. 덤벨을 천천히 내려 시작 자세로 돌아온다. 자세 잡고 완손으로 덤벨을 잡아 위의 동작을 반복한다.

아랫몸(하체)

스내치는 전신 운동이지만, 아랫몸 근육 단련에 효과적이다. 볼기근(둔근)이 엉덩관절 폄을 주도하고, 넙다리세갈래근과 넙다리두갈래근이 함께 활성화된다.

넙다리두갈래근(대퇴이두근)

가쪽넓은근(외측광근)

넙다리곧은근(대퇴직근)

앞정강근(전경골근)

긴종아리근(장비골근)

2단계

아랫몸의 상향 추진력을 이용해 덤벨을 머리 위로 밀어 올린다. 팔을 곧게 펴 손등이 천장을 향하도록 하고, 동작 최고 지점에서 손바닥은 바깥쪽을 향한다.

» 응용 동작

스내치의 기본 동작을 바탕으로 한 이 응용 동작들은 전신 근육을 활성화해
근력, 관절 안정성, 신경근육 효율성을 향상시킨다. 수영을 포함한 다양한
종목에서 수행 능력을 높이는 데 효과적이다.

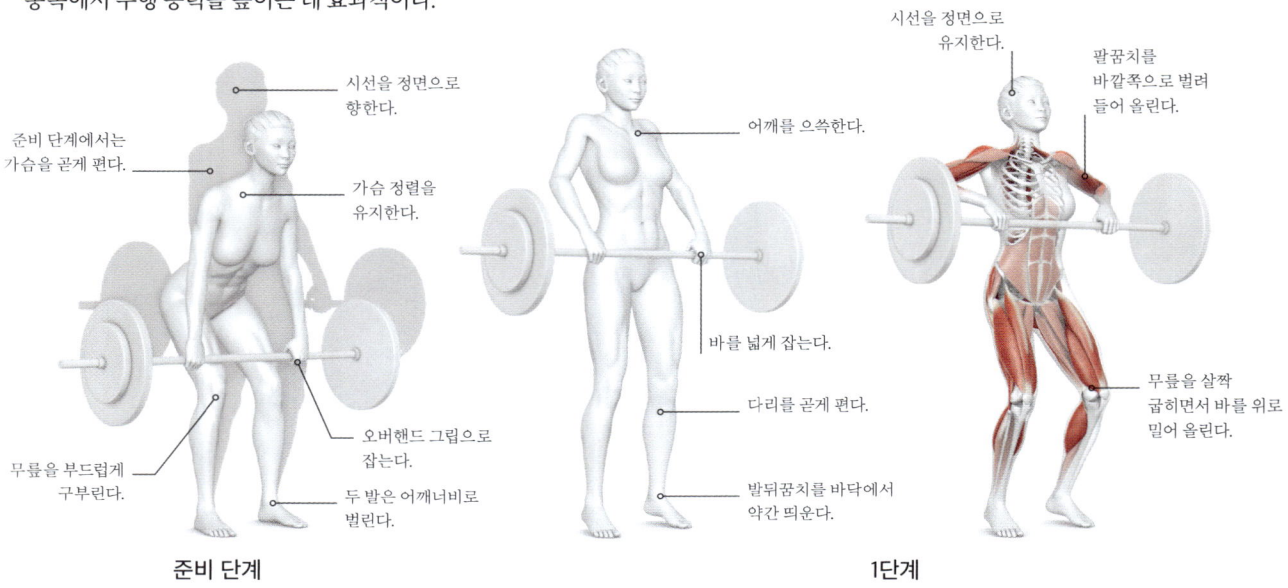

시선을 정면으로
향한다.

준비 단계에서는
가슴을 곧게 편다.

가슴 정렬을
유지한다.

무릎을 부드럽게
구부린다.

오버핸드 그립으로
잡는다.

두 발은 어깨너비로
벌린다.

준비 단계

어깨를 으쓱한다.

바를 넓게 잡는다.

다리를 곧게 편다.

발뒤꿈치를 바닥에서
약간 띄운다.

시선을 정면으로
유지한다.

팔꿈치를
바깥쪽으로 벌려
들어 올린다.

무릎을 살짝
굽히면서 바를 위로
밀어 올린다.

1단계

구분

🔴 1차 목표 근육   🔴 2차 목표 근육

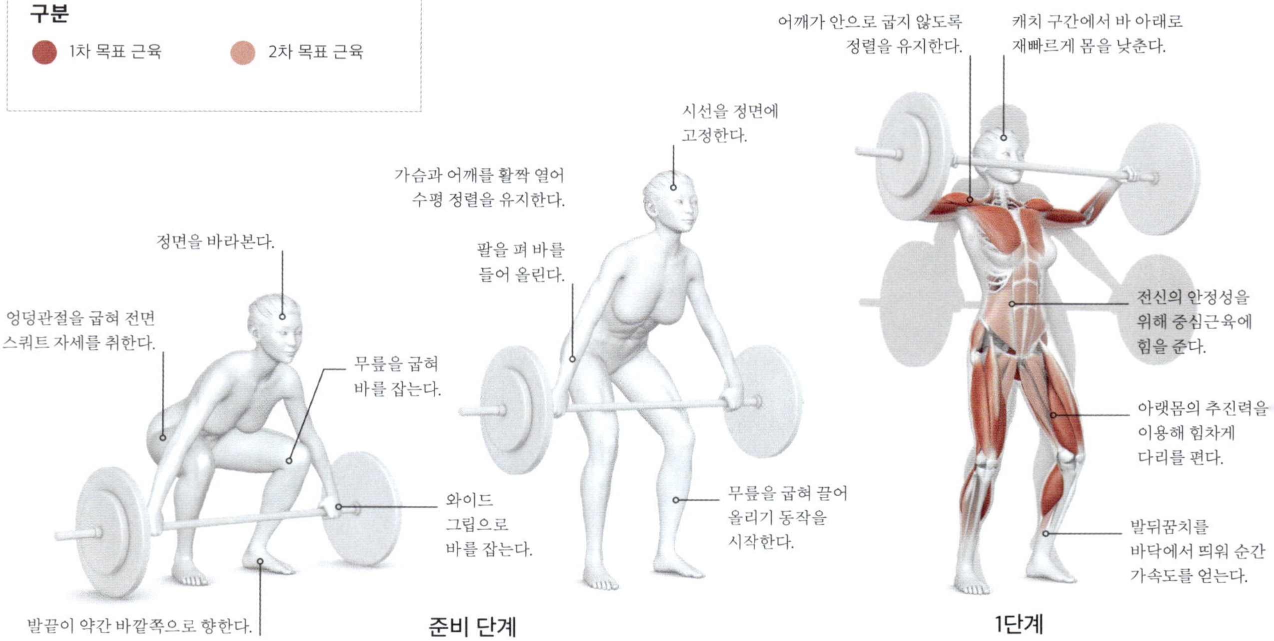

정면을 바라본다.

엉덩관절을 굽혀 전면
스쿼트 자세를 취한다.

무릎을 굽혀
바를 잡는다.

와이드
그립으로
바를 잡는다.

발끝이 약간 바깥쪽으로 향한다.

가슴과 어깨를 활짝 열어
수평 정렬을 유지한다.

시선을 정면에
고정한다.

팔을 펴 바를
들어 올린다.

무릎을 굽혀 끌어
올리기 동작을
시작한다.

준비 단계

어깨가 안으로 굽지 않도록
정렬을 유지한다.

캐치 구간에서 바 아래로
재빠르게 몸을 낮춘다.

전신의 안정성을
위해 중심근육에
힘을 준다.

아랫몸의 추진력을
이용해 힘차게
다리를 편다.

발뒤꿈치를
바닥에서 띄워 순간
가속도를 얻는다.

1단계

166

행 파워 클린 HANG POWER CLEAN

넓적다리(대퇴) 중간 지점(hang)에서 시작해 부분 스쿼트
자세(power)에서 바를 어깨 위에서 받는(clean) 동작이다.
윗몸 근력을 집중 강화해 스트로크와 추진력을 높인다.

준비 단계
오버핸드 그립으로 바를 넓게 잡고 선다. 무릎과
엉덩관절(고관절)을 살짝 굽혀 바를 넓적다리 위에 올린다.

1단계
엉덩관절, 무릎, 발목을 빠르게 펴면서 어깨를 으쓱 올리고, 바벨을
배꼽에서 가슴까지 끌어 올린다. 팔꿈치는 바깥쪽을 향하고,
바벨은 몸통 가까이에서 수직으로 움직인다.

2단계
바벨이 동작 최상단에서 순간적으로 공중에 뜨는 찰나, 재빠르게
몸을 바 아래로 낮춰 어깨 앞(빗장뼈(쇄골) 위)에서 캐치한다. 이때
무릎을 살짝 굽혀 부분 스쿼트 자세를 취하며, 두 발은 어깨너비로
유지한다.

3단계
양어깨 위에 바를 얹은 채로 부분 스쿼트 자세에서 일어난다.

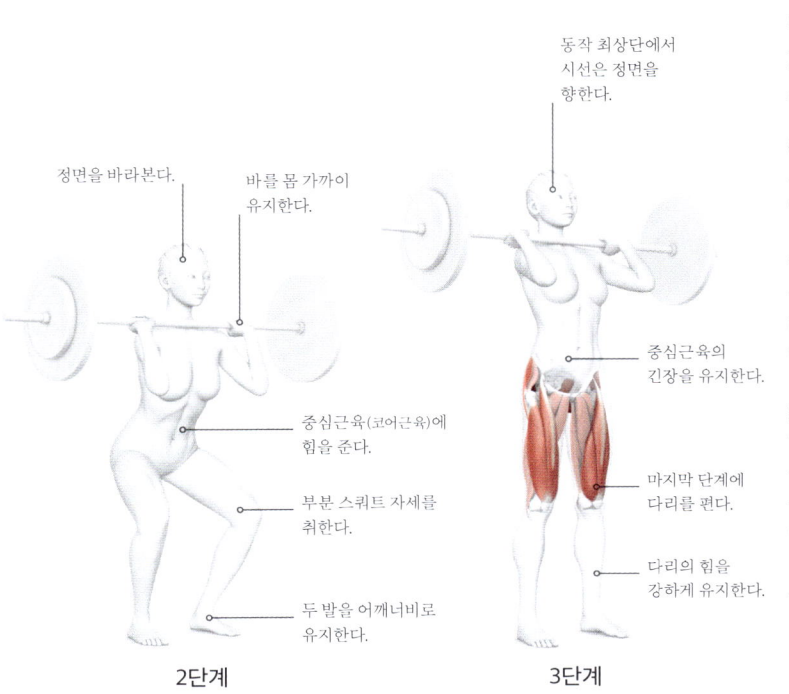

정면을 바라본다.

바를 몸 가까이 유지한다.

동작 최상단에서 시선은 정면을 향한다.

중심근육의 긴장을 유지한다.

중심근육(코어근육)에 힘을 준다.

부분 스쿼트 자세를 취한다.

마지막 단계에 다리를 편다.

두 발을 어깨너비로 유지한다.

다리의 힘을 강하게 유지한다.

2단계

3단계

파워 스내치 POWER SNATCH

협응력, 엉덩관절·어깨 가동성을 높인다. 정지 자세에서
폭발력을 내는 방식이 벽 차기와 유사해 스타트와 턴 동
작 강화에 적합하다.

준비 단계
두 발을 어깨너비로 벌리고 발끝은 약간 바깥쪽으로 향한다.
스쿼트 자세를 취하고 바를 와이드 그립으로 잡는다.

1단계
엉덩관절, 무릎, 발목을 폭발적으로 펴면서 어깨를 으쓱하고
바벨을 위로 끌어 올린다. 팔꿈치를 바깥쪽을 향해 위로 들고,
바벨은 몸통 가까이에 유지한다.

2단계
바벨이 공중에 뜨는 순간, 빠르게 몸을 낮추며 팔을 뻗어 머리
위에서 캐치하고, 동시에 부분 스쿼트 자세를 취한다.

3단계
바를 안정적으로 제어하고 균형을 잡은 즉시, 엉덩관절과
무릎을 펴서 기립 자세로 마무리한다.

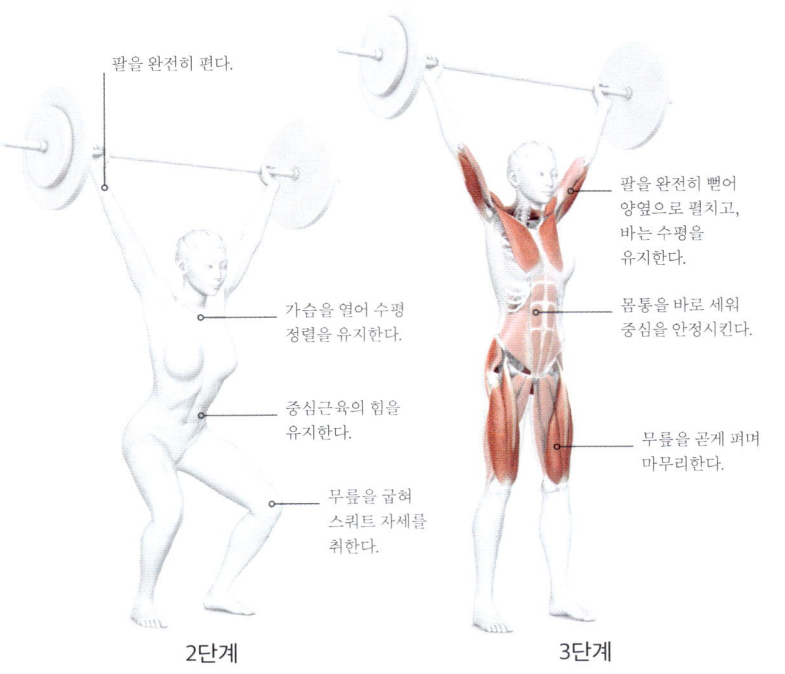

팔을 완전히 편다.

팔을 완전히 뻗어 양옆으로 펼치고, 바는 수평을 유지한다.

가슴을 열어 수평 정렬을 유지한다.

몸통을 바로 세워 중심을 안정시킨다.

중심근육의 힘을 유지한다.

무릎을 곧게 펴며 마무리한다.

무릎을 굽혀 스쿼트 자세를 취한다.

2단계

3단계

167

스러스터
THRUSTER

스쿼트에 오버헤드 프레스를 결합한 이 역동적인 운동은 전신 근력을 강화해 전신 안정성과 폭발력, 근지구력을 키운다. 윗몸과 아랫몸 근육을 함께 활성화하는 스러스터는 전반적인 운동 수행 능력을 강화한다.

스쿼트의 깊은 자세와 오버헤드 프레스의 폭발적 밀어 올리기를 결합한 스러스터는 다리, 중심근육(코어근육), 어깨를 동시에 단련해 근력과 협응력을 키우며, 스타트·턴·스트로크 추진 영법 전환 등 수영 기량 향상에 효과적이다.

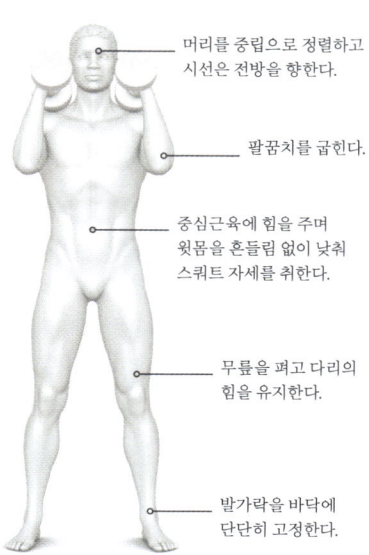

머리를 중립으로 정렬하고 시선은 전방을 향한다.

팔꿈치를 굽힌다.

중심근육에 힘을 주며 윗몸을 흔들림 없이 낮춰 스쿼트 자세를 취한다.

무릎을 펴고 다리의 힘을 유지한다.

발가락을 바닥에 단단히 고정한다.

준비 단계
두 발을 어깨너비로 벌리고 덤벨을 잡아 어깨에 올린다. 중심근육을 긴장시키고, 팔꿈치는 위로 올려 빗장뼈(쇄골) 위에 중량을 얹는 프론트 랙(front rack) 자세를 취한다.

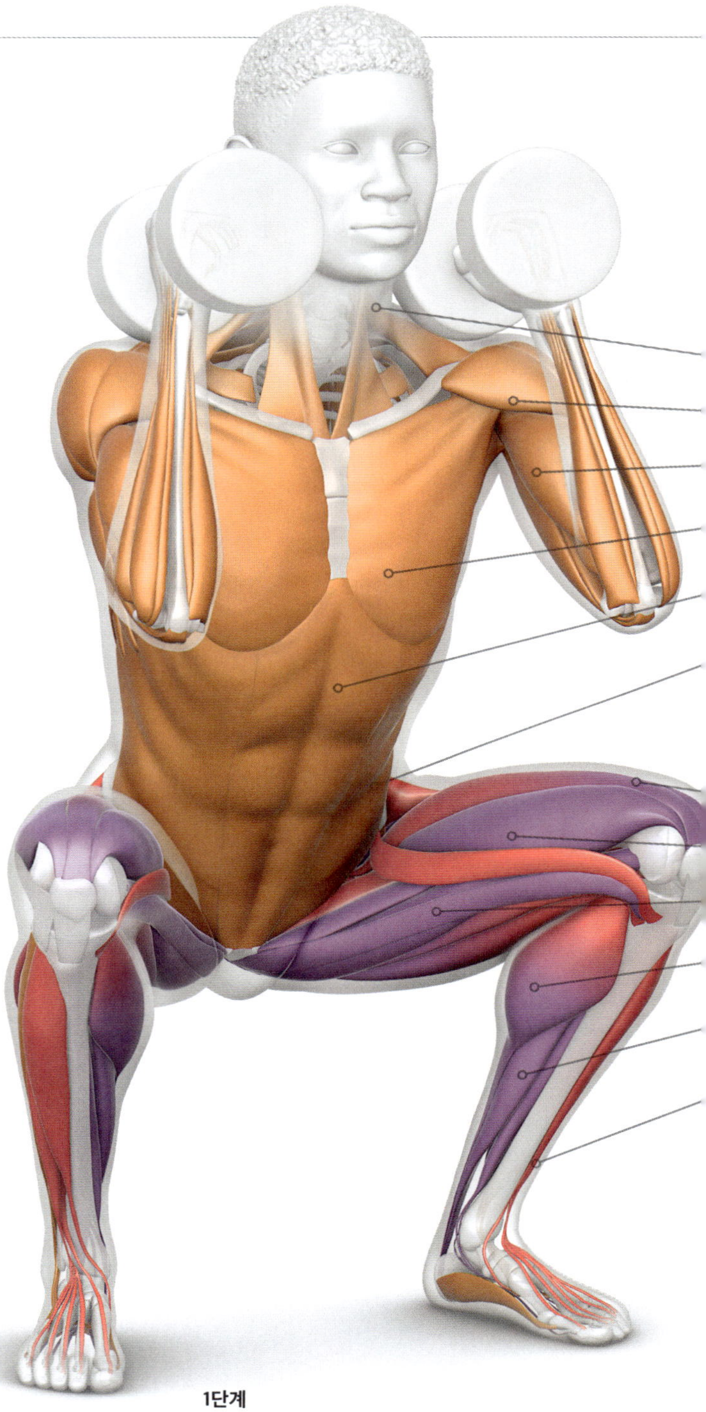

1단계
무릎을 굽히고 엉덩관절(고관절)을 접어 엉덩이를 뒤로 밀며 스쿼트한다. 넓적다리(대퇴)가 바닥과 평행이 될 때까지 내려가고, 가슴은 편 자세를 유지한다. 무릎이 발끝을 넘지 않아야 하며, 체중은 뒤꿈치에 싣는다.

윗몸(상체)

오버헤드 프레스 동작에서는 어깨세모근과 위팔세갈래근(상완삼두근)이 작용근(주동근)으로 작용하고, 마름근(능형근)과 등세모근을 포함한 등 상부 근육이 어깨뼈(견갑골) 안정화에 관여해 바른 자세와 동작에 기여한다.

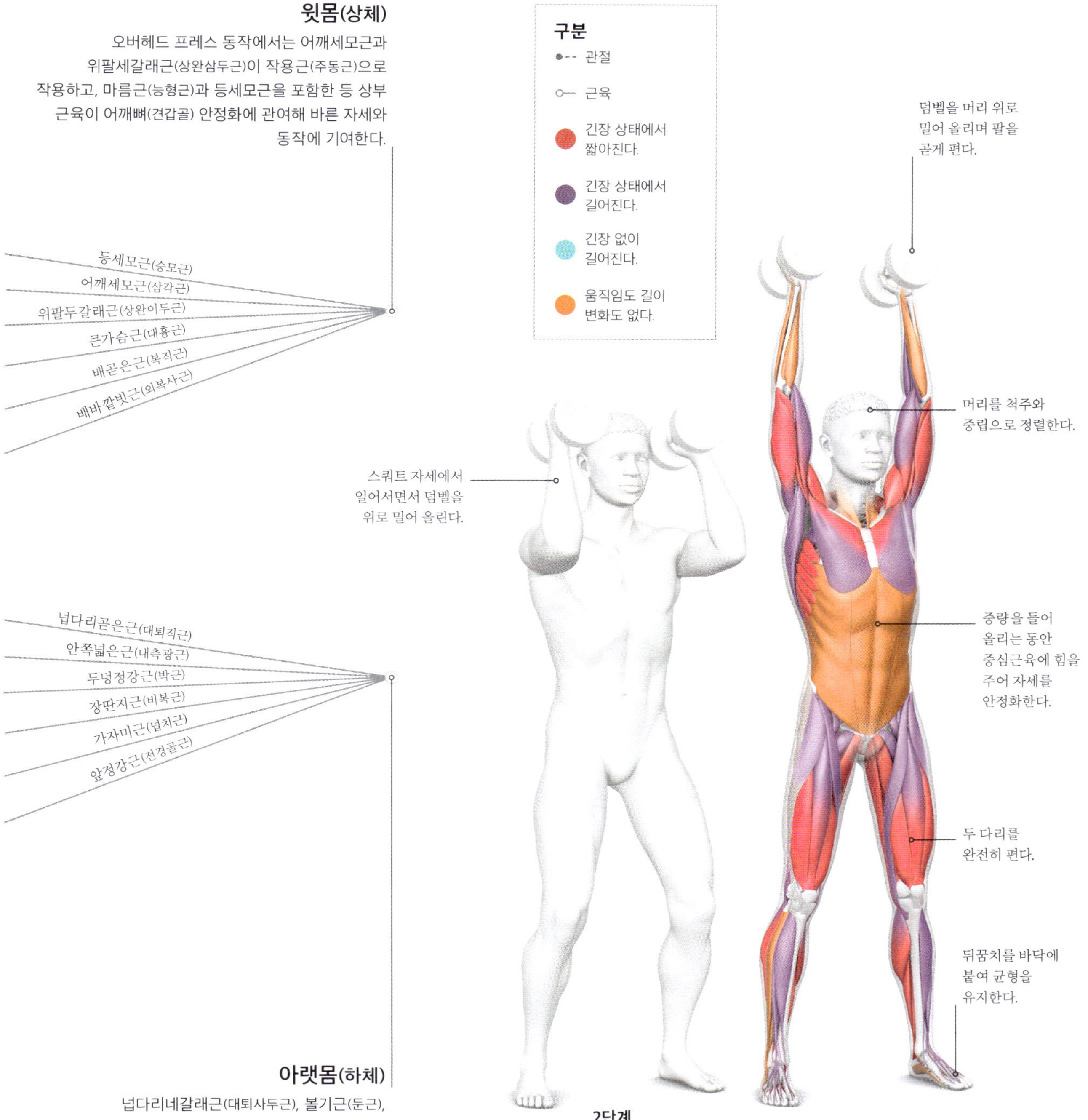

등세모근(승모근)
어깨세모근(삼각근)
위팔두갈래근(상완이두근)
큰가슴근(대흉근)
배곧은근(복직근)
배바깥빗근(외복사근)

구분

●-- 관절
○- 근육
● 긴장 상태에서 짧아진다.
● 긴장 상태에서 길어진다.
● 긴장 없이 길어진다.
● 움직임도 길이 변화도 없다.

덤벨을 머리 위로 밀어 올리며 팔을 곧게 편다.

머리를 척주와 중립으로 정렬한다.

스쿼트 자세에서 일어서면서 덤벨을 위로 밀어 올린다.

중량을 들어 올리는 동안 중심근육에 힘을 주어 자세를 안정화한다.

넙다리곧은근(대퇴직근)
안쪽넓은근(내측광근)
두덩정강근(박근)
장딴지근(비복근)
가자미근(넙치근)
앞정강근(전경골근)

두 다리를 완전히 편다.

뒤꿈치를 바닥에 붙여 균형을 유지한다.

아랫몸(하체)

넙다리네갈래근(대퇴사두근), 볼기근(둔근), 넙다리뒤근육(햄스트링)이 스쿼트에서 다리를 펴는 작용근이다. 장딴지근은 상향 추진력을 보조해 중량을 안정적으로 밀어 올리는 데 기여한다.

2단계

다리를 펴 기립 자세로 돌아오면서 순간 가속도를 이용해 덤벨을 머리 위로 끝까지 밀어 올린다. 중심근육의 긴장을 유지하며, 팔은 완전히 펴서 머리 위에서 강하게 고정하되, 팔꿈치 과신전에 주의한다. 머리는 살짝 앞으로 보내 정렬한다.

메디신 볼 슬램

MEDICINE BALL SLAMS

이 역동적인 전신 운동은 웟몸, 그중에서도 어깨와 팔 근력을 기우면서 중심근육(코어근육)도 활성화해 힘찬 스트로크 동작 훈련으로 작용한다. 빠른 턴 동작과 같은 경기 수영에 요구되는 역동적이고 폭발력 있는 동작을 수행하기 위한 전신 트레이닝에 효과적이다.

메디신 볼 하나와 체육관이나 정원 모두 공원 같은 약간의 공간만 있으면 할 수 있다. 메디신 볼 중에서도 충격을 흡수하는 약간 말랑하고 탄성 있는 '슬램형'이 적합하다.

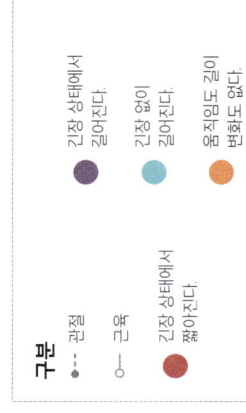

구분
- ----- 관절
- ━○ 근육

- 🟣 긴장 상태에서 길어진다.
- 🔵 긴장 없이 길어진다.
- 🟠 움직임도 길이 변화도 없다.

- 🔴 긴장 상태에서 짧아진다.

시선을 정면으로 향하고 동작을 준비한다.

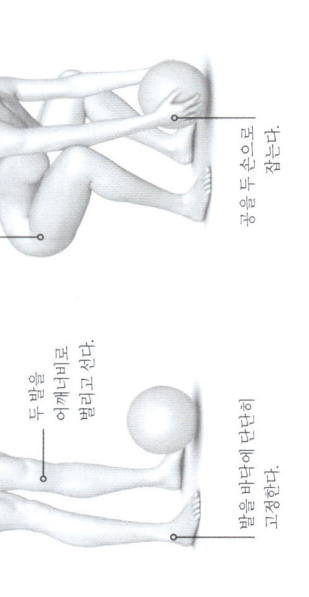

엉덩관절(고관절)을 접고 무릎을 굽힌다.

공을 두 손으로 잡는다.

머리의 정렬을 유지한다.

두 발을 어깨너비로 벌리고 선다.

발을 바닥에 단단히 고정한다.

준비 단계 1
발을 어깨너비로 벌리고 메디신 볼을 발 앞 바닥에 놓는다.

준비 단계 2
스쿼트 자세로 몸을 내리고 공을 잡아 머리 위로 들어 올린다. 이때 척주가 말리지 않도록 유의한다.

손가락폄근(지신근)
손가락굽힘근(지굴근)
위팔세갈래근(상완삼두근)
위팔두갈래근(상완이두근)
부리위팔근(오훼완근)
어깨세모근(삼각근)
넓은등근(광배근)
큰가슴근(대흉근)
배바깥빗근(외복사근)

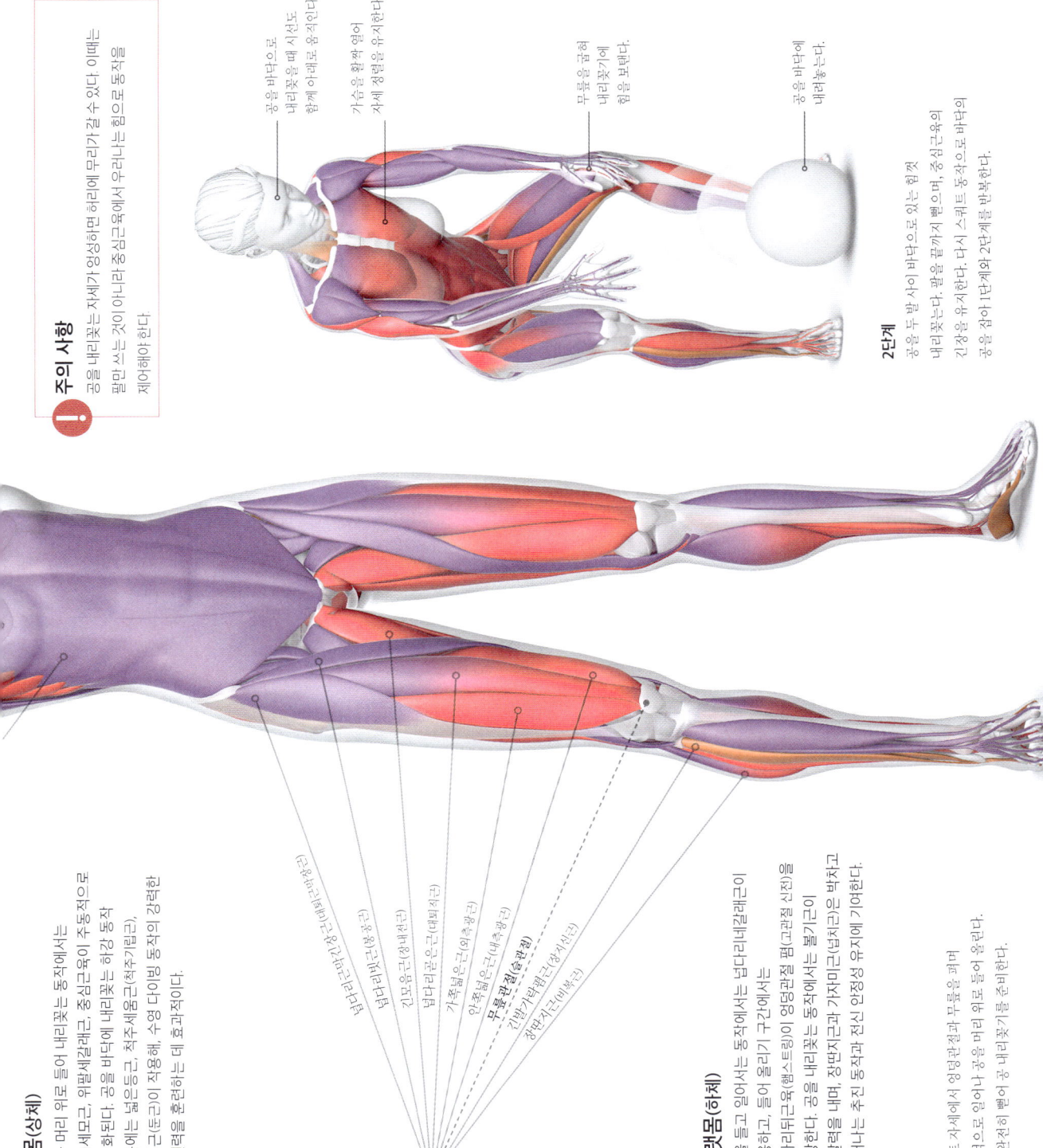

! 주의 사항

공을 내리꽂는 자세가 올바르지 않으면 허리에 무리가 갈 수 있다. 이때는 팔만 쓰는 것이 아니라 중심근육에서 우러나는 힘으로 동작을 제어해야 한다.

공을 바닥으로 내리꽂을 때 시선도 함께 아래로 움직인다.

가슴을 활짝 열어 자세 정렬을 유지한다.

무릎을 굽혀 내리꽂기에 힘을 보탠다.

공을 바닥에 내리꽂는다.

2단계

공을 두 발 사이 바닥으로 있는 힘껏 내리꽂는다. 팔을 끝까지 뻗으며, 중심근육의 긴장을 유지한다. 다시 스쿼트 동작으로 바닥의 공을 잡아 1단계와 2단계의 자세를 반복한다.

윗몸(상체)

공을 머리 위로 들어 내리꽂는 동작에서는 어깨세모근, 위팔세갈래근, 중심근육이 주동작으로 활성화된다. 공을 바닥에 내리꽂는 하강 동작 부분에는 넓은등근, 척주세움근(척추기립근), 볼기근(둔근)이 작용해, 수영 다이빙 동작의 강력한 추진력을 훈련하는 데 효과적이다.

넙다리근막긴장근(대퇴근막장근)

넙다리빗근(봉공근)

긴모음근(장내전근)

넙다리곧은근(대퇴직근)

가쪽넓은근(외측광근)

안쪽넓은근(내측광근)

무릎관절(슬관절)

긴발가락폄근(장지신근)

장딴지근(비복근)

아랫몸(하체)

공을 들고 일어서는 동작에서는 넙다리네갈래근이 작용하고, 들어 올리기 구간에서는 넙다리뒤근육(햄스트링)이 엉덩관절 폄(고관절 신전)을 담당한다. 공을 내리꽂는 동작에서는 볼기근이 폭발력을 내며, 장딴지근과 가자미근(넙치근)은 박차고 일어나는 추진 동작과 전신 안정성 유지에 기여한다.

1단계

스쿼트 자세에서 엉덩관절과 무릎을 펴며 폭발적으로 일어나 공을 머리 위로 들어 올린다. 팔을 완전히 뻗어 공을 내리꽂기를 준비한다.

≫ 응용 동작

메디신 볼을 이용하는 다양한 방식의 응용 동작을 소개한다. 이 전신 운동은 스트레스를 완화하고
신진대사율을 높이며 중심근육(코어근육)을 효과적으로 강화한다. 수영 스트로크 추진력을
향상시키는 탁월한 훈련법이 될 것이다.

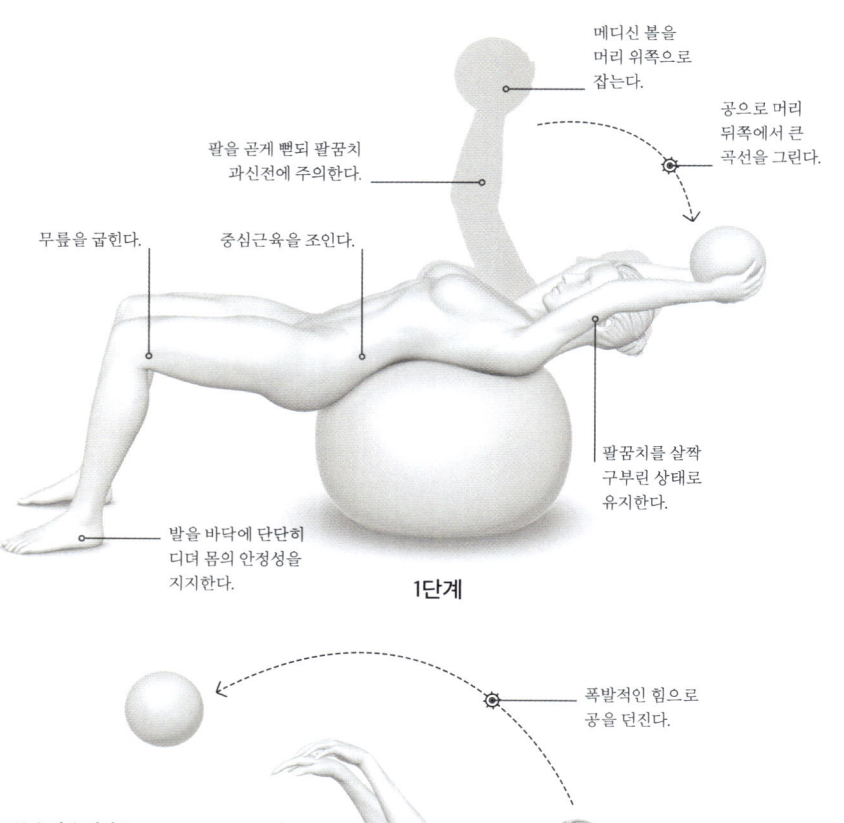

메디신 볼을
머리 위쪽으로
잡는다.

팔을 곧게 뻗되 팔꿈치
과신전에 주의한다.

공으로 머리
뒤쪽에서 큰
곡선을 그린다.

무릎을 굽힌다.

중심근육을 조인다.

팔꿈치를 살짝
구부린 상태로
유지한다.

발을 바닥에 단단히
디뎌 몸의 안정성을
지지한다.

1단계

메디신 볼 풀오버 스로우
머리 뒤에서 던지기
MEDICINE BALL PULLOVER THROW

2개의 공을 사용해 윗몸(상체)의 근력과 폭발
력을 강화한다. 팔을 머리 위로 넘기는 수영 동
작을 모사한다.

준비 단계
짐볼 위에 등을 대고 무릎을 구부려 눕고, 작은 메디신
볼을 가슴 위로 잡는다. 중심근육에 힘을 주고 허리를
공에 밀착시켜 고정한다.

1단계
팔을 머리 뒤로 뻗어 공을 머리 뒤쪽 바닥을 향해
내린다. 팔꿈치를 살짝 굽힌 채 머리 뒤에서 천천히
호를 그리며 움직인다.

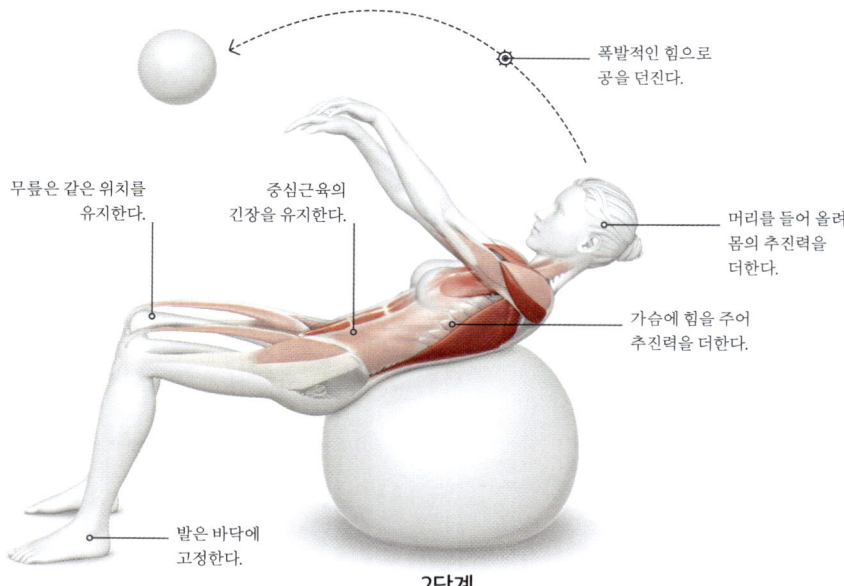

폭발적인 힘으로
공을 던진다.

무릎은 같은 위치를
유지한다.

중심근육의
긴장을 유지한다.

머리를 들어 올려
몸의 추진력을
더한다.

가슴에 힘을 주어
추진력을 더한다.

발은 바닥에
고정한다.

2단계

2단계
메디신 볼을 머리 뒤에서 발 앞으로 힘차게 던진다.
가슴과 팔의 힘을 모아 공을 던지고, 중심근육은
단단히 조여 안정성을 유지한다. 공을 수거해(혹은
다른 사람에게 요청해) 1단계와 2단계 동작을 반복한다.

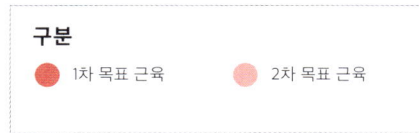

구분
- 1차 목표 근육
- 2차 목표 근육

하프 닐링 메디신 볼 스로우
반 무릎 메디신 볼 던지기
HALF-KNEELING MEDICINE BALL THROW

한쪽 무릎을 꿇은 자세에서 공을 던지는 이 운동은 몸통 회전을 통해 중심근육을 강화하고 윗몸 근육의 폭발력을 키워 수영 스타트와 턴 동작 훈련에 널리 쓰인다.

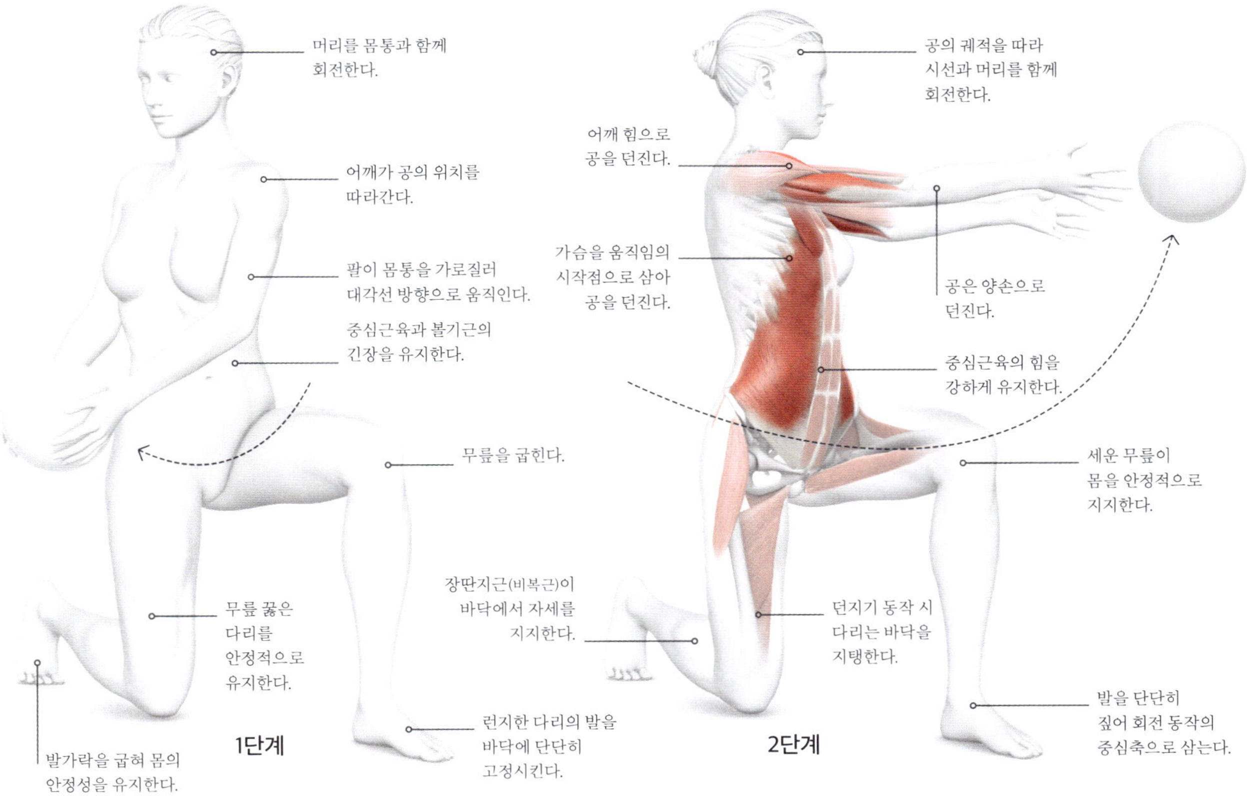

❝❞
근육의 폭발력과 중심근육 안정성이 강한 스타트와 강력한 스트로크 추진력을 만든다.

머리를 몸통과 함께 회전한다.

어깨가 공의 위치를 따라간다.

팔이 몸통을 가로질러 대각선 방향으로 움직인다.

중심근육과 볼기근의 긴장을 유지한다.

무릎을 굽힌다.

무릎 꿇은 다리를 안정적으로 유지한다.

발가락을 굽혀 몸의 안정성을 유지한다.

1단계

런지한 다리의 발을 바닥에 단단히 고정시킨다.

장딴지근(비복근)이 바닥에서 자세를 지지한다.

공의 궤적을 따라 시선과 머리를 함께 회전한다.

어깨 힘으로 공을 던진다.

가슴을 움직임의 시작점으로 삼아 공을 던진다.

공은 양손으로 던진다.

중심근육의 힘을 강하게 유지한다.

세운 무릎이 몸을 안정적으로 지지한다.

던지기 동작 시 다리는 바닥을 지탱한다.

발을 단단히 짚어 회전 동작의 중심축으로 삼는다.

2단계

준비 단계
한쪽 무릎을 바닥에 대고 반대쪽 다리를 세워 런지 자세를 만든다. 메디신 볼을 두 손으로 들고 가슴 앞에 위치시킨다.

1단계
몸통을 회전하며 배빗근(복사근)에 힘을 주고, 메디신 볼을 회전 방향으로 밀어낸다. 엉덩이 정렬을 유지한 채 윗몸 회전에 집중한다.

2단계
몸통을 중심 원위치로 회전하면서 메디신 볼을 세운 무릎 방향으로 있는 힘껏 던진다. 던지기 동작은 가슴에서 시작해 팔이 따라가며, 중심근육의 힘을 강하게 유지한다.

박스 점프

BOX JUMP

박스 점프는 수영에서 빠른 스타트와 강력한 턴 동작에 필요한 아랫몸(하체)의 폭발력을 향상시킨다. 또한 전반적인 협응력과 민첩성을 최적화해 영법 전환을 매끄럽게 하고 경기력을 한층 끌어 올린다.

다리에 내장된 스프링 기능을 강화해 점프 탄력을 높이고, 볼기근(둔근), 넙다리네갈래근(대퇴사두근), 장딴지근(비복근), 엉덩관절 벌림근(고관절 외전근)의 에너지 저장 및 방출 능력을 향상시킨다.

점프 운동이 처음이면 높이 30센티미터 정도의 박스로 시작한다. 도약과 착지 시 무릎은 45도로 굽힌다. 10~12회 3세트로 시작해 점차 박스 높이를 높이며 횟수는 6~8회로 줄인다.

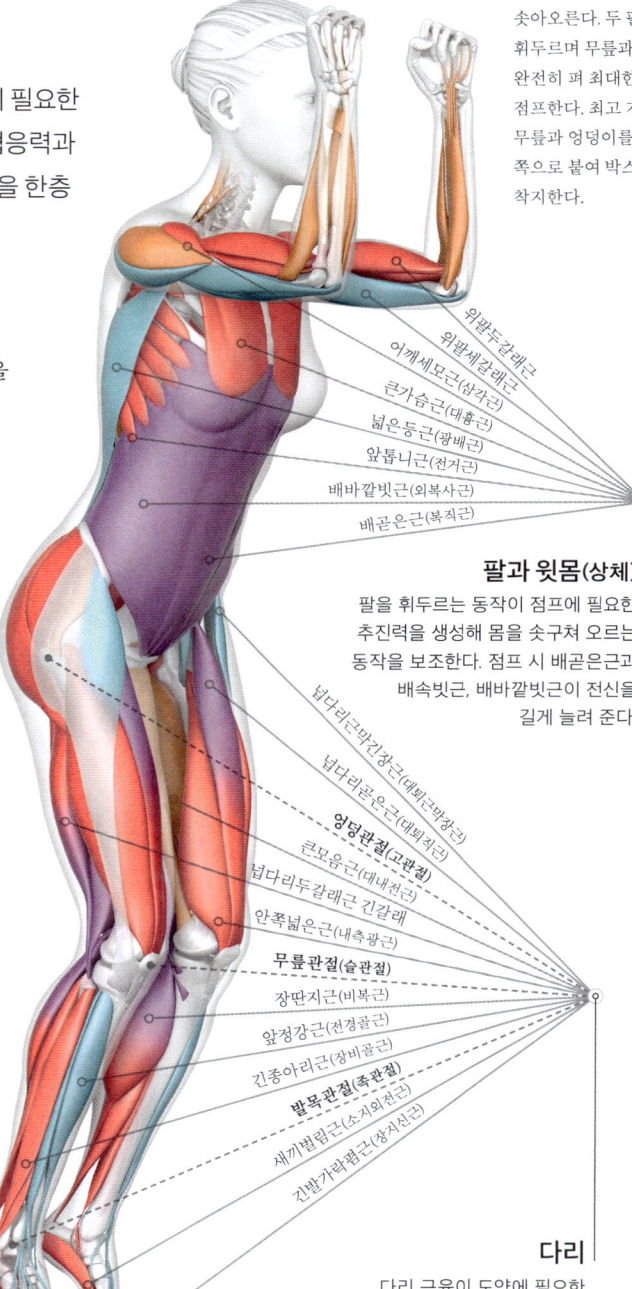

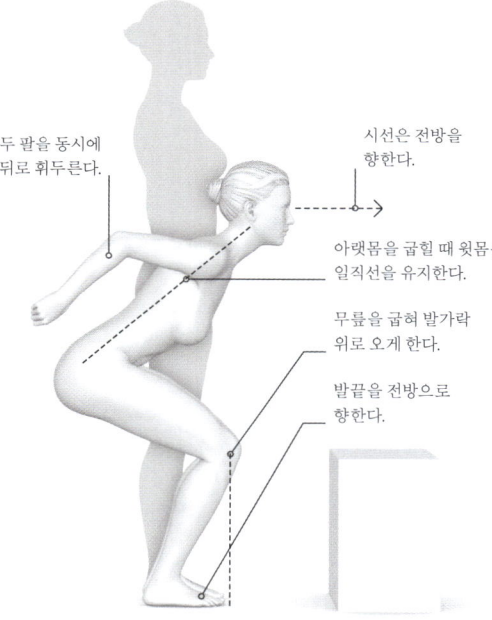

두 팔을 동시에 뒤로 휘두른다.

시선은 전방을 향한다.

아랫몸을 굽힐 때 윗몸은 일직선을 유지한다.

무릎을 굽혀 발가락 위로 오게 한다.

발끝을 전방으로 향한다.

준비 단계/1단계

상자를 앞에 놓고 선다. 두 발을 골반 너비로 하고 무릎과 엉덩관절을 약간 굽히는 기본 자세(안정성, 가동성, 반응 시간을 최적화하는 준비 자세. ─ 옮긴이)를 취한다. 무릎을 굽히고 엉덩관절을 뒤로 밀면서 팔을 뒤로 휘두른다.

2단계

발 앞꿈치로 폭발적으로 솟아오른다. 두 팔을 앞으로 휘두르며 무릎과 엉덩이를 완전히 펴 최대한 높이 점프한다. 최고 지점에서 무릎과 엉덩이를 굽혀 가슴 쪽으로 붙여 박스 위에 착지한다.

위팔두갈래근
위팔세갈래근
어깨세모근(삼각근)
큰가슴근(대흉근)
넓은등근(광배근)
앞톱니근(전거근)
배바깥빗근(외복사근)
배곧은근(복직근)

팔과 윗몸(상체)

팔을 휘두르는 동작이 점프에 필요한 추진력을 생성해 몸을 솟구쳐 오르는 동작을 보조한다. 점프 시 배곧은근과 배속빗근, 배바깥빗근이 전신을 길게 늘려 준다.

넙다리곧은근(대퇴근직근)
넙다리곧은근(대퇴곧은근)
엉덩관절(고관절)
큰모음근(대내전근)
넙다리두갈래근 긴갈래
안쪽넓은근(내측광근)
무릎관절(슬관절)
장딴지근(비복근)
앞정강근(전경골근)
긴종아리근(장비골근)
발목관절(족관절)
새끼벌림근(소지외전근)
긴발가락폄근(장지신근)

다리

다리 근육이 도약에 필요한 폭발력을 생성하고, 이 힘을 엉덩관절·무릎관절·발목관절 폄근이 순차적으로 전달받아 도약을 수행한다.

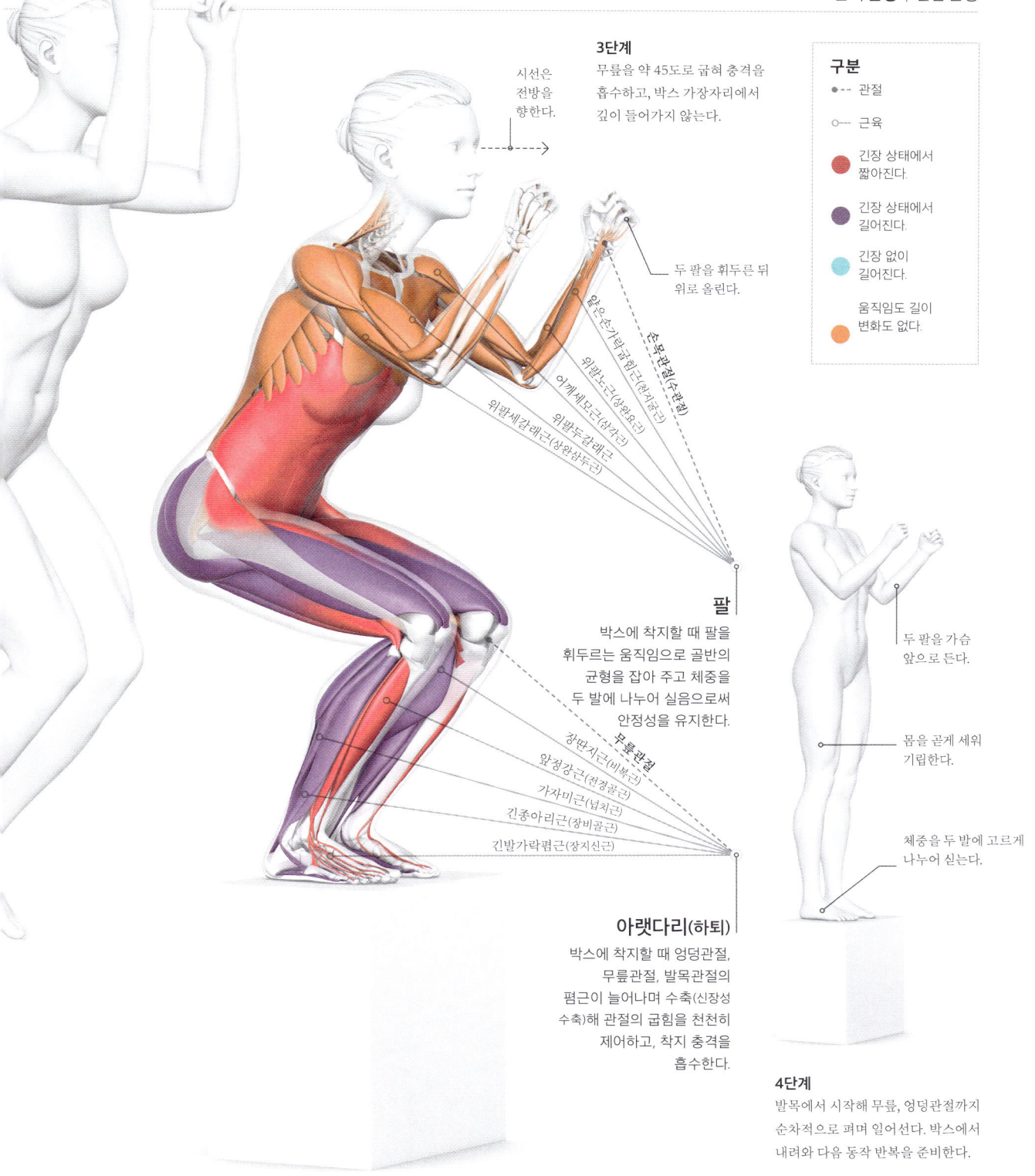

3단계
무릎을 약 45도로 굽혀 충격을
흡수하고, 박스 가장자리에서
깊이 들어가지 않는다.

시선은
전방을
향한다.

두 팔을 휘두른 뒤
위로 올린다.

구분
- ●— 관절
- ○— 근육
- ● 긴장 상태에서
짧아진다.
- ● 긴장 상태에서
길어진다.
- ● 긴장 없이
길어진다.
- ● 움직임도 길이
변화도 없다.

손목관절(수근관절)
얕은손가락굽힘근(천지굴근)
위팔노근(상완요근)
어깨세모근(삼각근)
위팔두갈래근
위팔세갈래근(상완삼두근)

팔
박스에 착지할 때 팔을
휘두르는 움직임으로 골반의
균형을 잡아 주고 체중을
두 발에 나누어 실음으로써
안정성을 유지한다.

두 팔을 가슴
앞으로 든다.

몸을 곧게 세워
기립한다.

장딴지근(비복근)
앞정강근(전경골근)
가자미근(넙치근)
긴종아리근(장비골근)
긴발가락폄근(장지신근)

무릎관절

체중을 두 발에 고르게
나누어 신는다.

아랫다리(하퇴)
박스에 착지할 때 엉덩관절,
무릎관절, 발목관절의
폄근이 늘어나며 수축(신장성
수축)해 관절의 굽힘을 천천히
제어하고, 착지 충격을
흡수한다.

4단계
발목에서 시작해 무릎, 엉덩관절까지
순차적으로 펴며 일어선다. 박스에서
내려와 다음 동작 반복을 준비한다.

175

구분

- ●‑‑‑● 관절
- ○‑‑‑○ 근육
- 🔴 긴장 상태에서 짧아진다.
- 🟣

- 🔵 긴장 상태에서 길어진다.
- 🟠 긴장 없이 길어진다.
- ⚪ 움직임도 길이 변화도 없다.

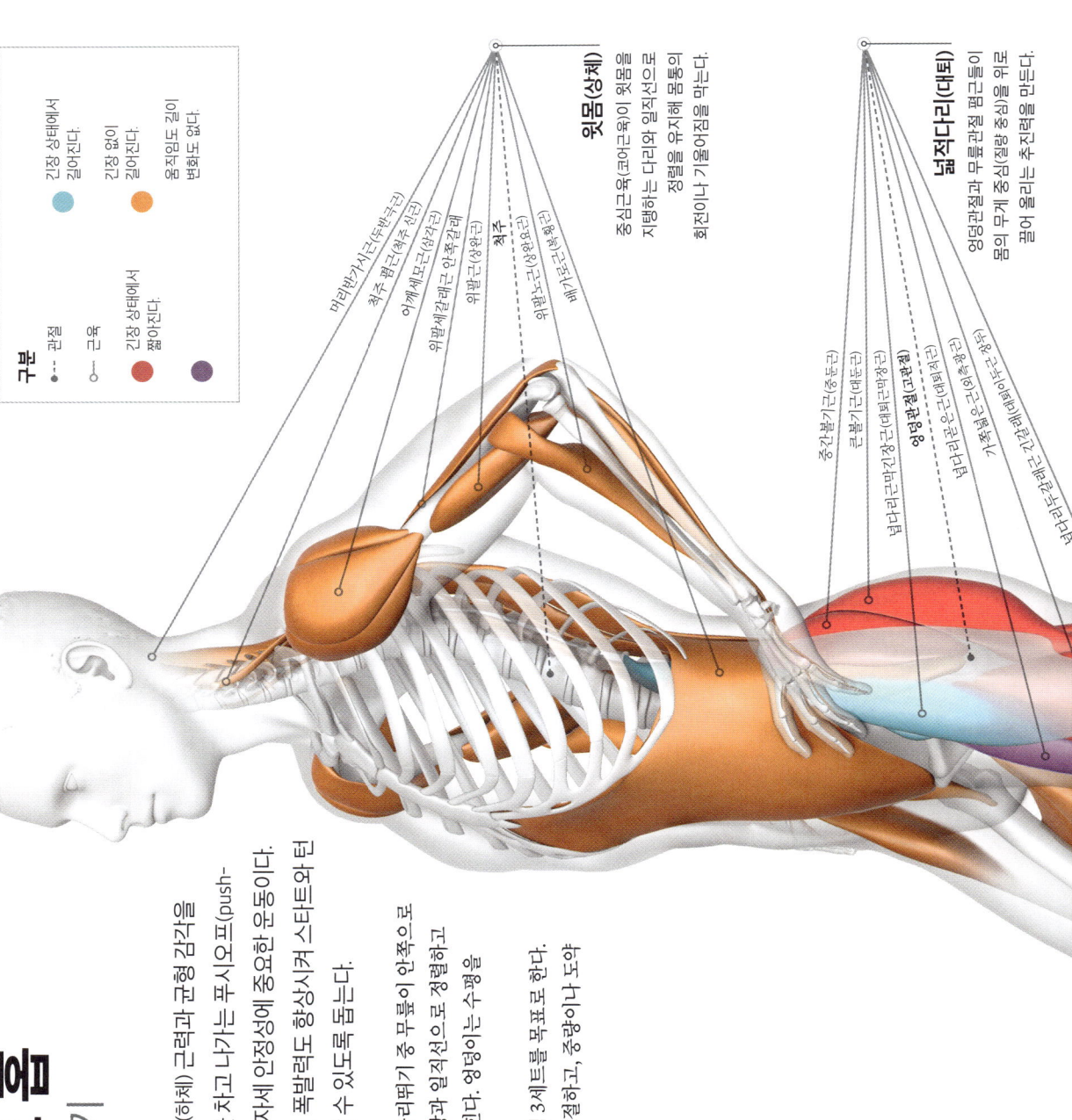

윗몸(상체)
중심근육(코어근육)이 윗몸을 지탱하는 다리와 일직선으로 정렬을 유지해 몸통이 회전이나 기울어짐을 막는다.

머리반가시근(두반극근)
목척주세움근(목최장근)
어깨세모근(삼각근)
위팔세갈래근 안쪽갈래
위팔근(상완근)

척주
위팔노근(상완요근)
배기울근(복횡근)

넓적다리(대퇴)
엉덩관절과 무릎관절 폄근들이 몸의 무게 중심(질량 중심)을 위로 높이 올리는 추진력을 만든다.

중간볼기근(중둔근)
큰볼기근(대둔근)
넙다리근막긴장근(대퇴근막장근)

엉덩관절(고관절)
넙다리곧은근(대퇴직근)
가쪽넓은근(외측광근)
넙다리두갈래근(대퇴이두근)

싱글 레그 홉
외발 제자리뛰기
SINGLE LEG HOP

외발 제자리뛰기는 아랫몸(하체) 근력과 균형 감각을 최적화하며, 수영에서 벽을 차고 나가는 푸시오프(push-off) 동작과 전반적인 수중 자세 안정성에 중요한 운동이다. 또한 발목의 유연성과 다리 폭발력도 향상시켜 스타트와 턴 동작을 효과적으로 수행할 수 있도록 돕는다.

바닥에 지점을 표시하고, 제자리뛰기 중 무릎이 안쪽으로 모이지 않게 한다. 무릎은 전방과 일직선으로 정렬하고 도약과 착지 시 약 45도로 굽힌다. 엉덩이는 수평을 유지한다.

초심자는 좌우 각각 30초씩 3세트를 목표로 한다. 숙련되면 무릎 굽힘을 깊게 조절하고, 공중이나 도약 시간을 늘린다.

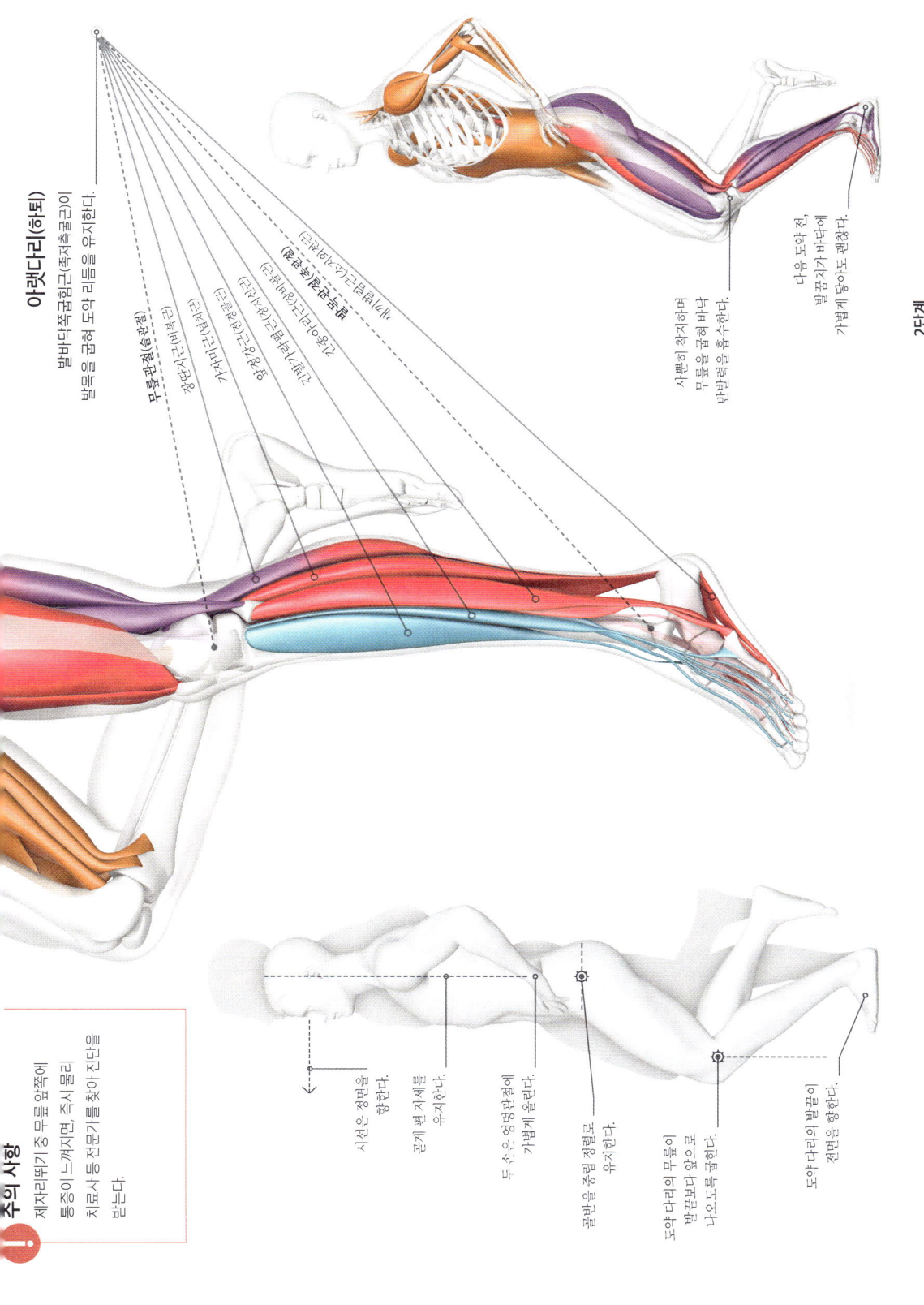

아랫다리(하퇴)

발바닥쪽굽힘근(족저측굴근)이
발목을 굽혀 도약 리듬을 유지한다.

무릎관절(슬관절)

장딴지근(비복근)

가자미근(넙치근)

뒤정강근(후경골근)

긴발가락굽힘근(장지굴근)

긴엄지굽힘근(장무지굴근)

발바닥쪽굽힘근(족저측굴근)이
발목을 굽혀 도약 리듬을 유지한다.

사뿐히 착지하며
무릎을 굽혀 바닥
반발력을 흡수한다.

다음 도약 전,
발끝치기 바닥에
가볍게 닿아도 괜찮다.

1단계

발목, 무릎, 엉덩관절을 펴면서 강한
추진력으로 수직 도약한다.

2단계

표시 지점의 중앙에 착지하고, 무릎을 약 45도 굽혀
발목, 무릎, 엉덩관절로 충격을 흡수한다. 몸을 세워
곧바로 다음 도약으로 이어간다. 바닥에 머무는
시간을 최소화한다.

주의 사항

제자리뛰기가 종 무릎 앞쪽에
통증이 느껴지면, 즉시 물러
치료사 등 전문가를 찾아 진단을
받는다.

준비 단계

표시 지점에 발을 두 고 두 손은 엉덩관절에 얹는다.
체중을 해당 다리로 옮기고, 반대쪽 무릎을 90도로 굽혀
발을 든다. 같은 다리의 무릎을 약 45도로 굽힌다.

시선은 정면을
향한다.

몸체 편 자세를
유지한다.

두 손은 엉덩관절에
가볍게 올린다.

골반을 중립 정렬로
유지한다.

도약다리의 무릎이
발끝보다 앞으로
나오도록 굽힌다.

도약 다리의 발끝이
전면을 향한다.

177

얼터네이팅 슈퍼맨

양팔 교대 슈퍼맨
ALTERNATING SUPERMAN

중심근육(코어근육)을 강화하고 균형 감각을 강화하고,
몸통과 엉덩이를 대각선으로 잇는 후방 근육 사슬을
자극한다. 협응력과 근력을 길러 스트로크 정확도를
높이는 데 효과적이다.

보기에는 단순해도 천천히 제어해야 한다. 짐볼 높이가 너무 높거나
낮으면 어깨 정렬이 무너져 부상 위험이 커진다. 공이 단단할수록
운동 강도가 높다. 처음에는 바람을 약간 뺀 상태로 시작한다.

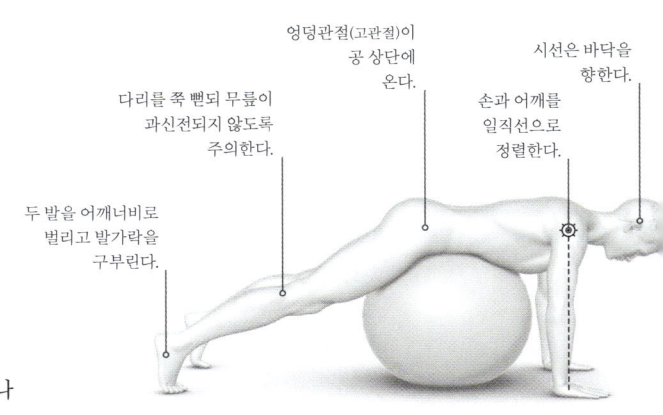

엉덩관절(고관절)이
공 상단에
온다.

다리를 쭉 뻗되 무릎이
과신전되지 않도록
주의한다.

시선은 바닥을
향한다.

손과 어깨를
일직선으로
정렬한다.

두 발을 어깨너비로
벌리고 발가락을
구부린다.

준비 단계
엉덩관절과 하복부가 공 상단에 오게 엎드린다. 다리를
곧게 펴고 무릎은 살짝 구부린다. 발가락과 앞꿈치로
바닥을 단단히 짚는다. 손바닥을 어깨너비로 벌려 바닥을
짚는다.

아랫몸(하체)
볼기근(둔근)과 넙다리뒤근육(햄스트링)이
반대쪽 팔다리를 교대로 들어 올리는
동작에서 핵심적인 역할을 한다. 복부와
배빗근(복사근)은 공을 고정하고, 팔다리
움직임을 제어한다.

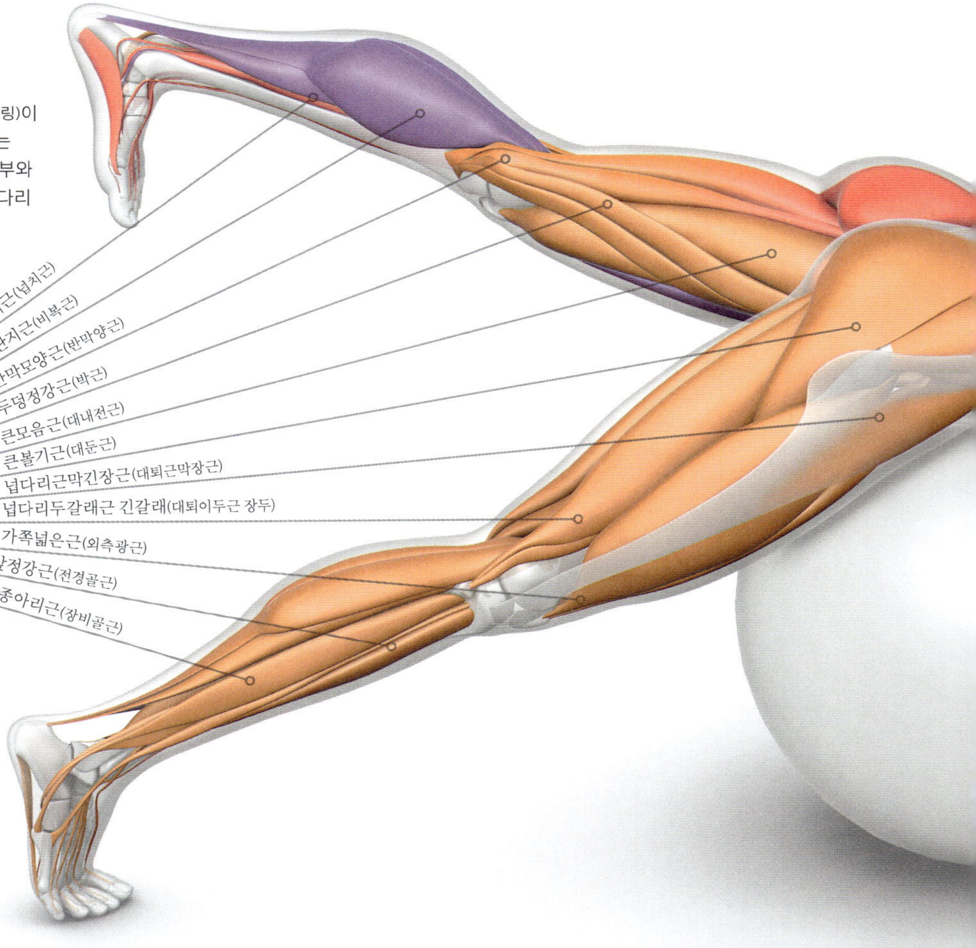

가자미근(넙치근)
장딴지근(비복근)
반막모양근(반막양근)
두덩정강근(박근)
큰모음근(대내전근)
큰볼기근(대둔근)
넙다리근막긴장근(대퇴근막장근)
넙다리두갈래근 긴갈래(대퇴이두근 장두)
가쪽넓은근(외측광근)
앞정강근(전경골근)
긴종아리근(장비골근)

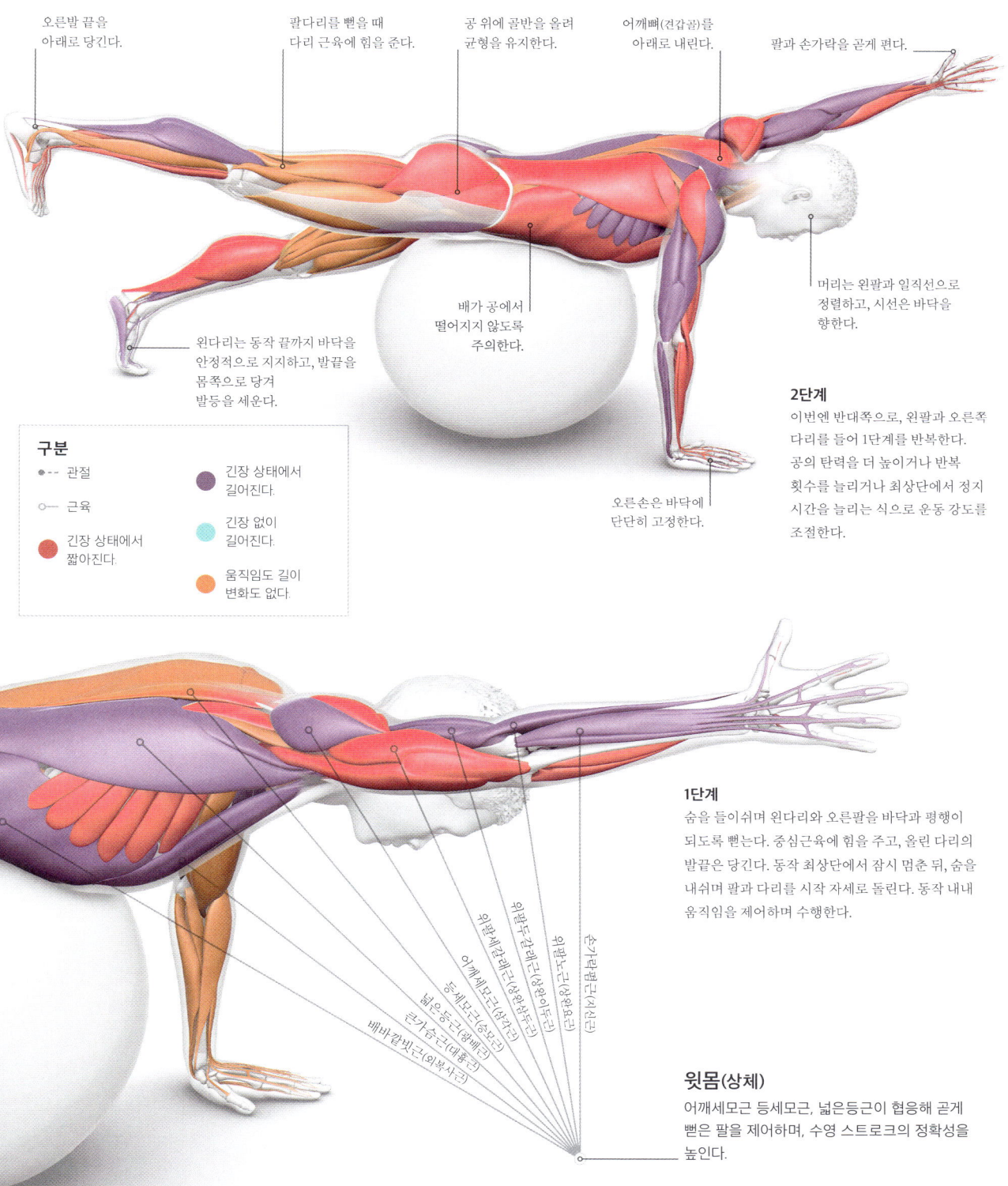

오른발 끝을 아래로 당긴다.

팔다리를 뻗을 때 다리 근육에 힘을 준다.

공 위에 골반을 올려 균형을 유지한다.

어깨뼈(견갑골)를 아래로 내린다.

팔과 손가락을 곧게 편다.

왼다리는 동작 끝까지 바닥을 안정적으로 지지하고, 발끝을 몸쪽으로 당겨 발등을 세운다.

배가 공에서 떨어지지 않도록 주의한다.

머리는 왼팔과 일직선으로 정렬하고, 시선은 바닥을 향한다.

구분

● -- 관절
○ 근육
● 긴장 상태에서 짧아진다.
● 긴장 상태에서 길어진다.
● 긴장 없이 길어진다.
● 움직임도 길이 변화도 없다.

2단계

이번엔 반대쪽으로, 왼팔과 오른쪽 다리를 들어 1단계를 반복한다. 공의 탄력을 더 높이거나 반복 횟수를 늘리거나 최상단에서 정지 시간을 늘리는 식으로 운동 강도를 조절한다.

오른손은 바닥에 단단히 고정한다.

1단계

숨을 들이쉬며 왼다리와 오른팔을 바닥과 평행이 되도록 뻗는다. 중심근육에 힘을 주고, 올린 다리의 발끝은 당긴다. 동작 최상단에서 잠시 멈춘 뒤, 숨을 내쉬며 팔과 다리를 시작 자세로 돌린다. 동작 내내 움직임을 제어하며 수행한다.

위팔두갈래근(상완이두근)
위팔세갈래근(상완삼두근)
어깨세모근(삼각근)
등세모근(승모근)
넓은등근(광배근)
큰가슴근(대흉근)
배바깥빗근(외복사근)
손가락폄근(지신근)
위팔노근(상완요근)

윗몸 (상체)

어깨세모근 등세모근, 넓은등근이 협응해 곧게 뻗은 팔을 제어하며, 수영 스트로크의 정확성을 높인다.

179

실전
훈련

수영 훈련에는 흐트러짐 없는 정신 자세와 기술, 전략적 계획이 필요하다. 효과적인 훈련이 어떤 것인지 이해할 때 속도와 지구력이 모두 개선되어 기량 향상으로 이어질 수 있다. 이 장은 균형 잡힌 운동 계획 설계에서 근력 및 유연성 운동 통합에 이르기까지 수영 훈련의 필수 요소를 상세히 다룬다. 수영 훈련은 정확한 기술에 초점을 두고 서서히 강도를 높일 때 부상 위험은 최소화하면서 목표를 달성할 수 있다.

훈련의
기본 요소

수영은 건강을 위한 일상 활동으로든, 단거리 경주를 위해서든 장거리 종목을 위해서든 전문적이고
체계적인 훈련이 필요하며, 구체적으로는 목적과 목표에 부합되는 수중 운동, 지상 운동, 회복 전략
항목으로 구성한다. 목표별로 어떤 방식으로 수영 훈련을 설계할 것인지 세부적으로 살펴보기로 한다.

생활 수영

수영은 신체와 정신 양면으로 다양한
이점이 있어 일반적인 건강 관리와 체력
단련에 탁월한 운동으로 꼽힌다.

먼저, 수영은 다양한 근육군을 동시에
사용하는 전신 운동이다. 팔 젓기를
한 번 할 때마다 어깨와 팔은 물론
중심근육(코어근육)과 다리까지 많은 근육이
활성화되어 균형 잡힌 근육 발달과 근력
강화 효과를 얻을 수 있다.

몸에 무리가 가지 않는 운동
가장 손꼽히는 수영의 장점은 몸에 가하는
충격이 적다는 점이다. 물의 부력이 관절이
받는 부담을 덜어 주는 수영의 특성상
관절염을 비롯한 관절 질환을 겪는 사람을
포함해 나이나 체력 수준을 가리지 않고
만인에게 좋은 운동이다. 또한 수영은
심박수를 낮추고 폐활량을 키우며 혈압
조절에 도움이 되는, 효과적인 심폐 기능

향상 운동이다.

수영은 칼로리를 효율적으로 소모해
체중 관리와 체지방 감소에 도움이 된다.
1시간 수영은, 강도와 개인적 요인에 따라
400~500칼로리를 소모한다.

수영은 물이 주는 진정 효과와 더불어
운동 중 분비되는 엔도르핀이 스트레스와
불안, 우울감을 완화시켜 심신에 모두
유익한 운동이다. 리듬감 있는 수영 동작을
수행하다 보면 마음속 잡념은 사라지고 몸과
마음이 가벼워지는 효과를 경험할 것이다.
수영 연습을 근력 운동과 병행하면 부상을
방지하고 자세를 개선하는 데 도움이 될
것이다.

훈련 유형
일주일 3~5회 세션을 목표로, 각 세션은
30분에서 1시간 사이로 진행하며, 일주일에
2~3회로 근력 및 유연성 운동을 구성한다.

유산소 수영
심폐지구력 향상 프로그램으로, 장시간 일정
속도를 유지하는 수영이 포함된다. 다양한
영법을 결합하면 전반적인 체력 향상에
도움이 되며 지루함을 방지할 수 있다.

기술 연습
영법을 효율적으로 만들기 위한 훈련이다.
이는 부상 위험을 줄이고 수영 효율성을
개선하는 데 핵심적인 요소다.

근력 및 기초 체력 훈련
맨몸 운동, 중심근육(코어근육) 강화 운동,
요가와 필라테스와 같은 유연성 운동 등으로
구성된 지상 운동으로, 수영 수행 능력을
뒷받침하는 기초 체력을 다진다.

> ❝❞
> 수영은 즐거움과 체력 향상을 동시에 누리는
> 효과적인 전신 운동이다.

경기 수영

경기에는 신체적으로 정신적으로 모두 최상의 기량이 요구된다. 훈련은 주기화 계획에 따라 지구력, 근력, 스피드에 초점을 맞춘 훈련 사이클로 구성한다.

중요한 경기를 목표로, 경기 전에는 훈련량을 줄이고 회복을 늘리는 테이퍼링(tapering) 전략으로 운영한다. 훈련 효과는 정기적인 모의 기록 테스트와 기록 분석을 통해

점검하며, 이를 바탕으로 훈련 프로그램을 수시로 조정한다. 이러한 과정을 통해 최고의 컨디션을 갖추어 경기에서 최고의 기량을 이끌어 낸다.

훈련 유형

단거리 경기 종목 선수들은 주 5~6일 훈련하며, 하루에 2회 이상 훈련하는 경우도 있다. 훈련은 수영 훈련과 함께 근력·유연성 강화 및 부상 예방을 위한 지상 훈련으로 병행 구성된다.

스피드 훈련	지구력 운동	경기 페이스 조절 연습	스타트와 턴 훈련	기술과 효율성
본 경기 페이스의 단거리 수영 또는 경기보다 더 빠른 페이스의 단거리 수영으로 훈련하는 고강도 인터벌 훈련	적당한 페이스로 긴 구간을 반복하거나 연속으로 수영해 유산소 능력을 기르고 지구력을 향상시키는 훈련	경기 상황을 그대로 재현해 경기 구간에 필요한 속도 감각과 리듬을 익히고 체력 분배 전략을 세우기 위한 훈련	스타트, 턴, 피니시를 집중적으로 연습해 경기 전 구간의 움직임을 최적화하는 훈련	기술의 완성도를 높여 스트로크 효율성을 끌어 올리고 최상의 경기력을 이끌어 내기 위한 훈련

장거리 수영(3~10킬로미터)

지구력 수영 훈련은 유산소 능력을 기초로 페이스를 유지하며 긴 거리를 수영하는 훈련량 높은 프로그램이다. 여기에는 젖산 역치 훈련, 일정 속도를 유지하는 템포 수영, 중심근육 안정성과 근지구력 향상을 위한 근력 훈련이 포함된다.

기술 훈련은 효율성 향상과 피로 상태에서도 자세를 유지하는 능력에 중점을 둔다. 정신 전략으로는 페이스 조절(pacing), 이미지 트레이닝, 피로 관리 등이 포함된다. 회복 구간은 심박수를 유지하며 호흡을 가다듬는 능동적 회복 훈련으로 운영된다.

반면 단거리 종목 훈련은 속도와 폭발력을 키우는 데 중점을 두며, 고강도 단시간 훈련, 인터벌 트레이닝, 전력 수영(스프린트) 세트, 폭발적 근력 운동으로 구성된다. 기술 훈련으로는 강한 스트로크와 빠른 영법 전환 연습에 집중한다.

훈련 유형

장거리 수영 훈련은 주 4~6일 진행되며, 최소 1회의 장거리 수영, 기술 중심의 단거리 수영, 정리 수영으로 구성된다. 장거리 구간은 실제 경기 거리와 유사하거나 그보다 길게 설정해 실전 대비와 함께 피로 관리 능력까지 기른다.

장거리 수영	유산소 역치 운동	오픈 워터 수영 기술	근력과 근지구력
실제 경기 거리 또는 그 이상을 수영하며 지구력과 정신력을 함께 기르는 훈련	힘들지만 지속 가능한 속도를 일정하게 유지하며 수영함으로써 산소 활용 능력을 최대한 효율적으로 끌어 올리는 훈련	방향 유지, 사이팅, 그룹 수영 등 실전과 유사한 환경에서 훈련하는 기술 연습	장시간 수영을 버틸 수 있도록 중심근육 안정성, 어깨 근력, 전반적인 근지구력을 강화하는 지상 훈련

모든 수영인이 고려해야 할 훈련 요소

수영 훈련 프로그램은 훈련량과 강도, 기술 연마, 근력 단련, 정신적 준비, 회복의 모든 요소가 균형 있게 구성되어야 한다. 개인 맞춤형 계획, 영양 전략, 경기력 향상을 위한 지속적인 점검과 기록 관리를 반영해 설계한다.

점진적 과부하

점진적 과부하는 거리, 강도, 저항을 단계적으로 증가시켜 과부하에 적응하면서 근지구력과 근력, 속도를 향상시키는 훈련 전략이다. 수영에서도 이를 통해 훈련 효과를 지속적으로 끌어 올리고 과훈련 위험을 줄일 수 있다.

회복

회복은 점진적 과부하 훈련법의 핵심 요소로, 근육이 회복하고 더 강하게 성장할 수 있도록 돕는다. 또한 과훈련을 방지하고 부상 위험을 줄이며 신체가 효과적으로 적응하도록 해 근지구력과 전체적인 경기력을 향상시킨다. 이를 위해 완전 휴식일과 가벼운 수영, 스트레칭과 같은 능동적 회복 훈련을 프로그램에 적절히 배치해 몸이 회복하고 적응할 수 있는 시간을 확보하도록 한다.

영양과 수분 섭취

탄수화물은 훈련의 주 에너지 공급원으로, 통곡물, 과일, 채소, 콩류를 통해 섭취한다. 훈련 시간이 길어지거나 강도가 높아질수록 에너지 수준과 글리코겐 저장량 유지를 위해 탄수화물 섭취를 늘려야 한다. **단백질**은 저지방 육류, 생선, 달걀, 유제품, 콩과 견과류 등의 식물성 식품에서 섭취하며, 근육 회복과 성장에 필수 영양소다. 고강도 운동 이후에는 근육 회복을 촉진하기 위해 단백질 섭취량을 늘린다. **지방**은 2차 에너지원으로, 특히 장시간 지속되는 저·중강도 훈련에 중요하다. 아보카도, 견과류, 씨앗류, 기름진 생선과 같은 건강한 지방을 통해 에너지를 충분히 보충하되 과열량이 되지 않도록 주의한다. **수분 보충**은 경기력 유지와 탈수 예방에 핵심적이다. 물, 전해질 음료 또는 과일과 채소와 같은 수분 함량 높은 음식을 통해 수분을 공급하며, 장시간 훈련이나 고온 환경에서는 땀 손실을 보완하기 위해 수분 섭취량을 늘린다. **비타민과 미네랄**은 전반적인 건강, 에너지 생성, 면역 기능을 지원하므로 과일, 채소, 통곡물, 저지방 단백질 등으로 구성된 균형 잡힌 식단을 통해 충분한 양을 섭취해야 한다.

정신적 준비

이미지 트레이닝, 목표 설정, 긴장 이완 기법 등의 전략을 적용해 정신적 압박 상황에서도 집중력과 경기력을 높인다. (42~43쪽 참고)

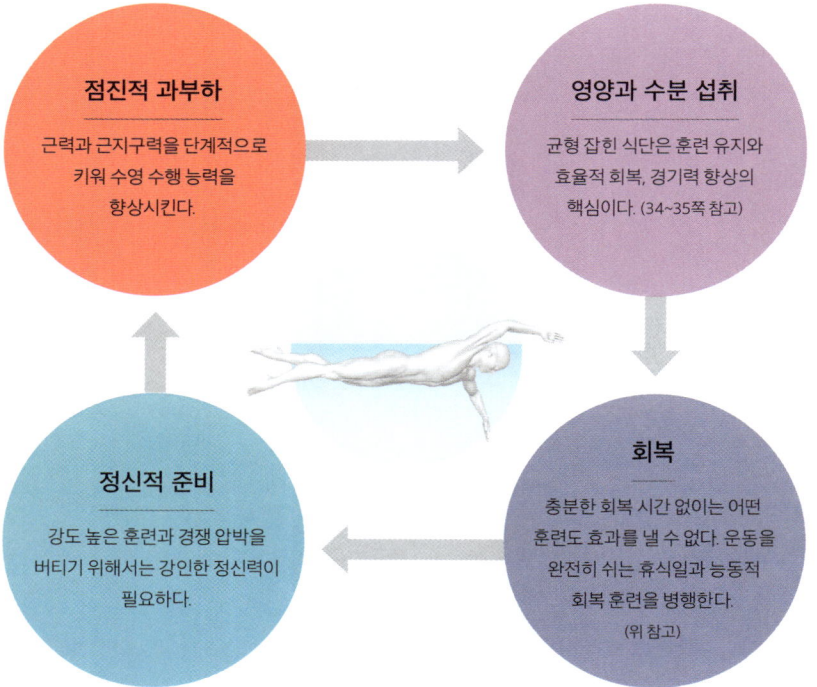

점진적 과부하

근력과 근지구력을 단계적으로 키워 수영 수행 능력을 향상시킨다.

영양과 수분 섭취

균형 잡힌 식단은 훈련 유지와 효율적 회복, 경기력 향상의 핵심이다. (34~35쪽 참고)

정신적 준비

강도 높은 훈련과 경쟁 압박을 버티기 위해서는 강인한 정신력이 필요하다.

회복

충분한 회복 시간 없이는 어떤 훈련도 효과를 낼 수 없다. 운동을 완전히 쉬는 휴식일과 능동적 회복 훈련을 병행한다. (위 참고)

수영 훈련의 주춧돌
점진적 과부하 훈련, 충분한 영양과 수분 섭취, 적절한 회복 시간, 긍정적인 마음가짐, 이 네 가지는 수영이라는 경험을 성장과 성취의 터로 다지기 위한 주춧돌이다.

훈련의 구성 요소

훈련 세션은 일반적으로 웜 업(준비 수영), 드릴(개별 기술 연습), 본 훈련, 쿨 다운(정리 수영)으로 구성된다. 본 훈련에 킥 앤드 풀(kick and pull, 발차기와 팔 젓기) 기술을 실전 강도로 수행하기도 하며, 특정 기술이나 특정 근력 강화를 위해 훈련 도구를 병행 활용할 수 있다.

훈련의 뼈대

세션	목적	구성 항목
웜 업	심박수, 근육 혈류량, 관절 가동성을 서서히 높여 훈련에 앞서 정신적, 신체적 준비를 갖춘다.	5~10분 가벼운 수영으로 시작한다. 여러 영법을 병행해 다양한 근육군을 활성화한다. 이어서 개별 기술을 연습하는 드릴로 넘어간다.
드릴	수영 기술을 연마하고 스트로크의 효율성과 구조를 개선한다. 몸통 회전, 입수 동작, 호흡 등 영법의 개별 요소를 집중적으로 단련하는 과정이다.	스트로크 길이와 타이밍을 개선하는 자유형 캐치업 드릴, 팔 움직임과 몸통 회전을 개선하는 한 팔 드릴, 물속 자세와 균형을 개선하는 사이드 킥 드릴이 있다.
본 훈련	근지구력, 속도, 피로 상태에서 기술 수행 능력을 향상시키는 본 훈련 과정이다. 피로 적응 훈련을 별도로 진행할 수도 있다.	유산소 지구력, 무산소 역치, 전력 수영 속도 등 특정 목표에 따라 다양한 거리와 강도의 인터벌 트레이닝으로 구성할 수 있다. 윗몸과 아랫몸을 분리해 단련하는 킥 앤드 풀 세트를 병합 운영하기도 한다.
킥 앤드 풀	윗몸과 아랫몸을 분리해 발차기 기술·하체 추진력·다리 지구력을 단련하거나 팔 동작의 추진력·상체 근지구력을 향상시킨다. 킥 판이나 풀 부이를 활용한다.	킥 세트와 풀 세트로 구성하며, 풀 세트는 풀 부이를 이용해 상체를 집중적으로 단련한다. 팔 당기기, 어깨 근력, 상체 지구력을 강화하고 팔 추진력과 효율성을 향상시킨다.
쿨 다운	심박수를 서서히 낮춰 말초 부위에 혈액이 고이는 현상을 방지하고, 회복과 유연성 향상에 기여한다.	5~10분간 다양한 영법을 섞어 가볍게 수영하며 훈련을 정리한 뒤, 수영장 밖에서 부드러운 스트레칭으로 세션을 마무리한다.

훈련 장비

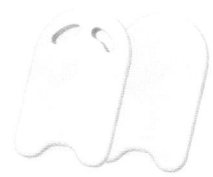

킥 판(kick board)
킥 세트에 사용하는 상체 지지 장비로, 다리 근력 강화와 발차기 기술 연마에 도움이 된다.

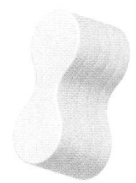

풀 부이(pull buoy)
풀 세트에 사용하는 장비로, 허벅지 사이에 끼워 발차기 없이 물에 떠서 상체 근력과 스트로크 기술에 집중할 수 있게 한다.

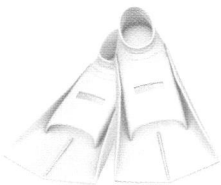

핀(fin, 오리발)
발에 착용해 추진력과 속도를 높이는 장비. 발차기 기술과 발목 유연성 향상에 기여한다. 수평 자세를 유지시켜 유선형 자세 정렬에 기여한다.

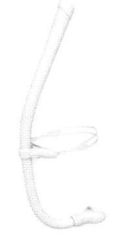

스노클(snorkel)
훈련용 스노클은 호흡을 위해 머리를 돌릴 필요가 없어 물속에서 올바른 정렬을 유지하며 기술 연습에 집중할 수 있게 한다.

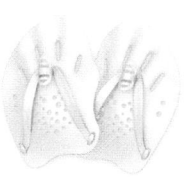

패들(paddle)
수영 시 손에 착용해 저항을 높이는 장비로, 팔 근력 강화와 스트로크 기술 개선에 기여한다.

색상 코드 훈련법과
경기 페이스 훈련법

색상 코드 훈련법(colour chart system)과 경기 페이스 훈련법(race pace training)은 수영 훈련 프로그램 설계에 각기 다른 접근법으로 훈련 구조와 강도를 설정한다.

색상 코드 훈련법

이 방법은 특정 색깔로 훈련 강도를 체계화한 시스템이다. 각 색상은 특정 심박수 범위나 자각 운동 강도(운동 시 느껴지는 힘든 정도)를 나타내므로 선수와 코치가 쉽게 의견을 교환할 수 있고 그에 맞추어 훈련 강도를 조절할 수 있으며, 수영 프로그램의 유형, 연령대, 숙련도에 맞게 유연하게 적용할 수 있다.

색상 코드 훈련법은 훈련 강도와 목표를 시각적으로 명확하게 구분해 보여 주므로, 누구나 쉽게 따라 하고 실전에서 활용하기 좋다.

기본 요소
훈련 강도별 구간(zone)을 색상으로 구분해, 색상만으로도 훈련의 목적과 수행 방식, 기대 효과를 한눈에 파악할 수 있도록 돕는다. 예를 들어 '레드 존'은 고강도 무산소 훈련, '화이트 존'은 저강도 회복 훈련을 의미한다.

장점
한눈에 보이는 시각적 명확성과 일관된 용어 사용이 이 시스템의 강점이다. 코치는 상세하게 설명 없이 색상만으로 훈련 계획을 빠르게 전할 수 있다. 예를 들어 코치가 '옐로 존 세트' 실시를 지시하면 선수는 바로 역치 훈련임을 인지한다. 실전에서는 주간 계획에 따라 색상을 조합해 훈련을 구성할 수 있다. 월요일은 회복을 위한 화이트 존, 화요일은 유산소 기반의 블루 존, 수요일은 지구력

향상의 그린 존, 목요일은 역치 강도의 옐로 존, 금요일은 스피드 훈련을 위한 레드 존, 토요일은 전력 수영 퍼플 존으로 배치하는 식이다. 훈련 도중 코치가 "다음 세트는 그린 존"이라고 말하면 선수는 그 강도에 맞춰 즉시 조절에 들어간다.

단점
이 시스템은 적용 방식에 따라서 경기 종목별로 요구되는 세부 조건을 충분히 반영하지 못할 수도 있다. 또한 훈련 강도를 효과적으로 조절하려면 개인이 느끼는 운동 강도를 파악하고 지속적으로 점검해야 하는데, 이러한 자각은 주관적이기 때문에 한계가 있을 수 있다.

화이트 존
웜 업, 쿨 다운, 회복 훈련 구간인 화이트 존은 능동적 회복과 가벼운 수영을 통해 기술을 다듬는 아주 낮은 강도의 훈련으로 구성된다.

블루 존
유산소 기반을 다지는 데 집중하며, 기초 지구력과 유산소 능력을 높이기 위한 저강도 운동과 장시간의 편안한 수영으로 이루어진다.

그린 존
지구력과 유산소 능력을 키우기 위한 저강도와 중강도 사이의 운동 구간으로, 완만한 페이스의 장거리 수영을 포함한다.

옐로 존
젖산 역치 향상을 목표로 하는 중강도와 고강도 사이의 훈련 구간으로, 경기 페이스를 유지하며 수영하는 지속성 훈련을 중심으로 한다.

레드 존
속도와 폭발력을 극대화하는 고강도 무산소 훈련 구간으로, 실전 시뮬레이션을 포함한 짧고 강도 높은 인터벌 트레이닝과 전력 수영 세트 등으로 구성된다.

퍼플 존
퍼플 존은 경기력을 최고치로 끌어 올리는 매우 강도 높은 구간으로, 한계 초과 전속력 수영(all-out sprint)과 실전 시뮬레이션 등으로 구성된다.

> "
> 실전을 앞둔 선수라면, 전체 훈련 프로그램에
> 경기 페이스 훈련을 넣어 성공적인 수영의 핵심인
> 자신감과 회복 탄력성을 몸과 마음에 새긴다.

경기 페이스 훈련 시스템

경기 페이스 훈련 시스템은 경기에서 목표로 하는 정확한 속도로 훈련에 집중하는, 보다 구체적이고 실전 중심적인 접근 방식이다. 이 훈련법은 실전 환경을 구현한 모의 훈련을 통해 실전 페이스로 수영함으로써 경기에서 요구되는 신체적·심리적 조건에 효과적으로 적응하도록 돕는다.

경기 페이스를 지속적으로 반복 연습하면, 스트로크 메커니즘, 호흡 리듬, 페이스 전략 등을 실전과 유사한 조건에서 정밀하게 조율할 수 있다.

기본 요소

훈련 항목은 구체적인 종목 거리(50미터, 100미터, 200미터 등)의 목표 속도를 기준으로 설계한다. 각 세트는 실전 상황을 몸에 익히기 위해 실제 경기 거리 혹은 근접하는 거리의 수영과 중간 휴식 시간으로 구성하는데, 수영은 실제 경기 속도로 유지하며, 휴식 간격은 페이스 유지와 회복 속도를 고려해 정밀하게 설정한다. 훈련은 경기 목표 속도에 요구되는 기술적, 전략적, 심리적 요소에 초점을 맞춘다. .

장점

이 훈련법은 목표 속도에 맞춘 반복 훈련을 통해 근육 기억(muscle memory)을 형성하고, 효율적인 동작을 체득하도록 유도해 실제 경기에서 경기력을 끌어 올리는 데 기여한다.

또한 경기 페이스를 유지하는 데 따르는 압박감과 높은 수행 강도에 적응하게 해 심리적 준비도 강화한다. 경기 페이스 훈련의 한 세트는 짧은 고강도 수영과, 페이스를 유지하면서도 피로 누적을 최소화하도록 조절한 휴식 시간을 반복하는 방식으로 구성된다. 100미터 경기를 준비할 경우, 경기 속도로 50미터 구간을 4~6회 반복하며 그사이에 충분한 휴식 시간을 둔다. 이 종목 특화 훈련법은 일반 체력 훈련과 실전 경기의 간극을 줄여 가장 중요한 순간에 최고 기록을 달성하기 위한 준비 과정이다.

단점

이 훈련법은 고강도로 진행되므로 과훈련이 되지 않도록 선수의 상태를 면밀하게 관찰하고 관리해야 한다. 한편 훈련 강도 구성이 단조로운 편이어서 지구력, 근지구력, 기술 지속력 같은 유지력 강화에 필요한 요소에 소홀해질 수 있는 점은 유의해야 한다.

두 훈련법 비교

두 훈련법 모두 균형잡힌 수영 훈련 프로그램으로 인정받으며, 코치들은 최적의 성과를 얻기 위해 두 방법을 적절히 결합해 병행하기도 한다. 어느 방법을 택하느냐 혹은 어떻게 조합하느냐는 선수의 목표, 훈련 단계, 준비 중인 종목의 구체적인 요구 조건에 따라 달라진다.

구체성

경기 페이스 훈련법은 실전 환경과 요건을 더 구체적으로 반영해 목표 경기 속도 도달 및 유지에 치중한다. 색상 코드 훈련법은 더 넓은 강도 범위를 통해 체력을 다지고 기술 숙련도를 높인다.

응용성

색상 코드 훈련법은 다양한 훈련 주기와 숙련도에 유연하게 적용할 수 있는 반면 경기 페이스 훈련법은 특정 경주 거리와 그에 따른 페이스 유지 전략을 준비하는 데 초점을 둔다.

목적성

두 방법 모두 목적은 경기력 향상이지만, 색상 코드 훈련법은 다양한 생리적 요소와 기술 요소 전반을 폭넓게 다루고, 경기 페이스 훈련법은 목표 속도에 도달하기 위해 필요한 요소에 집중한다.

색상 코드 훈련법: 적용

코치와 선수가 색상 코드 훈련법을 이용해 특정 훈련 목적을 위한 프로그램을 설계한다.

존 어번체크(Jon Urbanchek)의 색상 코드 훈련법(189쪽 「아셨나요?」참고)은 시각적 명료성과 훈련 부하 관리, 경기력 최적화에 효과적이라는 이유로 수영 코치들 사이에서 널리 활용되고 있다. 예를 들어 한 훈련 세션은 웜 업 단계에서 화이트 존으로 시작해 주요 유산소 훈련이나 역치 훈련의 블루 존과 그린 존을 거쳐 운동 효과를 높이고, 고강도

인터벌 구간에서는 짧게 옐로 존을 포함하고, 쿨 다운에서는 화이트 존이나 블루 존으로 마무리할 수 있다.

이점

명료성: 명확한 시각적 효과로 훈련의 구조와 목표를 한눈에 이해할 수 있다.

응용성: 수영 초보에서 엘리트 선수까지 모든 수준에 적용할 수 있다.

맞춤 설계: 선수의 훈련 상황에 따라 특정 요구 사항을 충족하는 맞춤형 훈련 세션을 설계할 수 있다.

색상 코드 훈련법 한눈에 보기

구간	강도	목적	주요 생리적 작용
화이트 존	매우 낮음, 휴식과 회복 구간	웜 업, 쿨 다운, 정리 수영을 위한 구간, 속도나 기술이 아닌 전신의 긴장 이완에 집중하는 단계다.	큰 스트레스 없이 근육 혈류량을 높여 회복과 강도 높은 운동을 위한 준비를 돕는다.
블루 존	낮음, 유산소 훈련 구간	유산소 기초 능력, 근지구력과 물속 효율성을 키우는 구간, 장시간 일정한 페이스를 유지하며 수영한다.	산소 활용 능력이 향상되고 심장혈관계통이 강화되며 지방 대사가 활발해진다.
그린 존	중강도, 유산소 및 무산소 역치 훈련 구간	유산소 능력이 향상되고, 신체가 고강도 운동에 적응하기 시작하는 구간이다.	젖산 역치를 높여 피로가 찾아오는 시점을 늦추고, 높은 속도를 오랜 시간 유지할 수 있는 능력을 끌어 올린다.
옐로 존	높음, 무산소 훈련 구간	짧은 고강도 인터벌 트레이닝에 긴 휴식 시간으로 구성되며, 속도와 폭발력 향상에 집중한다.	무산소 에너지 시스템을 활성화해 산소 공급이 부족한 상황에서도 운동 수행 능력을 유지하고, 젖산에 대한 내성을 높인다.
레드 존	매우 높음, 전력에 가까운 강도로 반복 가능한 실전형 고강도 수영 훈련 구간	단거리 전속력 드릴과 경기 페이스 모의 훈련에 활용되며, 역치에 도전하는 반복 훈련으로 최대한의 속도와 폭발력을 끌어낸다.	빠른연축근육섬유(속근섬유) 활성화를 극대화하고, 신경근육 협응력과 실전 중 폭발력을 지속하는 능력을 향상시킨다.
퍼플 존	극도로 높음, 한계치 이상의 강도로 단발성으로 수행되는 극한 수영 구간	결승 구간이나 매우 짧은 전력 수영을 위한 훈련으로, 신체가 발휘할 수 있는 최대 수행치를 끌어낸다.	극도의 피로와 부하 속 수행 능력을 단련하고, 에너지 시스템을 한계까지 밀어붙인다. 결정적 순간 전속력을 낼 정신력과 피니시 능력을 기른다.

아셨나요?

저명한 미국 수영 코치 존 어번체크가 1990년대 말에 색상 코드 훈련 시스템인 '어번체크 컬러 시스템'을 고안했다.

나에게 맞는 훈련법 찾기

두 훈련법은 각기 다른 목적을 지향하며, 선수의 체력 수준과 향상 단계에 따라 각기 다른 이점이 있다. 일반적으로 색상 코드 훈련법이 초급에서 고급까지 보편적인 적용이 가능한 반면 경기 페이스 훈련법은 경기에 참가하는 선수들에게 특히 유용하다. 경기 페이스 훈련법 실전 활용 방법과 실례는 190~193쪽에서 소개한다.

지속성 차이

초급자와 경험이 많지 않은 영자에게는 색상 코드 훈련법의 폭넓고 유연한 접근 방식이 유용할 것이다. 훈련 체계에 서서히 적응하면서 체력과 기술의 기초를 고르게 다질 수 있기 때문이다.

이와 달리, 실전 환경을 반복적으로 재현하고 숙련하는 데 중점을 둔 경기 페이스 훈련법은 특정 종목에서 최고 성과를 목표로 하는 선수들에게 더욱 효과적이다. 이 훈련법은 경기 조건에 정밀하게 대응하도록 설계되어 경쟁력을 높이고 경기력을 극대화하는 데 초점을 맞춘다.

색상 코드 훈련법

● **초급: 기초 다지기**
유산소 기초 능력을 서서히 다지면서 수영 기술을 개선하는 단계다. 속도가 주요 목표가 아니며, 초급자는 경기 속도에 도달해야 한다는 압박 없이 훈련 루틴을 몸에 익힌다.

● **훈련 강도 이해하기**
수영 입문자가 각 훈련 구간의 강도 차이를 인식하고 체화하는 과정으로, 물속 자기 수용 감각과 수영 시 에너지를 적절히 분배하는 능력을 키우는 데 중요한 단계다.

● **중급: 훈련 효과 점검**
체력과 기술이 개선되면 훈련 강도와 총량이 체계적으로 조정되며, 이를 통해 장기적인 훈련 효과를 추적할 수 있다.

● **기술 숙련: 중급**
다양한 영법의 기술을 연마하며, 각 구간의 강도를 활용해 수영 기술의 세부 요소를 맞춤형으로 조합해 훈련할 수 있다.

● **고급: 훈련 다각화**
고급 단계에서는 특정 에너지 시스템을 목표로 세부 체력 요소를 정밀하게 조율할 수 있으며, 이는 경기력을 최대치로 끌어 올리는 데 핵심이 된다.

● **회복과 주기화:**
색상 코드 훈련법은 훈련 강도를 명확히 구분해 테이퍼링 전략 등 주기화 설계를 통해 회복 구간을 정밀하게 배치할 수 있어 선수의 컨디션이 경기 시점에 최상에 이르도록 조율한다.

경기 페이스 훈련법: 실전 준비를 위한 훈련

경기 페이스 훈련법은 경기의 요구 조건에 아주 구체적으로 특화된 방식이어서 대회 참가 선수가 실전 환경에서 훈련하며 페이스 전략을 세밀하게 조정할 수 있다는 장점이 있다. 이 훈련법은 실제 경기에서 구간별로 활성화되는 에너지 시스템을 정밀 조준해 전 경주 구간에서 높은 속도를 유지할 수 있는 능력을 키워 준다. 또한 경쟁의 강도에 정신적으로 대비하는 데 효과적이며, 스타트, 턴, 피니시와 같은 핵심 구간을 실전 속도에 맞춰 최적화하는 데도 유용하다.

경기 페이스 훈련법

이 수영 훈련법은 정해진 거리에서 목표 시간을 달성하는 데 초점을 맞춰 설계된 체계적인 접근 방식으로, 훈련 강도와 향상 정도를 명확한 수치로 측정할 수 있다. 이 방식은 일정한 속도를 유지하며 수영하는 '페이싱(pacing)' 개념을 바탕으로 한다.

경기에 출전하는 선수에게는 이 훈련법이 필수다. 최적의 속도로 수영하려면, 훈련 과정에서 이러한 방식으로 점진적으로 경기 페이스에 도달해야 한다.

목표 속도 정하기
우선, 다양한 거리에서 시간 기록을 측정하는 테스트를 수행해 선수의 기준 시간을 설정한다. 이 테스트를 통해서 실현 가능한 목표 시간을 정할 수 있다. 색상 코드 훈련법(186~189쪽 참고)이나 다른 스포츠의 심박수 구간 훈련법(heart rate zone)과 비슷하게 페이스 훈련법의 구간도 선수 개인의 거리별 속도를 토대로 설정할 수 있다. 구간은 전속력 페이스(단거리에서 매우 높은 강도)부터 지구력 페이스(장거리에서 중간 강도)까지 다양하게 운용할 수 있다.

훈련 프로그램
경기 출전 선수의 훈련 프로그램은 인터벌 트레이닝으로 구성되는데, 정해진 거리(예: 50미터, 100미터, 200미터)를 반복하며 목표 시간을 달성하는 세트 훈련을 통해 실전 페이스에 익숙해지는 과정이다. 예를 들어 100미터를 1분 30초 이내에 수영하는 것을 목표로 100미터 10회 반복 수행이 1세트다.
　반복 수행 사이에는 미리 정해진 휴식 시간을 배치한다. 단, 이 휴식은 완전한 이완이 아니라 바로 다음 반복을 이어갈 수 있을 정도의 부분 회복 시간임을 염두에 두어야 한다. 휴식 간격은 세트 전체의 훈련 강도를 좌우하는 핵심 요소다.

장점
경기 페이스(또는 페이스 기반) 훈련의 한 가지 장점은, 실제 경기에서 요구되는 정확한 속도를 정밀 타격하는 고도로 특화된 훈련이라는 점이다.
　또 다른 장점은 제약 없는 의견 교환과 조정이다. 훈련 중 선수와 코치가 수행 결과를 실시간으로 공유하고, 그에 따라 훈련 강도나 페이스를 바로 조율할 수 있다.
　이러한 유형의 훈련은 선수에게 전술적 감각을 길러 준다. 특히 장거리 종목처럼 페이스 조절이 경기력에 핵심이 되는 경우, 자신의 속도를 정확히 인지하고 제어하는 능력은 전략 수립에 매우 중요하다.
　이 훈련법의 가장 큰 강점은 유연성이다.

영법, 거리, 개인의 신체적 특성과 기량 수준을 바탕으로 맞춤 설계가 가능해 다양한 훈련 목표에 맞춰 유연하게 변용할 수 있다.

실전 적용
고급 영자나 코치는 일정 간격으로 신호음을 내보내는 템포 트레이너 등의 기기를 활용해 스트로크 속도와 수영 페이스를 일정하게 유지하는 방식으로 훈련을 진행할 수 있다.
　경기 페이스 훈련법은 구체적인 시간 목표에 집중함으로써 영자가 적확한 페이스 감각을 기르고 다양한 속도에서 효율적으로 수영하는 능력을 향상시키는 데 도움이 된다. 이 훈련법은 경기력과 직결되며, 186쪽에서 설명한 색상 코드 기반 훈련법의 유용한 대안이 될 수 있다.

페이스 계산기

	초급	고급	선수
50미터	50미터/1분	50미터/45초	50미터/30초
100미터	100미터/2분	100미터/1분 30초	100미터/1분
200미터	200미터/4분	200미터/3분 15초	200미터/2분 15초
3~5킬로미터	100미터/2분 30초 (1킬로미터/25분~42분)	100미터/2분 (1킬로미터 20분~35분)	100미터/1분 30초 (1킬로미터 15분~25분)
5~10킬로미터	100미터/2분 45초 (1킬로미터/27분 30초~ 45분)	100미터/2분 15초 (1킬로미터/22분 30초~ 37분 30초)	100미터/1분 45초 (1킬로미터 17분 30초~ 29분)

RPE-페이스 대응표

RPE(Rate of Perceived Exertion, 운동 자각 척도)-페이스 대응표는 운동자가 느끼는 힘듦 정도를 기준으로 대략 어느 강도(페이스) 구간에 해당하는지 가늠하도록 돕는 참고 자료다. 표에서 RPE 값과 그에 상응하는 일반적인 페이스 구간을 확인하고, 이를 바탕으로 목표에 맞게 훈련 강도를 조정한다. 개인별 편차가 크므로 아래 표는 출발선으로 참고하되, 반복 훈련에서 나온 실제 기록과 체감 강도(RPE)를 비교해 페이스 구간을 주기적으로 조정하도록 한다.

자각	강도	설명
1~2	아주 가벼운 강도	아주 수월한 페이스, 피로 누적 거의 없이 이 속도를 장시간 유지할 수 있다.
3~4	가벼운 강도	편안한 페이스, 호흡이 약간 빨라지지만 대화를 이어갈 수 있다.
5~6	중간 강도	중간 페이스, 호흡이 깊어지고 빈도가 잦아진다. 대화가 가능하지만 힘이 든다.
7~8	힘든 강도	힘든 페이스, 호흡이 가빠져 대화가 어렵고 중간중간 멈춰야 한다.
9~10	매우 힘든 강도에서 최대 강도까지	매우 힘든~최대 페이스, 호흡이 아주 거칠고 가빠져 대화는 몇 마디 이상 하지 못한다. RPE 10은 최고 강도.

다른 훈련법과 결합하기

페이스 기반 훈련은 그 자체만으로도 효과적이지만, 심박 모니터링(오른쪽 참고)이나 자각적 운동 강도 척도(위의 RPE 척도 참조) 등 다른 지표를 결합하면 기록·생리 반응·자각 반응을 아우르는 하나의 종합형 훈련 프로그램이 될 수 있다.

RPE와 페이스

RPE 척도는 운동 강도를 가늠하는 데 널리 쓰이는 방법이다. 척도는 0(전혀 힘들지 않음)에서 10(최고 강도)까지 구성된다.

향상 정도 추적하기

훈련자는 수영장 벽시계(페이스 클락, 60초 단위로 회전하는 훈련용 시계)나 방수 시계를 사용해 각 반복 구간의 기록을 확인한다. 목표 시간을 맞추거나 단축하면 훈련 효과가

나타나고 있다는 신호다. 기록이 좋아지면 현재 체력과 속도 수준을 반영해 목표 페이스를 다시 설정해 계속해서 적합한 강도로 훈련하도록 한다.

심박수 계산

심장은 훈련을 통해 기능이 향상되는 근육이다. 휴식 심박수가 낮을수록 심장은 더 효율적으로 작동하며, 전반적인 심폐 체력이 좋다는 신호가 된다. 최대 심박수(MHR) 대비 현재 심박수 비율로 운동 강도를 가늠한다.

휴식 심박수 계산하기

아침에 잠자리에서 나오기 전, 맥박을 잰다. 며칠 연속으로 수치를 기록해 신뢰할 수 있는 평균값을 얻을 수 있다.

10초 동안의 휴식 맥박 수 × **6**

 휴식 심박수(Resting Heart Rate, RHR)

최대 심박수 계산하기

계산에는 몇 가지 공식이 사용되는데, 전통적인 '220-나이' 계산법보다 신뢰할 수 있는 것으로 평가된다. 다음은 그 가운데 가장 중요한 두 공식이다.

1. 다나카·모나한·실스 공식:

208 − (0.7 × 본인의 나이)

 최대 심박수(MHR)

특히 중년 이후 연령층에서 기존 공식(220-나이)에 비해 평균적으로 실제값에 더 가까운 추정치를 제시하는 것으로 알려져 있다.

2. 헌트 공식:

211 − (0.64 × 본인 나이)

최대 심박수(MHR)

헌트의 대규모 연구에서 도출된 이 공식은 나이를 정밀하게 반영해 전통적인 '220-나이' 공식보다 평균 오차 범위가 좁다. (개인차는 반영되지 않는다. — 옮긴이) 정확한 최대 심박수 공식을 활용하면, 개인별 훈련 강도를 세밀하게 설정해 경기력 최적화와 과훈련 예방에 도움이 된다.

페이스 계산

페이스 기반 훈련에서 페이스 계산은 구간별로 달성할 목표 속도를 설정한다.

이 과정에서 영자의 목표, 현재 체력 수준, 종목별 구체적 요구 조건 등을 반영해야 한다.
다음으로는 페이스 계산을 실제 훈련에서 적용하는 방법을 하나하나 짚어 본다.

1. 기준점 세우기

타임 트라이얼(time trial, 기록 측정 테스트)
다양한 거리에서 반복 구간의 시간을 측정해 현재 기록 수준을 파악한다.
일반적으로 50미터, 100미터, 200미터 또는 그 이상의 거리에서
측정하며, 영자의 훈련 목적에 따라 테스트 거리를 선택한다.

최고 기록 시간
이 테스트에서 나온 최고 기록 시간을 기준점으로 삼아 훈련 페이스를
설정한다. 이 기록은 훈련 강도 조절과 페이스 목표 설정의 출발점이 된다.

2. 훈련 구간 결정

최고 속도의 퍼센트
최고 속도의 퍼센트를 이용해 훈련 페이스를 설정한다. 예를 들면, 지구력
구간은 최고 속도의 70~80퍼센트로, 역치 구간은 80~90퍼센트로,
스프린트 구간은 90퍼센트 이상으로 설정한다.

구체적인 페이스 계산
이 퍼센트는 각 훈련 거리의 구체적인 시간 목표로 환산된다. 예를 들어
100미터 최고 기록이 60초일 경우, 지구력 훈련의 페이스(75퍼센트)는
100미터 80초가 된다.

3. 실전 훈련에 퍼센트 구간 적용하기

훈련 세트 설계
계산된 페이스를 바탕으로 각 세트는 목표 에너지 시스템과 훈련 목표에
맞춰 설계된다. 예를 들어 지구력 훈련 세트는 100미터를 10회 반복하고,
반복 사이에 짧은 휴식을 넣는 방식으로 구성할 수 있다.

다양한 항목 조합
훈련 거리, 페이스, 휴식 간격을 다양하게 조합하면 속도, 지구력, 기술 등
경기력 전반을 균형 있게 향상시킬 수 있다.

4. 훈련 페이스 점검 및 조정

정기적 타임 트라이얼
타임 트라이얼을 주기적으로 실시해 최고 기록을 최신의
결과로 수정하고, 그에 따라 훈련 페이스를 조정한다.

향상에 따른 조정
체력이 향상되어 속도와 지구력이 개선되면, 훈련 페이스도
그 변화에 맞춰 단축한다.

5. 장비를 활용한 정밀한 페이스 설정

수영장 벽시계와 손목시계
이러한 도구를 사용하면 시간 기록을
직접 확인하며 목표 페이스를 정확히
지킬 수 있다.

수영 페이스 계산기
온라인 계산기나 앱을 활용하면
최신 기록을 기준으로 훈련 페이스를
자동으로 계산할 수 있다.

예시
수영 거리:
100m
수영 시간:
01:30:00
나의 페이스:
01:30:00/100미터

6. 피드백 반영

몸의 신호에 귀 기울이기
훈련에 대한 신체 반응을 살펴 페이스를 조절한다. 이때 고려 사항은
피로, 회복 정도, 전반적인 컨디션을 함께 고려한다.

코치의 조언 활용하기
코치는 선수의 훈련을 관찰해 페이스 조절과 기술적 요소에 대한
중요한 피드백을 줄 수 있다.

속도 높이기

50미터에서 200미터까지의 단거리 경기에서는 구간별 속도 유형이 다르다는 점을 이해하고 그에 맞는 속도 능력을 키우는 것이 경기력을 좌우하는 요소가 된다. 출발 속도, 순간 최고 속도, 후반 속도를 향상시키는 구간별 특화 훈련을 통해 스타트부터 폭발적인 스타트에서 강한 피니시까지 전 구간의 경기력을 최적화할 수 있다.

출발 속도(스타트 능력)

출발 속도(front end speed)는 경기 초반에 힘을 과하게 들이지 않고 내는 속도라는 의미에서 이지 스피드(easy speed)라고도 한다. 불필요한 저항을 만들지 않는 효율적인 움직임으로 초반 피로를 유발하지 않으면서 빠르게 고속에 도달하는 이 능력은 경기 초반 흐름을 주도하고 유리한 위치를 선점하는 데 중요하며, 특히 출발과 브레이크아웃(breakout, 수면 돌파) 구간이 경기 전체에 큰 영향을 미치는 단거리 종목에서 핵심이 된다.

출발 속도를 높이기 위해서는 스타트, 잠영, 브레이크아웃 등의 훈련이 필요하며, 이를 통해 빠르고 효율적인 경기 운영이 가능해진다. 구체적인 훈련으로는 스타트 전용 드릴, 잠영 돌핀킥(돌고래발차기), 완전한 영법 전환 동작 연습 등이 있는데, 영법 전환 동작에서는 최소한의 힘으로 속도를 유지하는 기술이 중요하다.

최대 속도(최고 속도)

최대 속도는 수영 선수가 특정 구간에서 낼 수 있는 가장 빠른 스피드를 의미한다. 이는 주로 단거리 종목에서 스타트 구간과 초반 가속 구간을 거쳐 중반 지점에서 도달해 감속이 시작되기 직전까지 유지되는 절정 속도다.

최대 속도를 높이기 위해서는 최대 페이스의 단거리 반복 훈련, 폭발력 트레이닝, 빠른 속도 시 수영 기술 연습 등이 필요하다. 구체적인 훈련으로는 완전 회복 시간을 두는 짧고 폭발적인 고강도의 전속력 수영, (패들이나 수영 훈련용 낙하산처럼 수중 저항을 유발한 장비를 활용하는) 폭발력 저항 운동 세트, 실전 경기보다 강한 저항으로 더 빠른 속도를 이끌어 내는 핀(오리발) 장착 스프린트 등이 있다.

후반 속도(막판 스퍼트)

이 속도는 강한 피니시로 레이스를 마감하며 마지막 바퀴에서 속도를 유지하거나 심지어 더 올리는 능력이다. 후반 속도는 누적된 피로에도 강력한 막판 스퍼트로 벽을 터치하는 순간까지 효과적으로 경쟁할 수 있게 해 준다.

후반 속도 능력을 키우기 위해서는 실전 환경을 구현한 모의 훈련 세트를 수행한다. 전략적으로 짧은 휴식 시간을 두어 일정 거리를 끊어서 수행하는 브로큰 스윔(broken swim), 마지막 구간에서 속도를 높이는 페이싱 드릴, 높은 속도를 더 오래 유지하는 능력을 키우는 지구력 훈련 등이 있다. 이 훈련에서는 레이스의 마지막 구간을 효과적으로 돌파하기 위한 강인한 정신력과 전략 운용 능력을 함께 단련한다.

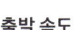

출발 속도
경주를 스타트하는 폭발적인 속도

최대 속도
스프린트(50미터, 100미터의 단거리 종목)에서 선수가 도달할 수 있는 최고 속도 또는 중장거리(200미터 이상)에서 가장 효율적으로 유지할 수 있는 가장 빠른 평균 속도

후반 속도
경주 끝까지 유지하는 속도

속도의 구성 요소 이해하기
절정의 기량을 발휘하는 최대 속도, 폭발적인 경주 스타트를 위한 출발 속도, 끝까지 속도를 유지하는 지구력의 후반 속도를 모두 갖추었을 때 최고의 경기력과 기록을 성취할 수 있다.

훈련 프로그램

수영 훈련 프로그램은 기술 수준에 따라 다양하게 이루어진다. 초보와 중급, 고급 단계에는 각기
다른 접근법이 필요하며 대회 출전을 준비하는 수준이라면 더군다나 다를 수밖에 없다. 수영 기술이
어떤 수준이든, 목표가 무엇이든, 이 섹션에서 필요로 하는 훈련 프로그램을 찾을 수 있을 것이다.

단계별 훈련

초급자의 훈련은 기본 기술 익히기와 체력 강화, 단순 연습과 중간 거리 수용을 통해 물에 대한
자신감을 키우는 데 집중한다. 중급으로 올라가면 체계적인 훈련, 영법 개선에 중점을 두며 중강도
인터벌 트레이닝을 활용한다.

고급 단계에서는 고강도 인터벌 트레이닝,
종목별 경기 특화 연습, 고급 기술 훈련으로
훈련이 강화되며 테이퍼링 전략을 통한
최상의 경기력 준비로 마무리된다.
　　초급부터 고급까지 모든 수영 훈련
프로그램은 이러한 원리를 기초로
설계된다.

균형 잡힌 체력

체력은 심폐지구력, 근력, 유연성,
기술 효율성, 정신적 회복 탄력성을 모두
아우른다. 이러한 능력을 고루 갖추었을
때 훈련과 경기에서 에너지를 유지하며
부상을 예방하고 최상의 기량을
발휘할 수 있다.

점진적 적응

훈련 강도와 총량을 서서히 늘림으로써
신체가 단계적으로 적응할 수 있도록 한다.
이 과정을 통해 부상 위험을 줄이는 동시에
근력과 지구력, 나아가 전반적인 수행
능력을 꾸준히 끌어 올릴 수 있다.

훈련 총량 조절

반복 횟수를 점차 늘리거나 더 긴 구성의
훈련 프로그램을 채택해 훈련 시간과
거리를 확장함으로써 지구력과 유산소
능력을 향상시킨다. 이를 통해 근지구력을
강화하고, 더 높은 수준의 수행 수준을
안정적으로 유지할 수 있다.

훈련 부하 최적화

훈련에서는 운동 강도, 운동량, 회복을
균형 있게 설계할 때 수행 능력을 최대로
끌어 올리는 동시에 과훈련과 부상 위험을
줄일 수 있다. 이를 통해 체력 수준을
최상으로 유지하며 장기적으로 발전할
수 있다.

운동 강도 조절

속도, 저항, 동작 난이도를 높여 훈련
강도를 높이면, 자신의 한계를 밀어붙이며
심폐지구력, 근력, 전반적인 기량을
향상시킬 수 있다. 이는 더 나은 경기
결과로 이어진다.

❝ ❞

영법마다 자세와 기술이 다르므로, 기술적 완성도를 높이는 훈련 또한 영법마다 다르다.

각 영법의 주요 기술 훈련

드릴은 각 영법 고유의 구성 요소에 초점을 맞춘 훈련으로, 기술, 효율성, 근육 기억을 향상시킨다. 아래의 드릴은 정기적으로 실시하며, 특히 웜 업, 기술 집중 훈련, 회복 시간에 포함시켜 자세와 동작을 교정하고 올바른 동작 원리를 강화한다.

자유형 드릴	수직 발차기	캐치 업	피스트

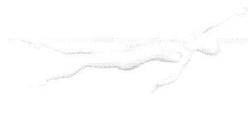

자유형 드릴

수직 발차기
수심 깊은 곳에서 수직 자세로 플러터 킥을 수행한다. 팔은 가슴에 모으거나 물 위로 뻗는다. 중심근육과 발차기 힘, 발목 유연성을 함께 단련해 발차기 효율을 높인다.

캐치 업
한 팔을 앞으로 뻗은 상태를 유지하고, 반대쪽 팔의 젓기가 끝나면 교대로 젓는다. 스트로크 타이밍을 익히고 팔 젓기 거리를 늘리며, 몸통 회전의 효율성도 향상된다.

피스트
주먹을 쥔 채 아래팔(전완) 전체로 물을 밀어낸다. 물을 느끼는 감각(feel for the water)을 기르고, 팔 추진력을 강화한다.

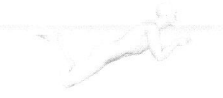

배영 드릴

한 팔 배영
한쪽 팔만 젓고 다른 팔은 몸 옆에 붙인다. 한 팔 고정으로 팔 추진력을 강화하고, 몸통 회전의 정확성을 높인다.

양팔 배영
두 팔을 동시에 저어 배영을 수행한다. 큰 몸통 회전을 동반해 중심근육의 개입을 강화하고, 스트로크 파워를 향상시킨다.

킥 판 회전 드릴
두 손으로 킥 판을 세로로 잡아 엉덩이와 어깨를 좌우로 돌리며 수영한다. 팔 동작 없이 몸통 회전에만 집중해 균형 감각을 기른다. 배영의 핵심인 회전 동작을 강화하고 수중 정렬을 개선한다.

평영 드릴

투 킥 원 풀
이 평영 드릴은 팔 젓기 1회에 발차기 2회로 수행한다. 발차기 동작을 강조해 킥 파워와 킥에 의한 추진력을 강화하는 데 효과적이다.

글라이드
스트로크가 끝날 때마다 팔다리를 곧게 뻗고 몇 초간 글라이드를 유지한다. 유선형 정렬과 글라이드 추진력을 익히는 데 효과적이다.

스컬링 + 평영 킥
평영 팔 젓기의 바깥밀기(outsweep)와 안당기기(insweep)에 초점을 둔다. 두 손으로 8자를 다양한 높이(가슴, 허리, 얼굴)에서 그리는 스컬링 동작으로 물에서 추진을 얻는 감각을 익힌다.

접영 드릴

바디 웨이브(바디 돌핀)
팔을 쓰지 않고 접영의 몸통 물결 동작에 집중하는 드릴이다. 몸통과 중심근육의 물결치기를 연습해 접영의 핵심인 전신 리듬감과 추진 효율을 높인다.

접영 팔 + 자유형 발차기
접영 팔 젓기에 자유형 발차기를 결합해 상체 동작에 집중하는 드릴이다. 접영 발차기의 협력 없이 상체만으로 추진력을 유지하므로, 상체 기술과 근력 강화에 효과적이다.

3-3
접영 팔 젓기 3회마다 유선형 자세에서 접영 발차기 3회를 수행한다. 발차기와 팔 젓기를 분리해 두 동작의 연결 타이밍과 리듬 기술 효율을 향상시킨다.

초급: 1~4주

초급은 3개월에 걸쳐 거리와 강도를 점진적으로 높이며, 기본 기술 드릴, 중강도 수영, 인터벌 트레이닝, 그리고 최적의 적응을 위한 정기적 휴식 등을 포함해 지구력과 기술을 단계적으로 향상시킨다.

초급 프로그램은 일주일 2회 훈련을 매주 반복해, 꾸준하고 점진적인 향상을 목표로 한다. 각 훈련은 지구력을 키우고 기본 드릴과 중강도 수영을 통해 기술을 익히는 데 초점을 맞춘다. 거리와 강도가 점차 증가하면서 체력과 수영 능력이 서서히 향상된다. 3개월의 훈련을 마치면 근지구력, 영법 효율성이 향상되고, 물에 대한 자신감도 함께 높아질 것이다.

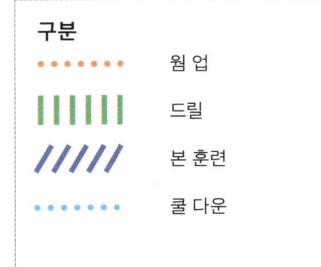

구분
- 웜 업
- 드릴
- 본 훈련
- 쿨 다운

1개월: 적응과 기본기

1~2주 몸 적응 및 자유형 입문

훈련 1

웜 업: 10분
가볍게 수영하며 물에서 편안하게 뜨는 감각에 집중한다. 엎드려 뜨기와 등뜨기(누워 뜨기)를 연습하면서 물과 친해진다.

본 훈련: 25미터 자유형 × 10세트
호흡 리듬(3번 스트로크 후 들숨)에 집중, 25미터 반복 구간 사이 30초 휴식

쿨 다운: 10분
수영장 벽(pool side)을 잡거나 킥 판을 이용한 가벼운 발차기

훈련 2

웜 업: 10분
자유형과 등뜨기를 번갈아 수행하면서 수중 균형 감각을 익히는 혼합 수영

본 훈련: 25미터 자유형 x 10세트
팔 젓기 시 팔을 끝까지 펴는 동작에 집중한다. 호흡 시 수면에서 머리를 과도하게 들지 않고 고개 돌리기로 들숨 유도, 25미터 반복 구간 사이 30초 휴식

쿨 다운: 10분
느린 속도로 평영과 배영을 번갈아 수행 및 호흡 안정을 포함한 마무리 운동

3~4주 배영 입문 및 호흡 기술

훈련 1

웜업: 10분
25미터 자유형과 25미터 배영 교차 수영, 영법 간 부드러운 전환 동작에 중점을 둔다.

본 훈련: 25미터 배영 x 8세트
엉덩이 위치를 유지하며 일정한 속도로 플러터 킥 수행, 호흡 리듬에 중점을 둔 **25미터 자유형 x 8세트**, 인터벌 간 30초 휴식

쿨 다운: 10분
긴장 완화를 목표로, 원하는 영법으로 편안하게 수영

훈련 2

웜 업: 10분
25미터 가벼운 발차기(킥 판 이용)과 25미터 편안한 자유형을 번갈아 반복하며 연속 수영

본 훈련: 25미터 x 8세트
자유형 4세트(좌우 방향 호흡에 집중) + **배영 4세트**(팔 협응에 집중), 각 구간 사이 30초 휴식

쿨 다운: 10분
뜨기 동작을 포함한 편안한 수영

초급: 5~8주

5~8주에는 수영 거리와 강도가 높아져 지구력 요소가 추가되고, 스트로크 기술 드릴이
본격적으로 포함된다. 이 단계의 핵심 목표는 증가한 훈련 부하 적응과 영법 효율성 향상이다.

스트로크 기술의 구성 요소를 분리해
훈련하는 다양한 드릴이 도입된다. 대표적인
드릴에는 다리 근력과 발차기 추진력 향상을
위한 킥 드릴, 팔 젓기 기술을 연마하는 풀
드릴, 스트로크 타이밍 감각을 익히는 캐치
업 드릴, 팔꿈치를 높이 드는 회수 동작을
위한 핑거팁 드릴, 물에서 추진을 얻는

감각을 향상시키는 스컬링 드릴, 한쪽 팔
동작을 고립해 집중 훈련하는 싱글암 드릴,
호흡 리듬과 안정성을 높이는 호흡 드릴 등이
있다. 이러한 드릴은 영법별 핵심 요소를
강화하고, 전반적인 수영 수행력과 효율성을
높이는 데 효과적이다.

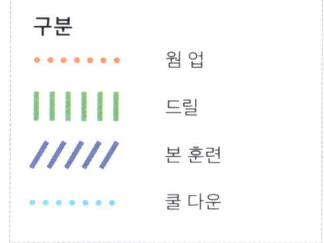

구분

- 웜 업
- 드릴
- 본 훈련
- 쿨 다운

2개월: 지구력 향상 및 기술 연습 도입

5~6주 지구력 향상과 자유형 기술 연습

훈련 1

웜 업: 10분
편안한 수영으로 시작, 점차
속도를 높인다. 배영 동작을
포함시켜 다양한 근육군을
활성화한다.

본 훈련: 50미터 자유형 × 4세트
일정한 스트로크 리듬을
유지하며 적당한 속도로 수영

드릴: 25미터 캐치 업 드릴 × 4세트
각 구간 사이 45초 휴식

쿨 다운: 10분
부드러운 영법 전환과 긴장
완화에 집중하며 다양한
영법으로 수영한다.

훈련 2

웜 업: 10분
혼합 수영, 배영과 평영을 포함한
여러 동작으로 주요 근육군 예열

본 훈련: 50미터 자유형 × 4세트
호흡 조절에 집중

드릴: 25미터 핑거팁 드릴 × 4세트
회수 구간에서 손끝으로 수면을
부드럽게 훑는 동작(fingertip
drag)에 집중

쿨 다운: 10분
킥 판을 활용한 발차기와
편안한 수영 포함

7~8주 평영 입문 및 지구력 강화

훈련 1

웜 업: 15분
단계적 수영, 발차기로 시작해(킥
판 이용) 점차 팔 젓기를 포함한
풀스트로크(full stroke)로
이행한다. (자유형+배영)

본 훈련: 100미터 자유형 × 2세트
일정한 페이스 유지와 효율적 호흡에 집중한다. 다음으로
25미터 평영 × 4세트, 스트로크 사이 글라이드 구간에
집중한다. 100미터 세트 구간 사이 1분 휴식,
25미터 세트 구간 사이 30초 휴식

쿨 다운: 10분
선호하는 영법으로 천천히 수영,
뜨기 동작으로 이완하며 마무리

훈련 2

웜 업: 15분
부드러운 발차기로 시작해 팔
젓기 포함 전체 동작 수영으로
이행한다. (자유형과 배영 혼합)

본 훈련: 자유형 100미터 × 3세트
일정한 페이스 유지에 집중한다. 이어서
25미터 평영 × 4세트, 발차기와 팔 젓기의 협응과 타이밍
동기화에 집중한다. 100미터 세트 구간 사이 1분 휴식,
25미터 세트 구간 사이 30초 휴식

쿨 다운: 10분
배영 동작을 포함한 기술 복습과
이완을 위한 마무리 수영

초급: 9~12주

9~12주에는 수영 거리와 강도가 한층 더 증가하며, 고급 기술 드릴이 도입된다. 스플릿 타임(split time, 경주 총 거리 중 특정 구간의 완주 시간)을 반복 측정해 전체 경기 거리의 속도 변화와 페이스 조절 양상을 분석하며, 이를 통해 영자와 코치는 경기의 페이스 전략을 수립할 수 있다.

이 훈련 단계에서는 스프린트(전속력 수영)를 도입해 속도와 추진력, 폭발력을 향상시킨다. 25~50미터를 짧고 강하게 전력 수영한 뒤 충분한 휴식을 취한다. 스프린트는 무산소 능력, 폭발적인 근력, 전반적인 경기 수행력을 향상시킨다. 스프린트를 훈련에 포함하면 빠른 페이스에 적응하고, 높은 속도와 강도를 유지하는 능력이 향상된다.

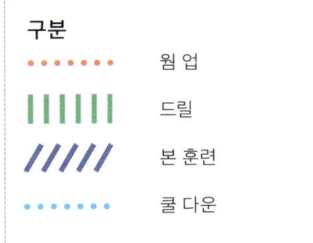

구분
- ●●●●●● 웜 업
- ‖‖‖‖‖ 드릴
- ////// 본 훈련
- ●●●●●● 쿨 다운

3개월: 종합 및 개선

9~10주 지구력과 속도 향상시키기

훈련 1

웜 업: 15분	본 훈련: 150미터 자유형 × 2세트	본 훈련: 25미터 스프린트 × 4세트	쿨 다운: 10~15분
느리게 시작해 서서히 페이스를 높여가는 방식으로 연속 수영, 자유형과 배영 포함	전 구간을 일정 페이스로 유지하는 데 집중한다.	더 빠른 페이스로 수영, 스프린트는 구간 사이 완전 회복, 150미터는 구간 사이 1~2분 휴식	팔을 끝까지 뻗는 동작에 집중하며, 평영 동작을 일부 포함한 편안한 속도의 정리 수영

훈련 2

웜 업: 15분	본 훈련: 100미터 자유형 × 3세트	본 훈련: 50미터 스프린트 × 2세트	쿨 다운: 10~15분
가벼운 준비 수영과 기술 연습(한 팔 자유형, 캐치 업 드릴 등)을 병행한 웜 업	꾸준한 스플릿 타임을 목표로 일정한 페이스 유지, 세트 사이 1분 휴식	속도 향상에 주력한다. 스프린트 구간 사이는 완전 회복	근육 이완을 위한 혼합 수영 (배영과 부드러운 발차기 포함)

11~12주 기술 숙련 및 인터벌 트레이닝

훈련 1

웜 업: 15분	본 훈련: 100미터 자유형 x 4세트	본 훈련: 50미터 스프린트 x 4세트	쿨 다운: 10~15분
혼합 수영, 가벼운 발차기를 포함해 영법 간 매끄러운 전환 동작에 집중한다.	기술 다듬기, 특히 입수와 몸통 회전 동작에 집중한다. 세트 사이 1분 휴식	전속력 수영, 고강도이지만 지속 가능한 수준으로 수행하며, 호흡 조절과 효율적인 턴 동작에 집중한다. 세트 사이 2분 휴식	여러 영법을 혼합한 정리 수영

훈련 2

웜 업: 15분	본 훈련: 200미터 자유형 x 1세트	본 훈련: 25미터 스프린트 x 4세트	쿨 다운: 10~15분
발차기로 시작해 전체 동작 수영으로 이행한다. (일부 기술 드릴 병행)	에너지 효율에 집중하며 중간 페이스 유지, 세트 사이 2분 휴식	폭발적인 스타트와 빠른 턴 동작에 집중, 각 스프린트 후 완전 회복	여러 영법을 활용해 이완하는 정리 수영, 기술 연습 병행

고급: 1~4주

이 단계는 유산소 기초 체력을 다지고 기술 완성도를 높이는 데 집중하며, 경기 페이스
훈련 및 테이퍼링 전략을 포함한 체계적 프로그램을 통해 적절한 시점에 최고 기량을
발휘하도록 설계되어 있다.

유산소 기반 강화와 기술 숙련에 집중하며,
매주 3회 훈련(훈련1~훈련3) 완수를 목표로
한다. 개인 혼영(Individual Medley, IM) 지구력
훈련은 접영, 배영, 평영, 자유형 순서로 네
종류 영법을 모두 소화하며 지속적인 체력과

추진력을 유지하는 데 중점을 둔다. 후반
속도(back end speed) 훈련은 경기 후반에도
속도를 유지하거나 더 끌어 올리는 능력을
향상시키는 데 중점을 둔다. 두 항목 모두
강한 피니시를 위한 핵심 전략이다.

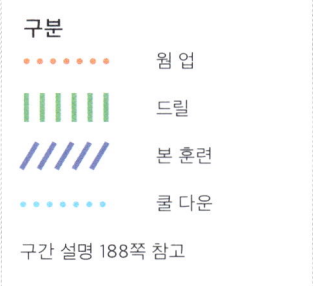

구분

- • • • • • • 웜 업
- | | | | | 드릴
- //// 본 훈련
- • • • • • • 쿨 다운

구간 설명 188쪽 참고

1개월: 유산소 기초 및 기술

유산소 지구력 및 기술 훈련
■ (초점: 화이트 존, 블루 존)

훈련 1

웜 업: 400미터 혼영
기술에 집중하며, 호흡은 스노클을
이용해(185쪽 참고) 완급 조절

본 훈련: 200미터 자유형 x 5세트
풀 부이를 활용해 안정적인 중강도
유산소 훈련(185쪽 참고), 세트 사이
30초 휴식

드릴: 50미터 선택 드릴 x 8세트
핀(오리발)을 이용해(185쪽 참고)
운동 강도를 높이지 않고 기술 연습에
집중, 세트 사이 30초 휴식

**쿨 다운: 300미터 선호 영법으로
정리 수영**
스트레칭과 이완에 집중

개인 혼영 지구력 및 스프린트 폭발력 훈련
■ ■ ■ (초점: 블루 존, 옐로 존, 레드 존)

훈련 2

**웜 업: 300미터
(100미터 수영/100미터 핀 착용
발차기/100미터 수영)**
유산소 기초, 반복 사이 20초 휴식

**본 훈련: 200미터 개인 혼영 x
4세트(핀 착용)**
지구력 강화와 매끄러운 전환 동작에
집중한다. 세트 사이 45초 휴식

**본 훈련: 25미터 자유형 스프린트 ×
8세트(패들 착용)**
최대 파워로 전력 수영, 각 반복 후
충분한 휴식으로 완전 회복

**쿨 다운: 200미터 배영
(스노클 착용)**
편안한 속도로 정리 수영, 상체 근육
이완과 기술 점검에 집중한다.

장거리 자유형 및 후반 속도 훈련
■ ■ (초점: 블루 존, 옐로 존)

훈련 3

**웜 업: 400미터 수영(150미터 자유형
+ 50미터 배영 × 2세트)**
길고 부드러운 스트로크로 유산소
능력 향상에 집중한다. 세트 사이
20초 휴식

**본 훈련: 장거리 수영
400미터 자유형 × 3세트
(풀 부이 사용)**
지속적인 유산소 지구력 향상 훈련,
반복 사이 1분 휴식

**본 훈련: 후반 속도 강화
50미터 자유형 × 6세트**
후반 25미터 구간에서 전속력으로
실전 피니시 상황 재현, 반복 사이
45초 휴식

**쿨 다운: 300미터 선호 영법으로
정리 수영**
기술 점검 병행

고급: 5~8주

5~8주는 수영 거리와 고급 기술 연습, 경기 페이스 훈련이 모두 강화되는 고강도 프로그램으로 진행된다. 속도, 폭발력, 지구력, 추진력 등을 집중적으로 기르며, 최상의 경기력을 위한 체계적인 준비 단계에 들어간다.

2개월에는 기술 숙련과 근지구력 향상에 중점을 두며, 속도·폭발력·무산소 능력을 강화하는 고강도 훈련을 실시한다. 경기 상황에 맞춘 스프린트 훈련과 페이스 조절 훈련을 통해 폭발적인 근력과 고강도 수영 지속 능력을 함께 기른다. 매주 3회 훈련(훈련1~훈련3)을 목표로 하며, 장시간 빠른 속도를 유지할 수 있는 체력과 집중력을 함께 끌어 올리는 과정이다.

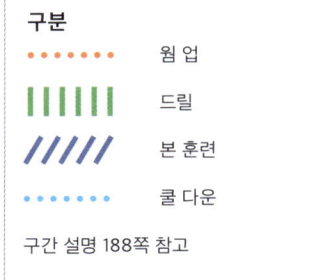

구분

• • • • • • • 웜 업

| | | | | | 드릴

///// 본 훈련

• • • • • • • 쿨 다운

구간 설명 188쪽 참고

2개월: 고강도 훈련 및 지구력

역치 및 속도 훈련
■ ■ (초점: 그린 존, 레드 존)

훈련 1

웜 업: 500미터 혼합 영법 준비 수영
마지막 200미터 구간은 **핀(오리발)**을 착용해 다리 근력 및 유산소 기초를 활성화한다. (185쪽 참고) 완료 후 30초 휴식

본 훈련: 역치 훈련
150미터 자유형 × 6세트
유산소 역치를 넘어 무산소 대역에 진입하도록 강도를 끌어 올린다. 반복 사이 40초 휴식

본 훈련: 속도 훈련
50미터 자유형 스프린트 × 8세트
핀과 패들을 착용해 폭발력을 최대치까지 끌어 올린다. (185쪽 참고) 반복 사이 충분한 휴식으로 완전 회복

쿨 다운: 400미터 자유 영법
정리 수영
신체 회복과 기술 점검에 중점을 둔다.

고강도 지구력 및 무산소 능력
■ ■ (초점: 옐로 존, 레드 존)

훈련 2

웜 업: 400미터 준비 수영(풀 부이와 패들 착용, 185쪽 참고)
상체 근육 활성화를 위한 당기기(pull) 동작을 중심으로 실시한다. 완료 후 20초 휴식

본 훈련: 폭발력
25미터 자유형 × 10세트(핀 착용)
각 반복을 폭발적인 스타트로 시작해 최대 강도로 수행한다. 각 반복 사이에는 충분한 휴식으로 완전 회복

본 훈련: 무산소 훈련
100미터 자유형 × 5세트
고강도 수영으로 빠른 속도를 유지하는 지구력을 강화한다. 반복 사이 45초 휴식

쿨 다운: 300미터 정리 수영
회복을 위한 부드러운 수영으로 마무리

개인 혼영 훈련 및 속도 유지
■ ■ (초점: 그린 존, 옐로 존)

훈련 3

웜 업: 600미터(150미터씩 각 영법으로 혼합 수행)
자유형 및 배영 구간 **스노클** 착용, 유산소 운동과 기술 연마에 집중(185쪽 참고). 완료 후 30초 휴식

본 훈련: 200미터 개인 혼영 × 4세트(핀 착용, 185쪽 참고)
유산소와 무산소 능력을 균형 있게 단련하는 훈련, 세트 사이 1분 휴식

본 훈련: 25미터 개인 혼영 스프린트 피니시 × 8세트(장비 없이 진행)
짧은 고강도 구간(옐로 존)으로 폭발적인 피니시에 집중한다. 세트 사이 충분한 휴식으로 완전 회복

쿨 다운: 350미터
자유롭게 편안한 영법을 선택해 기술을 점검하며 마무리 정리 수영

고급: 9~12주

9~12주에는 페이스 정밀 조정, 모의 실전 수영, 테이퍼링 전략에 집중한다.

3개월 차 고급 훈련 프로그램은 경기 페이스를 정교하게 조정하기 위한 고강도 세트로 구성되며, 실전 환경에서도 속도와 기술을 유지하기 위한 준비에 중점을 두어 설계된다. 실제 경기 상황을 재현하는 모의 훈련을 통해 영자는 정신적·신체적으로 실전에 대비한다. 테이퍼링은 훈련량을 점진적으로 줄여 완전한 회복을 유도하고, 경기에서 최상의 기량을 발휘하도록 돕는 전략이다. 매주 3회 훈련 수행을 목표로 한다.

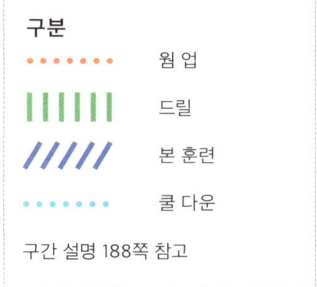

구분
- 웜 업
- 드릴
- 본 훈련
- 쿨 다운

구간 설명 188쪽 참고

3개월: 경기 페이스 훈련 및 테이퍼링 전략

경기 페이스 조정
■ (초점: 레드 존)

훈련 1

웜 업: 600미터 혼합 영법 준비 수영
마지막 200미터 구간은 핀을 착용해 다리 근육을 활성화하고 유산소 능력을 증진한다. 완료 후 30초 휴식

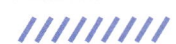

본 훈련: 경기 페이스 훈련
100미터 자유형(경기 페이스) x 8세트
장비 없이 경기 페이스로 수영, 실전의 강도와 속도를 모의 훈련한다. 세트 사이 50초 휴식

드릴: 파워 킥
50미터 접영 발차기 x 6세트
(핀 착용)
강한 발차기를 위한 하체 근력과 속도 향상에 집중

쿨 다운: 400미터 자유 영법
정리 수영
장비 없이 완전 회복과 기술 점검에 집중하며 마무리

무산소 파워 및 최종 준비
■ □ (초점: 레드 존, 화이트 존)

훈련 2

웜 업: 500미터 준비 수영
풀 부이와 패들을 착용해 상체 근력을 활성화한다. (185쪽 참고) 완료 후 20초 휴식

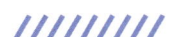

본 훈련: 무산소 훈련 세트
무산소 50미터 자유형 x 2세트
(핀 착용)
경기 페이스 이상 최대 속도·무산소 능력 강화. 세트 사이 충분한 휴식

드릴: 혼합 훈련 세트
400미터 혼합 기술 연습
(191쪽 참고)
장비 없이 수행하며, 기술 숙련과 근육 이완에 집중한다. 반복 사이 30초 휴식

쿨 다운: 300미터 자유 수영
장비 없이 회복을 위한 마무리 수영

모의 실전 훈련 및 테이퍼링 전략
■ □ (초점: 레드 존, 화이트 존)

훈련 3

웜 업: 400미터 준비 수영
(150미터 자유 수영 + 50미터 핀 드릴 x 2세트)
핀 착용 드릴로 추진력을 강화한다. 세트 사이 30초 휴식

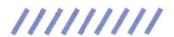

본 훈련: 모의 실전 훈련
50미터 x 6세트
경기 페이스로 스타트하며, 장비 없이 실전 환경을 재현하고, 속도 기록에 집중한다. 세트 사이 1분 휴식

드릴: 다이빙 스프린트 25미터 x 4세트
핀을 착용하고 다이빙으로 시작해, 스타트 속도와 가속력 향상에 전력을 다한다. (185쪽 참고) 세트 사이 충분한 휴식으로 완전 회복

쿨 다운: 350미터 자유 수영
근육 이완과 기술 점검에 집중하며 가볍고 편안하게 마무리한다.

경기 수영 50/100/200미터
집중 루틴: 1~4주

이 기간에는 기술과 기초 지구력에서 속도와 폭발력, 나아가 경기 준비와 테이퍼링
전략까지 훈련의 모든 요소를 단계적으로 강화한다.

1~4주, 대회를 준비하는 선수는 속도 유지
능력 훈련을 통한 기술과 기초 지구력 강화에
집중한다. 여기에는 중강도에서 고강도
인터벌 훈련으로 유산소 능력과 근지구력을
함께 단련하는 항목이 포함된다. 전 기간
꾸준히 체내 에너지 시스템을 자극함으로써
더 빠른 속도를 더 오랜 시간 유지할 수 있는
능력을 키울 것이다.

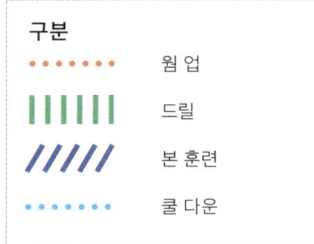

1개월: 기초 지구력 및 기술 집중 훈련

기술과 유산소 지구력

훈련 1				
웜 업: 400미터 혼영 준비 수영 편안한 페이스로 진행한다.	**드릴: 50미터 × 8세트** 스노클을 사용하며, 기술 숙련에 집중한다. (50미터당 1드릴로 진행: 캐치 업, 싱글 암, 핑거 팁 등, 191쪽 참고) 반복 사이 20초 휴식	**본 훈련: 50미터 자유형 스프린트 × 8세트** 핀(오리발)과 패들을 착용해 폭발력을 최대치까지 끌어 올린다. 충분한 휴식으로 완전 회복	**드릴: 발차기 100미터 × 4세트(핀 착용)** 강하고 일정한 플러터 킥에 집중한다. 반복 사이 30초 휴식	**쿨 다운: 200미터 혼영 정리 수영**

무산소 역치

훈련 2				
웜 업: 400미터 준비 수영 배영과 평영을 포함한다.	**본 훈련: 총 4세트 수행** 50m(경기 페이스 80% 강도) × 4세트(세트 간 10초 휴식) + 100미터(경기 페이스) × 1회(1분 휴식). 패들로 저항 높여 팔 젓기 근력 강화	**드릴: 당기기 200미터(경기 페이스의 70% 강도) × 3세트(풀 부이, 패들)** 스트로크를 길게 효율적으로 수행하는 데 집중한다. 각 반복 사이 45초 휴식	**본 훈련: 스프린트 25미터 스프린트 × 8세트** 저항 낙하산을 착용하고 전력을 다해 수영한다. 각 반복 사이 충분한 휴식으로 완전 회복	**쿨 다운: 200미터 정리 수영** 근육 이완에 집중한다.

속도와 폭발력

훈련 3				
웜 업: 300미터 혼영 준비 수영 접영을 포함시켜 중심근육(코어근육)과 어깨 근육을 활성화한다.	**본 훈련: 폭발력 15미터 스프린트 × 6세트** 스트레치 코드를 사용해 벽에서 출발, 폭발적 스타트와 빠른 속도의 고강도 유지력에 집중한다.	**본 훈련: 속도 50미터(경기 페이스의 90%) × 8세트** 빠른 턴 동작과 강한 피니시에 집중한다. 각 반복 사이 60초 휴식	**본 훈련: 지구력 150미터(일정한 페이스) × 4세트(핀과 스노클 사용)** 피로 누적 상태에서 정확한 기술 유지에 집중. 반복 사이 20초 휴식	**쿨 다운: 200미터 정리 수영** 일부 구간 배영을 포함해 어깨를 이완한다.

경기 수영 50/100/200미터
집중 루틴: 5~8주

이 훈련 구간은 총 거리 증가, 고급 드릴 강화, 고강도 인터벌의 빈도 증가로 강도가 높아진다. 무산소 능력과 고강도 지구력을 향상시키고, 종목 특화 속도와 기술을 정밀하게 조정하는 핵심이다.

5~8주 훈련은 속도 유지력 향상에 중점을 둔다. 빠른 페이스를 도 오래 유지할 수 있도록 훈련하며, 폭발력 훈련을 통해 순간적인 근력을 강화한다. 기술 드릴은 영법 효율성과 자세 및 동작 완성도를 높이는 데 기여한다. 종목별 특화 훈련이 강화되며, 실전 조건에 맞춘 기술 정교화와 경기력 향상을 목표로 한다. 이 단계는 대회에서 요구되는 체력과 기술을 완비해 가는 중요한 준비 과정이다.

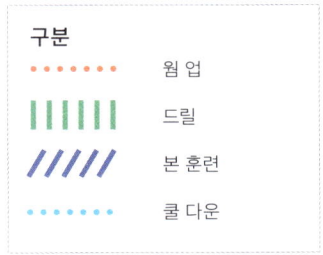

구분	
······	웜 업
‖‖‖‖	드릴
/////	본 훈련
······	쿨 다운

2개월: 지구력 및 속도 구축 훈련

지구력 훈련

훈련 1

웜 업: 500미터 혼영
준비 수영
서서히 속도를 높여간다.

본 훈련: 300m(150m 75% + 50m 경기 페이스 + 100m 75%) × 6세트
4번째 50미터(150~200m)만 경기 페이스, 나머지는 75% 강도로 유지. 반복 간 45초 휴식

드릴: 당기기(pull)
200미터 × 5세트(패들, 풀 부이)
당기기 구간에서 팔꿈치를 높이는 캐치 동작(high elbow catch)에 집중한다.
각 반복 사이 20초 휴식

본 훈련: 발차기
100미터 × 5세트(핀 사용)
발차기의 속도와 지구력을 강화한다. (185쪽 참고)
각 반복 사이 30초 휴식

쿨 다운: 200미터
정리 수영
부드럽고 여유 있는 스트로크로 어깨 근육을 이완한다.

속도 유지 능력

훈련 2

웜 업: 400미터
준비 수영
스트로크 리듬과 좌우 균형을 잡는 3-3 드릴, 팔꿈치 높은 회수 자세 지퍼 드릴 병행

본 훈련: 100미터 × 8세트
앞 50m: 기술·리듬 유지(준비) + 뒤 50m: 경기 페이스(가속)
전 구간 흐름 유지, 반복 간 1분 휴식

본 훈련: 스프린트
25미터 × 12세트(낙하산 착용)
반복 구간마다 전속력 수영 후 완전 회복 유도, 피로 상황에서도 경기력 유지에 집중

드릴: 당기기
150미터 × 4세트(패들 착용)
스트로크 전 구간에 걸쳐 팔 당기기 동작을 끝까지 밀어 주는 데 집중한다.
각 반복 사이 60초 휴식

쿨 다운: 200미터
정리 수영
스트로크를 길게 가져가며 전신의 긴장을 풀어 준다.

폭발력과 기술 훈련

훈련 3

웜 업: 400미터
준비 수영
100미터 배영 구간을 포함시켜 어깨를 풀어 준다.

본 훈련: 폭발력
50미터 × 8세트
25미터 구간은 스트레치 코드 사용, 다음 25미터 구간은 코드 없이 스프린트. 반복 사이 충분한 휴식으로 완전 회복

드릴: 50미터 × 8세트
50미터 구간마다 한 가지 기술에 집중(예: 높은 팔꿈치, 머리 위치, 발차기 타이밍 등).
반복 간 15초 휴식

본 훈련: 지구력
300미터(일정 페이스) × 3세트
기술과 자세 유지에 집중해 일정한 속도로 수영한다.
반복 사이 30초 휴식

쿨 다운: 200미터
정리 수영
다양한 영법을 활용해 편안한 속도로 수영하며 전신 근육군 이완

경기 수영 50/100/200미터
집중 루틴: 9~12주

마지막 단계인 9~12주 훈련은 경기 페이스 정밀 조정, 모의 실전, 테이퍼링 전략으로 진행된다. 이 시기의 목표는 대회 당일 최상의 경기력을 끌어내는 것이다.

실전 속도의 고강도 훈련 세트는 경기력을 정밀하게 조율하고, 모의 실전은 실제 경기 상황에 대한 적응력을 높인다. 테이퍼링 전략은 훈련량을 점진적으로 줄여 회복을 극대화하는 과정으로, 지구력 훈련으로 인한 피로를 해소하고 컨디션을 끌어 올리는 데 필수적이다. 이러한 전략은 신체적·정신적 준비 상태를 최고조로 끌어 올려, 그동안의 훈련 성과가 경기 당일 절정의 경기력으로 완성되도록 돕는다.

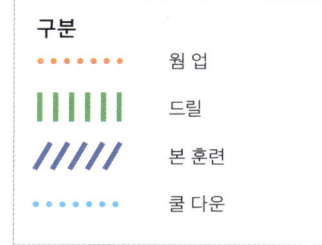

구분
- · · · · · 웜 업
- ||||| 드릴
- ///// 본 훈련
- · · · · · 쿨 다운

테이퍼링과 실전 준비

실전 페이스 조율

훈련 1

웜 업: 400미터
혼합 영법 준비 수영
접영 구간을 포함한다.

본 훈련: 속도
50미터(경기 페이스)×16세트
빠른 턴과 강한 피니시에 집중하며 후반 속도를 점검한다. 각 반복 사이 60초 휴식

본 훈련: 폭발력
25미터 스프린트×
6세트(스트레치 코드 사용)
폭발적인 벽 밀기 출발과 가속에 집중한다. 반복 사이 충분한 휴식으로 완전 회복

본 훈련: 발차기
50미터×6세트
(핀(오리발) 착용)
최대한 빠른 속도로 수행한다. 각 반복 사이 60초 휴식

쿨 다운: 200미터
정리 수영
근육 이완을 위한 편안한 마무리

모의 실전

훈련 2

웜 업: 500미터 혼합
영법 준비 수영
가벼운 속도로 시작해 중간 속도로 높인다.

본 훈련:
200m 선수: 100m(경기)+ 100m(회복)×6, 50m 선수: 25m(경기)+ 25m(회복)×6, 100m 선수: 50m(경기)+ 50m(회복)×6

드릴 세트: 50미터×4세트
기술 완성도에 집중한다. 각 반복 사이 30초 휴식

본 훈련: 스프린트
25미터(전력 수영)×8세트
자세와 동작 유지에 집중한다. 각 반복 사이 충분한 휴식으로 완전 회복

쿨 다운: 200미터
정리 수영
아주 편안한 페이스로 마무리한다.

경기 전 마무리 점검

훈련 3

웜 업: 300미터
준비 수영
부드러운 스트로크 위주로 가볍게 시작한다.

본 훈련: 20미터(경기 페이스)×
4회 반복×2세트
벽 차기로 출발하며, 경기 페이스로 수행한다. 세트 사이 30초 휴식

본 훈련: 속도
25미터 전력 스타트×4세트
다이빙 스타트 후 전 구간을 최대 속도로 수영한다. 각 반복 사이 충분한 휴식으로 완전 회복

본 훈련: 회복 수영(능동적 회복)
200미터×3세트, 다양한
영법을 혼합해
기술 감각을 점검하고 긴장을 이완한다.

쿨 다운: 200미터
정리 수영
경기 직전 심리적 진정과 긴장 해소를 위한 편안한 페이스 수영으로 마무리

3~5킬로미터: 1~4주

3~5킬로미터 장거리 경기를 대비한 3개월 훈련 프로그램은 지구력 강화, 유산소 능력 향상, 페이스 조절 전략을 중심으로 설계된다. 장거리 경기에 필요한 신체적·정신적 준비를 위해 점진적인 거리 증가와 인터벌 트레이닝이 병행된다.

훈련은 중간 거리 수영으로 시작해, 점진적으로 근지구력을 강화해 나간다. 이 훈련 세션에는 유산소 능력 향상을 위한 일정 페이스 수영과 장거리 지속 수영이 포함된다. 인터벌 트레이닝은 심폐 기능을 단련하고, 전반적인 체력을 끌어 올리는 데 중점을 둔다. 일정 페이스 유지 훈련과 효율적인 스트로크 기술 습득은 장거리 경기 중 속도와 체력을 안정적으로 유지하기 위한 핵심 과정이다. 1~4주 기초 체력 기반 훈련 구간은 다음 5~8주 고강도 훈련 구간을 위한 디딤돌 과정이다.

1개월: 경기력 기반 구축

지구력

훈련 1

웜 업: 200미터 준비 수영 × 4세트
스노클을 사용해 고른 호흡 훈련을 병행할 수 있다.

중강도 수영: 1000미터 × 4세트
풀 부이를 착용해 팔 중심의 수영을 수행하며 상체 근지구력을 단련한다. 각 반복 사이 1분 휴식

쿨 다운: 400미터 정리 수영 ×2세트, 핀을 착용해
편안한 속도로 마무리한다.

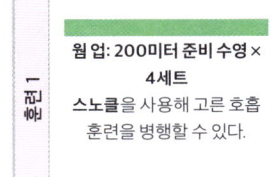

구분
- 🟩 저강도 수영: 준비 수영 또는 정리 수영
- 🟦 중강도 수영: 지구력 강화 중심
- 🟥 고강도 수영: 속도 훈련 중심
- 🟧 능동적 회복 또는 기술 훈련 중심

기술과 속도

훈련 2

웜 업: 200미터 준비 수영(개인 혼영 역순) × 3세트
자유형-평영-배영-접영 순서로 수행한다. 각 반복 사이 20초 휴식

기술: 100미터 × 8세트, 50미터 드릴 + 50미터 수영(패들 착용)을 1회 반복 구간으로 구성, 스트로크 폭발력과 손 위치 점검에 집중, 반복 간 10초 휴식

고강도 수영: 50미터 스프린트 × 10세트
핀을 착용해 속도와 다리 근력을 강화한다. 각 반복 사이 1분 휴식

중강도 수영: 500미터 점진 가속(descend) × 4세트(스노클 착용)
1회 차 최저 속도, 4회 차 최고 속도. 머리 정렬 유지에 집중, 반복 간 30초 휴식

쿨 다운: 400미터 배영으로 정리 수영

종합 훈련

훈련 3

웜 업: 100미터 준비 수영 × 8세트
완료 후 10초 휴식

중강도 수영: 800미터 중간 페이스 × 3세트
핀을 착용해 다리 근력과 추진력을 강화한다. 각 반복 사이 30초 휴식

기술: 200미터 당기기 × 8세트
패들과 풀 부이를 착용해 팔 근력 강화에 집중한다. 세트 사이 30초 휴식

쿨 다운:
600미터 정리 수영, 핀을 착용하고 발차기와 가벼운 수영을 병행한다.

3~5킬로미터: 5~8주

5~8주 훈련은 수영 거리와 인터벌 트레이닝 강도를 높이며, 훈련 초점은 일정 속도를 오랜 시간 유지할 수 있는 능력, 즉 근지구력의 속도 영역 강화와 페이스 조절 전략으로 전환된다. 본격적인 3~5킬로미터 경기 준비 단계에 들어가는 시점이다.

이 시기의 훈련은 더 긴 거리를 더 빠른 속도로 유지하는 능력과 페이스 조절에 집중한다. 인터벌 세트는 점점 더 고강도로 진행되어 유산소 및 무산소 능력의 한계를 시험하게 된다. 이 단계는 3~5킬로미터

경기에 요구되는 체력 조건에 몸을 적응시키며, 근지구력과 종합력인 경기 수행력을 경기 당일까지 끌어 올리는 것을 목표로 한다.

구분

- 🟩 저강도 수영:
  준비 수영 또는 정리 수영
- 🟦 중강도 수영:
  지구력 강화 중심
- 🟥 고강도 수영:
  속도 훈련 중심
- 🟧 능동적 회복 또는
  기술 훈련 중심

2개월: 지구력과 속도 강화

장거리 지구력 훈련

훈련 1

🟩 **웜 업: 400미터 준비 수영 × 2세트(스노클 착용)**
(200미터 수영 + 200미터 발차기)를 1회 반복 구간으로 구성한다. 각 구간 반복 사이 30초 휴식

🟦 **중강도 수영: 1000미터 × 5세트**
풀 부이·패들(185쪽 참고) 착용, 상체 근지구력 강화. 각 1000미터는 분할 가속(negative split)으로, 뒤 500미터를 앞 500미터보다 빠르게 수영.

🟩 **쿨 다운:**
400미터 배영
정리 수영(핀(오리발) 착용)

속도 및 기술 훈련

훈련 2

🟩 **웜 업:**
600미터 부드럽게 준비 수영

🟥 **고강도 수영:**
100미터 스프린트 × 12세트(핀 착용)
각 반복 사이 1분 휴식

🟦 **중강도 수영:**
400미터 (중간 페이스) × 6세트
스노클을 착용해 호흡 리듬에 집중한다.
각 반복 사이 30초 휴식

🟩 **쿨 다운:**
400미터 발차기 정리 수영

폭발력 구축 훈련

훈련 3

🟩 **웜 업: 800미터 준비 수영**
(개인 혼영 역순)
각 100미터를 자유형-평영-배영-접영 순서로 총 2회 반복해 가볍게 수영한다.

🟦 **중강도 수영: 800미터(일정 페이스) × 4세트**
패들을 착용해 강한 스트로크와 일정한 속도를 유지한다.
각 반복 사이 45초 휴식

🟥 **고강도 수영: 100미터 × 10세트 (핀 착용)**
각 반복 사이 30초 휴식

🟩 **쿨 다운:**
600미터 드릴 혼합 정리 수영
(191쪽 참고)

3~5킬로미터: 9~12주

9~12주 훈련은 경기 종목 특화 준비와 테이퍼링 전략에 집중하며, 경기 페이스 훈련, 경기 환경 재현, 훈련량 감소를 통한 완전 회복 유도 프로그램으로 진행된다. 이 기간은 경기력 최대화를 목표로 한다.

고강도 경기 페이스 훈련과 모의 실전을 통해서 신체적·정신적으로 경기 상황에 적응하며, 훈련량을 점진적으로 줄이는 테이퍼링 전략(204쪽 참고)은 완전 회복과 최상의 경기력을 준비시킨다. 이 시기에는 속도를 끌어 올리고 경기 전략을 정비하며, 에너지 수준을 최적화해 경기에 완벽하게 대비하고 피로가 누적되지 않도록 한다.

구분
- 저강도 수영: 준비 수영 또는 정리 수영
- 중강도 수영: 지구력 강화 중심
- 고강도 수영: 속도 훈련 중심
- 능동적 회복 또는 기술 훈련 중심

경기력 극대화 구간

경기 준비

훈련 1

웜 업: 200미터 준비 수영 × 4세트(스노클 착용)
풀스트로크 수영 1회 + 발차기 1회로 동작을 번갈아 수행한다.
각 반복 사이 30초 휴식

중강도 수영: 1000미터(경기 페이스) × 6세트, 풀 부이
착용(185쪽 참고), 실전 속도로 수행한다.
각 반복 사이 1분 휴식

쿨 다운:
200미터 정리 수영 × 4세트, 핀을 착용하고 (풀스트로크 1회 + 발차기 1회) 교차 동작으로 편안한 속도로 수영한다. 각 반복 사이 30초 휴식

속도 및 지구력

훈련 2

웜 업: 300미터 준비 수영 (개인 혼영 역순) × 2세트
영법당 75미터씩 자유형-평영-배영-접영 순서로 수행한다.
반복 사이 30초 휴식

고강도 수영: 100미터 × 20세트 핀과 패들을 착용하고 최대 심박수에 도달할 수 있는 최고 평균 속도를 유지하며 수행한다.
각 반복 사이 45초 휴식

중강도 수영: 500미터 (중간 페이스) × 4세트 스노클을 착용하고 중간 페이스로 수행한다.
각 반복 사이 1분 휴식

쿨 다운:
400미터 배영 정리 수영

테이퍼링 전략 및 기술 연습

훈련 3

웜 업: 400미터 준비 수영 × 2세트
반복 시 4번째 50미터(150~200미터 구간)에서 속도를 높인다. 반복 사이 30초 휴식

능동적 회복: 200미터 개인 혼영 회복 수영 × 16세트(핀 착용)
접영-배영-평영-자유형 순서로 편안한 회복 페이스로 수행한다. 각 반복 사이 30초 휴식 (191쪽 RPE 척도 참고)

중강도 수영: 400미터 회복 수영 × 4세트 스노클을 착용하고 편안한 회복 수영 페이스로 수행한다. 각 반복 사이 30초 휴식(191쪽 RPE 척도 참고)

쿨 다운:
800미터 정리 수영(핀 착용)과 기술 드릴 병행

찾아보기

211

참고 문헌

수영

Maglischo, Ernest W., "Swimming Fastest", *HumanKinetics*, 2003.

Salo, David, and Scott Riewald, "Complete Conditioning for Swimming", *Human Kinetics*, 2008.

Colwin, Cecil M., "Breakthrough Swimming", *Human Kinetics*, 2002.

Counsilman, James E., *The Science of Swimming*, Prentice Hall, 1968.

Mujika, Iñigo, "Tapering and Peaking for Optimal Performance", *Human Kinetics*, 2009.

Smith, David J., "Physiology and the Science of Swimming", *Human Kinetics*, 1998.

Rushall, Brent S., *Swimming Science Bulletin*, International Swimming Hall of Fame, various issues.

Pyne, David B., and Mujika, Iñigo, "Swimming: Techniques, Training and Conditioning", *International Journal of Sports Physiology and Performance*, 2014.

Sharp, Roger L., and Costill, David L., "The Science of Swimming Faster., *Human Kinetics*, 2014.

Stager, Joel M., and Tanner, David A., "Swimming Physiology", *Human Kinetics*, 2005.

Toussaint, Huub M., and Beek, Peter J., "Biomechanics of Competitive Swimming", *Sports Medicine*, vol. 26, no. 5, 1998, pp.251–65.

Thornton, Andy, and Penny, John, *Swim Smooth: The Complete Coaching System for Swimmers and Triathletes*, Wiley, 2012.

Richardson, Glenn S., "Periodization Training for Sports", *Human Kinetics*, 2009.

Hannula, David, and Thornton, Scott A., "Coaching Swimming Successfully", *Human Kinetics*, 2003.

Wilke, Klaus, *The Complete Guide to Swimming*, Meyer & Meyer Sport, 2013.

Sweetenham, Bill, and Atkinson, John, "Championship Swim Training", *Human Kinetics*, 2003.

Toussaint, Huub M., and Truijens, Marcel J., "Biomechanics and Medicine in Swimming IX: Proceedings of the IXth World Symposium on Biomechanics and Medicine in Swimming", *Human Kinetics*, 2003.

Mason, Bryan, *Swim Speed Secrets for Swimmers and Triathletes: Master the Freestyle Technique Used by the World's Fastest Swimmers*, VeloPress, 2012.

Buchan, Brian, "Swimming: Steps to Success", *Human Kinetics*, 2012.

Johnson, James P., "Swimming Anatomy", *Human Kinetics*, 2009.

Schramm, Carl J., "High Performance Swimming", *Human Kinetics*, 2014.

스포츠 심리학

Weinberg, Robert S., and Gould, Daniel, Foundations of Sport and Exercise Psychology, *Human Kinetics*, 2018.

Cox, Richard H., *Sport Psychology: Concepts and Applications*, McGraw-Hill Education, 2011.

Vealey, Robin S., "Coaching for the Inner Edge", *Fitness Information Technology*, 2005.

Williams, Jean M., *Applied Sport Psychology: Personal Growth to Peak Performance*, McGraw-Hill Education, 2014.

Loehr, James E., *The New Toughness Training for Sports*, Penguin Books, 1995.

해부학과 생리학

Marieb, Elaine N., and Hoehn, Katja, Human Anatomy &

Physiology, Pearson Education, 2018.

Tortora, Gerard J., and Derrickson, Bryan H., *Principles of Anatomy and Physiology*, Wiley, 2016.

Netter, Frank H., *Atlas of Human Anatomy*, Elsevier, 2018.

Kenney, W. Larry, Wilmore, Jack H., and Costill, David L., "Physiology of Sport and Exercise", *Human Kinetics*, 2020.

McArdle, William D., Katch, Frank I., and Katch, Victor L., *Exercise Physiology: Nutrition, Energy, and Human Performance*, Wolters Kluwer, 2014.

Saladin, Kenneth S., *Anatomy & Physiology: The Unity of Form and Function*, McGraw-Hill Education, 2017.

Martini, Frederic H., Nath, Judi L., and Bartholomew, Edwin F., *Fundamentals of Anatomy & Physiology*, Pearson, 2017.

Guyton, Arthur C., and Hall, John E., *Guyton and Hall Textbook of Medical Physiology*, Elsevier, 2016.

Moore, Keith L., Dalley, Arthur F., and Agur, Anne M.R., *Clinically Oriented Anatomy*, Wolters Kluwer, 2018.

Seeley, Rod R., Stephens, Trent D., and Tate, Philip, *Seeley's Anatomy & Physiology*, McGraw-Hill Education, 2016.

근력 및 기초 체력 훈련

Bompa, Tudor O., and Buzzichelli, Carl, "Periodization Training for Sports", *Human Kinetics*, 2018.

Miller, T.L., *Endurance Sports Medicine: A Clinical Guide*, Springer, 2016.

Siff, Mel C., and Verkhoshansky, Yuri, *Supertraining*, Supertraining Institute, 2009.

Bompa, Tudor O., "Serious Strength Training", *Human Kinetics*, 2015.

Kraemer, William J., and Fleck, Steven J., "Optimizing Strength Training: Designing Nonlinear Periodization Workouts", *Human Kinetics*, 2007.

Baechle, Thomas R., and Earle, Roger W., "Essentials of Strength Training and Conditioning", *Human Kinetics*, 2015.

Smith, David J., "Physiology and the Science of Swimming", *Human Kinetics*, 1998.

Bompa, Tudor O., and Carrera, Michael, "Conditioning Young Athletes", *Human Kinetics*, 2015.

Haff, Greg, and Triplett, Travis, "Essentials of Strength Training and Conditioning", *Human Kinetics*, 2015.

Stone, Michael H., and Sands, William A., "Principles and Practice of Resistance Training", *Human Kinetics*, 2007.

Joubert, Travis, *Strength Training for Athletes: The Ultimate Guide for Building Strength and Power*, Independently Published, 2020.

Kraemer, William J., and Hakkinen, Keijo, *Strength Training for Sport*, Blackwell Science, 2002.

Gambetta, Vern, "Athletic Development: The Art & Science of Functional Sports Conditioning", *Human Kinetics*, 2007.

Zatsiorsky, Vladimir M., and Kraemer, William J., "Science and Practice of Strength Training", *Human Kinetics*, 2006.

Hoffman, Jay., "Physiological Aspects of Sport Training and Performance", *Human Kinetics*, 2014.

Turner, Anthony, and Comfort, Paul, *Advanced Strength and Conditioning: An Evidence-based Approach*, Routledge, 2017.

Rippetoe, Mark, and Kilgore, Lon, *Starting Strength: Basic Barbell Training*, The Aasgaard Company, 2011.

Young, Warren, *Strength and Conditioning for Sports Performance*, Routledge, 2015.

Gambetta, Vern, "Functional Training for Sports", *Human Kinetics*, 2006.

Verkhoshansky, Yuri, *Special Strength Training: Manual for Coaches*, Ultimate Athlete Concepts, 2011.

DK 운동의 과학 시리즈

Napier, Chris, *Science of Running*, Dorling Kindersley, 2020.

Ward, Tracy, *Science of Pilates*, Dorling Kindersley, 2022.

Current, Austin, *Science of Strength Training*, Dorling Kindersley, 2021.

Clay, Ingrid S., *Science of HIIT*, Dorling Kindersley, 2021.

Swanson, Ann, *Science of Yoga*, Dorling Kindersley, 2019.

Malek, Dr. Leada, *Science of Stretch*, Dorling Kindersley, 2023.

선수를 위한 수면과 영양

Walker, Matthew, *Why We Sleep: Unlocking the Power of Sleep and Dreams*, Scribner, 2017.

Carter, Nick, *Sleep Smarter: 21 Essential Strategies to Sleep Your Way to A Better Body, Better Health, and Bigger Success*, Rodale Books, 2016.

Peake, James M., and Hawley, John A., *Sleep, Recovery, and Human Performance*, Springer, 2018.

Kryger, Meir H., Roth, Thomas, and Dement, William C., *Principles and Practice of Sleep Medicine*, Elsevier, 2016.

Winter, W. Chris, *The Sleep Solution: Why Your Sleep is Broken and How to Fix It*, Berkley, 2017.

Thomas, Travis, and Jeukendrup, Asker, *Sports Nutrition: From Lab to Kitchen*, Routledge, 2019.

Burke, Louise, and Deakin, Vicki, *Clinical Sports Nutrition*, McGraw-Hill Education, 2015.

Riley, Anita Bean, *The Complete Guide to Sports Nutrition*, Bloomsbury Sport, 2017.

Leeder, John, *Nutrition for the Endurance Athlete*, Meyer & Meyer Sport, 2019.

Shirreffs, Susan M., and Maughan, Ronald J., *Hydration and Energy Drinks in Sports and Exercise*, CRC Press, 2020.

저자에 대하여

브렛 호크 Brett Hawke 수영 선수로서도 코치로서도 탁월한 성취를 널리 인정받는, 경쟁 수영 분야의 명망 높은 인물이다. 1975년 6월 2일 오스트레일리아에서 태어난 호크는 유년 시절부터 수영을 사랑했으며, 남다른 열정과 헌신적인 노력으로 2000년대 초반 오스트레일리아에서 가장 빠른 스프린터가 되었다.

호크의 주 종목은 스프린트 자유형으로, 올림픽을 포함한 주요 국제 대회에서 오스트레일리아 국가 대표로 활약했다. 그는 2000년 시드니 올림픽과 2004년 아테네 올림픽에 출전했으며, 발군의 속도와 기술적 완성도로 세계 랭크 최상위권에 꾸준히 이름을 올렸다.

선수 생활에서 은퇴하고 지도자로 전환한 뒤로도 호크의 성취는 멈추지 않았다. 세계 최고 수준의 수영 선수를 육성해 온 명문 미국 오번 대학교의 수영 프로그램으로 코치 생활을 시작했고, 그의 지도하에 오번 대학교 수영 선수들은 수많은 전국 대회에서 우승을 차지했으며, 다수의 올림픽 선수를 배출했다. 호크는 오번 대학교에서 심리학 전공 인문학 학위를 받았다. 이러한 학문적 기반은 수영에서 신체적 요소와 정신적 요소를 모두 강조하는 그의 지도 철학을 뒷받침한다. 호크는 선수들의 잠재력을 최대치로 끌어 올리며 용기와 의지를 불어 넣는 지도력으로 수영계에서 널리 존경받고 있다.

브라질 수영 선수 세자르 시엘루(César Cielo) 선수는 호크의 지도하 자국 수영 역사상 최초로 올림픽 금메달을 획득하고 50미터와 100미터 자유형 종목에서 세계 신기록을 수립하는 쾌거를 이루었다. 호크와 함께하며 경기력을 한 단계 끌어 올린 시엘루의 성과는 스프린트 훈련에서 호크의 전문성과 선수의 잠재력을 극대화하는 그의 지도력을 보여 주는 대표적 사례로 꼽힌다.

호크는 2020년 2월 팟캐스트 「Inside with Brett Hawke」를 시작했고, 빠르게 수영 분야 세계 1위 팟캐스트가 되었다. 이 팟캐스트는 최고의 수영 선수, 코치, 전문가 들과의 심층 인터뷰를 통해 수영 커뮤니티에 소중한 통찰과 영감을 전파하고 있다. 2023년 수영 전문 브랜드 스프린트 레볼루션(Sprint Revolution)을 설립해 수영인의 경기력 극대화를 목표로 하는 고품질 장비와 훈련 프로그램을 선보이며 수영계에서 활동 영역을 넓혀가고 있다. 그는 선수로서, 코치로서, 저자로서, 기업가로서 수영계에 다양한 방식으로 기여해 왔다. 그는 지금도 전 세계 수영 선수들에게 영감을 주고 각자의 역량을 꽃피울 수 있도록 이끄는 한편 스포츠로서 수영의 위상을 높이는 데 힘을 쏟고 있다.

호크를 더 가까이 만나고 싶다면, 인스타그램 @hawkebr 또는 홈페이지 www.BrettHawke.com을 방문하라.

옮긴이 이민아 이화 여자 대학교에서 중문학을 공부했고, 영문책과 중문책을 번역한다. 옮긴 책으로 「HIIT의 과학」, 「창문 너머로」, 「웃음이 닮았다」, 「온더무브」, 「색맹의 섬」 등을 비롯해 「다정한 것이 살아남는다」, 「해석에 반대한다」, 「즉흥연기」, 「맹신자들」, 「어센든」 등 다수가 있다.

감사의 말

브렛 호크 이 책을 쓰는 과정은 수영인으로서 나의 여정에 새로운 변화를 가져오는 경험이었습니다. 많은 훌륭한 분의 지원과 협업 없이는 이룰 수 없는 일이었습니다.

DK 편집부 여러분의 전문적인 조언과 통찰에 깊은 감사를 표합니다. 나의 가능성을 믿어 주고 이 창조적인 모험에 나서도록 이끌어 준 알래스테어 레잉(Alastair Laing)에게 특히 감사드립니다. 뒤에서 묵묵히 힘써 준 수전 매키버(Susan McKeever)와 에이미 차일드(Amy Child), 맡은 역할 외에도 기꺼이 힘이 되어 준 앨리스 매키버(Alice McKeever)에게도 고마움을 전합니다. 다양한 방식으로 헌신과 지원을 아끼지 않은 모든 분께 깊이 감사합니다.

집필 과정에 귀중한 도움을 준 샘 다쿠어(Sam Darkwa)에게 진심으로 감사한 마음을 전합니다. 나의 생각을 생생하고 조리 있게 풀어낼 수 있었던 것은 샘의 탁월한 문장력과 창의성의 힘 덕분이었습니다. 그의 손길이 있었기에 이 프로젝트가 마침내 결실을 맺을 수 있었습니다. 이 여정 끝까지 한결같은 헌신으로 협력해 준 샘의 기여를 마음 깊이 간직하겠습니다.

변함없는 성원으로 곁을 지켜 준 가족에게도 깊은 감사를 전합니다. 나의 키라(Kirra), 코비(Kobe), 야스민(Yasmin), 릴리(Lily), 너희의 사랑과 응원이 나에게는 안식처가 되었단다. 그리고 든든한 버팀목이자 끊임없는 영감의 원천이 되어 준 내 평생의 반려, 케어리 헨(Keri Hehn), 당신의 지지가 있어 이 여정을 시작할 수 있었습니다.

이 책 속으로 뛰어든 모든 수영인의 열정과 헌신에 감사합니다. 이 책을 통해 배우고 성장하려는 수영인 독자 여러분의 열의가 저에게 얼마나 큰 의미인지 모릅니다. 이 책이 물속에서 펼쳐 가는 여러분의 여정에 나침반이자 영감이 되기를 희망합니다. 모쪼록 독자 여러분의 수영 목표를 성취하는 데 도움이 되는 책이 되기를 바랍니다.

돌링 킨더슬리(DK) 편집을 맡아 준 앨리스 매키버, 교정에 힘써 준 캐시 스티어(Kathy Steer), 찾아보기를 완성해 준 버네사 버드(Vanessa Bird)에게 감사의 마음을 전합니다.

도판 저작권

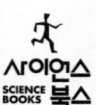

수영의 과학

1판 1쇄 찍음 2025년 12월 1일

1판 1쇄 펴냄 2025년 12월 31일

지은이 브렛 호크

옮긴이 이민아

펴낸이 박상준

펴낸곳 (주)사이언스북스

출판등록 1997. 3. 24.(제16-1444호)

(우)06027 서울특별시 강남구 도산대로1길 62

대표전화 515-2000 팩시밀리 515-2007

편집부 517-4263 팩시밀리 514-2329

www.sciencebooks.co.kr

한국어판 ⓒ (주)사이언스북스, 2025.

Printed in China.

ISBN 979-11-94087-32-8 14510

ISBN 979-11-90403-38-2 (세트)

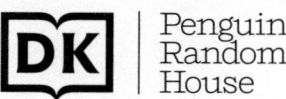

SCIENCE OF SWIMMING:

Transform Your Stroke, Gain Strength, Revolutionize Your Training

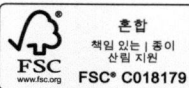

이 책은 지속 가능한 미래를 위한 DK의 작은 발걸음의 일환으로 Forest Stewardship Council ® 인증을 받은 종이로 제작했습니다. 자세한 내용은 다음을 참조하십시오. www.dk.com/uk/information/sustainability